U0335916

XIANDAI FUCHANKE GUIFANHUA ZHENLIAO

现代妇产科规范化诊疗

刘素霞　朱朋朋　刘丽莉　韩素萍　王玉青　赵瑞华　王朝娜 主编

黑龙江科学技术出版社

图书在版编目（CIP）数据

现代妇产科规范化诊疗 / 刘素霞等主编. -- 哈尔滨：
黑龙江科学技术出版社，2021.8
ISBN 978-7-5719-1075-4

Ⅰ. ①现… Ⅱ. ①刘… Ⅲ. ①妇产科病－诊疗 Ⅳ.
①R71

中国版本图书馆CIP数据核字（2021）第169350号

现代妇产科规范化诊疗
XIANDAI FUCHANKE GUIFANHUA ZHENLIAO

主　　编　刘素霞　朱朋朋　刘丽莉　韩素萍　王玉青　赵瑞华　王朝娜
责任编辑　陈元长
封面设计　宗　宁
出　　版　黑龙江科学技术出版社
　　　　　地址：哈尔滨市南岗区公安街70-2号　邮编：150007
　　　　　电话：（0451）53642106　传真：（0451）53642143
　　　　　网址：www.lkcbs.cn
发　　行　全国新华书店
印　　刷　山东麦德森文化传媒有限公司
开　　本　787 mm×1092 mm　1/16
印　　张　25.25
字　　数　808千字
版　　次　2021年8月第1版
印　　次　2021年8月第1次印刷
书　　号　ISBN 978-7-5719-1075-4
定　　价　218.00元

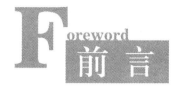

近年来,妇产科疾病呈现逐渐上升的趋势,很多妇女由于忽视了一些不适症状,延误了疾病的诊治,给自己和家庭带来了痛苦。特别是孕产妇,她们是广大女性同胞中的一个重要群体,处于一种特殊的生理状态,其健康不仅关系到自身,也对胎儿的生长发育有着重要的影响。所以,如何针对女性不同阶段的生理特点,提供个性化、规范化诊疗方案,是新时代妇产科医师面临的一个挑战。另外,医疗技术的推陈出新,妇产科学不断被注入新知识、新思想和新技术,妇产科各类疾病的治愈率得到了显著提高。但目前尚缺乏一本能够规范、系统、全面地反映当前妇产科临床诊疗新进展的书籍。基于以上因素,我们编写了《现代妇产科规范化诊疗》。

全书内容分为三部分,均从基础理论入手,对各类常见妇科与产科疾病的诊疗进行了详细地分析、论述。在各种疾病的讲解中,我们从病因、临床表现、辅助检查、鉴别诊断等多方面入手,由浅入深进行阐述,且注重对临床中常见的一些重点、难点问题的讲解。本书包含西医与中医两方面的知识,既体现了较新的医学研究进展又传承了我国的传统中医文化,兼具实用性和专业性,适合各级医疗机构的妇产科医师阅读及使用。

由于编写人员时间仓促,学识水平及经验有限,且妇产科诊疗技术也在不断更新,书中难免出现疏漏甚至谬误,敬请使用本书的读者积极指正,以便日后及时修订。

《现代妇产科规范化诊疗》编委会

2021 年 7 月

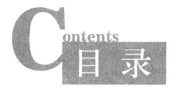

目录

· **第一篇 西医妇科诊疗** ·

第一章 女性生殖系统概述…………………………………………………………（3）

第一节 女性生殖系统的生理特点……………………………………………（3）

第二节 女性生殖系统的内分泌调节…………………………………………（6）

第三节 子宫内膜及其他生殖器官的周期性变化……………………………（14）

第二章 女性生殖系统非特异性炎症……………………………………………（18）

第一节 外阴及阴道炎症………………………………………………………（18）

第二节 宫颈炎症………………………………………………………………（23）

第三节 盆腔炎症………………………………………………………………（39）

第三章 女性生殖系统内分泌疾病………………………………………………（51）

第一节 闭经……………………………………………………………………（51）

第二节 异常子宫出血…………………………………………………………（62）

第三节 多囊卵巢综合征………………………………………………………（68）

第四节 卵巢过度刺激综合征…………………………………………………（77）

第五节 绝经综合征……………………………………………………………（86）

第六节 性早熟…………………………………………………………………（95）

第四章 女性生殖器官损伤性疾病………………………………………………（102）

第一节 阴道脱垂………………………………………………………………（102）

第二节 子宫脱垂………………………………………………………………（104）

第三节 尿瘘……………………………………………………………………（106）

第五章 女性生殖系统肿瘤………………………………………………………（109）

第一节 阴道癌…………………………………………………………………（109）

第二节　子宫肌瘤……………………………………………………………（114）

第三节　子宫内膜癌…………………………………………………………（124）

· 第二篇　中医妇科诊疗 ·

第六章　中医妇科辨证方法…………………………………………………（135）

　　第一节　脏腑辨证………………………………………………………（135）

　　第二节　八纲辨证………………………………………………………（142）

　　第三节　气血精津液辨证………………………………………………（143）

第七章　妇科常见疾病的中医治疗…………………………………………（149）

　　第一节　阴道炎…………………………………………………………（149）

　　第二节　慢性宫颈炎……………………………………………………（160）

　　第三节　卵巢炎症………………………………………………………（165）

　　第四节　输卵管炎症……………………………………………………（167）

　　第五节　急性子宫内膜炎………………………………………………（172）

　　第六节　闭经……………………………………………………………（174）

　　第七节　经前期综合征…………………………………………………（178）

　　第八节　多囊卵巢综合征………………………………………………（187）

　　第九节　子宫内膜异位症………………………………………………（200）

　　第十节　子宫肌瘤………………………………………………………（203）

　　第十一节　卵巢肿瘤……………………………………………………（215）

　　第十二节　子宫颈癌……………………………………………………（222）

· 第三篇　产科诊疗 ·

第八章　产科常用手术………………………………………………………（227）

　　第一节　引产术…………………………………………………………（227）

　　第二节　毁胎术……………………………………………………………………（232）

　　第三节　胎头吸引术………………………………………………………………（239）

　　第四节　产道损伤修补术…………………………………………………………（243）

第九章　优生优育……………………………………………………………………（251）

　　第一节　产前遗传咨询与预防……………………………………………………（251）

　　第二节　产前筛查和诊断…………………………………………………………（256）

　　第三节　孕期用药…………………………………………………………………（263）

第十章　异常妊娠……………………………………………………………………（270）

　　第一节　流产………………………………………………………………………（270）

　　第二节　早产………………………………………………………………………（273）

　　第三节　胎膜早破…………………………………………………………………（275）

　　第四节　多胎妊娠…………………………………………………………………（278）

　　第五节　过期妊娠…………………………………………………………………（281）

　　第六节　腹腔妊娠…………………………………………………………………（282）

　　第七节　羊水过多…………………………………………………………………（286）

　　第八节　羊水过少…………………………………………………………………（288）

　　第九节　死胎………………………………………………………………………（290）

　　第十节　胎儿窘迫…………………………………………………………………（292）

　　第十一节　胎儿畸形………………………………………………………………（295）

　　第十二节　胎儿生长受限…………………………………………………………（300）

　　第十三节　脐带异常………………………………………………………………（304）

　　第十四节　巨大胎儿………………………………………………………………（306）

　　第十五节　子宫翻出………………………………………………………………（310）

　　第十六节　母儿血型不合…………………………………………………………（313）

第十一章　妊娠合并症………………………………………………………………（315）

　　第一节　妊娠期高血压……………………………………………………………（315）

　　第二节　妊娠合并风湿性心脏病…………………………………………………（324）

　　第三节　妊娠合并心律失常………………………………………………………（328）

　　第四节　妊娠合并心肌病…………………………………………………………（333）

　　第五节　妊娠合并病毒性肝炎……………………………………………………（340）

　　第六节　妊娠期肝内胆汁淤积症…………………………………………………（344）

第七节 妊娠合并急性阑尾炎 …………………………………………………… (346)

第八节 妊娠合并糖尿病 …………………………………………………………… (351)

第十二章 分娩期并发症 ……………………………………………………………… (355)

第一节 产后出血 …………………………………………………………………… (355)

第二节 弥散性血管内凝血 ………………………………………………………… (366)

第三节 子宫破裂 …………………………………………………………………… (382)

第四节 下生殖道损伤 ……………………………………………………………… (386)

第十三章 产褥期疾病 ………………………………………………………………… (390)

第一节 产褥期感染 ………………………………………………………………… (390)

第二节 产褥期抑郁症 ……………………………………………………………… (393)

第三节 产褥期中暑 ………………………………………………………………… (395)

参考文献 ………………………………………………………………………………… (397)

第一篇 西医妇科诊疗

第一章

女性生殖系统概述

第一节　女性生殖系统的生理特点

一、卵巢功能的兴衰

卵巢的生理功能是产生卵子和女性激素（雌二醇和黄体酮）；两种功能与卵巢内连续、周而复始的卵泡发育成熟、排卵和黄体形成相伴随，成为卵巢功能期不可分割的整体活动。在女性一生中，卵巢的大小和功能根据促性腺激素的强度有所变化；其功能的兴衰还与卵巢本身所含卵子的数量及伴随排卵的卵泡消耗有关。女性一生卵巢功能的兴衰，按胎儿期、新生期、儿童期、成人期4个时期分述。

（一）胎儿期卵巢

人类胎儿期卵巢的发生分4个阶段：①性腺未分化阶段。②性腺分化阶段。③卵原细胞有丝分裂及卵母细胞。④卵泡形成阶段。

1. 性腺未分化阶段

性腺未分化阶段大约在胚胎的第5周，中肾之上的体腔上皮及其下方的间充质增生，凸向腹腔形成生殖嵴。生殖嵴的上皮细胞向内增生伸入间充质（髓质），形成指状上皮索即原始生殖索，此为性腺内支持细胞的来源，此后原始生殖索消失。原始生殖细胞来自卵黄囊壁内，胚胎第4周仅有1 000～2 000个细胞，胚胎第6周移行到生殖嵴。

生殖细胞在移行过程增生，至胚胎第6周原始生殖细胞有丝分裂至10 000个，至胚胎第6周末性腺含有生殖细胞和来自体腔上皮的支持细胞及生殖嵴的间充质；生殖细胞是精子和卵子的前体，此时性腺无性别差异，称为原始性腺。

2. 性腺分化阶段

胚胎第6～8周，性腺向睾丸或向卵巢分化取决于性染色体。Y染色体上存在一个性别决定区（sex-determining region on the Y chromosome，SRY），它使原始性腺分化为睾丸。当性染色体为XX时，体内无决定睾丸分化的基因，原始性腺在胚胎第6～8周向卵巢分化，生殖细胞快速有丝分裂为卵原细胞为卵巢分化的第一征象；至16～20周卵原细胞达到600万～700万。

3.卵母细胞形成

胚胎11～12周,卵原细胞开始进入第一次减数分裂,此时卵原细胞转变为卵母细胞。至出生时,全部卵母细胞处于减数分裂前期的最后阶段——双线期,并停留在此阶段;抑制减数分裂向前推进的因子可能来自颗粒细胞。卵母细胞减数分裂的激活第一次是在排卵时(完成第一次减数分裂),第二次是在精子穿入时(完成第二次减数分裂)。卵母细胞经历二次减数分裂,每次排出一个极体,最后形成成熟卵细胞。

4.卵泡形成阶段

第18～20周卵巢髓质血管呈指状,逐渐伸展突入卵巢皮质。随着血管的侵入,皮质细胞团被分割成越来越小的片段。随血管进入的血管周围细胞(间充质或上皮来源为颗粒细胞前体)包绕卵母细胞形成始基卵泡;始基卵泡形成过程与卵母细胞减数分裂是同步的,出生时所有处在减数分裂双线期的卵母细胞均以始基卵泡的形式存在。但卵母细胞一旦被颗粒细胞前体包绕,卵泡即以固定速率进入自主发育和闭锁的轨道。

至出生时卵巢内生殖细胞总数下降至100万～200万个,生殖细胞的丢失发生生殖细胞有丝分裂、减数分裂各个阶段以及最后卵泡形成阶段。染色体异常将促进生殖细胞的丢失,一条X染色体缺失(45,X)者的生殖细胞移行及有丝分裂均正常,但卵原细胞不能进入减数分裂,致使卵原细胞迅速丢失,出生时卵巢内无卵泡,性腺呈条索状。

(二)新生儿期卵巢

出生时卵巢直径1 cm,重量250～350 mg,皮质内几乎所有的卵母细胞均包含在始基卵泡内;可以看到不同发育程度的卵泡,卵巢可呈囊性,这是因为出生后1年内垂体促性腺素中的卵泡刺激素持续升高对卵巢的刺激,出生1～2年促性腺激素水平下降至最低点。

(三)儿童期卵巢

儿童期的特点是血浆垂体促性腺激素水平低下,下丘脑功能活动处抑制状态,垂体对促性腺激素释放激素不反应。但是儿童期卵巢并不是静止的,卵泡仍以固定速率分期分批自主发育和闭锁;当然,由于缺乏促性腺素的支持,卵泡经常是发育到窦前期即闭锁;因此,此期卵泡不可能有充分的发育和功能表现。但卵泡闭锁使卵泡的残余细胞加入卵巢的间质部分,并使儿童期卵巢增大。

(四)成年期(青春期—生殖期—围绝经期—绝经后期)

至青春期启动时,生殖细胞下降到30万～50万个。在以后35～40年的生殖期,将有400～500个卵泡被选中排卵,每一个卵泡排卵将有1 000个卵泡伴随生长,随之闭锁丢失。至绝经期卵泡仅剩几百个,在绝经前的最后10～15年,卵泡丢失加速,这可能与该期促性腺素逐渐升高有关。

在女性生殖期,由卵泡成熟、排卵及黄体形成组成的周而复始活动是下丘脑-垂体-卵巢之间相互作用的结果;下丘脑神经激素、垂体促性腺素及卵泡和黄体产生的甾体激素,以及垂体和卵巢的自分泌/旁分泌共同参与排卵活动的调节。

二、女性一生各阶段的生理特点

女性一生根据生理特点可按年龄划分为新生儿期、儿童期、青春期、性成熟期、围绝经期、绝经后期及老年期6个阶段。掌握女性各个生理阶段的特点,对各个生理时期的生殖健康保健十分重要。

（一）新生儿期

出生后4周内称新生儿期。女性胎儿在母体内受胎盘及母体性腺所产生的女性激素影响，出生时新生儿可见外阴较丰满，乳房隆起或有少许泌乳，出生后脱离胎盘循环，血中女性激素水平迅速下降，可出现少量阴道流血；这些生理变化短期内均自然消退。

（二）儿童期

从出生4周到12岁左右称儿童期。此期生殖器由于无性激素作用，呈幼稚型，阴道狭长，约占子宫全长的2/3，子宫肌层薄。在儿童期后期（8岁以后），下丘脑促性腺激素释放激素（GnRH）抑制状态解除，GnRH开始分泌，垂体合成和分泌促性腺激素，卵巢受垂体促性腺激素作用开始发育并分泌雌激素。在雌激素作用下逐步出现第二性征发育和女性体态；卵巢内卵泡在儿童期由于自主发育和后期在促性腺激素的作用下耗损，至青春期生殖细胞下降至30万个。

（三）青春期

自第二性征开始发育至生殖器官逐渐发育成熟获得生殖能力（性成熟）的一段生长发育期。世界卫生组织（WHO）将青春期年龄定为10～19岁。这一时期的生理特点如下。

1.第二性征发育和女性体态

乳房发育是青春期的第一征象（平均9.8岁），以后阴毛腋毛生长（平均10.5岁）；至13～14岁女孩第二性征发育基本达成年型。骨盆横径发育大于前后径；脂肪堆积于胸部、髋部、肩部形成女性特有体态。

2.生殖器官发育（第一性征）

由于促性腺激素作用卵巢逐渐发育增大，卵泡发育开始和分泌雌激素，促使内、外生殖器开始发育。外生殖器从幼稚型变为成人型，大小阴唇变肥厚，色素沉着，阴阜隆起，阴毛长度和宽度逐渐增加，阴道黏膜变厚并出现皱襞，子宫增大，输卵管变粗。

3.生长突增

在乳房发育开始2年以后（11～12岁），女孩身高增长迅速，每年增高5～7 cm，最快可达11 cm，这一现象称生长突增；与卵巢在促性腺激素作用下分泌雌激素，以及与生长激素、胰岛素样生长因子的协同作用有关。直至月经来潮后，生长速度减缓；与此时卵巢分泌的雌激素量增多，具有促进骨骺愈合的作用有关。

4.月经来潮

女孩第一次月经来潮称月经初潮，为青春期的一个里程碑；标志着卵巢产生的雌激素已足以使子宫内膜增生，在雌激素达到一定水平而有明显波动时，引起子宫内膜脱落即出现月经。月经初潮为卵巢具有产生足够雌激素能力的表现，但由于此时中枢对雌激素的正反馈机制尚未成熟，因而卵泡即使能发育成熟也不能排卵。因此，初潮后一段时期内因排卵机制未臻成熟，月经一般无一定规律，甚至可反复发生无排卵性功能失调性子宫出血。

5.生殖能力

规律的周期性排卵是女性性成熟并获得生殖能力的标志。多数女孩在初潮后需2～4年建立规律性周期性排卵；此时女孩虽已初步具有生殖能力，但整个生殖系统的功能尚未完善。

（四）性成熟期

性成熟期一般在18岁左右开始，历时30年；每个生殖周期生殖器官各部及乳房在卵巢分泌的性激素周期性作用下发生利于生殖的周期性变化。

（五）围绝经期

1994年世界卫生组织将围绝经期定义为始于卵巢功能开始衰退直至绝经后一年内的一段时期。

卵巢功能开始衰退一般始于40岁以后，该期以无排卵月经失调为主要症状，可伴有阵发性潮热、出汗等，历时短至1～2年，长至十余年；若长时间无排卵，子宫内膜长期暴露于雌激素作用，而无孕激素保护，故此时期妇女为子宫内膜癌的高发人群。至卵巢功能完全衰竭时，则月经永久性停止，称绝经。中国妇女的平均绝经年龄为50岁左右。

绝经后卵巢内卵泡发育及雌二醇的分泌停止，此期因体内雌激素的急剧下降，血管舒缩症状加重，并可出现神经精神症状；表现为潮热出汗、情绪不稳定、不安、抑郁或烦躁、失眠等。

（六）绝经后期及老年期

绝经后期是指绝经一年后的生命时期。绝经后期的早期虽然卵巢内卵泡耗竭，卵巢分泌雌激素的功能停止，但卵巢间质尚有分泌雄激素功能，此期经雄激素外周转化的雌酮成为循环中的主要雌激素。肥胖者雌酮转化率高于消瘦者。由于绝经后体内雌激素明显下降，特别是循环中雌二醇降低，出现低雌激素相关症状及疾病，如心血管疾病、骨矿含量丢失等。但由于雌酮升高，以及其对子宫内膜的持续刺激作用，该期仍可能发生子宫内膜癌。妇女60岁以后机体逐渐老化，进入老年期。卵巢间质的内分泌功能逐渐衰退，生殖器官渐萎缩，此时骨质疏松症甚至骨折发生率增加。

（王玉青）

第二节　女性生殖系统的内分泌调节

在脑部存在两个调节生殖功能的部位，即下丘脑和垂体。多年来的科学研究已揭示了下丘脑-垂体-卵巢激素的相互作用与女性排卵周期性的动态关系；这种动态关系涉及下丘脑-垂体生殖激素对卵巢功能的调节，以及卵巢激素对下丘脑-垂体分泌生殖激素的反馈调节，此为下丘脑-垂体-卵巢的内分泌调节轴。近年研究还发现垂体和卵巢的自分泌/旁分泌在卵巢功能的调节中起重要作用。

在女性生殖周期中卵巢激素的周期性变化对生殖器官的作用，使生殖器官出现有利于生殖的周期性变化。在灵长类，雌性生殖周期若未受孕，则最明显的特征是周期性的子宫内膜脱落所引起的子宫周期性出血，称月经。因而，灵长类雌性生殖周期也称月经周期。

中枢生殖调节激素包括下丘脑和腺垂体分泌的与生殖调节有关的激素。

一、下丘脑促性腺激素释放激素

（一）化学结构

下丘脑促性腺激素释放激素（GnRH）是控制垂体促性腺激素分泌的神经激素，其化学结构由10个氨基酸（焦谷氨酸、组氨酸、色氨酸、丝氨酸、酪氨酸、甘氨酸、亮氨酸、精氨酸、脯氨酸及甘氨酸）组成。

（二）产生部位及运输

GnRH主要是由下丘脑弓状核的GnRH神经细胞合成和分泌。GnRH神经元分泌的

GnRH 经垂体门脉血管输送到腺垂体。

（三）GnRH 的分泌特点及生理作用

下丘脑 GnRH 的生理分泌称持续的脉冲式节律分泌,其生理作用为调节垂体 FSH 和 LH 的合成和分泌。

（四）GnRH 分泌调控

GnRH 的分泌受来自血流的激素信号的调节,如垂体促性腺激素和性激素的反馈调节,包括促进作用的正反馈和抑制作用的负反馈。控制下丘脑 GnRH 分泌的反馈有长反馈、短反馈和超短反馈。长反馈是指性腺分泌到循环中的性激素的反馈作用;短反馈是指垂体激素的分泌对下丘脑 GnRH 分泌的负反馈;超短反馈是指 GnRH 对其本身合成的抑制。另外,来自中枢神经系统更高中枢的信号还可以通过多巴胺、去甲肾上腺素、儿茶酚胺、内啡肽及五羟色胺和褪黑素等一系列神经递质调节 GnRH 的分泌。

二、垂体生殖激素

腺垂体分泌的直接与生殖调节有关的激素有促性腺激素和泌乳素。

（一）促性腺激素

促性腺激素包括 FSH 和 LH,它们是由腺垂体促性腺激素细胞分泌的。FSH 和 LH 均为由 α 和 β 两个亚基组成的糖蛋白激素,LH 的相对分子量约为 28 000,FSH 的相对分子量约为 33 000。FSH、LH、HCG 和 TSH 四种激素的 α 亚基完全相同、β 亚基不同。α 亚基和 β 亚基均为激素活性所必需的,单独的 α 亚基或 β 亚基不具有生物学活性,只有两者结合形成完整的分子结构才具有活性。

（二）泌乳素

泌乳素主要由垂体前叶催乳素细胞合成分泌,泌乳素细胞占垂体细胞总数的 1/3～1/2。另外,子宫内膜的蜕膜细胞或蜕膜样间质细胞也可分泌少量的催乳素。催乳素能影响下丘脑-垂体-卵巢轴,正常水平的催乳素对卵泡的发育非常重要。过高的催乳素水平会抑制 GnRH、LH 和 FSH 的分泌,抑制卵泡的发育和排卵,导致排卵障碍。因此,高泌乳素血症患者会出现月经稀发和闭经。

垂体催乳素的分泌主要受下丘脑分泌的激素或因子调控。多巴胺是下丘脑分泌的最主要的催乳素抑制因子,它与催乳素细胞上的 D_2 受体结合后发挥作用。多巴胺能抑制催乳素 mRNA 的表达、催乳素的合成及分泌,它是目前已知的最强的催乳素抑制因子。一旦下丘脑多巴胺分泌减少或下丘脑-垂体间多巴胺转运途径受阻,就会出现高泌乳素血症。下丘脑分泌的催乳素释放因子包括促甲状腺素释放激素(TRH)、血管升压素、催产素等。TRH 能刺激催乳素 mRNA 的表达,促进催乳素的合成与分泌。原发性甲状腺功能减退者发生的高泌乳素血症就与患者体内的 TRH 升高有关。血管升压素和催产素对催乳素分泌的影响很小,可能不具有临床意义。

许多生理活动都可影响体内的催乳素水平。睡眠后催乳素分泌显著增加,直到睡眠结束。醒后分泌减少。一般说来,人体内催乳素水平在早晨 5：00～7：00 最高,9：00～11：00 最低,下午较上午高。精神状态也影响催乳素的分泌,激动或紧张时催乳素分泌显著增加。另外,高蛋白饮食、性交和哺乳等也可使催乳素分泌增加。

三、卵巢生理周期及调节

本小节将阐述卵巢内卵泡发育、排卵及黄体形成至退化的生理周期中变化及调节,以及垂体促性腺激素与卵巢激素相互作用关系;卵巢内激素关系与形态学和自分泌/旁分泌活动的关系使卵巢活动周而复始。

（一）卵泡的发育

近年来随着生殖医学的发展,人们对卵泡发育的过程有了进一步的了解。目前认为卵泡的发育成熟过程跨越的时间很长,仅从有膜的窦前卵泡发育至成熟卵泡就需要 85 天(图 1-1)。

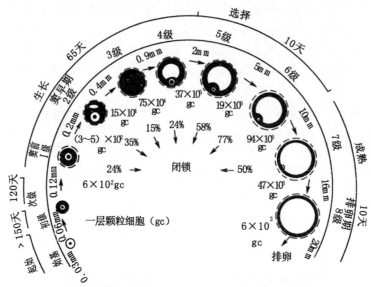

成人卵巢内卵泡的生长发育及各级生长卵泡出现的比例

图 1-1 卵泡发育示意图

始基卵泡直径约 30 μm,由一个卵母细胞和一层扁平颗粒细胞组成。新生儿两侧卵巢内共有 100 万～200 万个始基卵泡,青春期启动时有 20 万～40 万个始基卵泡。性成熟期每月有一个卵泡发育成熟,女性一生中共有 400～500 个始基卵泡最终发育成成熟卵泡。

初级卵泡是由始基卵泡发育而来的,直径大于 60 μm,此期的卵母细胞增大,颗粒细胞也由扁平变为立方形,但仍为单层。初级卵泡的卵母细胞和颗粒细胞之间出现了一层含糖蛋白膜,称为透明带。透明带是由卵母细胞和颗粒细胞共同分泌形成的。

初级卵泡进一步发育,形成次级卵泡。次级卵泡的直径＜120 μm,由卵母细胞和多层颗粒细胞组成。

初级卵泡和次级卵泡均属窦前卵泡。随着次级卵泡的进一步发育,卵泡周围的间质细胞生长分化成卵泡膜,卵泡膜分为内泡膜层和外泡膜层两层。Gougen 根据卵泡膜内层细胞和颗粒细胞的生长,把有膜卵泡的生长分成 8 个等级,具体如下。

次级卵泡在第一个月经周期的黄体期进入第 1 级,1 级卵泡仍为窦前卵泡。约 25 天后在第 2 个月经周期的卵泡期发育成 2 级卵泡,此时颗粒细胞间积聚的卵泡液增加融合成卵泡腔,因此这种卵泡被称为窦腔卵泡,从此以后的卵泡均为窦腔卵泡。卵泡液中含有丰富的类固醇激素、促性腺激素和生长因子,它们对卵泡的发育具有极其重要的意义。20 天后在黄体期末转入第 3 级,14 天后转入第 4 级,4 级卵泡直径约 2 mm。10 天后,在第 3 个月经周期的黄体晚期转入第 5 级。5 级卵泡为卵泡募集的对象,被募集的卵泡从此进入第 6、7、8 级,每级之间间隔 5 天(图 1-2)。

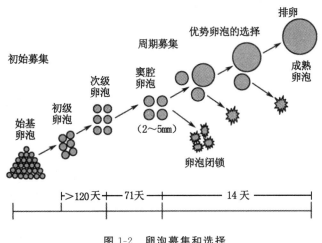

图 1-2 卵泡募集和选择

1.初始募集

静止的始基卵泡进入到卵泡生长轨道的过程称为初始募集,初始募集的具体机制尚不清楚。目前认为静止的始基卵泡在卵巢内同时受到抑制因素和刺激因素的影响,当刺激因素占上风时就会发生初始募集。FSH 水平升高可导致初始募集增加,这说明 FSH 能刺激初始募集的发生。但是始基卵泡上没有 FSH 受体,因此 FSH 对初始募集的影响可能仅仅是一种间接影响。

一些局部生长因子在初始募集的启动中可能起关键作用,如生长分化因子-9(growth differ-entiation factor-9,GDF-9)和 kit 配体等。GDF-9 是转化生长因子/激活素家族中的一员,它由卵母细胞分泌,对大鼠的初始募集至关重要。GDF-9 发生基因突变时,大鼠的始基卵泡很难发展到初级卵泡。kit 配体是由颗粒细胞分泌的,它与卵母细胞和颗粒细胞上的 kit 受体结合。kit 配体是初始募集发生的关键因子之一。

2.营养生长阶段

从次级卵泡到 4 级卵泡的生长过程很缓慢,次级卵泡及其以后各期卵泡的颗粒细胞上均有 FSH、雌激素和雄激素受体。泡膜层也是在次级卵泡期形成,泡膜细胞上有 LH 受体。由于卵泡上存在促性腺激素受体,所以促性腺激素对该阶段的卵泡生长也有促进作用。

不过促性腺激素对该阶段卵泡生长的影响较小。即使没有促性腺激素的影响,卵泡也可以发展成早期窦腔卵泡。与促性腺激素水平正常时的情况相比,缺乏促性腺激素时卵泡生长得更慢,生长卵泡数更少。

由于该阶段卵泡的生长对促性腺激素的依赖性很小,可能更依赖卵巢的局部调节,如胰岛素样生长因子和转化生长因子 β 等,因此 Gougeon 称为营养生长阶段(图 1-3)。

3.周期募集

在黄体晚期,生长卵泡发育成直径 2～5 mm 的 5 级卵泡。绝大部分 5 级卵泡将发生闭锁,只有少部分 5 级卵泡在促性腺激素(主要是 FSH)的作用下,可以继续生长发育并进入到下个月经周期的卵泡期。这种少部分 5 级卵泡被募集到继续生长的轨道的过程,就称为周期募集(图 1-2)。

4 级卵泡以后的各级卵泡的生长对促性腺激素的依赖很大,如果促性腺激素水平比较低,这些卵泡将发生闭锁。另外,雌激素也能促进这些卵泡的生长,因此雌激素有抗卵泡闭锁的作用。

9

在青春期前也有卵泡生长,但是由于促性腺激素水平低,这些生长卵泡在周期募集发生前都闭锁了。在青春期启动后下丘脑-垂体-卵巢轴被激活,促性腺激素分泌增加,周期募集才开始成为可能。

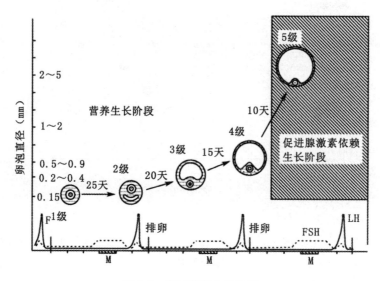

图 1-3　卵泡营养生长阶段

在黄体晚期,黄体功能减退,雌孕激素水平下降,促性腺激素水平轻度升高。在升高的促性腺激素的作用下,一部分 5 级卵泡被募集,从而可以继续生长。由此可见,周期募集的关键因素是促性腺激素。

4.促性腺激素依赖生长阶段

周期募集后的卵泡的生长依赖促性腺激素,目前认为 5 级以后卵泡的生长都需要一个最低水平的 FSH,即"阈值"。只有 FSH 水平达到或超过阈值时,卵泡才能继续生长,否则卵泡将闭锁。因此 5 级及其以后的卵泡生长阶段被称为促性腺激素依赖生长阶段。雌激素对该阶段卵泡的生长也有促进作用,雌激素可使卵泡生长所需的 FSH 阈值水平降低。

5.优势卵泡的选择

周期募集的卵泡有多个,但是最终只有一个卵泡发育为成熟卵泡并发生排卵。这个将来能排卵的卵泡被称为优势卵泡,选择优势卵泡的过程称为优势卵泡的选择。

优势卵泡的选择发生在卵泡早期(月经周期的第5～7天)。目前认为优势卵泡的选择与雌激素的负反馈调节有关,优势卵泡分泌雌激素的能力强,其卵泡液中的雌激素水平高。一方面,雌激素能在卵泡局部协同 FSH,促进颗粒细胞的生长,提高卵泡对 FSH 的敏感性。另一方面,雌激素对垂体 FSH 的分泌具有负反馈抑制作用,使循环中的 FSH 水平下降。卵泡中期,随着卵泡的发育和雌激素分泌的增加,FSH 分泌减少。优势卵泡分泌雌激素能力强,对 FSH 敏感,因此其生长对 FSH 的依赖较小,可继续发育。分泌雌激素能力低的卵泡,其卵泡液中的雌激素水平低,对 FSH 不敏感,生长依赖于高水平的 FSH,FSH 水平下降时它们将闭锁。

6.排卵

成熟卵泡也被称为 Graffian 卵泡,直径可达 20 mm 以上。成熟卵泡破裂,卵母细胞排出,这个过程称为排卵。排卵发生在卵泡晚期,此时雌二醇水平迅速上升并达到峰值,该峰值水平可达 350 pg/mL 以上。高水平的雌二醇对下丘脑-垂体产生正反馈,诱发垂体 LH 峰性分泌,形成

LH峰。LH峰诱发排卵,在LH峰出现36小时后发生排卵。

排卵需要黄体酮和前列腺素。排卵前的LH峰诱导颗粒细胞产生孕激素受体,孕激素受体缺陷者存在排卵障碍,这说明孕激素参与排卵的调节。排卵前的LH峰激活环氧合酶(cyclooxygenase-2,COX-2)的基因表达,COX-2合成增加,前列腺素生成增多。前列腺素缺乏会导致排卵障碍,这说明前列腺素也参与排卵的调节。

排卵过程的具体机制尚不清楚,下面把目前的一些认识做一简介(图1-4)。LH峰激活卵丘细胞和颗粒细胞内的透明质酸酶的基因表达,透明质酸酶的增加使卵丘膨大,目前认为卵泡膨大是排卵的必要条件之一。LH峰还激活溶酶体酶,在溶酶体酶的作用下排卵斑形成。孕激素的作用是激活排卵相关基因的转录,前列腺素参与排卵斑的形成过程。排卵斑破裂是蛋白水解酶作用的结果,这些酶包括纤溶酶原激活物和基质金属蛋白酶等。

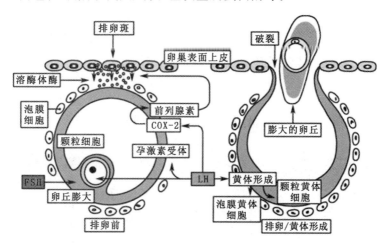

图1-4 排卵机制

COX-2:环氧合酶(cyclooxygenase-2)

7.卵泡闭锁

在每一个周期中都有许多卵泡生长发育。但是,最终每个月只有一个卵泡发育为成熟卵泡并排卵,其余的绝大多数(99.9%)卵泡都闭锁了。在卵泡发育的各个时期都可能发生卵泡闭锁。卵泡闭锁属于凋亡范畴,一些生长因子和促性腺激素参与其中。

(二)卵母细胞的变化

在卵泡发育的过程中,卵母细胞也发生了重大变化(图1-5)。随着卵泡的增大,卵母细胞的体积也不断增大。始基卵泡的卵母细胞为处于减数分裂前期Ⅰ的初级卵母细胞,LH峰出现后进入到减数分裂中期Ⅰ,排卵前迅速完成第一次减数分裂,形成2个子细胞:次级卵母细胞和第一极体。次级卵母细胞很快进入到减数分裂中期Ⅱ,且停止于该期。直到受精后才会完成第二次减数分裂。

(三)卵泡发育的调节

FSH是促进卵泡发育的主要因子之一,窦前期卵泡和窦腔卵泡的颗粒细胞膜上均有FSH受体,FSH本身上调FSH受体的基因表达。FSH能刺激颗粒细胞的增生,激活颗粒细胞内的芳香化酶。另外FSH还能上调颗粒细胞上LH受体的基因表达。LH受体分布于卵泡膜细胞和窦期卵泡的颗粒细胞上,它对卵泡的生长发育也很重要。LH的主要作用是促进卵泡膜细

11

胞合成雄激素,后者是合成雌激素的前体。

雌激素参与卵泡生长发育各个环节的调节,颗粒细胞和卵泡膜细胞均为雌激素的靶细胞。雌激素能刺激颗粒细胞的有丝分裂,促进卵泡膜细胞上 FSH 受体和 LH 受体的基因表达。雌激素在窦腔形成和优势卵泡选择的机制中居重要地位。雄激素在卵泡发育中的作用目前尚不清楚,但临床上有证据提示,雄激素过多可导致卵泡闭锁。

四、卵巢的自分泌/内分泌

卵泡内还有许多蛋白因子,如抑制素、激活素、胰岛素样生长因子等,它们也参与卵泡发育的调节,但是具体作用还有待于进一步的研究。

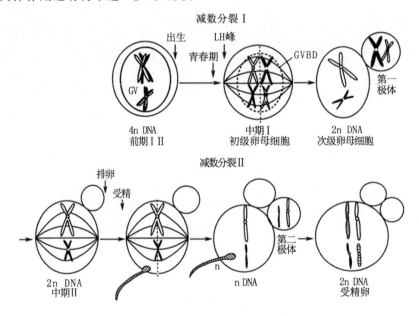

图 1-5　卵子的发生过程

GV:生发小泡(germinal vesicle);GVBD:生发小泡破裂(germinal vesicle break-down);4n DNA:4 倍体(正常体细胞为 2 倍体);2n DNA:二倍体;n DNA:单倍体

(一)抑制素、激活素和卵泡抑素

其属同一家族的肽类物质,由颗粒细胞在 FSH 作用下产生的。抑制素是抑制垂体 FSH 分泌的重要因子。激活素的作用是刺激 FSH 释放,在卵巢局部起增强 FSH 的作用。卵泡抑素具有抑制 FSH 活性的作用,此作用可能通过与激活素的结合。

抑制素是由 α、β 两个亚单位组成,其中 β 亚单位主要有两种,即 β_A 和 β_B。α 亚单位和 β_A 亚单位组成的抑制素称为抑制素 A($\alpha\beta_A$),α 亚单位和 βB 亚单位组成的抑制素称为抑制素 B($\alpha\beta_B$)。激活素是由构成抑制素的 β 亚单位两两结合而成,由两个 βA 亚单位组成的称为激活素 A($\beta_A\beta_A$),由两个 β_B 亚单位组成的称为激活素 B($\beta_B\beta_B$),由一个 β_A 亚单位和一个 βB 亚单位组成的称为激活素 AB($\beta_A\beta_B$)。近年又有一些少见的 β 亚单位被发现,目前尚不清楚它们的分布和作用。

在整个卵泡期抑制素 A 水平都很低,随着 LH 的出现,抑制素 A 的水平也开始升高,黄体期达到峰值,其水平与黄体酮水平平行。黄体晚期抑制素水平很低,此时 FSH 水平升高,5 级卵泡募集。卵泡早期,FSH 水平升高,激活素和抑制素 B 水平也升高。卵泡中期抑制素 B 达到峰值,此时由于卵泡的发育和抑制素 B 水平的升高,FSH 水平下降,因此发生了优势卵泡的选择。优势卵泡主要分泌抑制素 A。排卵后,黄体形成,黄体主要分泌激活素 A 和抑制素 A。因此卵泡晚期和黄体期,抑制素 B 水平较低。绝经后,卵泡完全耗竭,抑制素分泌也停止。除卵巢外,体内其他一些组织器官也分泌激活素,因此绝经后妇女体内的激活素水平没有明显的变化。由于抑制素 B 主要由早期卵泡分泌,因此它可以作为评估卵巢储备功能的指标。同样的道理,抑制素 A 可以作为评估优势卵泡发育情况的指标。

(二)胰岛素样生长因子

胰岛素样生长因子(IGF)为低分子量的单链肽类物质,其结构和功能与胰岛素相似,故称之。IGF 有两种:IGF-Ⅰ和 IGF-Ⅱ。循环中的 IGF-Ⅰ由肝脏合成(生长激素依赖),通过循环到达全身各组织发挥生物效应。近年,大量研究表明,体内多数组织能合成 IGF-Ⅰ,其产生受到生长激素或器官特异激素的调节。卵巢产生的 IGF 量仅次于子宫和肝脏。在卵巢,IGF 产生于卵泡颗粒细胞和卵泡膜细胞,促性腺素对其产生具有促进作用。

IGF 对卵巢的作用已经阐明,IGF 受体在人卵巢的颗粒细胞和卵泡膜细胞均有表达。已证明 IGF-Ⅰ具有促进促性腺素对卵泡膜和颗粒细胞的作用,包括颗粒细胞增生、芳香化酶活性、LH 受体合成及抑制素的分泌。IGF-Ⅱ对颗粒细胞有丝分裂也有刺激作用。在人类卵泡细胞,IGF-Ⅰ协同 FSH 刺激蛋白合成和类固醇激素合成。在颗粒细胞上出现 LH 受体时,IGF-Ⅰ能提高 LH 的促黄体酮合成作用及刺激颗粒细胞黄体细胞的增生。IGF-Ⅰ与 FSH 协同促进排卵前卵泡的芳香化酶活性。因此,IGF-Ⅰ对卵巢雌二醇和孕酮的合成均具有促进作用。另外,IGF-Ⅰ的促卵母细胞成熟和促受精卵卵裂的作用在动物实验中得到证实;离体实验表明,IGF-Ⅰ对人未成熟卵具有促成熟作用。

有 6 种 IGF 结合蛋白(IGFBPs),即 IGFBP-1 到 IGFBP-6,其作用是与 IGF 结合,调节 IGF 的作用。游离状态的 IGFs 具有生物活性,与 IGFBP 结合的 IGFs 无生物活性。另外,IGFBPs 对细胞还具有与生长因子无关的直接作用。卵巢局部产生的 IGFBP 其基本功能是通过在局部与 IGFs 结合,从而降低 IGFs 的活性。

IGF 的局部活性还可受到蛋白水解酶的调节,蛋白水解酶可调节 IGFBP 的活性。雌激素占优势的卵泡液中 IGFBP-4 浓度非常低;相反雄激素占优势的卵泡液中有高浓度的 IGFBP-4;蛋白水解酶可降低IGFBP的活性及提高 IGF 的活性,这是保证优势卵泡正常发育的另一机制。

(三)抗米勒激素

抗米勒激素由颗粒细胞产生,具有抑制卵母细胞减数分裂和直接抑制颗粒细胞和黄体细胞增生的作用,并可抑制 EGF 刺激的细胞增生。

(四)卵母细胞成熟抑制因子

卵母细胞成熟抑制因子(OMI)由颗粒细胞产生,具有抑制卵母细胞减数分裂的作用,卵丘的完整性是其活性的保证,LH 排卵峰能克服或解除其抑制作用。

(五)内皮素-1

内皮素-1 是肽类物质,产生于血管内皮细胞,以前称之为黄素化抑制因子;具有抑制 LH 促进的黄体酮分泌。

五、黄体

排卵后卵泡壁塌陷,卵泡膜内的血管和结缔组织伸入到颗粒细胞层。在 LH 的作用下,颗粒细胞继续增大,空泡化,积聚黄色脂质,形成黄色的实体结构,称为黄体。颗粒细胞周围的卵泡膜细胞也演化成卵泡膜黄体细胞,成为黄体的一部分。如不受孕,黄体仅维持14天,以后逐渐被结缔组织取代,形成白体。受孕后黄体可维持6个月,以后也将退化成白体。

LH是黄体形成的关键因素,研究表明它对黄体维持也有重要的意义。在黄体期,黄体细胞膜上的LH受体数先进行性增加,以后再减少。但是即使在黄体晚期,黄体细胞上也含有大量的LH受体。缺少LH时,黄体酮分泌会明显减少。

在非孕期,黄体的寿命通常只有14天左右。非孕期黄体退化的机制目前尚不清楚,用LH及其受体的变化无法解释。有学者认为可能与一些调节细胞凋亡的基因有关。

下丘脑-垂体-卵巢轴激素的相互关系:下丘脑-垂体-卵巢轴是一个完整而协调的神经内分泌系统。下丘脑通过分泌GnRH控制垂体LH和FSH的释放,从而控制性腺发育和性激素的分泌,卵巢在促性腺激素作用下,发生周期性排卵并伴有卵巢性激素分泌的周期性变化;而卵巢性激素对中枢生殖调节激素的合成和分泌又具有反馈调节作用,从而使循环中LH和FSH呈密切相关的周期性变化。

性激素反馈作用于中枢使下丘脑GnRH和垂体促性腺激素合成或分泌增加时,称正反馈;反之使下丘脑GnRH和垂体促性腺激素合成或分泌减少时,称负反馈。

循环中雌激素当低于200 pg/mL时对垂体FSH的分泌起抑制作用(负反馈);因此,在卵泡期,随卵泡发育,由于卵巢分泌雌激素的增加,垂体释放FSH受到抑制,使循环中FSH下降。当卵泡接近成熟,卵泡分泌雌激素使循环中雌激素达到高峰,当循环中雌激素浓度达到或高于200 pg/mL时,即刺激下丘脑GnRH和垂体LH、FSH大量释放(正反馈),形成循环中的LH、FSH排卵峰。然后成熟卵泡在LH、FSH排卵峰的作用下排卵,继后黄体形成,卵巢不仅分泌雌激素,还分泌黄体酮。黄体期无论是垂体LH和FSH的释放还是合成均受到抑制作用,循环中LH、FSH下降,卵泡发育受限制;黄体萎缩时,循环中雌激素和孕激素水平下降。可见下丘脑-垂体-卵巢轴分泌的激素的相互作用是女性生殖周期运转的机制,卵巢是调节女性生殖周期的重要环节。若未受孕,卵巢黄体萎缩,致使子宫内膜失去雌、孕激素的支持而萎缩、坏死,引起子宫内膜脱落和出血。因此月经来潮是一个生殖周期生殖的失败及一个新的生殖周期开始的标志。

(韩素萍)

第三节　子宫内膜及其他生殖器官的周期性变化

卵巢周期中,卵巢分泌的雌、孕激素作用于子宫内膜及生殖器官,使其发生支持生殖的周期性变化。

一、子宫内膜周期性变化及月经

(一)子宫内膜的组织学变化

子宫内膜在解剖结构上分为基底层和功能层。基底层靠近子宫肌层,对月经周期中激素变化没有反应;功能层是由基底层再生的增生带,在月经周期受卵巢雌、孕激素的序贯作用发生周期性变化,若未受孕则功能层在每一周期最后脱落伴子宫出血,临床上表现为月经来潮。以月经周期为28天为例来描述子宫内膜的组织学形态变化:

1.增生期

子宫内膜受雌激素影响,内膜的各种成分包括表面上皮、腺体和腺上皮、间质及血管均处在一个增生生长过程,称为增生期。与卵巢的卵泡期相对应,子宫内膜的增生期一般持续2周,生理情况下可有10~20天波动。子宫内膜厚度自0.5 mm增加到3.5~5 mm,以腺体增生反应最为明显。根据增生程度一般将其分为早、中和晚期增生三个阶段。增生期早期(28天周期的第4~7天),腺体狭窄呈管状,内衬砥柱状上皮,间质细胞梭形,排列疏松,胞质少,螺旋小动脉位于内膜深层;增生期中期(28天周期的第8~10天),腺体迅速变长而扭曲,腺上皮被挤压呈高柱状,螺旋小动脉逐渐发育,管壁变厚;增生晚期(28天周期的第11~14天),相当于卵泡期雌激素分泌高峰期,子宫内膜雌激素浓度也达高峰,子宫内膜腺体更加弯曲,腺上皮细胞拥挤,致使细胞核不在同一平面而形成假复层,此时腺体向周围扩张,可与邻近腺体紧靠,朝内膜腔的子宫内膜表面形成一层连续的上皮层,含致密的细胞成分的内膜基质此时因水肿变疏松。内膜功能层上半部,间质细胞胞质中含极丰富的RNA,而下半部的间质细胞仅含少量RNA,此两部分以后分别成为致密层和海绵层;螺旋小动脉在此期末到达子宫内膜表面的上皮层之下,并在此形成疏松的毛细管网。雌激素作用的子宫内膜生长的另一重要特征是纤毛和微绒毛细胞增加;纤毛发生在周期的第7~8天,随着子宫内膜对雌激素反应性增加,围绕腺体开口的纤毛细胞增加,对内膜分泌期的分泌活动十分重要;细胞表面绒毛的生成也是雌激素作用的结果,绒毛是细胞质的延伸,起到增加细胞表面营养物质交换的作用。增生期是以有丝分裂活动为特征,细胞核DNA增加,胞质RNA合成增加,在子宫的上2/3段的子宫内膜功能层即胚泡常见的着床部位最为明显。

2.分泌期

排卵后,子宫内膜除受雌激素影响外,主要受黄体分泌的黄体酮的作用;子宫内膜尽管仍受到雌激素的作用,但由于黄体酮的抗雌激素作用,使子宫内膜的总高度限制在排卵前范围(5~6 mm)。上皮的增生在排卵后3天停止,内膜内其他各种成分在限定的空间内继续生长,导致腺体进行性弯曲及螺旋动脉高度螺旋化。另外黄体酮作用的另一重要特征是使子宫内膜的腺体细胞出现分泌活动,故称为分泌期。根据腺体分泌活动的不同阶段,将分泌期分为早、中和晚期三个阶段。分泌期早期(28天周期的第16~19天),50%以上的腺上皮细胞核下的细胞质内出现含糖原的空泡,称核下空泡,为分泌早期的组织学特征;分泌期中期(28天周期的20~23天),糖原空泡自细胞核下逐渐向腺腔移动,突破腺细胞顶端胞膜,排到腺腔,称顶浆分泌,为分泌中期的组织学特征,此过程历经7天。内膜分泌活动在中期促性腺素峰后7天达高峰,与胚泡种植时间同步。周期的第21~22天为胚泡种植的时间,此时另一突出的特征是子宫内膜基质高度水肿,此变化是由于雌、孕激素作用于子宫内膜产生前列腺素使毛细血管通透性增加所致。分泌晚期(28天周期的第24~28天),腺体排空,见弯曲扩张的腺体,间质稀少,基质水肿使子宫内膜呈海绵状;此时表层上皮细胞下的间质分化为肥大的前脱膜细胞,其下方的间质细胞分化为富含松弛素颗粒的颗粒间质细胞;排卵后第7~13天(月经周期的第21~27天)子宫内膜分泌腺扩张及扭曲最明显;至排卵后第13天,子宫内膜分为三带:不到1/4的组织是无变化的基底层,子宫内膜中部(约占子宫内膜的50%)为海绵层,含高度水肿的间质和高度螺旋化动脉以及分泌耗竭扩张的腺体。在海绵层之上的表层(约占25%高度)是致密层,由水肿肥大的呈多面体的间质细胞呈砖砌样致密排列。

3.月经期

月经期即为子宫内膜功能层崩解脱落期。在未受孕情况下,黄体萎缩,雌孕激素水平下降,子宫内膜失去激素支持后最明显的变化是子宫内膜组织的萎陷和螺旋动脉血管明显的舒缩反应。在恒河猴月经期观察到性激素撤退时子宫内膜的血管活动顺序是:随着子宫内膜的萎陷,螺旋动脉血流及静脉引流减少;继而血管扩张;以后是螺旋动脉呈节律的收缩和舒张;血管痉挛性收缩持续时间一次比一次长,且一次比一次强,最后导致子宫内膜缺血发白。

组织分解脱落机制如下。

(1)血管收缩因子:上述这些变化开始于月经前 24 小时,导致内膜缺血和淤血;接着血管渗透性增加,白细胞由毛细血管渗透到基质,血管的舒张变化使红细胞渗透至组织间隙,血管表面凝血块形成。此时,分泌期子宫内膜上因组织坏死释放的前列腺素 $PGF_{2\alpha}$ 及 PGF_{E2} 水平达到最高;来自腺体细胞的前列腺素 $PGF_{2\alpha}$ 及脱膜间质细胞的内皮素-Ⅰ是强效血管收缩因子,血小板凝集产生的血栓素A(TXA_2)也具有血管收缩作用,从而使经期发生血管及子宫肌层的节律性收缩,而且全内膜血管收缩在整个经期呈进行性加强,使内膜功能层迅速缺血坏死崩解。

(2)溶酶体酶释放:在内膜分泌期的前半阶段,一些强效的组织溶解酶均限制在溶酶体内,这是因为黄体酮具有稳定溶酶体膜的作用。伴随雌、孕激素水平的下降,溶酶体膜不能维持,酶释放到内皮细胞的细胞质,最后到细胞间隙,这些活性酶将消化细胞导致前列腺素的释放,红细胞外渗,促进组织坏死和血栓形成。

(3)基质金属蛋白酶家族:具有降解细胞外基质及基底膜的各种成分,包括胶原蛋白、明胶等。当黄体酮从子宫内膜细胞撤退时引起基质金属蛋白酶的分泌,从而导致细胞膜的崩解及细胞外基质的溶解。

(4)细胞凋亡:有相当证据表明细胞因子中,肿瘤坏死因子(tumor necrosis factor,TNF)是引起细胞凋亡的信号。月经期子宫内膜细胞上 TNF-α 的分泌达到高峰,可抑制子宫内膜的增生引起细胞凋亡;引起黏连蛋白的丢失,而黏连蛋白的丢失引起细胞间联系的中断。

(二)月经的临床表现

正常月经具有周期性,间隔为 24～35 日,平均 28 天;每次月经持续时间称经期,为 2～6 天;出血的第 1 日为月经周期的开始。经量为一次月经的总失血量,月经开始的头 12 小时一般出血量少,第 2～3 日出血量最多,第 3 日后出血量迅速减少。正常月经量为 30～50 mL,超过 80 mL 为月经过多。尽管正常月经的周期间隔、经期及经量均因人而异,但对有规律排卵的妇女(个体)而言,其月经类型相对稳定。月经类型包括周期间隔、经期持续日数及经量变化特点等的任何偏转,均可能是异常子宫出血,而非正常月经。经期一般无特殊症状,但由于前列腺素的作用,有些妇女下腹部及腰骶部有下坠不适或子宫收缩痛,并可出现腹泻等胃肠功能紊乱症状。少数患者可有头痛及轻度神经系统不稳定症状。

二、其他部位生殖器官的周期性变化

(一)输卵管的周期变化

输卵管在生殖中的作用是促进配子运输、提供受精场所和运输早期胚胎。输卵管可分为 4 部分:伞部、壶腹部、峡部和间质部。每一部分都有肌层和黏膜层,黏膜层由上皮细胞组成,包括纤毛细胞和分泌细胞。

伞部的主要功能是拾卵,这与该部位的纤毛细胞的纤毛向子宫腔方向摆动有关。壶腹部是受精的场所,该部位的纤毛细胞的纤毛也向子宫腔方向摆动。峡部的肌层较厚,黏膜层较薄。间质部位于子宫肌壁内,由较厚的肌层包围。

拾卵是通过输卵管肌肉收缩和纤毛摆动实现的,卵子和胚胎的运输主要靠输卵管肌肉收缩实现的,纤毛运动障碍可造成输卵管性不孕。肌肉收缩和纤毛活动受卵巢类固醇激素的调节。雌激素促进纤毛的生成;孕激素使上皮细胞萎缩,纤毛脱落。

输卵管液是配子和早期胚胎运输的介质,输卵管液中的成分随月经周期发生周期性变化。

（二）子宫颈黏液的周期变化

子宫颈黏液(cervical mucus scors,CS)主要由子宫颈内膜腺体的分泌物组成,此外还包括少量来自子宫内膜和输卵管的液体以及子宫腔和子宫颈的碎屑和白细胞。子宫颈黏液的分泌受性激素的调节,随月经周期发生规律变化。

1.子宫颈黏液的成分

子宫颈黏液由水、无机盐、低分子有机物和大分子的有机物组成。水是子宫颈黏液中最主要的成分,占总量的 85%～95%。无机盐占总量的 1%,其主要成分为氯化钠。低分子有机化合物包括游离的单糖和氨基酸,大分子的有机化合物包括蛋白质和多糖。

2.羊齿植物叶状结晶

羊齿植物叶状结晶(简称羊齿状结晶)是由蛋白质或多糖与电解质结合而成的。羊齿状结晶并不是子宫颈黏液所特有的,它可以出现在含有电解质、蛋白质或胶态溶液中,如鼻黏液、唾液、羊水、脑脊液等。一般在月经周期的第 8～10 天开始出现羊齿状结晶,排卵前期达到高峰。排卵后,在孕激素的作用下羊齿状结晶消失。

3.子宫颈分泌的黏液量

子宫颈腺体的分泌量随月经周期发生变化。卵泡早中期子宫颈每天可分泌黏液 20～60 mg,排卵前分泌量可增加 10 倍,每天高达 700 mg。在子宫颈黏液分泌量发生变化的同时,子宫颈黏液的性质也发生了变化。此时的子宫颈黏液拉丝度好,黏性低,有利于精子的穿透。排卵后子宫颈黏液分泌量急剧减少,黏性增加。妊娠后黏液变得更厚,形成黏液栓堵住子宫颈口,可防止细菌和精子的穿透。

（三）阴道上皮周期变化

阴道黏膜上皮细胞受雌、孕激素的影响,也发生周期变化。雌激素使黏膜上皮增生,脱落细胞群中的成熟细胞数量相对增加。孕激素使阴道黏膜上皮细胞大量脱落,中层细胞数量增加。因此我们可以根据阴道脱落细胞来评价女性生殖内分泌状况。

（四）乳房周期性变化

雌激素作用引起乳腺管的增生,而黄体酮则引起乳腺小叶及腺泡生长。在月经前 10 日,许多妇女有乳房肿胀感和疼痛,可能是由于乳腺管的扩张,充血以及乳房间质水肿。月经期由于雌、孕激素撤退,所有这些变化的伴随症状将消退。

（王玉青）

第二章

女性生殖系统非特异性炎症

第一节 外阴及阴道炎症

外阴及阴道炎症是妇科最常见疾病之一。外阴暴露于外,外阴阴道又毗邻尿道、肛门,易受阴道分泌物、经血、尿液和粪便刺激,局部比较潮湿,同时生育年龄妇女性生活频度增加,容易受到损伤及外界微生物感染。幼女及绝经后妇女阴道上皮菲薄,局部抵抗力低,易受感染。

正常健康妇女,由于解剖学及生物化学特点,阴道对病原体的入侵有自然防御功能。近年的研究认为,阴道微生态体系与女性生殖系统正常生理功能的维持、和各种炎症的发生、发展,以及治疗转归均直接相关。当阴道的自然防御功能遭到破坏,则病原体易于侵入,导致阴道炎症。

外阴及阴道炎临床上以白带的性状发生改变以及外阴瘙痒为主要临床特点,性交痛也较常见,感染累及尿道时,可有尿痛、尿急、尿频等症状。

一、特异性外阴炎

由一般化脓性细菌引起的外阴炎称为非特异性外阴炎,多为混合型细菌感染,常见病原菌有金黄色葡萄球菌、乙型溶血性链球菌、大肠埃希菌、变形杆菌、厌氧菌等。临床上分为单纯性外阴炎、毛囊炎、外阴脓疱病、外阴疖病、蜂窝组织炎及汗腺炎等。

(一)单纯性外阴炎

1.病因

常见的致病菌为大肠埃希菌。当宫颈或阴道炎症时,阴道分泌物流出刺激外阴可致外阴炎;经常受到经血、阴道分泌物、尿液、粪便刺激,如不注意保持外阴皮肤清洁容易引起外阴炎,其次糖尿病患者尿糖刺激、粪瘘患者粪便刺激,以及尿瘘患者尿液长期浸渍,也易导致外阴炎。此外,不透气的尼龙内裤、经期使用卫生巾导致局部透气性差,局部潮湿,均可引起。

2.临床表现

炎症多发生在小阴唇内、外侧或大阴唇甚至整个外阴部。急性期主要表现外阴皮肤黏膜瘙痒、疼痛、烧灼感,在活动、性交、排尿、排便时加重。妇科检查可见外阴充血、肿胀、糜烂,常见抓痕,严重者可形成溃疡或湿疹。慢性炎症可使皮肤增厚、粗糙、皲裂,甚至苔藓样变。

3.治疗

治疗原则:保持外阴局部清洁、干燥;局部可使用抗生素;重视消除病因。

(1)急性期避免性交,停用引起外阴皮肤刺激的药物,保持外阴清洁、干燥。

(2)局部治疗:可应用0.1％聚维酮碘液或1∶5 000高锰酸钾溶液坐浴,每天2次,每次15～30分钟。坐浴后局部涂抗生素软膏或紫草油。

(3)病因治疗:积极治疗宫颈炎、阴道炎。如发现糖尿病、尿瘘、粪瘘应及时治疗。

(二)外阴毛囊炎

1.病因

外阴毛囊炎为细菌侵犯毛囊及其所属皮脂腺引起的急性化脓性感染。常见致病菌为金黄色葡萄球菌、表皮葡萄球菌及白色葡萄球菌。多见于外阴皮肤摩擦受损或手术前备皮后,外阴局部不洁或肥胖表皮摩擦受损可诱发此病。

2.临床表现

阴道皮肤毛囊口周围红肿、疼痛,毛囊口可见白色脓头,中央有毛发通过。脓头逐渐增大呈锥状脓疱,相邻的多个小脓疱融合成大脓疱,严重者伴外阴充血、水肿及明显疼痛。数天后结节中央组织坏死变软,出现黄色小脓栓,再过数天脓栓脱落,脓液排出,炎症逐渐消退,但常反复发作,可变成疖病。

3.治疗

(1)保持外阴清洁、干燥,勤换内裤,勤洗外阴。

(2)局部治疗:病变早期可用0.1％聚维酮碘液或1∶5 000高锰酸钾溶液坐浴。已有脓包形成者,可消毒后针刺挑破,脓液流出,局部涂上抗生素软膏。

(3)全身治疗:病变较广泛时,可口服头孢类或大环内酯类抗生素。

(三)外阴疖病

1.病因

主要由金黄色葡萄球菌或白色葡萄球菌感染引起。潮湿多汗、外阴皮肤摩擦受损后容易发生。此外,糖尿病、慢性肾炎、长期应用糖皮质激素及免疫抑制剂、营养不良等患者易患本病。

2.临床表现

多发生在大阴唇的外侧面。开始时毛囊口周围皮肤轻度充血肿痛、红点,逐渐形成增高于周围皮肤的紫红色硬结,皮肤表面紧张,有压痛,硬结边缘不清楚,常伴腹股沟淋巴结肿大,以后疖肿中央变软,表面皮肤变薄,并有波动感,继而中央顶端出现黄白色点,不久溃破,脓液排出后疼痛减轻,红肿消失,逐渐愈合。多发性外阴疖病可引起患处疼痛剧烈而影响日常生活。

3.治疗

(1)保持外阴清洁、干燥,勤换内裤,勤洗外阴。

(2)局部治疗:早期可用0.1％聚维酮碘液或1∶5 000高锰酸钾溶液坐浴后局部涂上抗生素软膏,以促使炎症消散或局限化,也可红外线照射、50％酒精湿敷减轻疼痛,促进炎症消散,促使疖肿软化。

(3)全身治疗:有明显炎症或发热者应口服或肌内注射抗生素,必要时脓液培养及根据药敏选择药物治疗。

(4)手术治疗:当疖肿变软,有波动感,已形成脓肿时应立即切开引流并局部换药,切口适当大以便脓液及坏死组织能流出,切忌挤压以免炎症扩散。

（四）外阴急性蜂窝组织炎

1.病因

外阴急性蜂窝组织炎为外阴皮下、筋膜下、肌间隙或深部蜂窝组织的一种急性弥漫性炎症。致病菌以 A 族 B 型溶血性链球菌为主,其次为金黄色葡萄球菌及厌氧菌。炎症多由于皮肤或软组织损伤,细菌入侵引起。少数也可由血行感染。

2.临床表现

发病较急剧,常有畏寒、发热、头痛等前驱症状。急性外阴蜂窝组织炎特点是病变不易局限化,迅速扩散,与正常组织无明显界限。浅表的急性蜂窝组织炎局部明显红肿、剧痛,并向四周扩大形成红斑,病变有时可出现水疱甚至坏疽。深部的蜂窝组织炎局部红肿不明显,只有局部水肿和深部压痛,疼痛较轻,但病情较严重,有高热、寒战、头痛、全身乏力、白细胞计数升高,双侧腹股沟淋巴结肿大、压痛。

3.治疗

(1)全身治疗:早期采用头孢类或青霉素类抗生素口服或静脉滴注,体温降至正常后仍需持续用药2周左右。如有过敏史者可使用红霉素类抗生素。

(2)局部治疗:可采用热敷,如不能控制应作广泛多处切开引流,切除坏死组织,伤口用3%过氧化氢溶液冲洗和湿敷。

二、前庭大腺炎

前庭大腺炎是前庭大腺的炎症,生育年龄妇女多见。前庭大腺位于两侧大阴唇下1/3深部,其直径为 0.5～1.0 cm,它们的腺管长 1.5～2.0 cm,腺体开口位于小阴唇内侧近处女膜处。由于解剖位置的特殊性,在性交、分娩等情况下,病原体易侵入引起前庭大腺炎。

（一）病因

主要致病菌有葡萄球菌、大肠埃希菌、链球菌、肠球菌、淋球菌及厌氧菌等,近年来,随着性传播疾病发病率增加,淋球菌、沙眼衣原体所致前庭大腺炎有明显增高趋势。常为混合感染。

（二）临床表现

前庭大腺炎可分为三种类型:前庭大腺导管炎、前庭大腺脓肿和前庭大腺囊肿。炎症多为一侧。

1.前庭大腺导管炎

初期感染阶段多为导管炎,表现为局部红肿、疼痛及性交痛、行走不便,检查可见患侧前庭大腺开口处呈白色小点,有明显触痛。

2.前庭大腺脓肿

导管开口处闭塞,脓性分泌物不能排出,细菌在腺体内大量繁殖,积聚于导管及腺体中,逐渐扩大形成前庭大腺脓肿。患者诉患侧外阴部肿胀,疼痛剧烈,甚至发生排尿痛,行走困难。检查时患侧外阴红肿热痛,可扪及肿块,如已形成脓肿,则触知肿块有波动感,触痛明显,多为单侧,脓肿直径为3～6 cm,表面皮肤变薄,脓肿继续增大,可自行破溃,症状随之减轻;若破口小,脓液引流不畅,症状可反复发作。部分患者伴随发热等全身症状,白细胞计数增高,患侧腹股沟淋巴结肿大等。

3.前庭大腺囊肿

炎症急性期后,脓液被吸收,腺体内的液体被黏液代替,成为前庭大腺囊肿。也有部分患者的囊肿不是因为感染引起,而是因为分娩过程中,会阴侧切时,将腺管切断,腺体内的液体无法排出,长期积累到一定程度后,就会引起前庭大腺囊肿。囊性肿物小时,患者多无症状,肿物增大后,外阴患侧肿大。检查时见外阴患侧肿大,可触及囊性肿物,与皮肤有粘连,该侧小阴唇被展平,阴道口被挤向健侧,囊肿较大时可有局部肿胀感及性交不适,如果不及时治疗,一旦合并细菌感染,又会引起前庭大腺脓肿。也有的患者是因为前次治疗不彻底,以后机体抵抗力降低时,细菌乘机大量繁殖,又形成新的脓肿。这个过程可以多次反复,形成恶性循环。

（三）诊断

大阴唇下 1/3 部位发生红、肿、硬结,触痛明显,甚至行走困难,就应该考虑前庭大腺炎。一般为单侧,与外阴皮肤有粘连或无粘连,可自其开口部压挤出的分泌物做病原微生物检查及抗生素的敏感试验。根据肿块的部位、外形、有无急性炎症等特点,一般都可确诊。必要时可以穿刺进行诊断,脓肿抽出来的是脓液,而囊肿抽出来的是浆液。

（四）治疗

（1）在前庭大腺炎早期,可以使用全身性抗生素治疗。由于近年淋球菌所致的前庭大腺炎有增加的趋势,所以在用药前最好挤压尿道口,或者取宫颈管分泌物送细菌培养,并做细菌药物敏感试验。在药敏试验结果出来之前,根据经验选择抗生素药物。一般而言,青霉素类药物疗效较好。也可以根据情况,使用局部热敷或理疗,促使炎症消退。同时应保持外阴局部清洁卫生。

一旦形成了脓肿,单纯使用抗生素是无效的,应该切开引流。手术时机要选择波动感最明显的时候。一般在大阴唇内侧下方切开,切口不要过小,要使脓液能够全部彻底地排出来。脓液排出后,炎症开始消退时,用 0.1% 聚维酮碘液或 1∶5 000 高锰酸钾溶液坐浴。

（2）对于前庭大腺囊肿的治疗,囊肿造口术方法简单、损伤小,造口术切口选择在囊肿的下方,让囊液能够全部流出来,同时用引流条以防造口粘连,用 0.1% 聚维酮碘液或 1∶5 000 高锰酸钾溶液坐浴。预后一般都比较好,前庭大腺的功能也可以得到很好的保存。

三、外阴溃疡

（一）病因

外阴溃疡常见于中、青年妇女,按其病程可分为急性外阴溃疡与慢性外阴溃疡两种。溃疡可单独存在,也可以使多个溃疡融合而成一大溃疡。外阴溃疡多为外阴炎症引起,如非特异性外阴炎、单纯疱疹病毒感染、白塞病、外阴结核、梅毒性淋巴肉芽肿,约有 1/3 外阴癌在早期表现为溃疡。

（二）临床表现

外阴溃疡可见于外阴各个部位,以小阴唇和大阴唇内侧为多,其次为前庭黏膜及阴道口周围。

1.急性外阴溃疡

（1）非特异性外阴炎:溃疡多发生于搔抓后,可伴有低热及乏力等症状,局部疼痛严重。溃疡表浅,数目较少,周围有明显炎症。

（2）疱疹病毒感染:起病急,接触单纯疱疹性病毒传染源后一般有 2～7 天的潜伏期后出现发热等不适,伴有腹股沟淋巴结肿大和疱疹。溃疡大小不等,底部灰黄,周围边际稍隆起,并高度充血及水肿。初起为多个疱疹,疱疹破溃后呈浅表的多发性溃疡,有剧痛,溃疡多累及小阴唇,尤其在其内侧面。溃疡常在1～2 周内自然愈合,但易复发。

(3)白塞病:急性外阴溃疡常见于白塞病,因口腔、外阴及虹膜睫状体同时发生溃疡,故又称眼-口-生殖器综合征。其病因不明确,病变主要为小动静脉炎。溃疡可广泛发生于外阴各部,而以小阴唇内外侧及阴道前庭为多。起病急,常反复发作。临床上分为3型,可单独存在或混合发生,以坏疽型最严重。

坏疽型:多先有全身症状,如发热乏力等。病变部位红肿明显,溃疡边缘不整齐,有穿掘现象,局部疼痛重。溃疡表面附有多量脓液,或污黄至灰黑色的坏死伪膜,除去后可见基底不平。病变发展迅速,可形成巨大蚕食性溃疡,造成小阴唇缺损,外表类似外阴癌,但边缘及基底柔软,无浸润。

下疳型:较常见。一般症状轻,病程缓慢。溃疡数目较多、较浅。溃疡周围红肿,边缘不整齐。常在数周内愈合,但常在旧病灶痊愈阶段,其附近又有新溃疡出现。

粟粒型:溃疡如针头至米粒大小,数目多,痊愈快。自觉症状轻微。

(4)性病:如梅毒、软下疳及性病性淋巴肉芽肿均可引起外阴溃疡。

2.慢性外阴溃疡

(1)外阴结核:罕见,偶继发于严重的肺、胃肠道、内生殖器官、腹膜或骨结核。好发于阴唇或前庭黏膜。病变发展缓慢。初起常为一局限性小结节,不久即溃破为边缘软薄而穿掘的浅溃疡。溃疡形状不规则,基底凹凸不平,覆以干酪样结构。病变无痛,但受尿液刺激或摩擦后可有剧痛。溃疡经久不愈,并可向周围扩展。

(2)外阴癌:外阴恶性肿瘤在早期可表现为丘疹、结节或小溃疡。病灶多位于大小阴唇、阴蒂和后联合等处,伴或不伴有外阴白色病变。癌性溃疡与结核性溃疡肉眼难以鉴别,需做活组织检查确诊。

对急性外阴溃疡的患者应注意检查全身皮肤、眼、口腔黏膜等处有无病变。诊断时要明确溃疡的大小、数目、形状、基底情况,有时溃疡表面覆以一些分泌物容易漏诊。故应细心认真查体,分泌物涂片培养,血清学检查或组织学病理有助于诊断。

(三)治疗

因病因往往不是很明确,故治疗上主要以对症治疗为主。

1.全身治疗

注意休息及营养,补充大量维生素B、维生素C。有继发感染时应考虑应用抗生素。

2.局部治疗

应用0.1%聚维酮碘液或1:5 000高锰酸钾溶液坐浴。局部抗生素软膏涂抹。急性期可给以类固醇皮质激素局部应用缓解症状。注意保持外阴清洁干燥,减少摩擦。

3.病因治疗

尽早明确病因,针对不同病因进行治疗。

四、外阴前庭炎综合征

外阴前庭炎综合征好发于性生活活跃的妇女,多数既往有反复细菌或尖锐湿疣感染史。Friedrich将该综合征定义为:①触摸外阴前庭部,或将阴茎插入阴道,或将栓剂送入阴道时,患者即感严重疼痛;②压迫外阴前庭部时,局部有压痛;③前庭部呈现出不同程度的红斑。

其特征是患者主诉当阴道撑开时,发生插入疼痛、不适,触诊时局部有红斑,用棉签轻轻压迫处女膜环上的腺体开口或阴道后系带时有点状疼痛。性交时疼痛异常,甚至在性交后24小时内都感到外阴部灼热疼痛,严重者根本不能有正常的性生活。一般而言,凡病变 3 个月之内者属急性;超过 3 个月者属慢性。

(一)病因

尚不清楚,可能存在以下因素。

(1)感染:可能与人类乳头状瘤病毒在外阴前庭部的亚临床感染有关,此外,与阴道加德纳菌、念珠菌和解脲支原体感染也可能有一定关系。

(2)异常神经纤维增生。

(3)阴道痉挛、阴道 pH 的改变、外阴某些疾病治疗之后的反应、尿道的压力与变异等有关。

(二)临床表现

严重性交疼痛,持续 1～24 小时。导致性交畏惧感。外阴前庭部位疼痛,压痛明显,女性可见前庭部位充血、肿胀。

(三)治疗

(1)保守治疗:主要针对原发性疾病进行抗感染治疗或抗真菌治疗,特异性外阴炎如白色念珠菌,应给予抗真菌药物治疗。

(2)尖锐湿疣可参照性传播疾病的治疗。

(3)前庭切除术:于外阴部沿处女膜内侧边缘做一切口,同时沿黏膜皮肤交界处向会阴方向作一平行切口,两切口于 3 点及 9 点处吻合,前庭后部深入 5 mm 做切除术。切口行间断缝合,14 天拆线,术后21 天开始用扩张器(2 cm),逐渐扩大阴道口至 4 cm,大部分患者术后疼痛可缓解。

(韩素萍)

第二节　宫 颈 炎 症

宫颈炎症是指宫颈阴道部和宫颈管黏膜部位的炎症,是妇科常见疾病之一。临床上以宫颈管黏膜炎症多见,这是因为宫颈管黏膜上皮为单层柱状上皮,抗感染能力相对较差,并且宫颈管黏膜皱襞较多,病原体易在此藏匿,不易被清除掉,久而导致慢性炎症。宫颈阴道部的鳞状上皮是与阴道鳞状上皮相延续的,各种阴道炎症均可染及宫颈阴道部。

宫颈炎症的分类按发生时间可分为急性宫颈炎和慢性宫颈炎。也可按病原体不同来分类。本节内容以急性和慢性宫颈炎分类为基础,对不同病原菌所引起的宫颈炎症再分别给予描述。

一、急性宫颈炎

(一)病因和病原体

急性宫颈炎较慢性子宫颈炎少见,多在下列情形发生:①不洁性交后;②子宫颈损伤(如分娩、流产、宫颈手术或宫颈扩张等导致宫颈损伤)后继发感染;③化学物质刺激,如不恰当的使用高浓度酸、碱性药液冲洗阴道;④阴道异物,如由于医务人员不慎遗留的纱布或棉球,或小儿将小玩具放入阴道内等。

急性宫颈炎的病原体:①淋球菌和沙眼衣原体,两者是最常见的病原体,主要通过性方式传播,引起黏液脓性宫颈炎,淋球菌感染时多半合并沙眼衣原体感染。淋球菌和沙眼衣原体沿阴道黏膜上升或直接侵犯子宫颈的柱状上皮,沿黏膜面扩散引起浅层感染,而引起急性炎症。衣原体感染宫颈后可持续存在而无明显症状。近年来随着性病发病率的增长,淋球菌和沙眼衣原体引起的急性宫颈炎呈上升趋势。②一般化脓菌,如链球菌、葡萄球菌、肠球菌、大肠埃希菌等。这类病菌侵入宫颈间质组织深层,并可沿着宫颈两侧的淋巴管向上蔓延,导致盆腔结缔组织炎症。③原虫,包括滴虫和阿米巴原虫。滴虫性阴道炎发生后,炎症可沿阴道黏膜蔓延,累积宫颈而引起急性炎症。自身肠道阿米巴感染或经性交带来的阿米巴包囊或滋养体感染阴道和宫颈后,可在宫颈表面形成溃疡、坏死,继发化脓性感染。

（二）病理

急性宫颈炎发生后可见宫颈增大,充血呈红色,这是由于宫颈间质水肿和血供增加所致。颈管黏膜水肿并有外翻。组织学表现:宫颈黏膜及间质见大量中性粒细胞浸润、血管充血以及组织水肿,腺腔扩张,充满脓性分泌物。重症者可有脓肿和灶性溃疡形成。

（三）对母儿的影响

妊娠期淋球菌感染的发病率为0.5%,以淋菌性宫颈内膜炎多见,但播散性淋病较非孕期增多。妊娠期淋球菌感染对母儿均有不利影响,可引起胎儿宫内发育迟缓、绒毛膜羊膜炎,致胎膜早破、早产。约1/3新生儿通过未治疗孕妇产道时可感染,出现淋球菌结膜炎,治疗不及时感染可穿透角膜,导致失明。而产妇由于产道损伤,抵抗力差,易发生产褥期感染,甚至播散性淋病,引起全身感染。

（四）临床表现

阴道分泌物增多是急性宫颈炎最常见的症状,有时甚至是唯一症状。白带呈黏液脓性或脓血性,其刺激可引起外阴瘙痒及灼热感,患者多伴有不同程度的下腹坠痛、腰背疼痛、性交疼痛和尿路刺激症状,可有轻度发热等。当感染沿着宫颈淋巴管向周围扩散时,可引起宫颈上皮脱落,在宫颈局部形成溃疡。如果病变进一步蔓延导致盆腔结缔组织炎,可出现不同程度发热。由于急性宫颈炎常和阴道炎、急性子宫内膜炎同时发生,使得宫颈炎的症状被掩盖。亦有部分患者没有症状。

妇科检查见宫颈充血、红肿,宫颈管黏膜水肿、外翻,大量脓性分泌物从颈管内流出。当病原菌是淋球菌时,尿道、尿道旁腺、前庭大腺亦可同时感染而有脓液排出。部分病情严重的患者有盆腔炎表现。

（五）诊断

根据病史、症状及妇科检查,不难做出急性宫颈炎的诊断,关键是确定病原体,以便针对处理。各种病原体所致感染可表现出不同性状的分泌物,有时仅通过目检即可鉴别,但准确诊断仍需采用一定的相应检测方法。

目前较常用的淋病实验室检查方法是分泌物的涂片染色检查(敏感性50%~70%,特异性95%以上),需同时做淋球菌的分离培养(敏感性80%~90%)以确诊。对培养可疑的菌落,可采用单克隆抗体免疫荧光法检测。宫颈分泌物取材方法:注意使用盐水湿润窥器(不宜使用液体石蜡等润滑油)。先拭去宫颈外口表面分泌物,将棉拭子插入宫颈口内1cm处,稍转动并停留10~30秒,让棉拭子充分吸附分泌物,轻轻涂布于载玻片上,待自然干燥后加热固定、染色、镜检。若光镜下平均每个高倍视野有30个以上中性粒细胞,即可诊断急性宫颈炎。在此基础上再进行明确病原体的相关检测。

（六）治疗

急性宫颈炎的治疗需采用全身治疗，不用局部药物治疗，更不宜做电灼等物理治疗，以免使炎症扩散。治疗要力求彻底，以免形成慢性宫颈炎。当合并急性子宫内膜炎和盆腔炎时，需要给予相应治疗。抗生素选择、给药途径、剂量和疗程要根据病原体和病情严重程度决定。

治疗主要针对病原体，主张大剂量单次给药。目前，由于耐青霉素淋菌日益增多，青霉素已不作为首选。淋菌性宫颈炎推荐的首选药物为第三代头孢菌素，如头孢曲松钠，250 mg，肌内注射，共 1 次。其他一线药物尚有（选择其中之一）：环丙沙星 500 mg，口服，共 1 次；氧氟沙星 400 mg，口服，共 1 次。备用药物（用于不能应用头孢菌素的患者，选择以下方案之一）：①大观霉素 4 g，肌内注射，共 1 次。②诺氟沙星 800 mg，口服，共 1 次。以上治疗时需同时给予抗沙眼衣原体治疗如四环素类的多西环素100 mg，口服，每天 2 次，连用 7 天。或红霉素类中阿奇霉素 1 g，顿服；或红霉素 500 mg，每天 4 次，连服 7 日。或喹诺酮类如氧氟沙星 300 mg，每天 2 次，连服 7 日，左氧氟沙星 500 mg，每天 1 次，连服 7 日。一般化脓菌感染最好根据药物敏感试验进行治疗。念珠菌和滴虫性宫颈炎参见阴道炎的治疗方法。

二、慢性宫颈炎

（一）病因及病原体

慢性子宫颈炎是最育龄妇女最常见的妇科疾病，可在下列情形发生：①急性宫颈炎未治疗或治疗不彻底转变而来，这是由于宫颈黏膜皱褶较多，病原体侵入宫颈腺体深处后很难根除，导致病程迁延不愈所致。但绝大部分慢性宫颈炎无典型急性宫颈炎的过程。②宫颈损伤后继发感染。阴道分娩或宫颈手术等都可发生宫颈损伤，病原体侵入伤口可致感染。③阴道异物（如子宫托）、不洁性生活等。④雌激素水平低下，局部抗感染能力差，也易引起慢性宫颈炎。部分患者无明确原因。

慢性宫颈炎的病原体一般为葡萄球菌、链球菌、沙眼衣原体、支原体、淋球菌等，另外，真菌也是慢性宫颈炎的病原菌之一。过去认为细菌是慢性宫颈炎常见的病原体，但目前随着诊断技术的提高，发现支原体、衣原体感染者很多，这些病原体的感染大部分呈慢性过程。有统计显示，慢性宫颈炎患者宫颈管黏膜细胞内的沙眼衣原体阳性率高达 70.8%，宫颈糜烂时真菌检出率达 92%。许多性病的病原体，如人乳头瘤病毒、单纯疱疹病毒等也是慢性宫颈炎的病原体，并且与宫颈癌有着密切关系。

（二）病理

慢性宫颈炎可伴发多种病变。

1.宫颈糜烂

宫颈糜烂是慢性宫颈炎最常见的病理改变。此时临床所见为宫颈外口周围表面呈细颗粒状的红色区，肉眼观似糜烂面。实质上其表面为完整的宫颈管单层柱状上皮所覆盖，因柱状上皮菲薄，其下间质透出呈红色，并非病理学上所指上皮脱落、溃疡的真性糜烂。这一区域在阴道镜下表现为原始鳞柱交界部的外移。另外，在正常宫颈间质内存在着作为免疫反应的淋巴细胞，宫颈间质内淋巴细胞的浸润，并非一定意味着慢性炎症。基于上述认识，目前西方国家的妇产科教科书已废弃宫颈糜烂这一术语，而改称宫颈柱状上皮异位，并认为这种情况不是病理改变，而是宫颈的生理性变化之一。

我国教科书多年来将宫颈糜烂分为病理炎性糜烂和假性糜烂。在一些生理情况如青春期、妊娠期或口服避孕药妇女,由于雌激素水平增高,宫颈管柱状上皮增生,原始鳞柱交界外移,可见宫颈外口呈红色、细颗粒状,形似糜烂,此为假性糜烂(也称生理性宫颈糜烂)。当雌激素水平下降,柱状上皮可退回宫颈管。由于宫颈柱状上皮抵抗力低,病原体容易侵入发生炎症,形成宫颈炎性糜烂,但是发生机制仍不明确。由于宫颈糜烂这一术语在我国当前仍使用广泛,故本书仍继续沿用。

宫颈糜烂根据糜烂深浅程度分为三型。①单纯性糜烂:在炎症初期,糜烂面仅为单层柱状上皮所覆盖,表面平坦。②颗粒型糜烂:在单纯性糜烂基础上腺上皮过度增生并伴有间质增生,糜烂面凹凸不平呈颗粒状。③乳突型糜烂:当间质增生显著,表面不平现象更加明显呈乳突状。

宫颈糜烂根据糜烂面积大小将宫颈糜烂分为三度。①轻度糜烂:指糜烂面积小于整个宫颈面积的1/3;②中度糜烂:指糜烂面积占整个宫颈面积的1/3～2/3;③重度糜烂:指糜烂面积占整个宫颈面积的2/3以上。诊断宫颈糜烂时应同时表示出糜烂的面积和深浅,如诊断为中度糜烂、乳突型。

宫颈表面的鳞状上皮因炎症或损伤而坏死脱落后,则形成真性糜烂。但这种真性糜烂很快被向外生长的颈管内膜所覆盖,当炎症病变稍减弱的情况下,邻近的鳞状上皮开始向覆盖在糜烂面的柱状上皮下生长,逐渐将腺上皮推移,最后完全由鳞状上皮覆盖,糜烂痊愈。但是实际上更多见的是间接替代,即在柱状上皮下常存在一行较小的圆形细胞,称基底细胞或储备细胞,在糜烂的愈合过程中这些细胞增生,最后分化成鳞状上皮。糜烂的愈合常呈片块状分布,并因这种新生的鳞状上皮生长于炎性组织的基础上,故表层细胞极易脱落而变薄,稍受刺激即又恢复糜烂。因此,愈合进程和炎症的扩展交替进行,治疗不易彻底,较难痊愈。

上述愈合过程不仅发生在糜烂表面,腺凹的腺体及增生的腺样间隙所被覆的柱状上皮同样可被复层上皮所替代。这种腺上皮的复层化与表皮化,通常称为鳞状上皮化生。化生程度有很大差异,有时腺上皮全部被替代,有时仅腺体的一边或腺体开口处被替代,有的整个腺样结构形成实质性细胞团块位于子宫颈间质之中。由于慢性子宫颈炎的发病率极高,因此在子宫颈活检中,鳞状上皮化生的发现率可高达80%。需要强调的是,鳞状上皮化生是糜烂愈合过程的一种变化,没有形成癌的倾向,不应与作为癌前病变的非典型增生混淆。

宫颈生理性糜烂还包括下面两种情形。①先天性糜烂:在胚胎发育后期,阴道与子宫颈的阴道部分均为移行上皮所覆盖,至第6个月时,这种上皮向颈管内伸展,至足月时,宫颈管黏膜的柱状上皮向外生长,超越子宫颈外口,约有1/3新生女婴保持这种状态,其外观与成人的炎性宫颈糜烂相似,故有"先天性宫颈糜烂"之称。这种现象一般仅持续存在数天,随着来自母体的雌激素水平降落而自然消退。②第二种情形是由于宫颈内膜柱状上皮增生,超越宫颈外口所致,外观同炎性宫颈糜烂,该情形只发生于卵巢功能旺盛的生育期年龄,而不发生于青春期或绝经期后,尤其好发于妊娠期,并有产后自行消退的倾向。患者虽感白带增多,但为清洁黏液,病理检查在柱状上皮下没有炎性细胞浸润或仅见少数淋巴细胞,并以乳头状与腺样糜烂的组织像为特征。所有上述现象均说明这类糜烂的形成可能是性激素的平衡失调所致,而与炎症无关,只是在糜烂的基础上又可能继发炎症,但这仅仅是后果而不是发生糜烂的原因。糜烂可能是雌激素作用的缘故。但有些动物实验发现,注射睾酮后可获得类似人的腺性糜烂样变化。因此认为,雄激素能使子宫颈上皮改变成黏液性并趋向于形成腺体,孕激素的作用在这方面类似雄激素,而雌激素的作用是使上皮增生成为高度角化的复层扁平上皮。

综上所述,宫颈糜烂的病因绝大多数为炎症,此外还可能由内分泌紊乱因素所引起。在鉴别上应注意发生时期及有无与炎症相关的诱因与体征,病理学检查亦可供参考。

2.宫颈息肉

宫颈息肉指宫颈内膜长出的赘生物,又称宫颈内膜息肉,是慢性子宫颈炎所伴发的一种病变。慢性炎症的长期刺激使宫颈管局部黏膜不断增生,增生组织向宫颈外口突出而形成息肉。息肉数量及大小不等,多半为单发,色红,呈舌形,表面光滑,有时略带分叶,质软而脆,极易出血,蒂多细长,因此活动度大,偶尔也有基底部宽广者。息肉的根部多附着于宫颈外口,少数在宫颈管壁。光镜下见息肉实质部分由腺体、纤维间质、血管和淋巴细胞、浆细胞组成,表面覆盖与宫颈管上皮相同的单层高柱状上皮,蒂部为纤维组织及伸入息肉的血管。宫颈息肉极少恶变,文献报道在1%以下。由于炎症长期存在,除去息肉后仍易复发。

宫颈息肉因结构的不同在组织形态上表现为以下几种类型:①腺瘤样型;②腺囊肿型(腺体潴留性囊肿型);③肉芽型;④血管瘤样型;⑤鳞形化生型;⑥纤维型;⑦息肉样蜕膜反应;⑧高位宫颈息肉。

3.宫颈黏膜炎

宫颈黏膜炎病变局限于宫颈管黏膜及黏膜下组织,宫颈阴道部外观光滑,宫颈外口可见有脓性分泌物。有时宫颈管黏膜增生向外突出,可见宫颈口充血。由于宫颈管黏膜及黏膜下组织充血、水肿、炎性细胞浸润和结缔组织增生,可导致宫颈肥大。

4.宫颈腺体囊肿

宫颈腺体囊肿又称纳博特囊肿。在宫颈糜烂愈合过程中,新生的鳞状上皮覆盖宫颈腺管口或伸入腺管后阻塞腺管开口,腺管周围的结缔组织增生或瘢痕形成压迫腺管,使腺管变窄甚至阻塞,腺体分泌物引流受阻、潴留形成大小不等的囊形肿物。部分宫颈腺体囊肿可发生于生理性宫颈糜烂愈合时,而并非炎症表现。检查时见宫颈表面突出多个分散的青白色小囊泡,直径2～3 mm,偶可达1 cm,半透明状,内含无色黏液。若囊肿感染,则外观呈白色或淡黄色小囊泡,囊内液呈混浊脓性。在表面光滑的宫颈也常见到此类囊肿。

5.宫颈肥大

慢性炎症的长期刺激,宫颈组织充血、水肿和间质增生,或者在腺体深部可能有黏液潴留形成囊肿,以上因素均可使宫颈呈不同程度的肥大,可以2～3倍于正常大小,但表面多光滑,呈淡红色或乳白色,不易出血,有时可见到潴留囊肿突起。最后由于纤维结缔组织增生,使宫颈硬度增加。有时组织增生不均匀,呈小结节状突起。在子宫脱垂的患者,宫颈特别肥大。镜下见宫颈鳞状上皮增生增厚,表面角化,但细胞排列整齐,形态正常。

6.宫颈外翻

由于分娩、人工流产或其他原因发生宫颈口撕裂,未能及时修补,之后宫颈内膜增生并暴露于外形成宫颈外翻,很像糜烂。检查见宫颈口增宽,横裂或呈不规则撕裂,可见颈管下端的红色黏膜皱褶,宫颈前、后唇肥大,但距离较远。与糜烂不同的是外翻内膜呈纵行皱襞。在治疗上两者效果不同,宫颈糜烂可根据其发生原因经治疗而恢复正常,而外翻组织则治疗无效。

7.慢性宫颈炎伴急性变化

在慢性宫颈炎变化的基础上可见到血管扩张,间质中有中性白细胞浸润。这种宫颈炎的病程和组织病变都属于慢性,但同时有急性炎症变化,应予以治疗。

(三)临床表现

慢性宫颈炎主要表现为白带增多,有时是唯一症状。由于病原体种类、炎症的范围、程度和病程不同,白带的量、颜色、性状、气味也不同,可为乳白色黏液状至黄色脓性。伴有息肉等时,白带中可带有血丝或少量血液,或宫颈接触性出血。由于白带的刺激,常有外阴不适或瘙痒。若白带增多,似干酪样,应考虑是否合并念珠菌阴道炎;若白带呈稀薄泡沫状,有臭味,则应考虑合并滴虫性阴道炎。白带恶臭多为厌氧菌引起的感染。

其他症状如下。①疼痛:感染严重时可有腰骶部疼痛、下腹坠胀。有时疼痛可出现在上腹部等处,于月经期、性生活时加重。当炎症向周围蔓延形成慢性子宫旁结缔组织炎后,宫旁韧带增粗,疼痛更加明显。②尿路刺激征:慢性宫颈炎可直接向前蔓延或通过淋巴管扩散,当波及膀胱三角区及膀胱周围结缔组织时,可出现尿频或排尿困难等尿路刺激症状。重者发生继发性尿路感染。③较多的黏稠脓性白带有碍精子上行,可导致不孕。④其他症状:如月经不调、痛经、盆腔沉重感及肠道症状等。

妇科检查可见宫颈有不同程度的糜烂、肥大、宫颈裂伤,有时可见宫颈息肉、宫颈腺体囊肿、宫颈外翻等,宫颈口多有分泌物,亦可有宫颈触痛或宫颈接触性出血。

(四)诊断

慢性子宫颈炎的诊断多不困难,因其症状常被其他妇科疾病所掩盖,故多在例行妇科检查时才发现。窥器视诊检查所见如上述。仅有宫颈黏液增多而呈清澈黏液样者,可能是宫颈内膜增生或卵巢功能亢进所致,并非子宫颈炎。

宫颈糜烂必须与宫颈上皮内瘤样病变、早期宫颈癌、宫颈结核和宫颈尖锐湿疣鉴别。宫颈癌前病变及早期宫颈癌等在临床上仅凭肉眼不借助其他诊断方法,不可能与宫颈糜烂鉴别,因此应常规进行宫颈细胞学检查(TCT 或宫颈刮片),必要时可做宫颈活检以明确诊断。阴道镜辅助下的宫颈活检对提高诊断准确率会有很大帮助。

(五)治疗

局部治疗为主,方法有物理治疗、药物治疗和手术治疗,其中又以生物物理治疗最常用。生物物理的基本原理是破坏炎变的子宫颈上皮,促进新生健康的鳞状上皮的生长,修复创面,具有疗法简单易行、安全可靠和疗效高的特点,可在门诊施行,便于普及推广。

在未治疗的宫颈糜烂中,宫颈癌的发生率为 0.2%,所以积极治疗慢性宫颈炎具有防癌意义。治疗前需排除全身及内生殖器疾患,常规做白带检查,排除真菌、滴虫感染,以免影响术后的愈合。治疗前做宫颈刮片或其他检查,排除宫颈上皮内瘤变及早期宫颈癌后,再根据不同病原分别治疗。

1.宫颈糜烂的药物治疗

局部药物治疗适用于单纯性糜烂或糜烂面积小和炎症浸润浅的病例。常用药物有 10%~20% 的硝酸银和 5% 的重铬酸钾溶液,其他尚有聚甲酚磺醛栓和重组干扰素栓等。

(1)硝酸银和重铬酸钾液:二者为强腐蚀剂,用药量少,方法简单而实用,适宜于基层医院。当前已少用。

硝酸银的具体用法:常规消毒阴道,窥器暴露宫颈,清除阴道分泌物。75% 酒精消毒宫颈后,用无菌棉球拭干局部,将无菌纱布填于阴道后穹隆处以保护正常组织。用棉签蘸 5%~10% 的硝酸银涂擦在子宫颈糜烂面及子宫颈口,涂擦后立即换用生理盐水棉签涂擦,使多余的硝酸银成为无腐蚀性氯化银,以防灼伤阴道黏膜,再用鱼肝油棉球紧贴于宫颈,次日取出,每周治疗一次,一般 3~4 次为一疗程。

5%重铬酸钾溶液有一定毒性,虽有渗透性,但用来腐蚀糜烂面仅能到一定程度,不致影响深部健康组织。据国内研究用于宫颈糜烂的治愈率达 98%。具体用法:局部消毒后,消毒纱布填于阴道后穹隆处,用一棉签蘸 5% 重铬酸钾溶液后插入宫颈管内约 0.5 cm 处,保留一分钟。以另一棉签涂重铬酸钾溶液于子宫颈糜烂处并超过边缘。根据糜烂面性状,涂擦数次,直至糜烂面呈褐色状。换用 0.1% 新洁尔灭棉球擦净,取出纱布,将带有抗生素的棉球紧贴在宫颈上,24 小时后取出。一般上药后 2~3 周可再上一次,1~4 次创面可愈合。上药后阴道有水样分泌物、灰白色痂皮排出。上药期间应须保持外阴清洁,禁止坐浴。

(2)重组人干扰素 α-2b 栓:奥平栓具有抗病毒、抗肿瘤及免疫调节活性。常用于子宫颈糜烂,特别对轻、中度子宫颈糜烂效果较好。隔天 1 次,塞于阴道。10~12 天为 1 个疗程,或者每晚 1 次,6 天为 1 个疗程。通常使用 2~3 个疗程。

(3)聚甲酚磺醛栓:隔天 1 次,放入阴道,12 天为 1 个疗程,一般需 1~2 个疗程。使用前注意充分冲洗阴道,洗掉前次残留药膜,减少对新塞入药栓疗效的影响。

(4)中药洗剂:如洁尔阴,其主要成分是蛇床子、黄檗、苦参、苍术。一般用 10% 的溶液行阴道冲洗或坐浴,每天一次,2 周为 1 个疗程。

2.宫颈糜烂的物理治疗

物理治疗是目前治疗宫颈糜烂最常用的方法之一,具有疗程短、疗效好的优点。适用于中度、重度糜烂,糜烂面积较大、炎症浸润较深的患者。治疗原理在于使糜烂面坏死、脱落,原有柱状上皮为新生鳞状上皮覆盖。一般只需治疗一次即可治愈。当前临床使用的几种方式,各有优缺点,选择应用时要根据单位医疗设备和仪器情况而定。

(1)电熨:将电熨斗与糜烂面接触后加压,由内向外来回移动,直到略超过糜烂面(约 3 mm),组织呈乳白色或微黄色为止。局部涂用 1% 甲紫。一般近宫口处烧灼稍深,并深入颈管内 0.5~1 cm,越近边缘越浅。术后 2~3 天内阴道分泌物较多,有时可呈脓样,适当冲洗阴道有利于创面的愈合。2 周内阴道可能有少量出血,2~3 周后创面脱痂,鳞状上皮开始修复。治愈率约 80%。

(2)激光治疗:激光使糜烂组织炭化结痂,术后 3 周左右痂皮脱落,创面生长出新的鳞状上皮而修复。照射范围应超过糜烂面 2 mm,烧灼深度轻症为 2~3 mm,重症为 4~5 mm,治愈率为 80%~90%。治愈时间为 1~3 个月,术后有脱痂、流水、出血等反应。

禁忌证:孕妇、月经过多或过频的患者以及全身性疾病(如血液病、肝病、严重的心脏病等)患者。

术后处理:如有继发感染时,采用抗菌药物和止血药物辅助治疗。每月复查一次,观察创面愈合情况。注意观察宫颈管有无狭窄。由于激光治疗对月经周期有一定影响,因此术后 1~2 次月经常出现提前、量增多和经期延长。

(3)冷冻治疗:以液氮为制冷源,运用快速降温装置达到超低温(−196 ℃)使糜烂面冻结、变性、坏死而脱落,新生的鳞状上皮重新覆盖宫颈阴道部而达到治疗目的。冷冻治疗不形成瘢痕,因此一般不会发生宫颈狭窄,所以对有生育要求的妇女较为合适。病变以宫颈直径不超过 4 cm,糜烂范围不超过宫颈 2/3 为宜,这样能保证探头大小能盖住糜烂区。

冷冻治疗的原则是:快速冷冻,缓慢复温。在治疗过程中,探头与宫颈糜烂组织的时间越长,结冰的范围越广、越深,降温的速度越快,越容易形成冰晶。升温还原的时间越慢,越容易对细胞产生机械性的破坏,达到彻底破坏整层糜烂组织(即柱状上皮细胞及间质)的效果。另外,冷冻的刺激作用能激惹起柱状上皮下的储备细胞增生和鳞化,从而进行修复和愈合。

技术操作:治疗在月经后 7~10 天之内进行,无须麻醉。用窥器暴露宫颈,拭干其表面分泌物。选择一个与宫颈糜烂范围大小相符合的探头,将探头直接与糜烂面相接触,然后放冷气制冷。探头温度下降到−10～0 ℃左右,在探头四周开始出现一圈白霜。这时探头已吸住糜烂组织,即开始计算时间,冷冻时间是 1 分钟,时间一到立即停止冷气,使探头离开宫颈。这时宫颈糜烂组织仍呈冰冻状态。等待 3～5 分钟,糜烂组织的结冰完全溶化,组织的颜色还原后再冷冻第二遍,时间还是 1 分钟。冷冻后,用甲紫涂冷冻面,然后用呋喃西林粉喷宫颈及阴道。

不良反应:①阴道分泌物增多。冷冻后 4～6 小时开始有水样分泌物,到第 3～4 天分泌量达到最高峰,每天 200～300 mL,待痂皮脱落后才逐渐减少,可持续一个月。疗效差的病例,水样分泌物可变成黏性白带。待宫颈痊愈后,分泌物自然消失。②出血。冷冻可使局部血管收缩止血,因此术后很少大出血,往往在冷冻后分泌物带有少量血液,呈血水样分泌,一般不需处理。痂皮脱落期,有时会遇到小血管破裂,出现活动性出血,则需要电凝或填塞纱布压迫止血。③冷冻能降低神经的敏感性,有麻醉和镇痛作用,治疗时患者一般无痛苦,但部分患者术中有头痛、眩晕、恶心等自主神经紊乱等反应。此外,部分患者会出现术后乏力等症状。

冷冻治疗对宫颈糜烂的治愈率为 80%～90%,愈合时间平均 2 个月。主要缺点为阴道排液量多、时间较长,持续 2～4 周。

(4)微波治疗:微波电极接触局部病变组织时,瞬间产生高热效应(44～61 ℃)而达到使组织凝固的目的,并可出现凝固性血栓而止血。治愈率为 90%左右。

(5)波姆光治疗:采用波姆光照射糜烂面,直至变为均匀灰白色,照射深度为 2～3 mm,治愈率 80%左右。

(6)物理治疗的注意事项:①治疗时间选择在月经干净后 3～7 天进行。②治疗前必须排除宫颈上皮内瘤样病变、早期宫颈癌、宫颈结核和急性炎症。③术后注意检查宫颈管有无狭窄。如有应予以适当分离或扩张。④术后 2～3 个月禁止性生活。⑤接受治疗的患者日后妊娠和分娩时要交代宫颈治疗史,以防止分娩时发生宫颈裂伤或宫颈性难产。

3.宫颈糜烂的手术治疗

以上方法治疗无效,或宫颈肥大糜烂面深广,且颈管受累者,可考虑宫颈锥切术或全子宫切除术。

(1)宫颈 LEEP 术:适应证于子宫颈糜烂面较深广累及宫颈管者,宫颈肥大者,如经以上治疗无效,或疑有癌前病变者。由于切下的标本外缘已被电刀破坏,影响对疑有子宫颈癌的诊断。

(2)冷刀锥切术:切下的标本可以更好地进行病理检查。锥切后应缝合创面,此法瘢痕小,术后出血机会少。

(3)全子宫切除术:适用于年龄较大,久治不愈的慢性子宫颈炎并有癌前病变者。因慢性宫颈炎而行全子宫切除者现已罕见。

4.子宫颈息肉摘除术

适用于子宫颈息肉者。首先对症治疗积极控制感染,抗子宫颈炎症治疗。出血时,以止血为主,如口服卡巴克络 5 mg,每天 3 次。或云南白药 1 g,每天 2～3 次。然后行宫颈息肉摘除术,用血管钳钳夹息肉,由蒂部摘除。如出血,用棉球压迫即可止血。息肉小者,用血管钳钳夹紧根部扭下即可。摘除术后并同时行止血,消炎治疗。因本病易复发,应定期复查,每 3 个月复查一次。手术摘除标本应常规行病理检查,若有恶变征象,应及时给予相应治疗。

术后注意事项:行药物治疗、物理治疗或手术治疗后,注意保持外阴清洁,在创面未愈合期间,禁止性生活、盆浴、游泳等。

三、病毒性宫颈炎

流行病学和分子生物学研究表明,病毒以性传播方式感染女性生殖道,宫颈是病毒容易侵犯的部位。人乳头状病毒(HPV)、单纯疱疹病毒(HSV)及巨细胞病毒(HCMV)是感染宫颈的常见病毒,除引起宫颈组织的炎症外,这些病毒在宫颈不典型增生和宫颈癌的发生和发展过程中扮演着极其重要的角色。

(一)宫颈人乳头状瘤病毒感染(宫颈尖锐湿疣)

尖锐湿疣在性病中发病仅次于淋病占第二位,由人乳头状瘤病毒(human papillo mavirus,HPV)所引起,好发于年轻妇女,60%通过性接触传染。HPV有高度的宿主和组织特异性,只侵袭人体皮肤和黏膜,好发于男女生殖器部位,尤其是性生活受损的部位,如女性的会阴、阴道、宫颈。由于尖锐湿疣、HPV与宫颈癌、外阴癌有密切关系,因而受到重视。

现已知HPV亚型中,有20余种与人类生殖道感染有关,在女性HPV感染中宫颈的感染率为70%,其中HPV6型、11型主要引起尖锐湿疣病变。而16型、18型、45型和56型则与宫颈上皮内瘤变和浸润癌有关。约1/3的HPV感染女性同时存在其他病原体引起的宫颈炎,但其他病原体宫颈炎的存在,对HPV的临床过程无明显影响。

1.临床表现

HPV引起的宫颈损害平坦而湿润,与外阴和肛周皮肤上所见的典型生殖道尖锐湿疣明显不同,肉眼常不易看见,只有使用阴道镜检查(醋酸白色上皮、镶嵌、粗点血管)时才能看到。

宫颈湿疣通常导致宫颈局部丘疹性或斑疹性病变,即以扁平状多见;向外生长呈菜花状、乳头状的尖锐湿疣和向内生长的倒生性湿疣均较少见。扁平湿疣呈斑片状,粗糙面如苔藓,无明显的临床症状,故又称为亚临床乳头瘤病毒感染和不典型湿疣。镜下所见最突出的是鳞状上皮中出现挖空细胞,细胞核大、深染而边皱缩似葡萄干,有时见双核,核周为很宽的空化区,细胞边缘似较厚的细胞膜样。挖空细胞可作为HPV感染的证据。

宫颈扁平湿疣不太容易被发现,以3%～5%醋酸涂宫颈可增加其能见性,这样处理后可使累及部位像白色斑块样显示出来。外观似正常的宫颈也有检出HPV者。阴道镜检查常见宫颈扁平湿疣呈白色,上皮伴或不伴点状血管或呈镶嵌状。

2.诊断

宫颈尖锐湿疣主要表现为白带增多,外阴痒,性交后出血,绝经后阴道出血等,或以外阴赘生物而就诊。部分患者数月或数年前有外阴湿疣史,或性伴侣有生殖器湿疣病史。约18%的患者无临床症状。妇科检查发现宫颈赘生物,向外生长呈菜花状、乳头状或桑葚状,大小不等,可单个或多个病灶,外阴、阴道可同时见到赘生物。宫颈湿疣常常表现为宫颈局部丘疹样或斑丘疹样病变,以扁平状多见,扁平湿疣呈斑片状,粗糙面如苔藓,局部上皮增厚,略高于周围组织,故临床表现不显著,又称亚临床湿疣或不典型湿疣。

尖锐湿疣潜伏期1～3个月,发病以生育年龄妇女多见。尖锐湿疣不易自然消失,往往经久不愈,治疗后容易复发,目前暂时无根治的方法。根据临床表现一般可诊断,局部组织取活检,也可明确诊断。由于HPV不能在体外组织细胞中培养,血清学试验敏感性及特异性不高,免疫组化也相对不敏感。临床常用以下方法。

(1)TCT与宫颈涂片:宫颈脱落细胞检查中可有挖空细胞。

(2)阴道镜检查:宫颈等病变部位可发现团块状、菜花成簇状的突起,绒毛内有不规则的绒线球状血管襻,病灶涂醋酸后变白色。丘疹型病变呈密集对称分布的泡状或单指状突起,涂醋酸后血管消失,病灶变白。宫颈扁平湿疣表现为白色上皮,伴或不伴点状血管或呈镶嵌状。

(3)HPVDNA 检测:聚合酶链反应(polymerase chain reaction,PCR)检测 HPV DNA 阳性率达97.9%,敏感性和特异性达 90%。该技术应用较广泛。近年来应用杂交捕获Ⅱ HPV DNA 分析法(双基因体)进行初筛查获得了较高的敏感性。

(4)组织学检查:镜下可出现典型的挖空细胞,主要在中、表层。电子显微镜检查可见到 HPV 病毒颗粒。特征性的 HPV 病毒颗粒均在挖空细胞内出现。免疫组织化学可显示病毒抗原。

3.治疗

宫颈尖锐湿疣采用局部破坏性治疗,如激光、冷冻、电凝等。对于有宫颈不典型增生者,应进行阴道镜检查和宫颈活检,必要时刮取颈管组织,排除浸润癌后,再决定治疗方案。妊娠合并宫颈尖锐湿疣时宜在孕 34 周前进行局部治疗,以免分娩时发生宫颈裂伤等并发症。若妊娠足月合并较大的宫颈湿疣宜行剖宫产术,以防产后出血。

局部疗法应与全身疗法相结合。治疗中要保持局部清洁干燥。积极治疗与尖锐湿疣同时存在的其他阴道炎症和盆腔炎症,同时治疗宫颈外的尖锐湿疣。

(1)终止性生活,阻断传染源,积极治疗合并的性传播疾病。性伴侣必须同时治疗。

(2)局部药物治疗适用于小病灶。①0.5%的鬼臼毒素溶液或胶:可用于外生殖器疣患者,安全有效、方便,可由患者自行进行治疗。临床试验显示它对疣的完全清除率为 45%～88%,3 个月内的复发率为 33%～60%。用法:局部涂擦,每天 2 次,连用 3 日为一个疗程,重复用药应间隔 4 天以上,最多 4 个疗程。总的用药面积不应超过 10 cm²,每天用药总量不超过 0.5 mL。孕期禁用,也不推荐用于肛周、直肠、尿道和阴道的病灶。用药局部可出现烧灼与疼痛感,一般较轻。②80%～90%三氯醋酸:局部涂擦,每周一次,一般 1～3 次可痊愈。使用时注意保护病损周围的正常组织。③氟尿嘧啶软膏:涂于患处,每天 1～2 次,疗程 2～3 周。孕妇禁用。

(3)物理治疗:为尖锐湿疣常用的方法,包括激光、冷冻、电灼、微波治疗,是目前应用较多的方法,其作用机制为采用热凝或冷凝的物理能将病变组织去除。一般来讲,激光治疗易于控制,出血少,术后痊愈快,一次治愈率达 95%以上,并且不遗留瘢痕。冷冻法的治愈率也能达 90%,冷冻后局部组织发生坏死和溃疡,一般持续 1 周。2～3 周后愈合,再间隔 1～2 周后可以重复治疗,一个疗程为 1～2 次。电灼法如果使用者技术良好,治愈率能达到激光治疗的水平。宫颈尖锐湿疣作激光、冷冻、电灼法深度约为 7 mm,以破坏宫颈腺体上皮为度。物理治疗后尖锐湿疣都有可能复发。

(4)手术治疗:对较大的疣体可应用手术切除。

(5)全身免疫治疗。使用免疫调节剂:①吗啉胍片每次服一片,每天 3 次。②异丙肌苷为一种抗病毒药,并有增强机体免疫功能的作用,每次 1～1.5 g,每天 2～3 次,连用 5 日。③转移因子:每次 2 mL,或每周 2 次,6 次为一个疗程,皮下注射或病害部位基底部注射。④干扰素具有抗病毒、调节免疫的作用,基因干扰素剂量为 100 万,隔天肌内注射一次,连续 3 周为一个疗程,也可采用病灶基底部注射。有研究结果显示,全身应用干扰素,其结果并不理想,而在病灶内注射干扰素,有 42%～62%的患者在治疗 12～20 周内病灶完全消除。由于干扰素给药途径不方便、有多种全身不良反应等原因,因此并不作为常规治疗方法。

总之,宫颈尖锐湿疣的治疗目前仍以局部治疗为主,全身用药需要与局部治疗相结合。使用避孕套有助于预防 HPV 感染,但不能阻止"潜伏的"HPV 的复活。

(二)单纯疱疹病毒感染——宫颈疱疹

单纯疱疹病毒(HSV)分为Ⅰ型和Ⅱ型,均可感染宫颈,但以Ⅱ型为主,占 85%～87%,其余为Ⅰ型病毒感染。生殖器疱疹病毒主要通过性生活传播,密切接触也是重要的传播途径。其表现为宫颈、外阴及阴道皮肤黏膜的疱疹样改变(群集丘疱疹、水疱、糜烂),由于该病毒引起的感染有向神经性,故还可引起中枢神经系统感染,偶见内脏感染。生殖道的单纯疱疹病毒感染与宫颈癌的发生可能有关,并可引起流产和新生儿死亡,因而引起越来越多的重视。

Ⅱ型 HSV 感染多发生于生殖器,病毒对下生殖道的皮肤、黏膜组织有亲和力。人是 HSV 的唯一宿主。HSV 感染后可沿感觉神经至骶神经节,有时病毒基因以抑制状态存在于被感染的细胞内,但不影响其存活与功能,此时 HSV 呈潜伏状态。当刺激原反复刺激后,使病毒基因活化,病毒复活,进行复制,合成病毒沿神经根下行返回原处,促使生殖器感染复发。

流行病学:西方国家 HSV 感染引起的生殖器疱疹是病毒性性传播疾病中发病率最高者。在美国,每年约有 70 万人感染生殖器 HSV,英国则以每年 13% 的速度递增,但半数受累者不知道已感染此病毒。有更大比例的人查出 HSV-2 特异性抗体(IgG),有明确的血清学证据表明她们曾感染过 HSV-2,但这部分人群并没有表现出明显的感染症状。我国 HSV 感染和发病情况尚不清楚。

孕妇易感染 HSV,主要因与患有生殖道活动性病毒感染的男子发生性关系后感染而引起,感染率为 75%,为非孕期 2～3 倍,潜伏期 3～7 天,平均 6 天。孕妇感染 HSV 后,症状较非妊娠妇女重,尤其是怀孕前后 3 个月的孕妇,可导致内脏器官的播散性疱疹病毒感染,如肝炎、肺炎等,流产的发生率增加了 3 倍,患有新生儿疱疹感染的孩子早产率升高,而早产儿又是易感者。HSV 感染还可能引起胎儿畸形,胎儿在娩出过程中感染还可导致新生儿播散性病毒感染,死亡率高达 50%。围生期的主要问题是新生儿疱疹病毒感染,虽然超过 50% 的新生儿病毒培养呈阳性,但并不表现为典型的皮肤或黏膜损害,因此人们常意识不到感染存在。

HSV 生殖器感染有三种类型:原发性感染、复发性感染和非原发性初次发作。原发性感染是指 HSV(1 型或 2 型)的首次感染,以前未发现感染。复发性感染是指潜伏病毒的再次发作,不是再次感染新病毒。非原发性初次发作是指患者感染 1 型或 2 型 HSV 后发作的第一期(临床或亚临床的),该患者以前曾感染过其他类型的病毒。

1.临床表现

(1)病史:原发病例多有性伴侣感染史,潜伏期平均 5 天。复发性感染多有诱因,如应激、劳累、月经期或性生活过频等。

(2)原发性感染:原发性感染潜伏期 2～10 天,平均持续时间 21 天,分为水疱期、溃疡期和结痂期。好发部位为外阴部及宫颈。真性原发性 HSV 感染的局部症状较为显著,典型病损:初起为红斑基础上群集粟粒大小的水疱,内含淡黄色渗出液,数天内小泡融合变为浅表溃疡,历经 2～3 周愈合。表现为灼痛及瘙痒,黏液脓性白带,并可引起严重排尿困难和尿潴留。急性期有全身反应,如发热、乏力、头痛、恶心、肌肉疼痛、双侧腹股沟淋巴结肿大伴压痛。对于免疫功能旺盛的成年人,疾病常是自限性的。少数患者伴有病毒性脑膜炎。

(3)复发性感染:原发性感染后虽可引发特异性免疫反应而产生中和抗体,但不能清除病毒阻止再次复发。复发损害与原发损害的症状相同,但病情轻且持续短,局部损害 7～10 天消退,全身反应也较轻。复发性感染多发生于原发性 HSV-2 感染后,较少见于 HSV-1

感染后。典型表现以局部前驱症状为主,如感觉异常、瘙痒或疼痛。局部症状较轻,持续时间为原发性感染首次发作期的一半。病损小且不伴有系统性病变。但在复发性发作时,可出现严重的症状。

(4)围生期感染:围生期的主要问题是新生儿疱疹病毒感染问题。妊娠期 HSV 感染对胎儿损害极大,可导致流产或早产。40%~60%的新生儿疱疹是经阴道分娩时感染,其余则为上行感染胎膜、胎盘而累及胎儿,少数新生儿通过院内感染病毒。新生儿疱疹可为播散型,可累及中枢神经系统而发生 HSV 脑炎;或为局限性,表现为皮肤、眼角膜或咽部疱疹性感染。新生儿病死率高于 50%,早产儿占 1/3。幸存者也常有畸形或智力障碍。

2.诊断

诊断依据包括病史、临床表现和辅助检查。

(1)临床表现:患者可表现出全身症状如乏力、低热、头痛等。感染累及直肠及泌尿道时则有肛门疼痛或烧灼感、尿急、尿频等。局部症状有白带增多及阴道灼热感。临床检查所见:外阴、阴道、宫颈红肿,有触痛,伴有腹股沟淋巴结肿大。病情发展时,局部发生疱疹,破溃后出现表浅溃疡,疼痛剧烈。溃疡愈合后不留瘢痕。症状平均持续 2 周左右,整个病程 6 周以上。

(2)辅助诊断。①细胞学检查:从病毒基底部取材直接涂片、染色,可见到具有 HSV 感染特征的多核巨细胞和核内包涵体,这是一种位于细胞核内的嗜酸性病毒包涵体,此时即可做出快速诊断,但其阳性率仅为 50%。②病毒培养:病毒培养是当前确诊疱疹病毒感染的最好诊断手段。在水疱液或溃疡边缘取材,注入内含病毒保存液的无菌试管中,送病毒室分离、鉴定并分型,阳性率可达 90%,且大多数标本在接种后48~72 小时即可检测到阳性结果。首次发作比复发更易呈阳性。病程早期比晚期更容易出现阳性结果。③抗体检测:在急性期及恢复期可做血清抗体检查以协助诊断。IgM 和 IgG 均可呈阳性,原发感染时抗体滴度比复发感染为高。④免疫荧光检查:病损区取材涂片,丙酮固定后用 FITC 标记的抗 HSV 抗体染色,荧光显微镜下可见 HSV 感染细胞呈亮绿色荧光。其敏感性接近病毒分离。若检查无症状感染者的宫颈分泌物,则敏感性仅为病毒分离的 50%。

3.治疗

目前尚无特效治疗。临床采用对症处理、抗病毒、免疫调节的综合治疗,同时保持局部清洁,防止继发感染。

(1)一般治疗:保持局部清洁干燥,可用 0.5%的新霉素软膏局部涂擦,注意不使疱疹破裂。糜烂渗液者可用 10%醋酸铅溶液湿敷,疼痛较重者可给予止痛药。对复发性、症状轻微的患者,可不用抗病毒治疗,仅通过支持疗法即能有效。

(2)抗病毒治疗。

阿昔洛韦(ACV):能选择性阻断胸腺嘧啶核苷酸激酶,抑制病毒 DNA 的合成。在未感染的细胞,阿昔洛韦的浓度较低,因此该药安全性高。阿昔洛韦能减少生殖器疱疹感染的严重程度,缩短病程,但不能清除骶神经节的潜伏病毒,停药后仍可复发,所以治疗愈早效果愈好。

阿昔洛韦可口服或静脉给药。口服剂型使用方便,用于下列情况:①原发性生殖器疱疹;②严重的复发性病变;③抑制频繁严重的发作。原发性疱疹时用法:200 mg,每天 5 次,连服 7~10 天。经常复发的生殖器疱疹则用 400 mg,每天 2 次,或者 200 mg,每天 3 次,连服 6 天,能明显减少复发。病情严重者改用静脉注射,15~30 mg/(kg·d),分为 3 次,每 8 小时 1 次,共 5~7 天。治疗中枢神经系统感染时宜用大剂量,即 ACV 30 mg/(kg·d),为一般剂量的 2 倍,这是因为脑脊液中 ACV 平均浓度只有血浆中的30%～50%。ACV 静脉应用的主要不良反应为暂时性肾功能不全,这是由于药物在肾实质内形成结晶而引起的。若缓慢给药 1 小时以上或大量饮水可避免不良反应。局部使用阿昔洛韦无效。

伐昔洛韦和泛昔洛韦:两者比阿昔洛韦更容易口服吸收,它们通过干扰病毒 DNA 的合成来阻止病毒复制。①原发感染时的用法:伐昔洛韦 1 g,每天 2 次或泛昔洛韦 250 mg,每天 3 次,连服 7～10 天。②复发感染的用法:伐昔洛韦 500 mg,每天 2 次或泛昔洛韦 125 mg,每天 2 次,连服 5 天。③每天抑制疗法用药剂量:伐昔洛韦 250 mg,每天 2 次或 500 mg,每天 1 次;泛昔洛韦 250 mg,每天 2 次。

(3)免疫调节剂:常用 γ 干扰素 50 000 U/(kg·d),皮下注射,共1～2周。

4.预后

生殖器疱疹病毒感染呈慢性复发过程,尚无根治方法。它可能是宫颈癌的病因,是新生儿疱疹病的传染源。

对已经确诊生殖道疱疹病毒感染的孕妇,经检测胎儿无畸形,未破膜或破膜在 4 小时以内者,应行剖宫产术以防止产时胎儿感染。

(三)宫颈巨细胞病毒感染

巨细胞病毒感染被认为是性传播性疾病,其感染率与社会状态、经济条件以及地理位置等有着密切关系,在亚洲和非洲育龄妇女巨细胞病毒抗体阳性率为 90%～100%。此病毒能通过胎盘侵袭胎儿或经阴道侵袭胎儿或经阴道分娩时感染新生儿。宫内感染可引起流产、胎死宫内、早产、发育障碍、畸形(如小头、耳聋、失明)、智力障碍等。巨细胞病毒被公认为是引起胎儿痴呆最重要的病原体,是宫内感染的最常见原因。

在原发性感染后,巨细胞病毒可以长期潜伏于机体内和淋巴细胞内,在特定条件下(如免疫系统受抑制时),潜伏的病毒可以再次活动,引起再发性感染。巨细胞病毒对女性生殖道中的宫颈最为敏感,多呈不显性感染和潜伏性感染。

巨细胞病毒属于疱疹病毒科,是一类双链 DNA 病毒。根据抗原性的差异,分为许多病毒株。巨细胞病毒感染组织学上最具特征的是核和胞质内的病毒包涵体,使细胞成为大空圆形,中央为深色小圆体犹如猫头鹰眼睛。在间质内有淋巴细胞浸润或有淋巴滤泡形成。

1.临床表现与诊断

宫颈感染巨细胞病毒后没有特征性的变化,患者也多没有明显的症状,是一种亚临床感染,因而不易被觉察。部分患者可表现为单核细胞增多症,有低热、乏力、关节肌肉疼痛和阴道分泌物增多等。

实验室检查:近年来对巨细胞病毒形成了一些实验室早期、快速诊断方法。①病毒分离:从组织、宫颈分泌物或尿液中分理处巨细胞病毒,是确诊巨细胞病毒感染的最可靠证据。但该方法不能区分首次和重复感染。②特异性抗体检测:检测巨细胞病毒感染时的特异性抗体 IgG、IgM 是早期诊断的最简便的方法。③基因诊断:应用核酸杂交、PCR 等分子生物学技术检测巨细胞病毒 DNA。由于体液中病毒 DNA 先于病毒感染的临床症状或血清学证据的出现,故 PCR 等技术可作为巨细胞病毒感染的早期指标。另外,由于 PCR 敏感性高,可从含极少量病毒颗粒的外周血检出病毒 DNA。

2.治疗

当前对巨细胞病的感染尚无特效的治疗,抗病毒药物对巨细胞病毒感染尚缺乏实际应用价值,因此治疗主要是对症处理。

(1)嘌呤与嘧啶衍生物:包括嘧啶类的阿糖胞苷和嘌呤类的阿糖腺苷,前者主要抑制 DNA 多聚酶和二磷酸核苷还原酶,后者主要作用于 DNA 多聚酶。但此类药物对宿主的 DNA 多聚酶亦有影响,它们以非特异性的形式干扰了正常的 DNA 代谢,因此有较大的毒性。无症状者不建议使用。

(2)更昔洛韦:近年来被证实可用于治疗 HIV 感染患者的巨细胞病毒性视网膜炎,因而可用于巨细胞病毒感染的治疗,该药有毒性。

四、阿米巴性宫颈炎

由阿米巴原虫感染引起的宫颈炎为阿米巴性子宫颈炎,多继发于肠道阿米巴病,常与阿米巴性阴道炎并存。临床上很少见。

(一)临床表现与诊断

宫颈可见溃疡及坏死组织,早期呈不规则浅表溃疡或糜烂,晚期有广泛坏死,表面有污秽灰黄色分泌物覆盖,白带呈黄色脓性或血性黏液。组织脆,易出血,极似宫颈癌外观。由于合并肠道阿米巴病,患者可有长期腹泻病史。

确诊依靠分泌物涂片检查或宫颈活检,均可找到阿米巴滋养体。

宫颈阿米巴病应与宫颈癌及结核性子宫颈炎鉴别,鉴别方法为活检及分泌物中查找病原体。

(二)治疗

阿米巴性宫颈炎的治疗包括全身和局部用药,以全身治疗为主,局部治疗为辅。

1.全身用药

选择下述方法之一:①甲硝唑 400 mg,口服,每天 3 次,7 天为 1 个疗程,可迅速达到疗效。②氯奎宁 0.6 g,口服,连服 2 天后,改为 0.3 g,每天一次,2～3 周为 1 个疗程。③盐酸依米丁,每天 1 mg/kg,深部肌内注射,6～9 天为 1 个疗程。间隔 3～4 周可重复。④其他药物如四环素、鸦胆子有抑制阿米巴作用,可口服。四环素 0.5 g,每天 4 次,共 5～6 天。鸦胆子仁 10～15 粒,一天 3 次,1 周为 1 个疗程。

2.局部用药

用 10％乳酸或 1∶5 000 高锰酸钾冲洗阴道后,将甲硝唑阴道泡腾片 400 mg 置于阴道内,每天 1 次,7～10 天为 1 个疗程。

五、放线菌性子宫颈炎

放线菌性子宫颈炎非常少见,是由放线菌感染女性生殖道,也包括宫颈感染引起的。多是在人工流产或放置宫内节育器时,经手术器械污染传播,或直接由盆腔、肛门传染而来。如治疗不及时,可发生全身性感染,重者可危及生命。

(一)诊断

其特征性病变是局限性肿块,中央有黄色硫黄样颗粒,此颗粒在镜下为革兰氏阳性分支菌。具有边缘部呈栅状排列的小球形膨大。宫颈表现为慢性或亚急性局部肉芽肿样炎症,可有溃疡形成。

宫颈涂片行巴氏染色时,放线菌的发现率为 18.5％～69％。免疫荧光法检查较敏感而准确。

（二）治疗

（1）氨苄西林 500 mg，肌内注射，每天 4 次，共 10 天。

（2）病情严重者，给予大剂量青霉素，每天 10 000 000～15 000 000 单位，静脉滴注，共 5 天。以后口服青霉素至少 2 周。同时给予甲硝唑，以防厌氧菌合并感染。

本病未治愈前，禁止作任何腹部手术或宫腔操作。放置宫内节育器后发现涂片阳性者，应立即取出节育器。

六、宫颈血吸虫病

宫颈血吸虫病病原体是埃及血吸虫，发生于血吸虫病流行地区，罕见，通常继发于血吸虫所引起的盆腔感染和子宫静脉病变。该病引起扁平上皮呈假上皮病样增生，在宫颈发生巨大乳头状增生，表面有溃疡形成和接触性出血，类似宫颈癌的表现。有时还可产生宫颈内膜息肉，引起月经间期和性交后出血。在患者的尿液和粪便中发现血吸虫卵可确诊。在宫颈肉芽肿病变处取活检偶可发现血吸虫卵。血清学检查和真皮内试验也有助于诊断。

治疗采用全身治疗，局部治疗无效。全身治疗后宫颈病变会逐渐痊愈。方法：六氯对二甲苯 80 mg/kg，一个疗程总量不超过 40 g，分 10 天口服，每天 2～3 次。

七、沙眼衣原体性宫颈炎

（一）概述

沙眼衣原体所引起的生殖道感染已成为性传播疾病中最常见的一种，甚至比淋病更多见，且有上升趋势。据估计，每年约有 9 亿人感染沙眼衣原体。沙眼衣原体感染对妇女的健康影响很大，有相当一部分能发展为盆腔炎，从而导致不孕、异位妊娠和慢性盆腔疼痛。更为严重的是，在衣原体感染的妇女中，获得性免疫缺陷病的发病率高。孕妇感染后在分娩时感染新生儿的眼和肺。

沙眼衣原体与病毒类似，必须在宿主细胞内才能生长，这是因为其本身不能产生代谢能量，必须依靠宿主细胞提供。沙眼衣原体呈球形或椭圆形，大小介于细胞与病毒之间。沙眼衣原体有 12 种血清型，除 L 血清型外，沙眼衣原体只感染黏膜柱状上皮及移行上皮，而不向深层侵犯。子宫颈是沙眼衣原体的入侵门户及隐藏地之一。沙眼衣原体的发病机制被认为是一种免疫介导反应。

国外文献报道，宫颈沙眼衣原体感染率为 33%～40%；国内报道为 1%～10.8%。在性传播疾病患者和不孕症患者中感染率更高。在一些特定因素下更易患病，如 20 岁以下性生活活跃者沙眼衣原体感染率比年龄大的女性高 2～3 倍。多个性伴侣、经济和卫生条件差的妇女沙眼衣原体感染率高。妊娠妇女宫颈沙眼衣原体感染率为 2%～24%。沙眼衣原体常与淋球菌混合感染。

在女性生殖道中最易受感染的解剖部位是宫颈，再从宫颈内膜逆行向上累及子宫内膜和输卵管内膜。多数是男性首先感染衣原体，为非淋菌性尿道炎，通过性交传给女方，潜伏期 7～12 天。

临床上子宫颈有黏液脓性分泌物者，沙眼衣原体的阳性检出率达 34%～63%。患者的宫颈肥大、充血，白带为黏液脓性，也可完全无症状。镜下可见病灶在鳞状上皮交界即移行带处，该处细胞适合于沙眼衣原体寄生。临床上除了可引起宫颈管炎外，还可引起急性尿路综合征（尿急、尿频、尿痛、无菌尿)及前庭大腺炎。

(二)临床表现及诊断

沙眼衣原体性宫颈炎症状多不明显,大约 2/3 的患者无任何症状,1/3 有症状者表现为宫颈分泌物增多(宫颈内膜炎)、点滴状出血或尿路刺激症状(尿急、尿频、尿痛、无菌尿)以及前庭大腺炎,缺乏特异性。妇科检查:轻症患者宫颈无明显异常改变,重者宫颈肥大、充血,管口可见黏液性或黏液脓性分泌物。伴发子宫内膜炎时,表现为持续性发热、月经过多、阴道不规则流血。由于无症状或症状不明显,多数感染了衣原体的妇女未曾治疗,感染存在数年,并扩散至上生殖道,结果导致不孕或异位妊娠。

孕妇患沙眼衣原体宫颈炎可引起早产、胎膜早破,60%～70%新生儿经阴道分娩时感染衣原体,25%～50%的新生儿在生后 2 周发生沙眼衣原体结膜炎,10%～20%的新生儿在生后 3～4 个月发生衣原体肺炎。

沙眼衣原体的诊断主要依靠实验室检查。常用方法有单层细胞培养法、免疫荧光法和 PCR 检测。①培养法:敏感性 65%～95%,特异性 100%,是检测的"金标准",但操作复杂,耗时长,费用高;②免疫荧光法:敏感性为 80%～90%,特异性为 99%,但结果受主观因素影响明显;③PCR检测:目前被认为是最敏感和特异性最高的方法。需要注意的是由于衣原体是寄生在细胞内的,所以标本必须含有上皮细胞,阴道和尿道分泌物并不是合适的标本。实验室结果与取材方法和能否迅速送检有密切关系。取材方法:宫颈取材时,用不涂润滑剂的窥器扩张阴道,先将宫颈口拭干净,然后再用一拭子插入宫颈内 1～2 cm,1 分钟后稍用力转动 1～3 圈或用小刮匙刮取细胞。将标本放入运送培养基送检。服用抗生素的患者的标本以及新近用过阴道制剂和清洗剂的患者的标本不宜作培养。

(三)治疗

可选用下列药物之一:①多西环素 100 mg,口服,每天 2～4 次,共 7 天。②阿奇霉素 1 g,顿服;或100 mg,每天 1 次,连服 3～7 天。③氧氟沙星 300 mg,口服,每天 2 次,共 7～14 天。④红霉素 500 mg,口服,每 6 小时 1 次,共 7 天;或 250 mg,每 6 小时 1 次,连服 14 天。有其他生殖道部位衣原体感染的治疗根据病情轻重而定,重者需要住院治疗。

通常在治疗 3 周后复查,以确定是否痊愈。强调同时对配偶进行诊治以免反复感染。

八、支原体宫颈炎

作为一种独特的微生物,支原体通常寄居在呼吸道和生殖道黏膜。目前所知道的寄居在人泌尿生殖道黏膜上的支原体有 3 种,即人型支原体、发酵型支原体和解脲型支原体。与人类生殖道感染有关的是人型支原体和解脲支原体两种。支原体的共同特点:①无细胞壁,呈高度多角形;②能在无细胞培养基上繁殖;③特异性抗体可抑制其生长繁殖;④生长时需要固醇;⑤对抑制蛋白合成的抗生素敏感,而对干扰细胞壁合成的抗生素有耐药性。

支原体通过性接触传播。可与宿主共生而不发生感染征象,某些条件下则作为病原体引起感染。人型支原体和解脲支原体均能引起宫颈炎,使宫颈充血、分泌物增多,其临床表现无特异性。支原体常与其他病原体合并感染,如与衣原体共存可致非淋菌性尿道炎,与阴道嗜血杆菌共存时可发生非特异性阴道炎,与淋菌、衣原体同时存在时可导致盆腔炎。孕妇患生殖道支原体感染可致绒毛膜羊膜炎。

生殖道支原体感染的确诊依靠实验室检查,包括支原体培养、血清学检查和支原体 DNA 片段的检测。由于支原体寄居在整个下生殖道,所以尿道与阴道标本联合培养可获得最高的阳性率,故建议采集标本作病原学检查时,应从不同部位取材。在宫颈或阴道用无菌棉拭子取分泌物时,窥器不涂润滑剂和消毒剂。

支原体感染的病例可采用多西环素治疗,每次 100 mg,每天 2 次,共 7~14 日,首次可加倍用药。或红霉素 500 mg,口服,每 6 小时 1 次,共 7~14 天。治疗结束后需要复查。

（韩素萍）

第三节 盆 腔 炎 症

一、概述

盆腔炎性疾病(pelvic inflammatory disease,PID)是指女性上生殖道及其周围组织的炎症,主要有子宫内膜炎、输卵管炎、输卵管卵巢脓肿、盆腔腹膜炎。炎症可局限于一个部位,也可同时累及几个部位。既往将盆腔炎分为急性和慢性两类,现多认为 PID 主要指盆腔的急性炎症,而将慢性盆腔炎称为盆腔炎性疾病后遗症。PID 严重影响妇女健康,甚至危及生命,应予积极防治。

PID 是妇科常见病,发病率高,易反复发作。国外统计资料显示,15~19 岁 PID 发病率为 3%,30~34 岁为 14%;未婚者为 6%,新近结婚者为 12%,仅有一个性伴侣者为 7%,有多个性伴侣者为 10%~22%,性伴侣多于 10 个者发病率较单个性伴侣者多 3 倍。

(一)病因

月经、性活动、分娩、人工流产、反复阴道冲洗以及其他阴道和盆腔等手术均有可能破坏生殖道自然防御屏障,导致内源性或外源性盆腔感染。

(二)病原体及其对抗生素的敏感性

引起 PID 的病原体有两个来源:①内源性病原体,来自寄居于阴道内的菌群;②外源性病原体,主要为性传播疾病的病原体。

1.需氧菌

需氧菌包括阴道杆菌、棒杆菌、链球菌、大肠埃希菌、葡萄球菌、肠球菌、淋病奈瑟菌等。

(1)葡萄球菌:为较常见的病原体,属革兰氏阳性球菌,其中以金黄色葡萄球菌致病力最强,多见于产后、剖宫产后、流产后或妇科手术后,细菌通过阴道上行感染至宫颈、子宫、输卵管黏膜、盆腔腹膜。分为产 β-内酰胺酶和不产 β-内酰胺酶的葡萄球菌,产 β-内酰胺酶的葡萄球菌应首选含 β-内酰胺酶抑制剂的青霉素如氨苄西林-舒巴坦、阿莫西林-克拉维酸钾、替卡西林-克拉维酸钾或头孢菌素如头孢呋辛、头孢西丁、头孢曲松、头孢噻肟钠、头孢哌酮等,其次对万古霉素亦敏感。

(2)链球菌:属革兰氏阳性球菌,有溶血型链球菌、肺炎链球菌、草绿色链球菌、类链球菌,其中以乙型溶血链球菌致病力最强,能产生溶血素及多种酶,导致感染扩散。青霉素或氨苄西林作为首选药物,替代药物有红霉素或头孢菌素。

(3)大肠埃希菌:为肠道的寄生菌,是革兰氏阴性杆菌,当机体抵抗力减弱,或因外伤等侵入肠道外组织或器官时可引起严重的感染甚至产生内毒素休克,常与其他致病菌发生混合感染。

本菌对氨基糖苷类抗生素如阿米卡星、妥布霉素、庆大霉素或头孢菌素或羧苄西林敏感,但易产生耐药菌株,使用时应作药敏试验指导用药较合适。

(4)淋病奈瑟菌:系革兰氏阴性球菌,99%~100%经性接触感染,青霉素不再作为首选药物,现推荐的首选药物为头孢曲松,备用药物为大观霉素、氧氟沙星、环丙沙星、阿奇霉素。

2.厌氧菌

厌氧菌是盆腔感染的主要菌种之一,常来源于结肠、直肠、阴道及口腔黏膜,妇产科常见的厌氧菌有消化链球菌、脆弱类杆菌、梭状芽孢杆菌、放线菌等。

(1)消化链球菌:属革兰氏阳性菌,在产后子宫内坏死的蜕膜碎片或残留的胎盘中容易生长繁殖,其产生的内毒素毒力较大肠埃希菌为低,可破坏青霉素的β-内酰胺基,对青霉素有抗药性;还产生肝素酶,溶解肝素,促进凝血,导致盆腔血栓性静脉炎。

(2)脆弱类杆菌:系革兰氏阴性菌,在严重的盆腔厌氧菌感染中主要是脆弱类杆菌,其分泌物有恶臭味,感染后恢复期很长。本菌对甲硝唑、替硝唑、头孢菌素或多西环素敏感,对青霉素易产生耐药。

(3)梭状芽孢杆菌:系革兰氏阴性菌,分泌物有恶臭味,组织内有气体产生,易产生中毒性休克。本菌对青霉素、克林霉素或甲硝唑敏感。

(4)放线菌:系正常的胃肠道厌氧菌,在放置宫内节育器的妇女中8%~20%可检测到此菌,本菌对青霉素、米诺环素、阿奇霉素敏感。

3.沙眼衣原体

类似革兰氏阴性菌,有细胞壁,对抗生素敏感。盆腔感染患者12%~67%可检测到沙眼衣原体,淋病奈瑟菌感染患者45%~60%伴有沙眼衣原体感染。首选药物为多西环素或阿奇霉素,备用药物有米诺环素、氧氟沙星、红霉素。

(三)检测病原体的注意事项

(1)病原体检测的取材可以通过以下方法:作阴道后穹隆穿刺取盆腔液或脓液;作腹腔镜或剖腹探查时,在直视下取输卵管伞端或子宫直肠陷凹的积液;取宫腔分泌物;在宫颈管内取分泌物;对较严重的PID患者,可作血液细菌培养检查。通过以上方法取出的积液或分泌物,立即作涂片检查、需氧和厌氧细菌培养或聚合酶链反应(PCR)技术检测。但经阴道后穹隆穿刺所检测到的细菌有可能是阴道污染菌而非真正的致病菌,如血液能培养出细菌,则往往是致病菌,因其受到污染的机会很小。

(2)盆腔内炎性液体的培养结果是阴性时,有两种可能性:一种是脓液中的细菌的确不存在,另一种可能是取材和培养技术的问题。因此不断改进细菌特别是厌氧菌的培养技术,对正确诊断与有效治疗PID极为重要。

(3)细菌培养时最好做抗生素敏感试验以指导抗生素的选择,在未得到结果前,一般选用一种广谱抗生素和抗厌氧菌药物联合使用,待结果报告后,再制订最佳治疗方案。

(4)近来观察发现PID往往是由多种厌氧菌和需氧菌混合感染引起,且以厌氧菌为主。在一些病例中仅分离出需氧菌,当有盆腔脓肿形成时,则以厌氧菌为主,占60%~70%,大肠埃希菌占15%~20%。所有这些细菌常常是阴道内的正常菌群,包括类杆菌、大肠埃希菌、需氧链球菌和厌氧球菌等。在治疗PID时,应考虑到混合感染的存在,从而合理地使用抗生素。

（四）传播途径

1.经淋巴系统蔓延

细菌经外阴、阴道、宫颈创伤、宫体创伤处的淋巴管侵入内生殖器及盆腔腹膜、盆腔结缔组织等部分,常见于产后感染、流产后感染、手术后感染或放置宫内节育器后的感染。

2.沿生殖器黏膜上行蔓延

病原体侵入外阴、阴道后沿黏膜面经宫颈管、子宫内膜、输卵管内膜,至卵巢及盆腔发生感染。葡萄球菌、淋病奈瑟菌、沙眼衣原体常沿黏膜上行导致输卵管炎。

3.直接蔓延

盆腔中其他脏器感染后,直接蔓延至内生殖器,如阑尾炎可直接蔓延到右侧输卵管,发生输卵管炎。盆腔手术的损伤可引起严重盆腔感染。

4.经血循环传播

病原体先侵入人体的其他系统,再经过血液循环,到达内生殖器,如肺结核或其他器官结核可经血循环传播至内生殖器,全身菌血症也可导致 PID 的发生。

（五）治疗原则

（1）对 PID 患者,应进行积极、彻底的治疗,以防止产生 PID 后遗症,后者治疗较困难,而且影响生育功能。

（2）针对病原体进行治疗:PID 多为混合感染,如细菌培养阳性,可根据药敏试验选用最有效的抗生素治疗。如无培养条件或无厌氧菌培养的条件时,则可假定有该菌存在而选用可杀灭该菌的抗生素。近年来甲硝唑、替硝唑已被广泛应用于治疗厌氧菌感染,此类药物杀菌力强,不良反应少。

（3）对有炎性包块的患者,如用抗生素治疗效果不明显应考虑手术治疗。

（六）手术指征

1.PID 的手术指征

（1）盆腔脓肿:广谱抗生素与抗厌氧菌药物的联合应用使不少盆腔脓肿患者避免了手术,但有 25% 的未破裂盆腔脓肿患者,虽经积极治疗而病情无好转,甚至恶化者需手术治疗。盆腔脓肿的手术指征:①经广谱抗生素积极治疗 48～72 小时后无效者,即可考虑手术;②脓肿直径>8 cm 或双侧性脓肿;③脓肿继续增大,有可能发生破裂者。

（2）盆腔脓肿破裂:脓肿破裂为 PID 的严重并发症,脓液污染腹腔可引起弥漫性腹膜炎,发生中毒性休克,甚至危及生命,一旦作出诊断应立即手术,同时给以大剂量敏感广谱抗生素联合治疗。目前盆腔脓肿破裂的病死率已下降到 5% 以下,若继续保守治疗,病死率高达80%～90%。

（3）并发弥漫性腹膜炎:PID 发展至弥漫性腹膜炎时,在积极消炎及支持治疗下需急诊剖腹探查,去除病灶,避免炎症进一步扩散,以挽救生命。

2.PID 后遗症的手术指征

（1）久治无效且有临床症状的较大炎性包块（一般指直径>8 cm）:①输卵管积水肿块较大或发生扭转者,需手术治疗。②输卵管卵巢囊肿较大,或与卵巢肿瘤鉴别诊断有困难时,应考虑手术治疗。

（2）输卵管粘连所致不孕:手术松解粘连或做输卵管造口术,有助恢复输卵管功能而保存生育的机会。

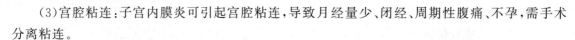

(3)宫腔粘连:子宫内膜炎可引起宫腔粘连,导致月经量少、闭经、周期性腹痛、不孕,需手术分离粘连。

(七)手术方式及手术范围

手术方式有后穹隆切开脓肿引流、经腹脓肿引流、单侧附件切除、全子宫及双侧附件切除术等。手术范围应根据患者年龄、生育与否、病变程度及全身情况来决定。

1.盆腔脓肿穿刺引流术

如怀疑盆腔脓肿,经 B 超定位后,可在 B 超监视下行穿刺术,抽吸出的脓液送作细菌培养,然后以 1‰~2‰ 的甲硝唑生理盐水冲洗盆腔两次,最后注入头孢噻肟钠 1~2 g,3~5 天后重复 B 超检查,若仍有较大暗区存在,可重复穿刺冲洗给药。

2.后穹隆切开引流术

位于子宫直肠陷凹的脓肿可经后穹隆切开引流,因并发症多、再次手术率高,对生育影响较大,现认为单侧附件切除术较后穹隆切开引流术更有利。

3.经腹脓肿引流术

一般不主张用,仅用于全身情况极差,不能耐受手术或广泛粘连手术困难的盆腔脓肿患者。因单纯经腹脓肿引流而不切除肿块,术后感染灶仍存在,引流术后复发率较高。

4.附件切除术

适用于较年轻、未生育或希望保留生育功能者,仅切除患侧附件以保留患者的内分泌功能及生育功能,单侧输卵管卵巢脓肿切除后的妊娠率为 3.7%~16%。即使对侧附件有炎症或轻度病变亦可保留,若对侧输卵管炎症较严重,患者又系未生育的年轻妇女可考虑保留子宫及一侧卵巢,日后可作体外受精-胚胎移植术(IVF-ET)即试管婴儿。随着抗生素及试管婴儿技术的不断发展,目前多偏向于行患侧附件切除术。

5.输卵管粘连分解及造口术

炎性粘连致输卵管卵巢粘连或伞端闭锁而致不孕的年轻患者,可经腹或腹腔镜行输卵管粘连松解术或输卵管造口术,有可能获得受孕机会。

6.宫腔粘连分解术

可在宫腔镜下进行粘连分解术,术后给以雌激素治疗促进内膜修复,可减少术后复发率。

7.全子宫及双侧附件切除术

严重的宫腔积脓,多发性子宫肌壁间脓肿,盆腔脓肿广泛而无生育要求者可做全子宫及双侧附件切除术。

二、急性子宫内膜炎-子宫肌炎

感染仅累及子宫内膜时称子宫内膜炎,若发展至子宫肌层则为子宫内膜炎-子宫肌炎。子宫内膜炎和子宫肌炎常合并存在,合称子宫炎。

(一)病因

常见病因如下:阴道分娩、剖宫产术或流产后,宫颈口未闭,宫腔内有残留物,病原体侵入宫腔内引起感染;长期阴道流血;反复阴道冲洗、刮宫术后、IUD 放置、输卵管通液术、子宫输卵管碘油造影、宫腔镜检查;经期卫生不良等,皆可发生子宫炎。感染途径系病原体沿生殖道黏膜上行性蔓延所致。革兰氏阳性或阴性需氧菌、厌氧菌和沙眼衣原体等为常见病原体。

（二）病理

急性子宫内膜炎病理改变为内膜充血、水肿、坏死,中性多核白细胞弥漫性浸润间质,淋菌性子宫内膜炎则以浆细胞、嗜伊红细胞及多核细胞浸润为主。若脓液充盈腺腔内,可形成局灶性微脓肿,内膜结构崩解,网状纤维断裂。子宫肌炎时宫体常稍增大,产后或流产后则子宫复旧不全,宫壁肌束间质水肿、血管充血,且有炎性细胞浸润,静脉窦可见血栓,肌束间散在微脓肿。不论子宫内膜炎或子宫肌炎,若颈管狭窄则易致宫腔积脓。

（三）临床表现

子宫内膜炎症状轻微,可有低热、下腹正中不适或胀痛、少量间断或持续阴道流血,阴道分泌物增多,呈脓性或白带中带血。厌氧菌感染时,阴道分泌物有恶臭味。若发生在产后,恶露可持续长时间不净。炎症累及子宫肌层时,则症状明显,可有发热、持续下腹疼痛、阴道流血不净、脓性白带增多,妇科检查子宫稍增大,有明显压痛。若炎症未及时控制,可进一步发展为附件炎、盆腔结缔组织炎、盆腔腹膜炎。辅助检查血白细胞计数升高,血沉＞40 mm/h,C反应蛋白＞60 mg/L,宫腔分泌物细菌培养阳性。

（四）治疗

（1）在全身支持治疗的同时,选择有效抗生素,在未得到细菌培养及药敏报告前,一般选用一种广谱抗生素及抗厌氧菌药物联合治疗。若无效时,待培养结果和药敏报告出来后,再选用最佳方案联合用药。给药途径以静脉滴注为主,剂量要足够,但需防止毒性反应,症状消失后继续用药7～10天以巩固疗效,力求彻底治愈,避免出现慢性子宫炎。

尽管目前还没有子宫炎的标准治疗方案可选,根据病原体及病情,对门诊子宫内膜炎患者可选用以下方案:①头孢呋辛0.75 g,肌内注射,每天2次;头孢西丁1 g,肌内注射,每天2次;头孢曲松250 mg,肌内注射,每天2次;均加用多西环素100 mg,每天2次,连用7日。②氧氟沙星400 mg或左旋氧氟沙星200 mg口服,每天2次,加用甲硝唑400 mg口服,每天3次,连用7日。③克林霉素600 mg,肌内注射,每天2次;阿米卡星0.2 g,肌内注射,每天2次,连用7日。④阿莫西林＋克拉维酸钾0.6 g,肌内注射,每天2次;阿米卡星0.2 g,肌内注射,每天2次,连用7日。

住院治疗的子宫炎患者可选用以下方案:①头孢呋辛1.5 g或头孢曲松钠1 g或头孢噻肟钠1 g或头孢派酮1 g静脉滴注,每12小时一次,加用多西环素100 mg,每天2次,连用7日。②克林霉素900 mg静脉滴注,每8小时一次;庆大霉素240 000 U静脉滴注,加用多西环素100 mg,每天2次,症状消失48小时后可出院,继续服用多西环素7～10日。

（2）宫腔内有节育器者,尽早取出,若有胎盘组织残留,应于大剂量抗生素控制感染的同时予以清除,宫腔内有黏膜下肌瘤者,可考虑行肌瘤切除术或子宫切除术。

三、急性输卵管-卵巢炎

急性输卵管炎可单独存在,亦常累及卵巢,临床很难分别,称为急性输卵管-卵巢炎,习称附件炎。单纯卵巢炎罕见。

（一）病因

多为混合感染,主要病原体有淋病奈瑟菌、沙眼衣原体、大肠埃希菌、克雷白杆菌、变形杆菌、需氧性链球菌、厌氧菌(类杆菌、梭状芽孢杆菌、消化球菌、消化链球菌、放线菌)等。诱因有机体抵抗力低下、月经期或产褥期卫生不良、妇科手术和操作、输卵管通液术、子宫输卵管碘油造影术、宫腔镜、腹腔镜检查术、产科因素(剖宫产、产后出血、清宫术、人工剥离胎盘术、胎盘组织残留)、计划生育手术(人工流产术、放置宫内节育器)、性传播疾病或邻近器官炎症的蔓延等。

(二)病理

炎症可通过宫颈淋巴播散至宫旁结缔组织,首先入侵输卵管浆膜层,发生输卵管周围炎,然后累及输卵管肌层,而黏膜层受累较轻,管腔因肿胀变窄,病变以输卵管间质炎为主。炎症亦可经子宫内膜向上蔓延,首先入侵输卵管黏膜层,管腔黏膜肿胀,间质充血水肿和大量白细胞浸润,上皮可发生退行性变或剥脱。若伞端粘连封闭,脓性分泌物积聚在管腔内,则形成输卵管积脓;若炎症通过卵巢排卵的破孔侵入卵巢实质形成卵巢脓肿,脓肿壁与输卵管积脓粘连并穿通,则形成输卵管卵巢脓肿,脓肿多位于子宫后方、阔韧带后叶及肠管间,偶可向阴道、直肠穿破,亦可破入腹腔引起弥漫性腹膜炎。

(三)临床表现

主要症状为下腹疼痛及发热,其程度随炎症程度不同而稍异,可伴有寒战、头痛、食欲不振、白带增多,部分患者有阴道及膀胱刺激症状。妇科检查见白带呈脓性或黏液脓性,附件区压痛、触痛、水肿增厚感,有时可扪及附件包块,边界不清,压痛明显,不活动。

(四)诊断

根据病史及临床表现,诊断并不困难。相关的实验室检查包括血、尿道或宫腔分泌物培养,后穹隆穿刺液体作细菌培养及药物敏感试验诊断价值更大。还可采用聚合酶链反应(PCR)或免疫荧光技术确定分泌物中的病原体。B超检查亦可协助诊断,依据盆腔内积液、输卵管增粗并有积液、附件肿物等进行诊断。其他如淀粉酶或 CA125 测定对鉴别诊断有一定的价值。

急性附件炎的临床表现有时易与急性阑尾炎、异位妊娠、卵巢囊肿蒂扭转或卵巢子宫内膜异位囊肿相混淆,诊断时应注意鉴别。

1.急性阑尾炎

右侧急性附件炎易与急性阑尾炎混淆。病史中有轻微脐周疼痛伴有胃肠道症状如恶心、呕吐或腹泻,疼痛逐渐加重,转移到右下腹,呈持续性,体温可升高。检查时有腹肌紧张、麦氏点固定压痛、反跳痛。右侧急性附件炎压痛常在麦氏点以下,妇科检查宫颈举痛或触痛,对侧附件也常有触痛。

2.异位妊娠

异位妊娠有停经史、阴道流血和内出血体征,如面色苍白、脉搏加快、血压下降或休克。检查时有腹肌紧张、压痛且反跳痛非常剧烈,尿 HCG 常呈阳性,后穹隆穿刺为不凝血。

3.卵巢囊肿蒂扭转

发生蒂扭转的卵巢囊肿中,最常见的是卵巢畸胎瘤。可有下腹包块史,突然发生下腹剧烈腹痛,常伴恶心、呕吐、发热甚至休克。卵巢囊肿蒂扭转后发生感染时,需与输卵管卵巢脓肿进行鉴别。检查时有腹肌紧张、压痛及反跳痛,妇科检查一侧附件区可扪及一张力较大、边界清楚、触痛明显的囊肿。B超检查可辅助诊断。

4.卵巢子宫内膜异位囊肿

有痛经、不孕、性交疼痛的病史,腹痛多发生在月经期,一般不伴发热。妇科检查可扪及子宫后位、固定,子宫后壁有触痛结节,宫骶韧带增厚,有痛性结节,附件区可扪及肿块,有轻压痛。可进行B超检查,腹腔镜检查则可明确诊断。

（五）治疗

1.全身治疗

卧床休息,取头高脚低位,以利于分泌物的排出和局限化,应补充液体,纠正水和电解质紊乱,高热时给予物理降温。

2.抗生素治疗

(1)宫颈分泌物细菌培养可靠性差,可经阴道后穹隆穿刺或腹腔镜下取分泌物,进行细菌培养及药敏试验以指导抗生素的选择。由于附件炎多为混合性感染,在培养报告出来前,选用有效抗生素联合用药,住院患者以静脉给药为主。抗生素选择原则如下。

青霉素类:代表药物有青霉素G,剂量2 400 000～12 000 000 U/d,静脉滴注,主要针对革兰氏阳性或阴性球菌;氨苄西林,剂量2～6 g/d,静脉滴注,主要针对大肠埃希菌;阿莫西林-克拉维酸钾,剂量1.2～2.4 g/d,静脉滴注,抗菌谱更广,能抑制β-内酰胺酶活性;氨苄西林-舒巴坦3.0～9.0 g/d,静脉滴注;替卡西林-克拉维酸钾,3.2～9.0 g/d,静脉滴注。

头孢菌素类抗生素。①第一代头孢菌素:对革兰氏阳性菌有效,代表药物有头孢唑啉(先锋Ⅴ)2～4 g/d,静脉滴注;头孢拉定(先锋Ⅵ)2～4 g/d,静脉滴注。②第二代头孢菌素:对革兰氏阳性菌抗菌力较第一代强,对革兰氏阴性菌的抗菌谱较第一代有所扩大。代表药物有头孢呋辛1.5～3 g/d,静脉滴注;头孢西丁2～4 g/d,静脉滴注;头孢替安1.0～2.0 g/d,静脉滴注。③第三代头孢菌素:对β-内酰胺酶较第二代稳定,其抗菌谱更广、更强,不良反应更少。代表药物有头孢噻肟钠2 g/d,静脉滴注;头孢哌酮2～4 g/d,静脉滴注;头孢拉定4～6 g/d,静脉滴注;头孢曲松钠2～4 g/d,静脉滴注;头孢曲松2～4 g/d,静脉滴注;头孢唑肟1～2 g/d,静脉滴注;头孢甲肟1～2 g/d,静脉滴注。

氨基糖苷类抗生素:对革兰氏阴性菌效果良好,代表药物有庆大霉素160 000～240 000 U/d,静脉滴注;阿米卡星0.4～0.8 g/d,静脉滴注;硫酸阿米卡星0.2～0.4 g/d,静脉滴注;妥布霉素80～240 mg/d,静脉滴注。

大环内酯类抗生素:对革兰氏阳性菌、沙眼衣原体有较强作用。代表药物有红霉素1.2～1.8 g/d,静脉滴注;交沙霉素800～1200 mg/d,口服;罗红霉素300～450 mg/d,口服;克拉霉素500～1 000 mg/d,静脉滴注;阿奇霉素500 mg/d。

喹诺酮类抗生素:现多选用第三代喹诺酮类抗生素,代表药物有氧氟沙星200～400 mg/d,静脉滴注或400～800 mg/d,口服;环丙沙星400～800 mg/d,静脉滴注或500～1 000 mg/d,口服;培氟沙星800 mg/d,静脉滴注或口服;洛美沙星600 mg/d,口服;左旋氧氟沙星200～400 mg/d,口服。

其他:甲硝唑1.0～2.0 g/d,静脉滴注;替硝唑0.8 g/d,静脉滴注;林可霉素1.2～1.8 g/d,静脉滴注;克林霉素0.6～1.2 g/d,静脉滴注;多西环素200 mg/d,口服;米诺环素200 mg/d,口服。

(2)急性输卵管-卵巢炎可供选择的抗感染治疗方案如下:①头孢呋辛1.5 g,静脉滴注,或头孢曲松钠1 g,静脉滴注,或头孢噻肟钠1～2 g,静脉滴注,或头孢哌酮1～2 g,静脉滴注,或头孢他啶2～3 g,静脉滴注,或头孢甲肟1 g,静脉滴注,每天2次,连用7～14日;同时加用多西环素100 mg口服,每天2次,服用7天或阿奇霉素1 g顿服(特别是合并沙眼衣原体感染时)。②氧氟沙星或左旋氧氟沙星200 mg,静脉滴注,联合甲硝唑0.5 g或替硝唑0.4 g,静脉滴注,每天2次,连用7～14日。③克林霉素1.2 g,静脉滴注,联合阿米卡星或奈替米星0.2 g,静脉滴注,每天2次,连用7～14日。④替卡西林＋克拉维酸钾1.2 g,静脉滴注,每天2次,加用阿米卡星0.2 g或奈替米星 0.2 g,静脉滴注,每天 2 次,连用 7~14 日。⑤青霉素 G 5 600 000~12 000 000 U、庆大霉素160 000~240 000 U加甲硝唑 1.0 g,静脉滴注,连用 7~14 日。

除静脉给药外,最近有学者主张局部抗感染治疗,即在腹部或阴道 B 超引导下后穹隆或下腹部穿刺,将抗感染药物头孢曲松1.0~2.0 g和甲硝唑 0.5 g 注入盆腔内,保留局部穿刺管,每天注药 1 次,3~7 日为一疗程。

若以上治疗后症状无明显好转,高热持续不退,则可能有输卵管积脓或输卵管卵巢脓肿,治疗见盆腔脓肿部分。

3.中药治疗

采用活血化淤、清热解毒的中药如银翘解毒汤、安宫牛黄丸、紫雪丹等。

4.手术治疗

(1)经药物治疗 72 小时,体温持续不降,或有中毒症状者,应考虑行剖腹探查手术。

(2)输卵管卵巢脓肿,经药物治疗有效,脓肿局限后,也可行手术切除肿块。

(3)脓肿破裂后,应立即行剖腹探查术。

四、盆腔腹膜炎

盆腔腹膜炎多继发于盆腔脏器感染,原发性盆腔腹膜炎少见。

(一)病理

感染腹膜充血、水肿、增厚;大量炎性渗出,形成盆腔脏器间粘连,渗出液中含大量中性粒细胞。若年轻体健,病变范围局限,程度轻,则炎性渗出液逐渐被吸收,炎症消散;若局限感染较严重,则炎性渗出液积聚于子宫直肠陷凹及髂窝等处形成包裹性脓肿;年老体弱,病变程度重,则感染可扩散形成弥漫性腹膜炎,甚至发生麻痹性肠梗阻、中毒性休克。

(二)临床表现

患者有剧烈下腹痛,深呼吸、咳嗽、变动体位或排便时加重,伴有发热、脉搏加快、尿频、腹泻、里急后重等。若为弥漫性腹膜炎,通常有高热、大汗、口干、脉速等中毒症状,严重时面色苍白、皮肤干燥、寒战、呼吸急促、脉搏细弱,甚至体温下降、血压下降等全身衰竭症状。

腹部检查:下腹压痛、反跳痛明显,因炎症刺激可产生反射性腹肌紧张,肠鸣音减退是诊断的重要体征。

妇科检查:子宫直肠陷凹饱满、触痛,宫颈举痛,盆腔区域压痛。

检测血白细胞总数和中性粒细胞增高。后穹隆穿刺可抽出脓性分泌物,细菌培养可阳性。

(三)治疗

非手术治疗为主,有盆腔脓肿存在或保守治疗效果不满意时方考虑手术治疗。

(1)卧床休息:取半卧位,尽可能使炎性渗出液积聚于盆腔底部,以免扩散至上腹部产生弥漫性腹膜炎。但应多活动下肢,以免发生血栓性静脉炎。

(2)严重肠麻痹或肠胀气时,应予禁食,待肠蠕动恢复后,才可进食。

(3)给予补液,以纠正水、电解质紊乱。炎性渗出物多时可引起低蛋白血症和贫血,应根据病情适当输注血浆、清蛋白或全血。

(4)弥漫性腹膜炎病原体以革兰氏阴性菌(淋病奈瑟菌、大肠埃希菌)、厌氧菌为主,应采用广谱抗生素联合治疗,以第三代头孢菌素如头孢曲松钠、头孢噻肟钠、头孢哌酮加甲硝唑(或替硝唑)静脉给药为宜,再根据后穹隆穿刺脓液细菌培养和药敏试验结果加以调整。

五、盆腔结缔组织炎

盆腔结缔组织炎又称盆腔蜂窝组织炎,是指子宫旁两侧、盆腔腹膜后方或前方子宫膀胱间隙等处的结缔组织炎症,但以宫旁结缔组织炎最为多见。

(一)病因

原发性盆腔结缔组织炎系手术或创伤引起,如全子宫切除、宫颈或阴道裂伤、腹膜外渗出或血肿,感染后向病变侧的结缔组织扩散所致。继发性盆腔结缔组织炎系内生殖器(子宫、输卵管)炎症扩散所致,扩散途经以淋巴系统蔓延及生殖器黏膜上行蔓延为主。

(二)病理

盆腔结缔组织充血、水肿,大量白细胞及浆细胞浸润,组织增厚、边界不清,组织间形成局限性小脓肿。

(三)临床表现

患者可有寒战,发热,下腹痛,性交痛,疼痛可放射至臀部及双下肢,有时伴膀胱、直肠刺激症状。妇科检查:下腹压痛,子宫固定,两侧宫旁组织增厚压痛,宫骶韧带水肿、增厚变硬。检测血白细胞增高,后穹隆穿刺可抽出少量脓性分泌物,细菌培养可阳性。

(四)治疗

应采用抗生素积极治疗,治疗方案与急性附件炎相同。盆腔结缔组织间有脓肿时,可在超声引导下行阴道穿刺引流术。

六、盆腔脓肿

(一)病理

盆腔脓肿包括输卵管积脓、输卵管卵巢脓肿、子宫直肠陷凹包裹性积脓和结缔组织间脓肿。

(二)临床表现

起病急,高热持续不退,下腹坠痛,伴膀胱、直肠刺激症状,如尿痛、尿急、腹泻、里急后重、阴道灼热感。脓肿破裂后则表现突然腹痛加剧,高热,寒战,恶心,呕吐,腹胀,拒按或有中毒性休克症状。腹部有明显压痛、反跳痛、腹肌紧张等腹膜刺激症状。若脓肿向直肠或阴道后穹隆穿破,则肛门或阴道流出大量脓液,其后症状有所缓解。

妇科检查:阴道灼热感,宫颈口有脓性分泌物流出,宫颈举痛,子宫压痛,位置不清,宫颈、后穹隆、侧穹隆对应部位扪及囊性肿块,触痛明显,边界欠清楚。

辅助检查见血白细胞及中性粒细胞数增高,B超引导下后穹隆穿刺是诊断盆腔脓肿的可靠方法,同时可行细菌培养及药物敏感试验。B超检查提示囊实性不均质包块,回声杂乱。

(三)治疗

1.保守治疗

大剂量广谱抗生素静脉给药,抗生素应用同急性附件炎,兼顾针对厌氧菌、沙眼衣原体感染的药物,疗程达14天为宜。

2.手术治疗

(1)手术指征:①经抗生素治疗48～72小时,症状及体征无改善或恶化;②脓肿直径>8 cm

或脓肿继续增大;③经抗生素治疗控制后,附件脓肿局限化;④脓肿破裂。

(2)手术方式:①盆腔脓肿穿刺抽吸术;②后穹隆切开引流术;③经腹脓肿切开引流术;④单侧脓肿切除术;⑤全子宫及双侧附件切除术。

采用何种手术方式需结合患者年龄、病情、生育要求等全面考虑。盆腔脓肿术后宜放置腹部引流管,引流管经切口旁引出,而不宜从切口引出,以防切口长期不愈合。盆腔脓肿行全子宫切除者,阴道顶端宜开放缝合有利充分引流。术后继续应用有效的抗生素治疗。

七、盆腔血栓性静脉炎

(一)病因

盆腔血栓性静脉炎一般继发于以下各种情况:妇科感染;手术(宫颈癌根治术、盆腔淋巴结清扫术、外阴癌根治术等)后;术前盆腔放疗;长期卧床休息,导致盆腔静脉血液回流缓慢;手术时血管壁损伤或结扎;产后胎盘剥离处许多栓塞性小血管是细菌滋生的良好场所,厌氧性链球菌及类杆菌等侵犯盆腔静脉丛,可能产生肝素酶降解肝素,促进血凝,导致盆腔血栓性静脉炎。

(二)临床表现

盆腔血栓性静脉炎可累及卵巢静脉、子宫静脉、髂内静脉甚至髂总静脉或阴道静脉,尤其以卵巢血栓性静脉炎最常见。常为单侧,由左卵巢静脉向上扩散至左肾静脉甚至左侧肾脏,右侧可扩散至下腔静脉。常有术后或产后1周左右出现寒战、高热,持续数周不退,伴下腹一侧或双侧疼痛,并向肋脊角、腹股沟、腰部放射。检查下腹深压痛,妇科检查宫颈举痛,宫旁触痛,或触及疼痛明显的静脉丛,术后或产后发热不退应想到此病。

(三)诊断

根据病史、症状及体征即可作出初步诊断。为了解血栓性静脉炎的部位、范围及通畅程度,则需进一步检查。

1.多普勒超声血液图像检查

多普勒超声血液图像检查可了解静脉是否通畅,有无血栓形成。

2.静脉造影

静脉造影可了解血栓部位、范围、形态,侧支循环形成情况。

3.血浆 D-二聚体

静脉血栓形成时,D-二聚体浓度升高,<0.5 mg/L 可除外此病。

(四)治疗

1.一般治疗

绝对卧床休息(平卧位),高热者物理降温,补液,注意水电解质平衡,给予支持治疗。

2.积极抗感染

选择对需氧菌和厌氧菌有较强作用的抗生素联合应用。

3.抗凝疗法

持续高热不退,在大剂量抗生素联合应用的同时,可加用肝素治疗。每 6 小时静脉滴注肝素 50 mg,连用 10 天,使部分凝血酶时间维持于正常值的 1.5~2 倍。急性期除用肝素外,亦可用华法林口服,第一天10 mg,第二天 5 mg,第三天减量为 2.5 mg 维持,使凝血酶原时间维持在正常值的1.5 倍。抗凝疗法应在患者恢复正常生活后才能停止。

4.手术治疗

仅用于少数患者。手术指征为：①药物治疗无效；②脓毒血症继续扩展；③禁忌使用抗凝疗法者。

手术范围包括双侧卵巢静脉结扎或下腔静脉结扎。病程中一旦发现盆腔脓肿，立即行后穹隆切开引流术或经腹脓肿切开引流术。术中根据盆腔感染的性质、范围和患者自身情况决定是否切除子宫及双侧附件，术后仍需给予支持治疗和抗感染治疗，并根据病情决定是否继续应用抗凝疗法。

八、盆腔炎性疾病后遗症

盆腔炎性疾病后遗症是盆腔炎性疾病的遗留病变，相当于过去所称的慢性盆腔炎。

(一)病理

盆腔炎性疾病后遗症主要病理改变为组织破坏、广泛粘连、增生及瘢痕形成。输卵管-卵巢炎的遗留病变可造成输卵管粘连阻塞、输卵管增粗；输卵管卵巢粘连形成输卵管卵巢肿块；输卵管伞端闭锁、浆液性渗出物聚集形成输卵管积水；输卵管积脓或输卵管卵巢脓肿的脓液吸收，被浆液性渗出物代替形成输卵管积水或输卵管卵巢囊肿。盆腔结缔组织炎的遗留改变为纤维结缔组织增生，主、骶韧带增生、变厚，逐渐成为坚硬瘢痕组织，若病变广泛，可使子宫固定，甚至形成"冰冻骨盆"。

(二)临床表现

盆腔炎性疾病后遗症的发生率在25%左右，主要表现为不孕、异位妊娠、慢性盆腔痛以及盆腔炎性疾病的反复发作。妇科检查可有以下发现：①若为输卵管病变，则在子宫一侧或两侧触到呈条索状增粗的输卵管，并有轻度压痛；②若为输卵管积水或输卵管卵巢囊肿，则在盆腔一侧或两侧触及囊性肿物，活动多受限；③若为盆腔结缔组织病变，子宫常呈后倾后屈，活动受限或粘连固定，子宫一侧或两侧宫旁组织有片状增厚、压痛，骶韧带增粗、变硬呈条束状，触痛。

1.不孕

PID后不孕发生率为20%～30%，多为输卵管性不孕。不孕的发生与PID发作的次数及严重程度直接相关。据统计第一次PID发作，不孕危险为8%～13%，第二次为19.5%～36%，第三次为40%～60%；轻度PID，不孕的发生率为0.6%，中度PID为6.2%，重度则升高到21.4%。

2.异位妊娠

PID后异位妊娠的发生率是正常妇女的8～10倍，组织学研究证实，约50%的异位妊娠发生在既往因输卵管炎而损害的输卵管，异位妊娠发生的危险性与PID发作次数有关。

3.慢性盆腔痛

慢性盆腔疼痛常发生在PID急性发作后的4～8周，主要表现为下腹部坠胀、腰骶部酸痛，且在劳累、性交后及月经前后加剧。PID后遗症形成的粘连、瘢痕以及盆腔充血是造成慢性盆腔痛的原因。文献报道约20%PID发作后遗留慢性盆腔痛，其发生亦与PID发作的次数及严重程度相关，1次发作后12%发生慢性盆腔痛，发作3次或以上者慢性盆腔痛发生率上升为67%。

4.PID反复发作

PID发作后造成的输卵管组织结构的破坏，输卵管的扭曲、积水，以及患者免疫力降低等因素，可导致再次感染发作。有PID病史者，约25%将再次急性发作。

（三）诊断

有急性 PID 病史以及症状、体征明显者，诊断多无困难。但不少患者自觉症状较多，而无明显 PID 病史及阳性体征时，诊断较困难，有时需行腹腔镜检查以明确诊断。

PID 后遗症需与子宫内膜异位症、卵巢囊肿鉴别。子宫内膜异位症痛经常呈继发性、进行性加重，若能触及典型质硬触痛结节，有助于鉴别。卵巢囊肿周围无粘连，包块活动，而输卵管积水或输卵管卵巢囊肿肿块呈腊肠状，囊壁薄，周围有粘连，不活动。

（四）治疗

对于 PID 后遗症，目前尚无特殊有效的治疗方法，重点在于预防。由于输卵管病变常为不可逆损害，不孕患者采用保守治疗多无效，常需要辅助生育技术协助受孕。对于慢性盆腔痛，可采用保守的药物或物理治疗，必要时可考虑手术治疗。

1.药物治疗

（1）中药治疗：以温经散寒、理气活血、化瘀止痛、益气扶正为主。方剂有少腹逐淤汤、下瘀血汤和四逆散方。中药保留灌肠有一定疗效，其药物组成：红藤 30 g，败酱草 30 g，蒲公英 30 g，紫地丁 30 g，元胡 15 g，浓煎 100 mL，每天 1 次保留灌肠。

（2）封闭疗法：阻断恶性刺激，改善组织营养。采用 0.25% 普鲁卡因 40 mL 骶前封闭，每周 1～2 次，每疗程 4～5 次；或 0.25% 普鲁卡因 10 mL 阴道侧穹隆缓慢注射，每天 1 次，5～7 次为 1 个疗程。

（3）透明质酸酶 1 500 U 或 α-糜蛋白酶 5 mg，肌内注射，隔天1次，7～10 次为 1 个疗程，以利炎症和粘连的吸收。

（4）抗生素治疗：对 PID 再次急性发作者，可行抗生素治疗。由于细菌常对一般抗生素有耐药性，应选择新型广谱的抗生素。

2.物理疗法

可促进局部血液循环，改善组织的营养状态，提高新陈代谢，以利炎症吸收和消退。如温热水坐浴、微波、超短波、紫外线、激光或红外线照射治疗等。注意应用物理治疗的禁忌证：①月经期及孕期；②生殖道恶性肿瘤；③伴有出血；④内科并发症如心、肝、肾功能不全；⑤活动性结核；⑥高热；⑦变应性体质。

3.手术治疗

手术指征：①久治无效的较大炎性包块，包括输卵管积水和输卵管卵巢囊肿；②存在感染灶，反复引起炎症急性发作；③伴有严重盆腔疼痛，经保守治疗无效者。手术原则是力求彻底清除病灶，避免遗留导致复发。手术范围应根据患者年龄、生育情况及病变轻重而定，可行单侧附件切除术或全子宫双附件切除术，年轻患者尽量保留卵巢功能。对输卵管粘连性不孕，可行输卵管造口术或开窗术。

（王玉青）

第三章

女性生殖系统内分泌疾病

第一节 闭 经

任何因素导致的月经从未来潮或月经来潮后异常停止都称之为闭经,闭经是许多疾病导致的共同症状。闭经可分为生理性闭经和病理性闭经。女性一生中有几个阶段会发生生理性闭经,比如怀孕期、哺乳期、绝经期;病理性闭经情况复杂,很多疾病可以导致闭经,不同病因导致的闭经其治疗方法和结局不同,因此,了解闭经的病因并准确诊断十分重要。本节主要介绍病理性闭经。

一、定义

闭经分为原发性闭经和继发性闭经两种。

（一）原发性闭经

原发性闭经是指女性年满 16 岁尚无月经来潮,或 14 岁尚无第二性征发育,或第二性征发育已过两年而月经仍未来潮者为原发性闭经。此定义以正常青春期应出现第二性征发育和月经初潮的年龄推后两个标准差为依据。

（二）继发性闭经

继发性闭经是指月经建立后月经停止,停经持续时间超过既往 3 个正常月经周期或月经停止 6 个月以上者。

二、病因与分类

调节月经的生理过程十分复杂,需要中枢神经系统、下丘脑、垂体、卵巢、生殖系统参与。正常月经建立和维持的必要条件:①正常的下丘脑-垂体-卵巢轴的神经内分泌调节;②靶器官子宫内膜对激素的周期性反应良好;③生殖道的引流畅通。其中任何一个环节发生异常都会导致月经失调甚至闭经。闭经是妇科疾病中常见的症状,可由各种原因引起。

由于引起闭经的病因复杂,所以病理性闭经存在多种分类方式,比如以下几种。①发生时间分类:分为原发性闭经和继发性闭经;②促性腺激素的激素水平分类:把闭经分为低促性腺素型闭经和高促性腺素型闭经,前者是由于下丘脑或垂体的问题导致的促性腺激素水平低下,从而导致卵巢功能低下性闭经,后者是由于卵巢本身功能减退导致的闭经;③病因和发生部位进行分类:该分类根据参与调节月经的不同部位进行分类,分为子宫或下生殖道病变性闭经、卵巢性闭经、垂体性闭经、下丘脑性闭经。下面将按闭经发生的部位概述导致闭经的原因。

（一）子宫或下生殖道性闭经

子宫是形成月经的器官,由于先天的子宫缺如、发育异常或后天损伤导致其对卵巢性激素无反应,不能周期性发生内膜增殖和分泌期变化,导致闭经。该类型的闭经通常生殖内分泌正常,第二性征正常。

1.子宫性闭经

子宫性闭经的病因包括先天性和后天性两种,前者包括苗勒管发育不全综合征和雄激素不敏感综合征。后者包括手术、感染导致的宫腔粘连或闭锁。

（1）苗勒管发育不全综合征:是由于苗勒管（又称副中肾管）发育障碍引起的先天畸形,表现为始基子宫或无子宫、无阴道或阴道盲端,而外生殖器、输卵管、卵巢发育正常,女性第二性征正常,其中 30% 伴肾脏畸形、12% 患者伴有骨骼畸形。近年来的研究发现该病与 *Wnt4* 基因异常有关。约 20% 的原发性闭经伴有子宫阴道发育不全。

（2）雄激素不敏感综合征:雄激素不敏感综合征患者染色体为男性核型 46,XY,性腺为睾丸,体内睾酮为男性水平,由于缺乏雄激素受体导致男性生殖器发育异常,由于靶器官缺乏雄激素受体,因此性毛缺失或异常。分为完全性和不完全性两种表现型,前者外生殖器女性且发育幼稚,无阴毛无腋毛,青春期启动后乳房发育,但无乳头。后者表现为外生殖器性别不清,有阴毛和腋毛。

（3）继发性子宫性闭经:Asherman 综合征是继发性子宫性闭经中的最常见原因。因人工流产刮宫过度、诊刮刮宫过度、产后或引产后或流产后出血刮宫损伤内膜基底层,或伴有子宫内膜炎导致宫腔粘连或闭锁。宫腔完全粘连者无月经;颈管粘连者有月经产生但不能流出,造成周期性下腹痛。感染所致的子宫内膜炎,严重时也可以导致闭经,如结核性子宫内膜炎时,子宫内膜遭受破坏易导致闭经。手术切除子宫或子宫内膜电灼导致闭经。宫腔内放疗也可导致闭经。

2.下生殖道性闭经

下生殖道发育异常性闭经包括宫颈闭锁、阴道横隔、阴道闭锁、处女膜闭锁等。

（1）处女膜闭锁:又称无孔处女膜,是发育阶段泌尿生殖窦未能贯穿前庭导致,发病率约为0.015%。该病临床上主要表现为月经初潮后因经血不能外流而积聚阴道,多次行经后逐渐形成阴道血肿,以后逐渐发展为宫腔积血。随着病情发展,临床症状逐渐出现,最早可感周期性下坠胀、腹痛,进行性加重。当血肿压迫尿道和直肠,可引起排尿及排便困难,肛门坠痛、尿频尿急等。当经血流入腹腔可出现剧烈腹疼。妇科检查时可以发现处女膜封闭无开口,有时可触及阴道血肿。处女膜孔出生后因炎症等原因形成粘连将孔封闭,也可形成无孔处女膜。

（2）阴道横隔和阴道闭锁:阴道横隔是由于两侧副中肾管融合后其尾端与泌尿生殖窦未贯通或部分贯通所致。阴道闭锁是泌尿生殖窦未形成阴道下段所致,通常上 2/3 正常,下 1/3 闭锁,青春期后经血积存于阴道上段或横隔内侧不能流出。

（3）宫颈闭锁:先天性宫颈闭锁是由于副中肾管尾端发育异常或发育停滞所致。常表现为原发闭经、周期性下腹痛,盆腔及宫腔积液等。后天性宫颈闭锁主要是手术损伤导致,如宫颈癌保留生殖功能手术、宫颈锥切或宫颈 Leep 刀手术后,可导致宫颈闭锁,造成闭经及宫腔经血滞留。

（二）卵巢性闭经

卵巢性闭经是由于卵巢先天性发育异常或后天因素导致功能过早衰退，雌、孕激素等卵巢激素水平下降，垂体激素 FSH 和 LH 反馈性升高。

1.先天性性腺发育不全

先天性性腺发育不全性闭经占原发性闭经的 35％左右，分为染色体异常和正常两类。

（1）特纳综合征：特纳综合征患者缺少一个 X 染色体或 X 染色体的一个片段，染色体核型为 X 染色体单体（45，XO）或嵌合体（45，XO/46，XX 或 45，XO/47，XXX）。表现为卵巢不发育、原发性闭经、第二性征发育不良。患者通常身材矮小、常有蹼颈、盾状胸、后发际低、肘外翻、腭高耳低、鱼样嘴等临床特征，患者还伴有面部多痣，部分患者伴有主动脉狭窄及肾、骨骼畸形。

（2）单纯性性腺发育不全：单纯性性腺发育不全患者染色体核型正常，但分为女性核型和男性核型两种类型。①46，XX 性腺发育不全：患者卵巢呈条索状、无功能的实质结构，内无生殖细胞，子宫由于缺乏雌激素刺激呈幼稚型，外生殖器女性型，第二性征不发育或发育差，体格发育正常。表现为原发闭经。激素治疗可促进第二性征和生殖器官的发育及月经来潮。②46，XY 性腺发育不全：又称 Swyer 综合征。主要表现为原发闭经、性腺呈条索状、体格发育正常。由于 Y 染色体存在，患者在 10～20 岁时发生性腺母细胞瘤或无性生殖细胞瘤的可能性增高。因此，一经确诊应立即切除条索状性腺。

2.卵巢不敏感综合征/抵抗性卵巢综合征

该病表现与卵巢早衰相似，但病理却有不同。由于卵巢的包膜受体缺陷，导致对促性腺激素的反应低下或无反应，因此不能周期性发生卵泡的发育、成熟、排卵及分泌性激素，因此出现闭经；雌、孕激素和 AMH 水平低下，不能反馈抑制垂体激素，因此 FSH 和 LH 水平升高。临床特征闭经、生殖器官萎缩，但卵巢形态饱满、内有多数始基卵泡极少数初级卵泡，第二性征不发育或退缩，出现闭经及促性腺激素升高。

3.早发性卵巢功能不全

过去称为卵巢早衰，现在很多文章更名为早发性卵巢功能不全，是指发生在 40 岁以前的卵巢功能减退。表现为继发闭经，常常伴有潮热、多汗、失眠、乏力等更年期症状，激素测定呈现低雌激素和高促性腺激素的特点。卵巢内无卵母细胞或虽有原始卵泡但对促性腺激素无反应。早发性卵巢功能不全的病因不明，常见有遗传因素、特发性、药物破坏或手术损伤、自身免疫因素等。

（三）垂体性闭经

垂体的器质性病变或功能失调均可导致月经紊乱或闭经。

1.先天性垂体病变

先天性垂体病变包括单一垂体促性腺激素水平低下和生长激素缺乏，前者是单一 LH 或 FSH 亚单位或受体缺乏导致，后者是先天性垂体前叶生长激素分泌不足。

2.垂体肿瘤

腺垂体包含多种具有分泌功能的细胞，可分泌催乳素、生长激素、促肾上腺激素、促甲状腺激素等，这些腺细胞均可产生垂体瘤，如催乳素腺瘤、生长激素腺瘤、促甲状腺激素腺瘤、促肾上腺皮质激素腺瘤及无功能垂体腺瘤，由于不同类型的肿瘤可分泌不同的激素，因此症状各不相同，但都会有闭经表现。

（1）催乳素腺瘤：占垂体功能性肿瘤的 45％～70％，占闭经患者的 15％左右。女性患者表现为闭经、溢乳、复发性流产、不孕等,40%患者出现高雄激素症状,肿瘤增大可能出现神经压迫症状,如头疼、视力减退、视野缺损等。

(2)生长激素腺瘤:为垂体前叶嗜酸细胞瘤,瘤细胞分泌过多的生长激素而引发一系列症状,因发病年龄不同可表现为巨人症或肢端肥大症,前者发生在未成年人,有原发闭经;后者发生在成年人,常有继发闭经和性功能障碍。

(3)促甲状腺激素腺瘤:属嗜酸或嫌色细胞瘤,瘤细胞分泌过量的促甲状腺激素,导致甲状腺激素水平过高,引起甲状腺功能亢进(甲亢)和闭经。

(4)促肾上腺皮质激素腺瘤:又称库欣综合征,该瘤细胞分泌大量的促肾上腺皮质激素,致使肾上腺分泌皮质醇量增高,从而导致向心性肥胖,女性患者出现闭经、多毛、痤疮等。

3.空蝶鞍综合征

先天发育不全、肿瘤、手术破坏、妊娠后等因素,导致脑脊液流入垂体窝,蝶鞍扩大,垂体受压缩小。临床上可无症状,部分患者出现头疼、视野改变、脑脊液鼻漏或颅内高压,并发下丘脑功能失调可导致内分泌功能紊乱出现闭经、溢乳等。

4.席汉综合征

席汉综合征为由于产后大出血、休克导致垂体缺血梗死。一般垂体前叶最为敏感,可累及促性腺激素、促甲状腺激素及促肾上腺激素分泌细胞,因此出现闭经、无乳、性欲减退、毛发脱落等症状,还可以出现畏寒、贫血、嗜睡、低血压及基础代谢率低下等症状。垂体后叶功能受影响可导致尿崩症。

(四)下丘脑性闭经

下丘脑性闭经是指包括中枢神经系统、下丘脑疾病或功能紊乱引起的 GnRH 脉冲分泌异常或分泌不足导致的闭经。其原因分为先天性因素和后天性因素,先天性因素包括下丘脑 GnRH 神经元先天性发育异常导致的功能低下,如 Kallmann 综合征、特发性低促性腺素性腺功能低下;后天因素主要是环境因素、精神心理因素、营养、运动等导致的继发性低促性腺素性腺功能低下。

1.先天性

先天性包括伴有嗅觉障碍的低促性腺素性性腺功能低下(Kallmann 综合征)和不伴嗅觉障碍的特发性低促性腺素性性腺功能低下。

(1)Kallmann 综合征:是下丘脑先天性分泌促性腺激素释放激素缺陷、同时伴有嗅觉丧失或减退的一种疾病,因 Kallmann 于 1944 年首次报道而得名。男女均可发病,女性发病率为1/5 000。病变在下丘脑,先天性 GnRH 分泌不足与嗅觉神经发育不全。由于胚胎时期分泌GnRH的神经元和嗅觉神经元系同一来源,移行途径相同,因此,本病的发生是嗅神经元向前脑移行未达嗅球,却终止于筛板和前脑之间,GnRH 神经元也终止于此,两种神经元部分或完全不发育,故导致闭经同时伴发嗅觉异常。患者表现为原发闭经、第二性征不发育,同时伴嗅觉缺失。可伴神经系统异常、眼球运动失常、凝视性眼球水平震颤、感觉神经性耳聋、体格系统异常、唇裂、裂腭、单侧肾、弓形足等表现。激素测定 FSH、LH、E_2 均明显降低。

(2)特发性低促性腺素性腺功能低下:是染色体隐性遗传疾病,为单纯的促性腺激素释放激素缺乏导致的性腺功能低下。表现为原发闭经、第二性征不发育或发育差。除了没有嗅觉缺失,其他表现与 Kallmann 综合征基本一致。

2.器质性

下丘脑器质性疾病,包括肿瘤、炎症、手术等导致的功能受损,引起 GnRH 分泌不足,下丘脑-垂体-卵巢轴功能低下。

(1)颅咽管瘤:是一种生长缓慢的肿瘤,位于蝶鞍上垂体柄漏斗部前方,肿瘤增大可压迫第三脑室,向上压迫视神经交叉,向下压迫下丘脑和垂体出现相应的压迫症状。导致颅内压增高、肥胖、视力障碍等压迫症状。发生在青春期可出现原发闭经、性幼稚、生长障碍;发生在青春期后表现为继发闭经、女性性征退化、生殖器官萎缩、骨质疏松等。

(2)肥胖生殖无能综合征:属下丘脑性幼稚肥胖症,主要是下丘脑组织病变侵犯了释放 GnRH 的神经核群,同时也侵犯了与摄食有关的神经核群,导致性腺功能低下和肥胖。表现为闭经、第二性征发育差、内外生殖器发育不良,伴多食和肥胖。

3.功能性

功能性下丘脑性闭经是由于下丘脑-垂体-卵巢轴功能受到抑制导致的,不是器质性疾病或结构性疾病造成的,因此,这种类型的闭经常常是可逆的。下丘脑分泌的 GnRH 受中枢神经系统的调节,许多环境因素可导致下丘脑功能紊乱,分泌 GnRH 的水平、脉冲频率和幅度异常,从而导致下丘脑-垂体-卵巢轴功能失调,发生闭经。导致下丘脑功能失调的因素包括:精神心理因素、运动、饮食、环境变化等。

(1)精神应激性闭经:精神刺激和创伤的应激反应,可导致下丘脑-垂体-卵巢轴功能失调,导致闭经。精神应激刺激可以使促肾上腺皮质激素释放激素增加,皮质激素分泌增加,内源性阿片肽增加,抑制下丘脑及垂体激素释放。

(2)运动性闭经:长期过量、剧烈的运动,会导致的体脂减少,产生相应的应激反应,导致瘦素下降等,都会引起下丘脑-垂体-卵巢轴功能失调,导致闭经。这种现象在 69% 的运动员中发生,运动一旦引起闭经,提示患者存在能量消耗和摄入不平衡、饮食不足,激素水平降低,可导致骨质丢失、骨密度降低。

(3)跌重性闭经:神经性厌食症是一种严重的进食障碍,多数由生物、社会、精神因素引起。该症的精神应激刺激和体重严重下降都会导致内分泌功能紊乱,引起闭经。该病不仅影响下丘脑-垂体-卵巢轴,还影响下丘脑-垂体-肾上腺轴和下丘脑-垂体-甲状腺轴,因此患者不仅出现性激素水平低下,肾上腺皮质激素、甲状腺激素水平均有不同程度下降,导致除闭经以外的怕冷、乏力、皮肤干燥、血压降低等问题。另外,节食过度、营养不良、胃肠道吸收障碍等都可导致跌重性闭经。

4.药物

很多药物可以干扰下丘脑和垂体的功能,导致闭经。如抗精神病药物氯丙嗪、奋乃静,通过阻断多巴胺受体引起 PRL 升高,从而抑制 GnRH 释放,导致闭经和溢乳;长效避孕药中的雌孕激素可以抑制下丘脑-垂体-卵巢轴的功能可导致部分女性闭经;其他药物包括利血平、甲氧氯普胺、地西泮等药物也可以通过抑制下丘脑的催乳素抑制因子而产生溢乳和闭经症状。药物性闭经的特点是停药后月经可自动恢复正常。

(五)其他

雄激素异常、其他内分泌系统异常等疾病皆可导致闭经。

三、诊断

闭经的原因很多,是许多疾病的一种共同表现,其诊断要根据病史、体格检查和相关的辅助

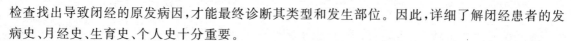

检查找出导致闭经的原发病因,才能最终诊断其类型和发生部位。因此,详细了解闭经患者的发病史、月经史、生育史、个人史十分重要。

(一)病史

1.现病史

了解末次月经时间,并区分是自然月经或激素治疗后的撤退性出血。了解发病前有无诱因,如环境改变、精神刺激、过度劳累、寒冷刺激等,精神心理因素、节制饮食或厌食所致的明显体重下降,消耗性疾病引起的严重营养不良等。

2.月经史

原发性闭经患者应询问有无自然的乳房发育、性毛生长情况、身高增长速度、有无周期性腹痛等;继发性闭经者应询问初潮年龄、周期、经期、经量等。闭经以来有无伴发症状,如早孕样反应、腹痛、溢乳、视力改变、体重增加、围绝经症状等。曾做过什么检查,用过哪些药物等。最近的两次月经日期要详细了解。

3.婚育史

婚育史包括婚姻状况、结婚年龄、避孕方法、避孕药具使用时间等。妊娠生育史包括妊娠次数、分娩次数,有无难产、大出血和手术产情况、有无产后并发症;流产次数、方法、有无并发症等;有无人流、取环、宫腔镜等可能造成子宫内膜损伤的病史。

4.既往史

幼年有无腮腺炎、结核、脑炎、脑部创伤史、生殖器官感染史。有无垂体肿瘤、垂体手术、垂体外伤等病史。有无其他内分泌疾病史,如甲状腺、肾上腺和胰腺等异常病史。

5.个人史

个人生活习惯、饮食习惯、学习工作压力、环境改变、运动强度、家庭关系等。

6.家族史

母亲、姐妹有无早绝经的病史,父母是否近亲结婚等。

(二)临床表现和体格检查

1.临床表现

16岁月经从未来潮,为原发闭经;原来月经正常,排除妊娠和哺乳,月经停止6个月以上或停经超过3个自身月经周期,为继发闭经。

2.体格检查

(1)全身检查:包括全身发育状况、有无畸形;测量身高、体重、四肢与躯干的比例,五官特征,观察精神状态、智力发育、营养状等,对毛发分布和浓密程度进行评分,评估乳房发育情况并检查是否溢乳,腹股沟和小腹部有无肿块等。

(2)妇科检查:观察外生殖器发育情况,有无阴毛及分布,阴蒂大小,处女膜是否闭锁,阴道是否通畅、有无先天性畸形;检查子宫和卵巢的大小,有无肿块和结节,输卵管有无增粗和肿块等。

(三)辅助检查

1.激素试验

雌孕激素撤退试验是传统的闭经检测手段,但有些专家认为这种方法特异性和敏感性差而不建议使用。

(1)孕激素试验:根据孕激素试验将闭经分为Ⅰ度闭经和Ⅱ度闭经,反映闭经的严重程度:卵巢具有分泌雌激素功能,有一定雌激素水平,用孕激素有撤退出血称Ⅰ度闭经;卵巢分泌雌激功能缺陷或停止,雌激素水平低落,用孕激素无撤退出血,称Ⅱ度闭经。方法为黄体酮20 mg,肌内注射,共3～5天;或甲羟孕酮8～10 mg,每天1次,共5～7天;或达芙通10 mg,每天2次,共10天。停药后2～7天内有撤退性出血为阳性,即Ⅰ度闭经,表示生殖道完整,体内有一定水平的内源性雌激素,但有排卵障碍;如本试验为阴性,则为Ⅱ度闭经。

(2)雌激素试验:孕激素试验阴性者行雌激素试验以排除子宫性闭经。口服雌激素(炔雌醇0.05 mg,或结合雌激素0.625 mg,或戊酸雌二醇1 mg)每天1次,共20天,于用药第16天开始用孕激素制剂(黄体酮胶囊100 mg,口服,每天2次;或甲羟孕酮8～10 mg,每天1次;或达芙通10 mg,每天2次)共10天。停药后2～7天内有撤退性出血者为阳性,表示子宫内膜正常,下生殖道无梗阻,病变系内源性雌激素缺乏引起;试验阴性表示病变在子宫,重复两个周期仍无出血,提示子宫内膜受损或无反应、或下生殖道梗阻。

(3)垂体兴奋试验:对于FSH及LH低于正常者,需用此试验区分病变在垂体还是下丘脑。方法是静脉注射GnRH 50 μg,于注射前及注射后15、30、60、120分钟分别采血测定LH,峰值通常出现在注射后15～30分钟,峰值为注射前2～3倍以上为阳性,说明病变可能在下丘脑;如果峰值后移,提示可能是Kallman综合征或特发性低促性腺素性腺功能低下。阴性者人工周期治疗1～3个月后重复试验仍无反应者表示病变在垂体。若FSH升高不明显,LH较基础值明显升高3～5倍,伴有LH/FSH>3,提示可能是多囊卵巢综合征(polycystic ovary syndrome,PCOS)。

2.靶器官功能检查

(1)子宫功能检查:诊断性刮宫加内膜活检、宫腔镜适用于已婚妇女,用以了解宫腔深度、内膜情况、颈管和宫腔有无粘连。刮取内膜活检可以了解子宫内膜的分期并判断其对卵巢激素的反应,并可诊断内膜增生/癌、内膜结核、内膜息肉等疾病。

(2)卵巢功能检查:包括基础体温测定、宫颈评分、宫颈脱落细胞检查等。①基础体温测定:黄体酮通过体温调节中枢使体温升高,正常有排卵的月经周期排卵后24小时体温开始升高,整个后半周期体温较前半周期升高0.3～0.5 ℃,因此体温呈双相型通常提示卵巢有排卵和黄体形成。②宫颈黏液检查:宫颈受雌、孕激素的影响会发生形态、宫颈黏液物理性状的改变。分为宫颈黏液评分和宫颈黏液结晶检查两种,前者是根据宫颈黏液的量、拉丝度、宫颈口张合的程度进行评分;后者根据黏液的结晶判断受雌激素影响的程度及是否受孕激素的影响。③阴道脱落细胞检查:通过观察阴道脱落细胞中表、中、底层细胞的比例,判断雌激素水平,一般表层细胞的比例越高反映雌激素水平越高。中枢性闭经及卵巢早衰患者都会出现不同程度的雌激素低落状态。

3.其他辅助检查

(1)B超:通过B超检查可了解盆腔有无肿块,了解是否有子宫、子宫大小、内膜情况、宫腔内有无占位病变,卵巢的大小形态、卵泡大小数目、有无肿块,盆腔有无积液等。

(2)子宫输卵管造影:对于怀疑子宫疾病、结核、粘连者应行子宫输卵管造影检查,了解子宫是否有粘连、输卵管是否通畅等。

(3)宫腔镜检查:有助于明确子宫性闭经的病变性质,了解宫腔粘连的部位、程度、范围等,估计月经恢复的可能性;

(4)腹腔镜检查:可以在直视下观察卵巢的外观、大小、形状等,明确闭经的病因,腔镜下可以行活检,卵巢活检有利于明确两性畸形的病因。

(5)CT 或 MRI 检查：可用于头部蝶鞍区的检查，有利于分析肿瘤的大小和性质，诊断空蝶鞍、垂体瘤等疾病。

(6)染色体检查：对于 FSH 增高的原发性闭经患者应常规进行外周血染色体检查，对鉴别先天性性腺发育不全的病因、两性畸形的病因有重要意义。

(7)自身免疫性抗体检测：与闭经有关的自身免疫性抗体包括抗肾上腺抗体、抗甲状腺微粒体抗体、抗卵巢抗体、抗胰岛细胞抗体等。

(8)生殖激素、甲状腺激素、肾上腺激素、胰岛素等的测定可以确定闭经的原发病因

(9)其他：疑为结核者测定血沉、结核菌素试验、胸片；怀疑妊娠或相关疾病者应查 HCG。

四、治疗

引起闭经的原因复杂多样，有先天和后天因素，更有功能失调和器质性因素之分，因此治疗上要按照患病病因制订出不同的治疗方案，病因治疗和激素补充治疗相结合。

(一)一般治疗

月经正常来潮受神经内分泌调节，精神心理、社会环境、饮食营养对其有重大影响。另外闭经本身也会影响患者的身心健康。因此，全身治疗和心理调节对闭经患者十分必要。对于因精神创伤、学习和工作压力导致的精神应激性闭经要进行耐心的心理疏导；对于盲目节食减肥或服药减肥导致的闭经要指导其正确认识和利用适当途径进行体重控制，并告知过度节食减肥的弊端；对于偏食引起的营养不良要纠正饮食习惯；慢性疾病导致的营养不良要针对病因进行治疗，并适当增加营养。若闭经者伴有自卑、消极的心理问题，要鼓励其树立信心，配合治疗，有助于月经早日恢复。

(二)激素治疗

对于原发性闭经患者，激素应用的目的是促进生长和第二性征发育，诱导人工月经来潮；对于继发性闭经患者，激素应用的目的是补充性激素，诱导正常月经，防止激素水平低下造成的生殖器官萎缩、骨质疏松等影响。

1.单纯雌激素应用

(1)促进身高生长和第二性征发育：Turner 综合征患者及性腺发育不良患者缺乏青春期雌激素刺激产生的身高突增阶段，因此，这类患者在骨龄达到 13 岁以后，可以开始小剂量应用雌激素，如炔雌醇 0.012 5 mg/d、孕马雌酮 0.300～0.625 mg/d、戊酸雌二醇 0.5～1 mg/d、17β-雌二醇 0.5～1 mg/d，可增快生长速度。

(2)促进生殖器官发育及月经来潮：原发性闭经患者为低雌激素水平者，第二性征往往发育不良或完全不发育，应用小剂量雌激素模拟正常青春期水平，刺激女性第二性征和生殖器官发育，如孕马雌酮 0.625 mg/d，戊酸雌二醇 1 mg/d，17β-雌二醇 1 mg/d，使用过程中定期检测子宫内膜厚度，当子宫内膜厚度超过 6 mm 时，开始定期加用孕激素，造成撤退性出血——人工月经。对于继发性闭经的患者，如果闭经时间过长，子宫萎缩且对激素治疗反应不良的情况下，可以先单纯应用雌激素促进子宫生长、刺激子宫内膜的受体表达和对激素的反应，当持续应用到内膜厚度超过 6 mm，可以加用孕激素 10～14 天，停药撤退性出血，之后便可以进入周期性雌孕激素补充治疗。

(3)雌激素补充治疗：当患者雌激素水平低下，而子宫缺如或子宫因手术切除时，可单纯应用雌激素进行激素替代治疗，如孕马雌酮 0.300～0.625 mg/d、戊酸雌二醇 0.5～2 mg/d、17β-雌二

醇 0.5～2 mg/d 等,无需加用孕激素。

2.雌、孕激素联合治疗

雌、孕激素分为周期序贯治疗和周期联合。周期序贯是模拟生殖周期的雌孕激素分泌模式,前半周期单纯应用雌激素、后半周期雌孕激素联合,比如孕马雌酮 0.625～1.25 mg/d,或戊酸雌二醇 1～2 mg/d,或 17β-雌二醇 1～2 mg/d 从出血第 5 天开始应用,连续 21～28 天,最后 10～14 天加用孕激素,如醋酸甲羟孕酮 8～10 mg/d,或黄体酮胶囊 200～300 mg/d,或地屈孕酮10～20 mg/d。目前市场上的周期序贯药物有克龄蒙、芬吗通等。对于先天性性腺发育不良、卵巢早衰、下丘脑性闭经等缺乏自身分泌雌孕激素能力的患者,建议持续进行雌孕激素治疗直至妇女的平均绝经年龄,以维持女性性征、生殖系统功能、全身健康等需要。

3.单纯应用孕激素

对于有一定雌激素水平的Ⅰ度闭经,可以应用孕激素后半周期治疗,避免长期雌激素刺激缺乏孕激素抵抗造成子宫内膜过度增生。用药方法为,醋酸甲羟孕酮 8～10 mg/d,或地屈孕酮10～20 mg/d,或黄体酮胶囊 200～300 mg/d,从出血第 14～16 天开始,连续应用 10～14 天。

(三)促孕治疗

对于有生育要求的妇女,有些闭经患者在进行数个周期的激素治疗后,排卵恢复,可自然孕育;但有些患者无法恢复自发排卵,要在周期治疗诱导生殖器官发育正常后,进行促排卵治疗。

1.小剂量雌激素

对于卵巢功能不全患者,卵巢内尚有少量残余卵泡,这类患者不论对氯米芬或尿促性素都不敏感,可以用小剂量雌激素期待治疗,孕马雌酮 0.625 mg/d,或戊酸雌二醇 1 mg/d,或 17β-雌二醇 1 mg/d,定期监测卵泡生长情况,当卵泡成熟时可用 HCG 5 000～10 000 U 促排卵。

2.氯米芬及来曲唑

适应于有一定雌激素水平的闭经妇女。从撤退性出血第 3～5 天开始,氯米芬 50～150 mg/d,或来曲唑 2.5～5 mg/d,连续 5 天,从最低剂量开始试用,若无效,下一周期可逐步增加剂量。使用促排卵药物过程中要严密监测卵巢大小和卵泡生长情况。

3.尿促性素(HMG)

适应于中枢性闭经,包括下丘脑性和垂体性闭经。一般用药自撤退出血 3～5 天开始,每天 75 U,连续 7 天,若无反应可逐渐增加剂量,每次增加 37.5～75 U,用药期间必需利用 B 超、宫颈评分、雌激素水平监测卵泡发育情况,随时调整剂量。当宫颈评分>8,优势卵泡>18 mm 时,可以注射 HCG 促排卵,HCG 的注射剂量要根据卵泡的数量和卵巢的大小决定,以防引起卵巢过激反应。

4.FSH

每支含纯化的 FSH 75 U,该制剂主要适应于 LH 不低的患者,如 PCOS 患者,使用方法同HMG,在撤退性出血 3～5 天开始使用,每天 75 U,连续 7 天,之后通过定期监测卵泡发育情况调整用药量,直至卵泡成熟,停止应用 FSH。

5.HCG

促卵泡治疗过程中观察到卵泡直径>18 mm,或宫颈评分连续 2 天>8 分时,可以注射HCG 2 000～10 000 U/d,诱使卵泡排出。HCG 的使用量要根据成熟卵泡的数量、卵巢的大小慎重选用,避免剂量使用不当造成卵巢过度刺激。

（四）对因治疗

引起闭经的原因很多，因此治疗闭经要结合其病因诊断，针对发病原因进行治疗。

1.子宫及下生殖道因素闭经

（1）下生殖道因素闭经：无孔处女膜可手术切开处女膜，有经血者进行引流，并用抗生素预防感染；小阴唇粘连者一经确诊应立即行钝性分离术，术后抗感染、局部应用雌激素预防术后再次粘连；阴道闭锁和阴道完全横膈需手术打通阴道，术后适当应用阴道模具避免粘连；阴道不全横膈可在孕育成功，分娩时予以切开；先天性无阴道无子宫者，可在婚前 3～6 个月进行阴道成形术，术后放置模具。

（2）宫腔粘连：宫腔粘连的处理要根据粘连的部位、面积、程度、有无生育要求决定是否处理，治疗的目的是恢复宫腔形态、保存生育功能并预防复发。宫腔完全粘连或虽部分粘连但不影响经血外流者，若患者无生育要求者，无需处理；如有生育要求，宫腔部分粘连、或宫颈粘连影响经血流出有周期性腹痛，应分解粘连。方法有：用宫腔探针或宫颈扩张器分离粘连，或在宫腔镜直视下分离粘连，应用宫腔镜既可探查粘连程度同时又能在指示下进行粘连的分离，其效果明显好于宫腔探针及宫颈扩张器。目前采用的防粘连方法包括：应用雌孕激素序贯治疗支持内膜的修复和生长；粘连分离后球囊的放置等。但对于严重的内膜损伤，恢复功能仍然是个难题，干细胞治疗、细胞因子治疗等尚在探索中。

2.卵巢性闭经

不论是先天性卵巢发育不良，或是后天因素导致卵巢功能衰退、卵泡耗竭，均表现为促性腺激素增高，雌、孕激素水平低下。

（1）原发性卵巢性闭经：这类患者第二性征发育不良或不发育，因此，在骨龄达到 13 岁时应用小剂量雌激素促进生长和第二性征发育，当子宫内膜发育到一定程度开始使用雌、孕激素联合治疗诱发月经。该类患者由于卵巢内缺乏生殖细胞和卵泡，因此，极少能孕育自己的孩子，如子宫发育正常，通过雌孕激素刺激子宫发育成熟，婚后可以借助他人供卵的试管婴儿完成生育要求。

（2）继发性卵巢性闭经：这类闭经引起的原因复杂、机制不详，治疗上亦无法针对病因。对于无生育要求的，应进行雌孕激素联合替代治疗，维持月经、避免生殖器官萎缩、预防骨质疏松等疾病，建议持续用药至少到平均绝经年龄 50 岁。对于有生育要求，而卵巢内又有残存卵泡者，雌孕激素序贯治疗数周期后，有部分患者可恢复排卵而受孕。研究表明早发性卵巢功能不全患者闭经 1～5 年内自然排卵的机会为 5%～10%，有一定机会受孕，但受孕机会与闭经时间的长短成反比，所以该类疾病患者虽然受孕机会极小，生育计划越早希望越大；若不能自发恢复排卵，可试用促排卵治疗，但这类患者的卵巢对促排卵药物的敏感性差，促排卵的成功率较小。所以，如果患者卵巢内的卵泡储备彻底耗竭，这类患者最终的助孕手段也是供卵试管婴儿。

3.垂体性闭经

垂体性闭经多为器质性原因引起的闭经，如垂体瘤、空蝶鞍综合征、席汉综合征，要针对病因治疗。

（1）垂体瘤：如前文所述，垂体瘤种类很多，各具不同的分泌功能，因此除了瘤体增大时的神经压迫症状外，对健康产生的影响依据其分泌的激素而不同。一般而言，垂体肿瘤通过手术切除可以根治，但近年来的研究和医学发展使垂体肿瘤的药物治疗成为可能。垂体催乳素瘤是引起闭经的主要原因之一，该病可以手术治疗，如开颅术、经蝶鞍术等，但垂体催乳素瘤手术常常造成肿瘤切除不全或正常垂体组织损伤,近年来药物治疗获得了巨大的进展,逐渐替代手术成为首选治疗方法。目前垂体催乳素瘤的首选治疗药物是溴隐亭,为多巴胺受体激动剂,每片 2.5 mg,可从 1.25 mg 开始给药,2 次/天,餐时或餐后给药,3 天无不适可逐渐加量,最大剂量 10 mg/d。该药的主要不良反应是胃肠道刺激症状,如不能适应,也可改用阴道给药,资料报道与口服生物利用度相似。另外,还有长效溴隐亭,每 28 天注射 1 次,1 次 50～100 mg,最大剂量 200 mg,不良反应小,疗效好,可用于对口服溴隐亭不能耐受的患者。由于 PRL 降为正常后可以立即恢复自发排卵,因此对于已婚妇女,如不避孕可能很快怀孕,但建议如果是垂体瘤患者,最好是 PRL 控制正常一年后怀孕。尽管目前尚无任何资料证明溴隐亭对胚胎有害,但慎重起见,推荐妊娠期,特别是 3 个月以内停用溴隐亭。妊娠过程中定期观察患者视野变化,如有头痛、视力下降、视野变化等症状,提示可能有催乳素瘤复发或加重,可立即使用溴隐亭,能迅速控制症状,2 周控制不住可以立即手术。

(2)席汉综合征:由于席汉综合征通常造成垂体分泌促性腺激素、促甲状腺素、促肾上腺素功能的损伤,因此根据患者的具体情况,需进行雌、孕激素、甲状腺素和肾上腺皮质激素 3 方面的补充替代治疗。雌、孕激素采用序贯治疗;肾上腺皮质激素采用泼尼松 5～10 mg/d 或醋酸可的松 25 mg/d,晨服 2/3,下午服 1/3;甲状腺素片 30～60 mg/d。该病如果没有子宫和输卵管的损伤,如有生育要求,轻型者可用氯米芬促排卵,重者可以用 HMG/HCG 促排卵治疗,排卵后建议使用黄体酮维持黄体功能。

4.中枢性闭经

中枢性闭经的病因多为精神心理、应激相关因素,因此针对诱因进行治疗十分重要;部分为先天性下丘脑神经元发育异常导致,主要是进行激素替代,有生育要求者进行促排卵助孕。

(1)Kallmann 综合征:由于这种先天性的中枢异常无法纠正,因此,需用激素替代方法补充治疗及诱导月经来潮。而卵巢本身并无异常,只是缺乏促性腺激素的刺激使其功能处于静止状态,给予外源性促性腺激素可以诱导卵巢内卵泡的发育和成熟。因此,该病的治疗分两个阶段,首先是激素替代治疗,用小剂量雌激素治疗促进第二性征的发育和生殖器官的发育,到生殖器官发育到一定阶段时,单纯雌激素治疗改为雌、孕激素联合治疗诱导月经来潮;当患者结婚有生育要求时,可用 HMG 和 HCG 诱导排卵,或用 GnRH 脉冲法诱导排卵,后者由于操作困难使用较少。另一种治疗方法是 GnRH 泵,通过定期释放 GnRH 刺激垂体分泌 FSH 和 LH,从而调节卵巢内卵泡的发育、成熟和排卵及性激素的分泌,因需持续携带,其不良反应是局部感染,并影响患者运动及社交、心理等,且价格昂贵。

(2)特发性低促性腺素性腺功能低下:治疗同 Kallmann 综合征,用激素替代方法补充治疗及诱导月经来潮,有生育要求时,给予外源性促性腺激素诱导卵巢内卵泡的发育成熟和排卵。

(3)继发性低促性腺素性腺功能低下:用雌、孕周期性治疗诱导月经来潮,连续 3～6 个月 1 个疗程,并配合相应的生活方式、饮食、情绪心理等调整。如果停药后不能恢复自然月经,可继续雌孕激素治疗。

5.其他原因性闭经

由于甲亢、甲减、肾上腺皮质功能亢进或低下、糖尿病等因素引起的闭经,要治疗原发疾病,治疗方法参见相关书籍。

(赵瑞华)

第二节　异常子宫出血

异常子宫出血（abnormal uterine bleeding，AUB）是青春期和育龄期女性常见的妇科症状，给患者健康及生活造成严重的不良影响。2011年国际妇产科联盟（FIGO）提出了育龄期女性异常子宫出血的 PALM-COEIN 分类系统，2012年美国妇产科医师协会接受了该分类系统，2014年中华妇产科学会的指南也接受了该分类系统，目前该系统已被全球妇产科医师广泛接受。排卵障碍性异常子宫出血（abnormal uterine bleeding associated with ovulatory dysfunction，AUB-O）是无排卵、稀发排卵和黄体功能不足引起的异常子宫出血，多与下丘脑-垂体-卵巢轴功能异常有关。本节将主要介绍无排卵和黄体功能不足引起的异常子宫出血。

一、无排卵性异常子宫出血

（一）发病机制

从青春期到绝经前，女性均可发生排卵障碍，但它们的发病机制各不相同。年轻女性不排卵的原因是下丘脑-垂体-卵巢轴功能障碍，雌激素正反馈机制未建立或存在缺陷；围绝经期女性不排卵的原因是卵巢储备功能下降，雌激素正反馈可能正常；由于卵巢对促性腺激素不敏感，卵泡发育不良，卵泡分泌的雌激素达不到诱发正反馈的阈值水平。

在一个正常的排卵性周期中，卵巢内依次出现卵泡生长发育、排卵、黄体生长和黄体溶解，排卵前卵巢只分泌雌激素，排卵后卵巢同时分泌雌激素和孕激素。黄体晚期黄体溶解，女性体内的雌激素和孕激素撤退，水平下降。在卵巢雌、孕激素的序贯作用下，子宫内膜依次出现增殖变厚、分泌反应、子宫内膜脱落和修复。在排卵性月经周期中，月经周期、月经期和月经量相对稳定，可预测。

无排卵时卵巢只分泌雌激素，不分泌孕激素。在无孕激素对抗的雌激素长期作用下，子宫内膜增殖变厚。当雌激素水平急遽下降时，大量子宫内膜脱落，子宫出血很多，这种情况称为雌激素撤退性出血。在雌激素水平下降幅度小时，脱落的子宫内膜量少，子宫出血也少，这种出血称为雌激素突破性出血。另外，当增殖变厚的内膜需要更多的雌激素而卵巢分泌的雌激素却未增加时也会出现子宫出血，这种出血也属于雌激素突破性出血。

由于没有孕激素的作用，无排卵时的子宫内膜脱落和修复变得不规律、不可预测，临床上表现为月经周期不固定、出血时间长度不等、出血量多少不定。雌激素水平升高时，子宫内膜增殖覆盖创面，出血就会停止。孕激素可以使增殖的内膜发生分泌反应，子宫内膜间质呈蜕膜样改变，这是孕激素止血的机制。

（二）临床表现

临床上主要表现为月经失调，即月经周期、经期和月经量的异常变化。

1.症状

无排卵多见于青春期及围绝经期妇女，临床上表现为月经周期紊乱，经期长短不一，出血量时多时少。出血少时患者可以没有任何自觉症状，出血多时会出现头晕、乏力、心悸等贫血症状。

2.体征

体征与出血量多少有关，大量出血导致继发贫血时，患者皮肤、黏膜苍白，心率加快；少量出血无上述体征。妇科检查无异常发现。

（三）辅助检查

1.基础体温测定

基础体温单相提示无排卵。

2.激素测定

激素测定包括生殖功能、甲状腺功能及肾上腺皮质功能等有关激素的测定。

3.影像学检查

最常用的是超声检查,在评估脑垂体时可能需要 CT 和 MRI。

（四）诊断和鉴别诊断

1.诊断

根据病史、临床表现和辅助检查,无排卵性异常子宫出血不难诊断。由于 AUB 可以由单个或多个病因引起,因此在诊断无排卵性 AUB 时还要注意鉴别其他类型的异常子宫出血。病史对排除其他系统疾病具有重要意义。对任何有性生活史者均应做妊娠试验,以排除妊娠相关疾病;对子宫内膜病变高危人群,需要刮宫排除子宫内膜病变。超声检查在异常子宫出血的诊断中具有重要意义,如果超声发现有引起异常出血的器质性子宫病变,则可排除 AUB-O。另外,超声检查对治疗也有指导意义。如果超声提示子宫内膜厚,那么孕激素止血的效果可能较好;如果内膜薄,雌激素治疗的效果可能较好。

2.鉴别诊断

AUB-O 需与各种子宫器质性疾病引起的异常子宫出血相鉴别。在 AUB-O 诊断建立后,还需要完善各项内分泌检查、影像学检查以确定导致排卵障碍的基础病因。

（五）处理

根据具体病因选择合适的治疗方案,尽量做到对因治疗,例如高雄激素血症者首选抗高雄激素治疗,年轻高泌乳素血症者首选多巴胺受体激动剂治疗等。可是大多数 AUB-O 患者无法做到对因治疗,只能对症处理。急性出血时以止血为首要治疗,出血停止后应选择适当的孕激素或以孕激素为主的治疗方案调整周期,减少远期并发症的发生;有生育要求者选择促排卵治疗。

1.急性出血的治疗

止血的方法包括激素止血和手术止血。激素止血治疗的方案有多种,应根据具体情况如患者年龄、诊断、既往治疗的效果、出血时间、出血量等来决定激素的种类和剂量。在开始激素治疗前必须明确诊断,需要强调的是除青春期患者外,其他患者尤其是绝经前妇女更是如此。诊刮术和分段诊刮术既可以刮净子宫内膜,刺激子宫收缩、迅速止血,又可进行病理检查以了解有无内膜病变。

（1）雌激素止血:雌激素止血的机制是使子宫内膜继续增生,覆盖子宫内膜脱落后的创面,起到修复作用。另外雌激素还可以升高纤维蛋白原水平,增加凝血因子,促进血小板凝集,使毛细血管通透性降低,从而起到止血作用。雌激素止血适用于内膜较薄的大出血患者。

己烯雌酚:开始用量为每次 1～2 mg,每 8 小时一次,血止 3 天后开始减量,每 3 天减一次,每次减量不超过原剂量的 1/3。维持量为 0.5～1 mg/d。止血后维持治疗 20 天左右,在停药前 5～10 天加用孕激素,如醋酸甲羟孕酮片 10 mg/d。停己烯雌酚和醋酸甲羟孕酮片 3～7 天后会出现撤药性出血。由于己烯雌酚胃肠道反应大,许多患者无法耐受,因此现在多改用戊酸雌二醇片。

戊酸雌二醇:片剂,每片 2 mg。出血多时口服每次 2~6 mg,每 6~8 小时一次。血止 3 天后开始减量,维持量为 2 mg/d。具体用法同己烯雌酚。

苯甲酸雌二醇:针剂,每支 2 mg。出血多时每次注射 1 支,每 6~8 小时肌内注射一次。血止 3 天后开始减量,具体用法同己烯雌酚,减至 2 mg/d 时,可改口服戊酸雌二醇。由于肌内注射不方便,因此目前很少使用苯甲酸雌二醇止血。

在使用雌激素止血时,停用雌激素前一定要加孕激素。如果不加孕激素,停用雌激素就相当于人为地造成了雌激素撤退性出血。围绝经期妇女是子宫内膜病变的高危人群,因此在排除子宫内膜病变之前应慎用雌激素止血。子宫内膜比较厚时,需要的雌激素量较大,使用孕激素或复方口服避孕药治疗可能更好。

(2)孕激素止血:孕激素的作用机制主要是转化内膜,其次是抗雌激素。临床上根据病情,采用不同方法进行止血。孕激素止血既可以用于年轻女性患者的治疗,也可以用于围绝经期患者的治疗。少量出血和中量出血时多选用孕激素;大量出血时既可以选择雌激素,也可以选择孕激素,他们的疗效相当。一般来讲内膜较厚时,多选用孕激素,内膜较薄时多选雌激素。

临床上常用的孕激素有醋酸炔诺酮、醋酸甲羟孕酮、醋酸甲地孕酮和黄体酮,止血效果最好的是醋酸炔诺酮,其次是醋酸甲羟孕酮和醋酸甲地孕酮,最差的是黄体酮,因此大出血时不选用黄体酮。

少量子宫出血时的止血:孕激素使增生期子宫内膜发生分泌反应后,子宫内膜可以完全脱落。通常用药后阴道流血减少或停止,停药后产生撤药性阴道流血,7~10 天后出血自行停止。该法称为"药物性刮宫",适用于少量长期子宫出血者。方法:黄体酮针 10 mg/d,连用 5 天;或用醋酸甲羟孕酮片 10~12 mg/d,连用 7~10 天;或醋酸甲地孕酮片 5 mg/d,连用 7~10 天。

中多量子宫出血时的止血:醋酸炔诺酮片属 19-去甲基睾酮类衍生物,止血效果较好,临床上常用。每片剂量为 0.625 mg,每次服 5 mg,每 6~12 小时一次(大出血每 6~8 小时 1 次,中量出血每 12 小时 1 次)。阴道流血多在半天内减少,3 天内血止。血止 3 天后开始减量,每 3 天减一次,每次减量不超过原剂量的 1/3,维持量为 5 mg/d,血止 20 天左右停药。如果出血很多,开始可每次用 5~10 mg,每 3 小时一次,用药 2~3 次后改 8 小时一次。治疗时应叮嘱患者按时、按量用药,并告知停药后会有撤药性出血,不是症状复发,用药期间注意肝功能。醋酸甲地孕酮片:属孕酮类衍生物,每片 1 mg,中多量出血时每次口服 10 mg,每 6~12 小时一次,血止后渐减量,减量原则同上。与醋酸炔诺酮片相比,醋酸甲地孕酮片的止血效果差,对肝功能的影响小。醋酸甲羟孕酮片:属孕酮类衍生物,对子宫内膜的止血作用逊于醋酸炔诺酮片,但对肝功能影响小。中多量出血时每次口服 10~12 mg,每 6~12 小时一次,血止后逐渐减量,递减原则同上,维持量为 10~12 mg/d。

(3)复方口服避孕药:复方口服避孕药是以孕激素为主的雌孕激素联合方案。大出血时每次服复方口服避孕药 1~2 片,每 8~12 小时 1 次。血止 2~3 天后开始减量,每 2~3 天减一次,每次减量不超过原剂量的 1/3,维持量为 1~2 片/天。

大出血时国外最常用的是复方口服避孕药,24 小时内多数出血会停止。

(4)激素止血时停药时机的选择:一般在出血停止 20 天左右停药,主要根据患者的一般情况决定停药时机。如果患者一般情况好、恢复快,就可以提前停药,停药后 2~5 天,会出现撤药性出血。如果出血停止 20 天后,贫血还没有得到很好的纠正,可以适当延长使用激素时间,以便患者得到更好的恢复。

（5）其他药物治疗。雄激素：雄激素既不能使子宫内膜增生，也不能使增生的内膜发生分泌反应，因此它不能止血。虽然如此，可是雄激素可以减少出血量。雄激素不可单独用于无排卵性功血的治疗，它需要与雌激素或（和）孕激素联合使用。临床上常用丙酸睾酮，每支 25 mg，在出血量多时每天 25～50 mg 肌内注射，连用 2～3 天，出血明显减少时停止使用。注意为防止发生男性化和肝功能损害，每月总量不宜超过 300 mg。其他止血剂如巴曲酶、6-氨基己酸、氨甲苯酸、氨甲环酸和非甾体类抗炎药等。由于这些药不能改变子宫内膜的结构，因此他们只能减少出血量，不能从根本上止血。大出血时静脉注射巴曲酶 1 000 U 后的 30 分钟内，阴道出血会显著减少。因此巴曲酶适于激素止血的辅助治疗。6-氨基己酸、氨甲苯酸和氨甲环酸属于抗纤维蛋白溶解药，它们也可减少出血。大出血时，为迅速减少出血，可同时使用雌激素和孕激素（如复方口服避孕药）、雄激素、巴曲酶和抗纤维蛋白溶解药。出血明显减少或停止时，停止使用一般止血药，仅用激素维持治疗。

（6）诊刮术：围绝经期女性首选诊刮术，一方面可以止血，另一方面可用于明确有无子宫内膜病变。怀疑有子宫内膜病变的妇女也应做诊断性刮宫。

少数青春期患者药物止血效果不佳时，也需要刮宫。止血时要求刮净，刮不干净就起不到止血的作用。刮宫后 7 天左右，一些患者会有阴道流血，出血不多时可使用抗纤维蛋白溶解药，出血多时使用雌激素治疗。

由于刮宫不彻底造成的出血则建议使用复方口服避孕药治疗，或者选择再次刮宫。

（7）子宫内膜去除术：目前有多种去除子宫内膜的方法，但均不作为一线治疗。理论上讲单一的子宫内膜去除术不能避免子宫内膜病变的发生。

2.调整周期

对 AUB-O 患者来说，止血只是治疗的第一步，几乎所有的患者都还需要调整周期。年轻女性发生不排卵的根本原因是下丘脑-垂体-卵巢轴功能紊乱，雌激素正反馈机制存在缺陷。雌激素正反馈机制受精神、营养等因素影响，容易受到干扰，部分患者可能在整个青春期和育龄期都存在排卵障碍。因此，年轻的 AUB-O 患者需定期随访。

围绝经期 AUB-O 发生的原因是卵巢功能衰退，随着年龄的增加，卵巢功能只能越来越差。因此，理论上讲围绝经期 AUB-O 患者不可能恢复正常，这些患者需要长期随访、调整周期，直到绝经。目前常用的调整周期方法如下。

（1）序贯疗法：适用于青春期和生育期妇女。月经周期（或撤退性出血）的第 3～5 天开始服用雌激素（戊酸雌二醇片 1～2 mg/d 或炔雌醇片 0.05 mg/d），连用 22 天，在服药的最后 7～10 天加用孕激素（醋酸甲羟孕酮片 10 mg/d 或黄体酮针 10 mg/d 或醋酸甲地孕酮片 5 mg/d）。停药 3～7 天会出现撤药性出血。

（2）联合疗法：适用于雌激素水平偏高或子宫内膜较厚者。可服用短效口服避孕药如复方去氧孕烯片、复方孕二烯酮片、复方炔诺酮片、复方甲地孕酮片和炔雌醇环丙孕酮片等。此类复合制剂含有雌、孕激素，长期使用使子宫内膜变薄，撤退性流血减少。月经周期（撤退性流血）的第 3～5 天开始服用，连用 21 天。

有高雄激素血症的患者也选择雌、孕激素联合疗法，因为雌、孕激素联合使用可抑制卵巢雄激素的合成。疗效最好的是炔雌醇环丙孕酮片。

（3）孕激素疗法：适用于各个年龄段的妇女，但多用于围绝经期妇女。传统的孕激素疗法称为孕激素后半周期疗法，从月经周期的第 14 天开始，每天口服醋酸甲羟孕酮片 10 mg，连用

10 天左右。笔者认为孕激素后半周期疗法太死板,无法满足不同患者的需要,不符合个体化用药的原则。对大多数患者来说,每 1～2 个月来一次月经就可以避免发生大出血和子宫内膜病变。用法:从月经周期的第 14～40 天开始,每天口服醋酸甲羟孕酮片 10 mg,连用 10 天左右。

对青春期和生育年龄的女性来说,一般使用 3～6 个周期后停药观察。如果月经还不正常,需要继续随访治疗。围绝经期妇女应一直随访治疗到绝经。

(4)左炔诺孕酮宫内缓释系统(LNG-IUS):该系统内含有 LNG,开始时每天释放 LNG 20 μg,使用超过 5 年后平均每天释放 LNG 15 μg。该系统可以有效减少子宫出血量,降低子宫内膜病变的发生率,目前认为适用于各个年龄段的有性生活史、但没有生育要求的 AUB-O 患者。

3.促卵泡发育和诱发排卵

仅适用于有生育要求的妇女,不主张用于青春期女性,不可用于围绝经期妇女。氯米芬是经典促排卵药,月经周期(或撤药性出血)的第 3～5 天起给予 50～150 mg/d,连用 5 天。其他药物还有人绒毛膜促性腺激素(HCG)和人类绝经期促性腺激素(HMG),在卵泡发育成熟时肌内注射 HCG 10 000～10 000 U 诱发排卵;HMG,一支含有 FSH 和 LH 各 75 U,可与氯米芬联合使用,也可单独使用。

二、黄体功能不足

排卵后,在黄体分泌的孕激素的作用下子宫内膜发生分泌反应。在整个黄体期,子宫内膜的组织学形态(子宫内膜分泌反应)是持续变化的;分泌期时相不同,子宫内膜组织学形态也不同。若排卵后子宫内膜组织学变化比黄体发育晚 2 天以上,则称为黄体功能不足或黄体期缺陷(LPD)。导致黄体功能不足的原因有两个:黄体内分泌功能不足和子宫内膜对孕激素的反应性下降,前者是名副其实的黄体功能不足,后者实质上为孕激素抵抗。

(一)发病机制

目前认为黄体期缺陷的发病机制如下。

1.卵泡发育不良

黄体是由卵泡排卵后演化而来的,卵泡的颗粒细胞演变成黄体颗粒细胞,卵泡膜细胞演变成黄体卵泡膜细胞。当促性腺激素分泌失调或卵泡对促性腺激素的敏感性下降时,卵泡发育不良,颗粒细胞的数量和质量下降。由发育不良的卵泡生成的黄体质量也差,其分泌孕激素的能力下降。

2.黄体功能不良

黄体的形成和维持与黄体生成素(LH)有关。当 LH 峰和黄体期 LH 分泌减少时,会发生黄体功能不足。另外,如前所述即使 LH 峰和 LH 分泌正常,如果卵泡发育不良也会出现黄体功能不足。黄体功能不足体现在两个方面:①黄体内分泌功能低下,分泌的黄体酮减少;②黄体生存时间缩短,正常的黄体生存时间为 12～16 天,黄体功能不足时≤11 天。

3.子宫内膜分泌反应不良

黄体功能不足时孕激素分泌减少,子宫内膜分泌反应不良,子宫内膜形态学变化比应有的组织学变化落后 2 天以上。子宫内膜存在孕激素抵抗时,虽然孕激素水平正常,但由于子宫内膜对孕激素的反应性下降,因此也将出现子宫内膜分泌反应不良。

（二）临床表现

黄体功能不足属于亚临床疾病，其对患者的健康危害不大。患者往往因为不孕不育来就诊。

1.月经紊乱

由于黄体生存期缩短，黄体期缩短，所以表现为月经周期缩短、月经频发。如果卵泡期延长，月经周期也可在正常范围。

2.不孕或流产

由于黄体功能不足，患者不容易受孕。即使怀孕，也容易发生早期流产。据报道3％～20％的不育症与黄体期缺陷有关，另外诱发排卵时常出现黄体功能不足。

（三）辅助检查

临床表现只能为黄体功能不足的诊断提供线索，明确诊断需要一些辅助检查。

1.子宫内膜活检

子宫内膜活检是诊断黄体功能不足的金标准。Noyes 和 Shangold 对排卵后每日的子宫内膜特征进行了描述，如果活检的内膜比其应有的组织学变化落后2天以上，即可诊断。活检的关键是确定排卵日，有条件者可通过 B 超监测和 LH 峰测定确定排卵日。临床上多选择月经来潮前1～3天活检，但该方法的误差较大。

2.基础体温（BBT）测定

孕激素可以上调体温调定点，使基础体温升高。一般认为基础体温升高天数≤11天、上升幅度≤3 ℃或上升速度缓慢时，应考虑黄体功能不足。需要注意的是，单单测定基础体温对诊断黄体功能不足是不够的。

3.黄体酮测定

黄体酮是黄体分泌的主要激素，因此黄体酮水平可反映黄体功能。黄体中期血黄体酮水平＜10 ng/mL时，可以诊断黄体功能不足。由于黄体酮分泌变化很大，因此单靠一次黄体酮测定进行诊断很不可靠。

4.B超检查

B超检查可以从形态学上了解卵泡的发育、排卵情况和子宫内膜的情况，对判断黄体功能有一定的帮助。

（四）诊断和鉴别诊断

明确诊断需要子宫内膜活检。另外，根据常规检查很难明确诊断子宫内膜对孕激素的反应性下降。

（五）处理

目前的处理仅仅针对黄体功能不足。如果子宫内膜对孕激素的反应性下降，则没有有效的治疗方法。

1.黄体支持

因为 HCG 和 LH 的生物学作用相似，因此可用于黄体支持治疗。用法：黄体早期开始肌内注射 HCG，每次1 000 U，每天1次，连用5～7天；或 HCG 每次2 000 U，每2天1次，连用3～4次。

在诱发排卵时，如果有发生卵巢过度刺激综合征（OHSS）的风险，则应禁用 HCG，因为 HCG 可以引起 OHSS 或使 OHSS 病情加重。

2.补充黄体酮

治疗不孕症时选用黄体酮制剂,因为天然孕激素对胎儿最安全。如果不考虑生育,而是因为月经紊乱来治疗,可以选择人工合成的口服孕激素,如醋酸甲羟孕酮和醋酸甲地孕酮等。

(1)黄体酮针剂:在自然周期或诱发排卵时,每日肌内注射黄体酮 10～20 mg;在使用 GnRH 激动剂和拮抗剂的周期中,需要加大黄体酮剂量至 40～80 mg/d。

(2)微粒化黄体酮胶囊:口服利用度低,因此所需剂量大,根据情况每天口服 200～600 mg。

(3)醋酸甲羟孕酮片:下次月经来潮前 7～10 天开始用药,每天 8～10 mg,连用 7～10 天。

(4)醋酸甲地孕酮片:下次月经来潮前 7～10 天开始用药,每天 6～8 mg,连用 7～10 天。

3.促进卵泡发育

首选氯米芬,从月经的第 3～5 天开始,每天口服 25～100 mg,连用 5 天,停药后监测卵泡发育情况。氯米芬疗效不佳者,可联合使用 HMG 和 HCG 治疗。

(赵瑞华)

第三节　多囊卵巢综合征

多囊卵巢综合征是常见的妇科内分泌疾病,以长期无排卵和高雄激素血症为基本特征,普遍存在胰岛素抵抗,临床表现异质性,约 50% 的 PCOS 患者超重或肥胖。育龄妇女中 PCOS 的患病率是 5%～10%,而在无排卵性不育症患者中的发病率高达 30%～60%。近年来的研究发现该疾病的功能紊乱远超出生殖轴,由于存在胰岛素抵抗,常发展为 2 型糖尿病、脂代谢紊乱及心血管疾病等;且 PCOS 患者的代谢综合征的患病率为正常人群的 4～11 倍。

一、病因

PCOS 的确切病因至今尚不是很清楚,现有的研究表明,PCOS 发病与遗传因素,如肥胖、2 型糖尿病、脂溢性脱发、高血压等家族史,以及宫内环境、出生后的饮食结构、生活方式等密切相关,提示 PCOS 可能是遗传与环境因素共同作用的结果。

(一)遗传学因素

研究发现 PCOS 患者有明显的家族聚集性,如具有肥胖、2 型糖尿病、脂溢性脱发、高血压等家族史者,其 PCOS 的发生率较高。

目前发现可能与 PCOS 发生有关的基因主要有以下几类:①与甾体激素合成和作用相关的基因,如胆固醇侧链裂解酶 CYP11A、CYP17、CYP19、CYP21 等;②与促性腺激素作用和调节相关的基因,如 LH 受体基因、卵泡抑素基因、β-FSH 基因等;③与糖代谢和能量平衡相关的基因,如胰岛素基因、胰岛素受体基因、钙激活酶基因、胰岛素样生长因子系列基因等;④主要组织相容性位点;⑤编码炎症因子的基因:PON-1 基因、TNF-α 基因、TNFR2 基因、IL-6 基因等;⑥调节基因和表型表达的一些遗传结构变异,如端粒酶等。

这些基因可出现表达水平或单核苷酸多态性变化。另外,研究还发现 PCOS 也存在某些基因 DNA 甲基化的异常,2002 年 Hickey 等首次对雄激素受体(AR)的 CAG 重复序列多态性、甲基化和 X 染色体失活进行了研究,认为 AR(CAG)n 位点甲基化类型可能影响

PCOS的发生、发展。

（二）PCOS的环境因素

近年来发现PCOS患者的高胰岛素或高血糖血症可能通过影响胎儿宫内环境导致子代出生后生长发育及代谢异常；并且出生后饮食结构、生活方式也可以影响PCOS的发生、发展。

二、病理生理

PCOS病理生理的基本特征有以下几点：长期排卵功能障碍、雄激素过多、卵巢呈多囊样改变伴间质增生、胰岛素抵抗（IR）。PCOS存在激素异常的交互影响，但始动因素至今尚未阐明。

（一）雄激素过多症

正常女性循环中的雄激素有雄烯二酮、睾酮、脱氢表雄酮及硫酸脱氢表雄酮，主要来源于卵巢和肾上腺，少部分来源于腺外转化；PCOS患者的卵巢及肾上腺分泌的雄激素均增多，其机制如下。

1.肾上腺功能初现亢进

早在1980年Yen就提出了PCOS起于青春期的肾上腺功能初现亢进，使肾上腺分泌的雄激素出现一过性增多，并导致垂体促性腺激素的脉冲分泌模式发生异常，致使卵巢继续分泌过多的雄激素。但关于PCOS肾上腺功能初现时雄激素分泌过多的机制尚不清楚。

2.促性腺激素分泌异常

PCOS患者垂体LH的合成量增加，其脉冲分泌的幅度和频率增加，使循环中LH水平增高，而FSH分泌正常或稍低于正常水平，从而使血中LH/FSH比值增加。过高的LH可促进卵巢内间质及卵泡膜细胞雄激素（包括睾酮和雄烯二酮）分泌过多。

3.高胰岛素血症

早在1980年Burghen等就发现PCOS患者的循环中胰岛素水平增高，之后又相继出现类似报道，究其原因胰岛素水平升高是由胰岛素抵抗引起的。在病情早期PCOS患者胰岛B细胞通过分泌过多的胰岛素以克服IR，从而使PCOS患者血中的胰岛素水平升高，形成高胰岛素血症。胰岛素是调节糖代谢的激素，也是卵巢行使正常功能的重要激素。但是过高的胰岛素对卵巢和肾上腺两个内分泌腺的雄激素分泌均具有促进作用，其机制是胰岛素对卵巢合成雄激素的酶具有促进作用，并上调卵巢内卵泡膜细胞的LH受体，从而增强LH促进雄激素生成的作用。

（二）卵巢多囊样改变

正常卵泡从始基卵泡自主发育到窦前卵泡，再到窦腔卵泡以及最后发育到成熟卵泡的过程中，经历初始募集、自主生长，调控生长，分化及最终成熟的4个阶段；期间经历2次募集，即始基卵泡自主发育的初始募集和窦腔卵泡在FSH作用下的周期性募集。PCOS患者初始募集阶段的卵泡较正常人群明显增多，约是正常者的6倍，而其卵泡进一步发育的周期性募集受到抑制。近来的研究发现雄激素在早期卵泡发育中起一定作用，过多的雄激素可刺激早期卵泡的生长，增加窦前卵泡及小窦状卵泡的发育，但是会抑制卵泡的周期募集和成熟。研究发现，超声下2～4 mm卵泡数量增多与血清雄激素水平呈正相关。雄激素能加速始基卵泡自主发育，但抑制进一步发育的可能机制如下：①雄激素可通过增加卵泡内 Bcl-2 的表达，抑制 Bax 及 $P53$ 的表达，从而抑制了卵泡的凋亡，使小卵泡数目增加；②雄激素可以降低卵泡内的生长分化因子-9水平，增加循环中的LH，通过促进卵泡抑制、抗苗勒管激素及前列腺组织生长因子的生成，而最终抑制卵泡的生长。

（三）胰岛素抵抗

研究表明,PCOS 患者 IR 主要的机制是丝氨酸磷酸化异常增加,一方面胰岛素受体丝氨酸残基异常升高的磷酸化导致胰岛素信号通路受到抑制,进而出现葡萄糖代谢异常,导致 IR;另一方面,雄激素合成酶丝氨酸磷酸化异常,引起卵巢及肾上腺合成的雄激素增多,导致高雄激素血症。

研究证实导致 PCOS 胰岛素抵抗可能还与循环中某些炎症因子和脂肪细胞因子的异常有关。

1.炎症因子

对 PCOS 患者的研究发现,一些炎性因子如血清 C-反应蛋白、IL-6、IL-18 及 TNF-α 血清浓度升高,近年研究已经明确这些炎症因子可通过干扰胰岛素信号通路重要分子的表达及活性而引起 IR。

2.脂肪细胞因子

近十多年以来,脂肪组织为内分泌器官已成为学术界的共识,许多脂肪细胞因子如瘦素、脂联素、抵抗素相继被发现与 IR 有关。近年研究发现这些脂肪因子在 PCOS 患者 IR 的发生中也起一定作用。

3.雄激素

高胰岛素可引起高雄激素血症如上述,但是研究也证实,高雄激素血症亦可引起 IR。呈中枢性肥胖的女性体内的游离雄激素水平普遍高于正常对照组,且胰岛素抵抗的程度也较正常对照组明显加重。Cohen 等发现,滥用雄激素的女运动员普遍存在胰岛素抵抗。再生障碍性贫血的患者给予雄激素治疗后,可出现葡萄糖耐量异常以及胰岛素水平升高。Givens 等发现,分泌雄激素的肿瘤患者存在的黑棘皮病(胰岛素抵抗的重要的临床体征)在手术切除肿瘤后得以明显改善。近年有一项研究发现,高雄激素血症的患者给予螺内酯、氟他胺及 GnRHa 等降雄激素药物治疗后,其胰岛素抵抗均得到明显改善。高雄激素血症引起 IR 可能机制:①雄激素可能直接或间接影响体内葡萄糖的代谢而导致高胰岛素血症;②雄激素也可直接抑制外周及肝脏内胰岛素的作用而导致高胰岛素血症。Ciaraldi 等发现,PCOS 患者脂肪细胞上的胰岛素受体及其激酶活性并未见异常,而葡萄糖摄取能力明显下降;故推测 PCOS 患者的胰岛素抵抗是由胰岛素受体后环节缺陷引起的,并可能与雄激素水平升高有关;有的医院的研究表明,雄激素可通过抑制胰岛素受体后信号通路传导分子的表达而导致胰岛素抵抗。另外,雄激素还可以增加游离脂肪酸的生成,从而抑制肝脏胰岛素的清除而引起高胰岛素血症,进而导致胰岛素抵抗。

（四）排卵障碍

PCOS 排卵障碍的机制包括卵巢的内分泌调控激素及卵巢局部因子的异常。

1.FSH 不足,LH 过高

PCOS 患者卵泡数量的增多,产生过多的抑制素 B(INHB)及其分泌的雌激素可抑制垂体 FSH 的释放。FSH 是卵泡进入周期募集和进一步发育的关键激素;卵泡不能有突破性生长的主要原因可能是 PCOS 患者循环中 FSH 偏低。另外,PCOS 患者循环中的 LH 持续升高,常促使已发育为窦腔期的卵泡闭锁或过早黄素化。

2.卵巢局部因子比例失衡

研究发现,PCOS 对 FSH 的反应性较正常对照组降低与其卵巢局部产生一些抑制 FSH 作用的因子有关。目前研究比较多的是AMH,AMH是由生长卵泡的颗粒细胞分泌,可抑制FSH作用,但机制尚不清楚。正常情况下,FSH与AMH之间存在着平衡。当循环中FSH水平上升时,FSH/AMH比例增加,可增强芳香化酶的活性,促进卵泡正常发育及周期募集,最终发育成熟;成熟卵泡分泌的INHB反过来又抑制垂体FSH的分泌,这样周而复始。在PCOS患者体内,AMH与FSH之间失去了这种平衡,使FSH/AMH比例降低,从而抑制了芳香化酶的作用,最终抑制卵泡的发育,导致排卵障碍。研究已证实,PCOS患者血清中AMH水平比正常人高出2～3倍。

另外,也有研究发现高胰岛素血症能影响颗粒细胞的分化。体外试验证实胰岛素能增加颗粒细胞对LH的反应能力,提示PCOS无排卵妇女的胰岛素升高可能也是卵泡期促进卵泡闭锁的主要原因之一。

三、临床表现

(一)月经失调

月经失调见于75％～85％的PCOS患者。可表现为月经稀发(每年月经次数≤6次)、闭经或不规则子宫出血。

(二)不育症

一对夫妇结婚后同居、有正常性生活(未避孕)1年尚未怀孕者称为不育。须检查排除男方和输卵管异常,并确认无排卵或稀发排卵。

(三)雄激素过多症

1.痤疮

PCOS患者中15％～25％有痤疮,病变多见于面部,前额、双颊等,胸背、肩部也可出现。痤疮的分级为:轻、中度者以粉刺,红斑丘疹,丘脓疱疹为主;重度者以脓疱结节,囊肿,结疤炎症状态为主。

2.多毛症

性毛过多指雄激素依赖性体毛过度生长,PCOS患者中患多毛症者为65％～75％。

(四)肥胖

肥胖以腹型肥胖为主,临床上以腰围或腰臀比(腰cm/臀cm,WHR)表示肥胖的类型。若女性WHR≥0.8,或腰围≥85 cm可诊断为腹型肥胖。

(五)黑棘皮病

黑棘皮病是严重胰岛素抵抗的一种皮肤表现,常在外阴、腹股沟、腋下、颈后等皮肤皱褶处呈灰棕色、天鹅绒样片状角化过度,有时呈疣状。分为轻、中、重度。0:无黑棘皮病;1＋:颈部和腋窝有细小的疣状斑块,伴/不伴有受累皮肤色素沉着;2＋:颈部和腋窝有粗糙的疣状斑块,伴/不伴有受累皮肤色素沉着;3＋:颈部和腋窝及躯干有粗糙的疣状斑块,伴/不伴有受累皮肤色素沉着。

四、诊断标准

(一)4个标准

不论症状还是生化异常PCOS患者均呈现种族和个体差异。多年来对PCOS的诊断一直存在争议,近二十年国际上陆续推出4个标准。

(1)1990 年 NIH 标准:1990 年美国国立卫生研究院(NIH)对 PCOS 诊断标准包括以下两项(按重要性排序):①雄激素过多症及(或)高雄激素血症;②稀发排卵。但需排除以下高雄激素疾病,如先天性 21-羟化酶缺乏、库欣综合征、高泌乳素及分泌雄激素的肿瘤等;使标准化诊断迈出了重要的一步。该标准包括了 3 种基本表现型:多毛、高雄血症及稀发排卵;多毛及稀发排卵;高雄血症及稀发排卵。

(2)2003 年鹿特丹标准:随着诊断技术的进展、阴道超声的广泛应用,许多学者报道超过 50% 的 PCOS 患者具有卵巢多囊改变特征,2003 年由美国生殖医学会(ASRM)及欧洲人类生殖与胚胎协会在鹿特丹举办专家会对 PCOS 诊断达成新的共识,加入了关于卵巢多囊改变的标准,并提出 PCOS 需具备以下 3 项中两项。①稀发排卵及(或)无排卵;②雄激素过多的临床体征及(或)生化指标;③卵巢多囊改变。同样需排除其他雄激素过多的疾病或相关疾病;此标准较 NIH 标准增加了两个新的表型:多囊卵巢、多毛和(或)高雄血症,但排卵功能正常;多囊卵巢、排卵不规则,但没有雄激素增多症。此标准的提出引起医学界广泛争论,支持该标准的一方认为该标准提出新表型,对病因和异质性的认识有帮助;反对的一方则认为,该标准提出的新表型尚缺乏资料,且两种新表型的临床重要性不确定。

(3)2006 年 AES 标准:2006 年美国雄激素过多协会(AES)对 PCOS 又提出如下标准,必须具备以下两项:①多毛及(或)高雄激素血症;②稀发排卵及(或)多囊卵巢。此标准同样需排除其他雄激素过多或相关疾病,与鹿特丹标准不同的是此标准强调必须具备第一条。

(4)2013 美国内分泌学会标准:为了进一步扩大共识、规范操作,美国内分泌学会年颁布了 PCOS 的诊断指南,本指南沿用 2003 年鹿特丹诊断标准,即符合以下 3 条中的两条,并排除其他疾病导致的类似临床表现,即可诊断 PCOS:①雄激素过多的临床和(或)生化表现,如多毛,痤疮,雄激素性脱发,血清总睾酮或游离睾酮升高;②稀发排卵或无排卵;③卵巢多囊样改变,即单侧卵巢体积增大超过 10 mL(排除囊肿及优势卵泡)或单侧卵巢内有超过 12 个的直径 2~9 mm 卵泡。指南指出,如果患者存在高雄激素的临床表现,且合并女性男性化,那么血清雄激素测定可以不作为诊断必需。同样,若患者同时存在高雄激素体征和排卵障碍,那么卵巢超声表现可以不作为诊断必备条件。另外,该指南推荐所有患者筛查 TSH、催乳素及 17-羟孕酮,来除外一些常见的可致相似临床表现的疾病。该指南特别提出对于青春期、育龄期、围绝经期及绝经后女性诊断侧重点不同。对于青春期女性,诊断应基于临床和(或)生化高雄激素表现及持续性稀发月经,并除外其他原因导致的高雄激素表现。

2011 年中国的妇科内分泌专家提出了中国 PCOS 的诊断标准。①疑似 PCOS:月经稀发或闭经或不规则子宫出血是诊断必须条件。另外再符合下列两项中的一项即可诊断为疑似 PCOS:高雄激素的临床表现或高雄激素血症;超声表现为多囊卵巢(PCO)。②确定诊断:具备上述疑似 PCOS 诊断条件后还必须逐一排除其他可能引起高雄激素的疾病和引起排卵异常的疾病才能确定诊断。③排除疾病:下丘脑性闭经、甲状腺功能异常、高泌乳素血症、迟发型肾上腺皮质增生、卵巢或肾上腺分泌雄激素肿瘤等。

(二)实验室测定

(1)雄激素的测定:正常妇女循环中雄激素有睾酮、雄烯二酮、去氢表雄酮及其硫酸盐 4 种。临床上常规检查项目为血清总睾酮及硫酸脱氢表雄酮。目前尚缺乏我国女性高雄激素的实验室诊断标准。

(2)促性腺激素的测定(LH、FSH):研究显示 PCOS 患者 LH/FSH 比值>3,但这一特点仅见于无肥胖的 PCOS 患者。由于肥胖可抑制 GnRH/LH 脉冲分泌振幅,使肥胖 PCOS 患者 LH 水平及 LH/FSH 比值不升高,故 LH/FSH 比值不作为 PCOS 的诊断依据。

（三）盆腔超声检查

多囊卵巢是超声检查对卵巢形态的一种描述。根据鹿特丹专家共识 PCO 超声相的定义为:一个或多个切面可见一侧或双侧卵巢内直径 2～9 mm 的卵泡≥12 个,和(或)卵巢体积≥10 mL(卵巢体积按 0.5×长径×横径×前后径计算)。

注意:超声检查前应停用口服避孕药至少 1 个月,在规则月经患者中应选择在周期第 3～5 天检查。稀发排卵患者若有卵泡直径＞10 mm 或有黄体出现,应在下个周期进行复查。除未婚患者外,应选择经阴道超声检查;青春期女孩应采用经直肠超声检查。

（四）基础体温测定

PCOS 患者应于每天早晨醒后立即测试舌下体温(舌下放置 5 分钟),至少一个月经周期,并记录在坐标纸上。测试前禁止起床、说话、大小便、进食、吸烟等活动。根据体温曲线的形状可以了解有无排卵,并估计排卵日期,早期诊断妊娠。

五、鉴别诊断

临床上引起雄激素过多的疾病很多,在诊断 PCOS 的高雄激素血症时,需要排除这些疾病。

（一）先天性肾上腺皮质增生症

引起雄激素过多的先天性肾上腺皮质增生症(CAH)有两种:21-羟化酶缺陷和 11β-羟化酶缺陷。21-羟化酶缺陷是最常见的先天性肾上腺皮质增生症,占 CAH 总数的 90%～95%,11β-羟化酶缺陷较罕见。根据临床表现 21-羟化酶缺陷可分为 3 种:失盐性肾上腺皮质增生症、单纯男性化型和非典型肾上腺皮质增生症,后者又被称为迟发性肾上腺皮质增生症;其中容易与 PCOS 相混淆的是非典型肾上腺皮质增生症。

临床上诊断非典型肾上腺皮质增生症依靠内分泌测定,其中最重要的是血 17-羟孕酮水平的测定。非典型肾上腺皮质增生症者的血 17-羟孕酮和血黄体酮水平升高、FSH 水平正常、LH 水平升高、睾酮水平轻度升高、硫酸脱氢表雄酮水平升高。如果血 17-羟孕酮水平＜2 ng/mL,则可排除非典型肾上腺皮质增生症;如果＞10 ng/mL,则可诊断为非典型肾上腺皮质增生症;如果血 17-羟孕酮水平为 2～10 ng/mL,则需要做促肾上腺皮质激素试验。静脉注射促肾上腺皮质激素 60 分钟后,测定血 17-羟孕酮水平,如果＞10 ng/mL,则可诊断为非典型肾上腺皮质增生症,否则排除该诊断。

（二）分泌雄激素的肿瘤

有卵巢泡膜细胞瘤、卵巢支持-间质细胞肿瘤、卵巢类固醇细胞肿瘤和肾上腺分泌雄激素的肿瘤。如果存在分泌雄激素的肿瘤,患者体内的雄激素水平会异常升高,通常血睾酮水平超过 3 ng/mL。影像学检查可协助诊断,通常会发现肾上腺或卵巢的包块,确诊依赖手术病理检查。

（三）Cushing 综合征

Cushing 综合征患者也有高雄激素血症,但患者最突出的临床表现是由皮质醇过多引起的,如满月脸、向心型肥胖等。血皮质醇和促肾上腺皮质激素水平升高可资鉴别。

六、治疗

(一)治疗原则

按有无生育要求及有无并发症分为基础治疗、并发症治疗及促孕治疗3方面。基础治疗是指针对PCOS患者月经失调、雄激素过多症、胰岛素抵抗及肥胖的治疗,包括控制月经周期治疗、降雄激素治疗、降胰岛素治疗及控制体重治疗4方面。治疗目的:促进排卵功能恢复,改善雄激素过多体征,阻止子宫内膜增生病变和癌变,以及阻止代谢综合征的发生。以上治疗可根据患者的情况,采用单一或两种及以上治疗方法联合应用。并发症的治疗指对已发生子宫内膜增生病变或代谢综合征,包括糖耐量受损、2型糖尿病、高血压等的治疗。促孕治疗包括药物促排卵、卵巢手术促排卵及生殖辅助技术,一般用于基础治疗后仍未受孕者;但任何促孕治疗应在纠正孕前健康问题后进行,以降低孕时并发症。

(二)治疗方法

1.基础治疗

(1)降体重疗法:肥胖型PCOS患者调整生活方式(饮食控制和适当运动量)是一线治疗。对于肥胖者,不论是否为PCOS患者,生活方式的改变(生活习惯及饮食控制)是其一线治疗的方法。但是对不同食物结构组成对减重疗效的评估目前尚缺乏大样本研究,故不同的食物结构对控制体重的效果仍不明确。

运动也是控制体重的方法之一,它可提高骨骼肌对胰岛素的敏感性,但关于单纯运动对PCOS生殖功能恢复的作用的研究很少。在一项临床小样本研究中未证实单独运动对减重有效。另外,也有采用药物减重的报道,如采用胰岛素增敏剂二甲双胍抑制食欲的作用;研究证实二甲双胍治疗肥胖型PCOS时,能使体重有一定程度的下降,并能改善生殖功能。一项应用大剂量的二甲双胍(>1 500 mg/d)或服用时间>8周治疗肥胖患者的临床研究表明,二甲双胍组比安慰剂组能明显减轻体重。但是改善生活方式联合大剂量的二甲双胍能否达到更好的协同作用尚缺乏大样本的研究。此外,对饮食运动控制饮食效果并不明显者,美国国家心肺循环研究中心及Cochrane系统综述建议如下:对于$BMI>30$ kg/m^{2}且无并发症的肥胖患者或$BMI>27$ kg/m^{2}并伴并发症的患者可给予西布他明食欲抑制剂治疗;而对于$BMI>40$ kg/m^{2}的患者可采用手术抽脂减重。但上述方式对生殖功能的影响未见报道。

(2)控制月经周期疗法:由于PCOS患者长期无排卵,子宫内膜长期受雌激素的持续作用,而缺乏孕激素拮抗作用,其发生子宫内膜增生性病变,甚至子宫内膜癌的概率明显增高。定期应用孕激素或给予含低剂量雌激素的雌孕激素联合的口服避孕药(OCPs)能很好地控制月经周期,起到保护子宫内膜,阻止子宫内膜增生性病变的作用。并且定期应用孕激素或周期性应用口服避孕药能抑制中枢性LH的分泌,部分患者停用口服避孕药后恢复自发排卵。因此对于无排卵PCOS患者应定期采用孕激素或口服避孕药疗法以保护子宫内膜及控制月经周期,阻止因排卵功能失调引起的异常子宫出血及子宫内膜增生性病变,并可能有助于自发排卵功能的恢复。

单孕激素用药方法:适合于月经频发、月经稀发或闭经的患者,可采用孕激素后半周期疗法控制月经周期。用药方法:醋酸甲羟孕酮10 mg/d,每次服药8~10天,每周总量80~100 mg;地屈孕酮10 mg/d,每次服药140天,每周期总量140 mg;微粒黄体酮200 mg/d,每次服药10天,每周期总量2 000 mg。用药时间和剂量的选择根据患者失调的月经情况而定,月经频发的患者一般在下次月经前 3～5 天用药;月经稀发、闭经的患者应至少 60 天用药 1 次。

口服避孕药疗法:雌孕激素联合的 OCPs,如去氧孕烯炔雌醇片(炔雌醇 30 μg＋去氧孕烯 150 μg)、达英-35(炔雌醇 35 μg＋环丙孕酮 2 mg)、优思明(炔雌醇 30 μg＋屈螺酮 3 mg)等。适用于单孕激素控制周期撤药出血较多者,或月经不规则者,及月经过多患者需先用 OCPs 止血者。用药方法:调整周期用药方法,在采用孕激素撤药月经第 5 天起服用,每天 1 片,共服 21 天;撤药月经的第 5 天重复使用,共 3～6 个周期为 1 个疗程。注意事项:OCPs 不会增加 PCOS 患者患代谢性疾病的风险,但有血栓风险;因此,有口服避孕药禁忌证的患者禁用。

(3)降雄激素疗法:适用于有中重度痤疮、多毛及油脂皮肤等严重高雄激素体征需治疗的患者及循环中雄激素水平过高者。目前 PCOS 患者常用的降雄激素药物主要为 OCPs、胰岛素增敏剂、螺内酯及氟他胺。

OCPs:除用于 PCOS 患者调整月经周期,保护子宫内膜,还能通过抑制垂体 LH 的合成和分泌,从而有效降低卵巢雄激素的产生,所含的雌激素成分(炔雌醇)可有效地促进肝脏合成性激素结合球蛋白,进而降低循环中雄激素的活性。某些 OCPs 所含的孕激素具抗雄激素作用,如达英-35 制剂所含的环丙孕酮及优思明所含屈螺酮均具有抑制卵巢和肾上腺雄激素合成酶的活性及在外周与雄激素竞争受体,因此不仅能有效降低卵巢雄激素的生成,而且也能抑制肾上腺雄激素的产生,并可阻止雄激素的外周作用,从而有效改善高雄激素体征。另外,OCPs 还通过抑制 LH 和雄激素水平缩小卵巢体积。用药方法:撤药月经的第 5 天起服用,每天 1 片,共服 21 天。用药 3～6 个月,50%～90% 的患者痤疮可减少 30%～60%,对部位深的痤疮尤为有效,服药 6～9 个月后能改善多毛。

胰岛素增敏剂:胰岛素增敏剂二甲双胍能降低循环中的胰岛素水平,进而减少卵巢及肾上腺来源的雄激素的合成,并能解除高胰岛素对肝脏合成性激素结合球蛋白的抑制作用,故也能有效地降低循环中雄激素水平及其活性,但其降低雄激素作用的治疗效果一般需 3 个月,持续服药作用持久;服药期间随着胰岛素及雄激素的下降,排卵功能可恢复。用药方法:见下述降胰岛素疗法。

(4)胰岛素抵抗的治疗:有胰岛素抵抗的患者采用胰岛素增敏剂治疗。可降低胰岛素,从而降低循环中的雄激素水平,从而有利于排卵功能的建立及恢复,并可阻止 2 型糖尿病等代谢综合征的发生。在 PCOS 患者中常选用二甲双胍,对二甲双胍治疗不满意或已发生糖耐量损害、糖尿病者可加用噻唑烷二酮类药物。

二甲双胍:能明显改善有胰岛素拮抗的 PCOS 患者的排卵功能,使月经周期恢复运转和具有规律性。一项随机对照双盲临床试验证实 IR 是二甲双胍治疗后排卵功能恢复的预测指标。另外,二甲双胍可明显增加非肥胖型 PCOS 和青春期 PCOS 患者排卵率(A 级证据)及妊娠率(B 级证据),早孕期应用二甲双胍对胎儿无致畸作用(A 级证据)。用法:初始剂量 250～500 mg/d,逐步增加至目标剂量 1 500～2 550 mg/d。不良反应及用药监测:胃肠道反应最常见,餐中服用可减轻症状。乳酸性酸中毒为罕见的严重不良反应;用药期间每 3 个月监测肝肾功能。

噻唑烷二酮类药物:能增强外周靶细胞(肝细胞、骨骼肌细胞、脂肪细胞)对胰岛素的敏感性,改善高胰岛素血症。罗格列酮既往是常用的噻唑烷二酮类药物,但因其心脏毒性已停用,现多选用安全性较高的吡格列酮;噻唑烷二酮类药物增加胰岛素敏感性的作用与二甲双胍相仿;对于不能耐受二甲双胍的患者,可考虑吡格列酮,或单用二甲双胍疗效不满意可加用吡格列酮。但由于其可能的肝脏毒性及胚胎毒性,在服用噻唑烷二酮类药物期间应监测肝功能并注意避孕。

2.并发症治疗

(1)子宫内膜增生病变的治疗:子宫内膜增生病变的 PCOS 患者应选用孕激素转化子宫内膜。对于已发生子宫内膜样腺癌的患者应考虑手术治疗。

(2)代谢综合征的治疗:对于已出现高血压、高脂血症、糖尿病的患者,建议同时内科就诊。

3.促孕治疗

由于 PCOS 患者存在胰岛素抵抗,故在妊娠期发生妊娠糖尿病或妊娠期合并糖尿病、妊娠高血压、先兆子痫、妊娠糖尿病、早产及围生期胎儿病死率的风险明显增高,故应引起重视。2008 年,ASRM 关于 PCOS 不育的治疗已达成共识,认为对 PCOS 患者采用助孕干预开始之前应该首先改善孕前状况,包括通过改善生活方式、控制饮食及适当运动降体重,以及降雄激素、降胰岛素和控制月经周期等医疗干预。部分患者可能在上述措施及医疗干预过程中恢复排卵;但在纠正高雄激素血症及胰岛素抵抗后仍未恢复排卵者可考虑药物诱发排卵。

(1)氯米芬为 PCOS 的一线促排卵治疗药物,价格低廉,口服途径给药,不良反应相对小,用药监测要求不高。其机制是与雌激素竞争受体,阻断雌激素的负反馈作用,从而促进垂体 FSH 的释放。该药排卵率为 75%～80%,周期妊娠率约 22%,6 个周期累积活产率达 50%～60%。肥胖、高雄激素血症、胰岛素抵抗是发生氯米芬抵抗的高危因素。

用药方法及剂量:自然月经或药物撤退出血的第 5 天开始,初始口服剂量为 50 mg/d,共 5 天;若此剂量无效则于下一周期加量,每次增加 50 mg/d;最高剂量可用至 150 mg/d 共 5 天,仍无排卵者为氯米芬抵抗。氯米芬抵抗的 PCOS 患者,可采用二甲双胍联合氯米芬治疗;7 个关于二甲双胍联合氯米芬的观察性研究的荟萃分析表明,二甲双胍联合氯米芬的排卵率较单用氯米芬增加 4.41 倍(B 级证据)。如果氯米芬在子宫和宫颈管部位有明显的抗雌激素样作用,则可采用芳香化酶抑制剂——来曲唑来进行促排卵治疗。来曲唑治疗的排卵率可达 60%～70%,妊娠率达 20%～27%;目前的观察性研究未见来曲唑对胚胎有不良作用,但仍需大样本研究来进一步证实来曲唑对胚胎的安全性。

治疗期限:采用氯米芬治疗一般不超过 6 个周期。氯米芬治疗无效时,可考虑二线促排卵治疗,包括促性腺激素治疗或腹腔镜下卵巢打孔术。

(2)来曲唑也为 PCOS 的一线促排卵治疗药物。其机制为:通过抑制芳香化酶的作用,阻断雄激素如雄烯二酮和睾酮向雌酮(E_1)和 E_2 转换,使体内雌激素降低,阻断其对下丘脑和垂体的负反馈作用,使垂体促性腺激素分泌增加,从而促进卵泡的发育和排卵。

用药方法及剂量:自然月经或药物撤退出血的第 3 天开始,口服剂量为 2.5～5 mg/d,共 5 天。

治疗期限:一般不超过 6 个周期,当来曲唑治疗无效时,可考虑二线促排卵治疗,包括促性腺激素治疗或腹腔镜下卵巢打孔术。

(3)促性腺激素:促性腺激素促排卵治疗适用于氯米芬抵抗者,列为 PCOS 促排卵的二线治疗。促性腺激素促排卵分为低剂量递增方案及高剂量递减方案。较早的研究报道,上述两种方案获得单卵泡发育的成功率均较高,但是目前一项大样本的研究资料显示低剂量递增方案更为安全。低剂量递增方案促单卵泡发育排卵率可达到 70%,妊娠率为 20%,活产率为 5.7%,而多胎妊娠率<6%,卵巢过度刺激综合征发生率低于 1%。

(赵瑞华)

第四节　卵巢过度刺激综合征

卵巢过度刺激综合征(ovarian hyperstimulation syndrome,OHSS)是一种以促排卵为目的而进行卵巢刺激时,特别在体外受精(IVF)辅助生育技术中,所发生的医源性疾病,是辅助生殖技术最常见且最具潜在危险的并发症,严重时可危及生命,偶有死亡病例报道。

OHSS为自限性疾病,多发生于超促排卵周期中的黄体期与早妊娠期,发病与HCG的应用密不可分。按发病时间分为早发型与晚发型两种;早发型多发生于HCG应用后的3~9天内,其病情严重程度与卵泡数目、E_2水平有关。如无妊娠,10天后缓解,如妊娠则病情加重。晚发型多发生于HCG应用后10~17天,与妊娠尤其是多胎妊娠有关。

一、流行病学

大多数OHSS病例的发生与应用促性腺激素进行卵巢刺激有关,尤其发生在体外受精助孕技术应用促性腺激素进行卵巢刺激后;也有病例在应用克罗米芬后被观察到;非常个别的病例报道发生在未行卵巢刺激而自然受孕的早孕期,称为自发性OHSS。

(一)OHSS的高危因素

OHSS的高危因素包括原发性高危因素和继发性高因素。

1.原发性高危因素

(1)年龄<35岁。

(2)身体瘦弱。

(3)PCOS患者或B超下卵巢表现为"项链"征的患者。

(4)既往有OHSS病史。

2.继发性高危因素

(1)血E_2>3 000 pg/mL。

(2)取卵日卵泡数>20个。

(3)应用HCG诱导排卵与黄体支持。

(4)妊娠。

(二)发病率

OHSS发病率的不同依赖于患者因素、监测方法与治疗措施。轻度20%~33%;中度3%~6%;重度0.1%~2%。轻度病例的发生在用促性腺激素进行控制性卵巢刺激的IVF中将近30%或更多,但由于症状与体征的温和往往不被认识。通常IVF中少于5%的患者将可能发展为中度症状,1%患者将发展为重度症状。妊娠患者的发病率是非妊娠患者的4倍。

二、病理生理学

OHSS是在促排卵后卵泡过度反应的结果,但发生在黄体期LH峰后或外源性HCG应用后。其严重性与持续时间因为应用外源性HCG进行黄体支持及内源性HCG水平的升高而加重与延长。其病理生理机制于1983年由Haning等首次提出,现已认为促排卵后卵巢内生成一种或几种由黄体颗粒细胞分泌的血管活性因子,其释放入血,可以引起血管通透性升高、液体渗出,导致第三腔隙液体积聚,从而形成胸腔积液、腹水,继而导致血液浓缩与血容量减少,甚至血栓形成(图 3-1)。

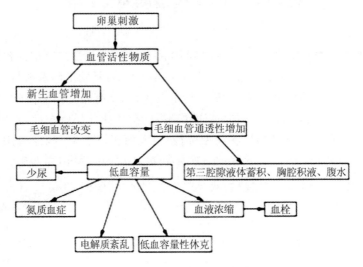

图 3-1　OHSS 的病生理改变

可能参与 OHSS 病理生理的因子目前研究认为有肾素-血管紧张素系统(RAS)中的活性肾素与血管紧张素Ⅱ、血管内皮生长因子(VEGF)、其他细胞因子家族与内皮素等。这些因子较多文献报道参与了卵泡与黄体生成的正常生理过程。促排卵后过多卵泡被刺激生长,HCG 应用后形成的黄体使这些血管活性因子生成量增加,它们直接或间接进入血循环甚至腹腔,引起广泛的血管内皮通透性增加从而形成胸腔积液与腹水,偶有严重者发生心包积液、全身水肿。胸腔、腹腔穿刺后这些物质的减少有助于毛细血管通透性的降低,临床上可改善病情。

文献报道表明血管紧张素Ⅱ在 OHSS 患者的血清、卵泡液中含量比促排卵未发生 OHSS 者显著升高,并且随着病情好转明显降低;免疫组化显示排卵前卵泡的颗粒细胞与黄体细胞内均存在血管紧张素Ⅱ与其两型受体 AT_1、AT_2;动物实验中应用 ACEI 阻断血管紧张素Ⅱ生成,降低了 OHSS 的发生率。因此我们的研究提示卵巢内 RAS 以自分泌的形式引起或参与了 OHSS 的发病。

与 OHSS 发生的相关因子还包括 VEGF。过多的 VEGF 引起的血管过度新生导致血管通透性增加。颗粒细胞生成的 VEGF 可被 HCG 升调节,血与腹水中非结合性 VEGF 的水平随 OHSS 的发展而升高,因此有作者认为非结合性 VEGF 的水平与 OHSS 的严重性相关。VEGF 的作用是通过 VEGFR-2 完成的,动物实验中应用 VEGFR-2 的特异抗体(SU5416)可以阻断 VEGFR-2 的细胞内磷酸化而致血管通透性降低,从而抑制 OHSS 的发展。

家族自发性 OHSS 可能是由于 FSH 受体的变异,导致其对 HCG 的过度敏感所致:因此本病多在同一患者重复发生,或同一家族中多人发病。发病与妊娠相关,其中最多一例患者 6 次妊娠均发病。与医源性 OHSS 不同,其发病时间多在妊娠 8～14 周,亦即内源性 HCG 升高之后,作用于变异的 FSH 受体,引发卵巢内窦卵泡生长发育,之后 HCG 又作用于 LH 受体,而致卵泡黄素化,启动 OHSS 的病理生理过程。

三、对母儿的影响

（一）OHSS与妊娠

1.OHSS对妊娠率的影响

OHSS的发生与妊娠密切相关，妊娠是晚发型OHSS的发病因素之一，因此在OHSS人群妊娠率往往高于非OHSS人群。有资料显示OHSS患者妊娠率约82.8%，明显高于非OHSS人群32.5%，符合OHSS的发患者群的倾向性。但是对于早发型OHSS对移植后是否影响胚胎着床一直存在争议。有学者认为OHSS患者中过高的E_2水平以及P/E_2比例的改变，尤其是后者对内膜的容受性产生影响，从而降低妊娠率；过高的细胞因子如IL-6也将降低妊娠率；OHSS患者的卵子与胚胎质量较非OHSS患者差，从而影响妊娠率；但也有研究发现相反结论：OHSS妊娠患者与未妊娠患者相比E_2水平反而略高；OHSS患者虽高质量卵子比例低于非OHSS患者，但因其获卵数多，最终高质量胚胎数与非OHSS患者无差异。而也有学者观察到早发型OHSS患者移植后的妊娠率为60.5%，较非OHSS人群32.5%的妊娠率高，支持后者观点。

2.妊娠对OHSS的影响

有研究发现妊娠与晚发型OHSS密切相关，并影响了OHSS病程的长短；妊娠与病情轻重虽无显著性相关，但病情重者与多次腹腔穿刺患者均为妊娠患者，进一步说明了妊娠影响了OHSS病情的发展与转归。

（二）中重度OHSS对孕期流产的影响

中重度OHSS是否会增加妊娠流产率，文献报道较少。多数研究认为过高的E_2水平，血管活性因子包括肾素-血管紧张素、细胞因子、前列腺素水平改变，以及OHSS病程中的血流动力学变化、血液浓缩、低氧血症、肝肾功能异常等，都将增加早期妊娠流产率。有学者对同期OHSS与非OHSS患者进行了对比分析，两组总体流产率（早期流产＋晚期流产）相近，分别为16.9%与18.7%，与Mathur的结果相同。我们同时观察到妊娠丢失与患者的继发妊娠所致病情加重、病程延长有一定的相关性，但并未改变总体流产率。这一点可能与我们在发病早期就积极进行扩容治疗有关，扩容后改变了原先的血液浓缩状态，甚至降低了妊娠期的血液浓缩状态，减轻了因高凝状态、低氧血症等对妊娠的不良影响，因此中度、病程短的患者妊娠丢失率降低，而病情越重、病程越长，引起的血液改变、肝功升高等持续时间延长，相应地增加了妊娠丢失。

（三）中重度OHSS对远期妊娠的影响

有文献报道OHSS患者因血液浓缩，血栓素与肾素-血管紧张素水平升高，孕期并发症如子痫前期与妊娠期糖尿病的发生率升高；但Wiser的研究显示OHSS患者中子痫前期与妊娠期糖尿病的发病率与对照组无差异。也有研究发现妊娠期并发症包括PIH、GDM与前置胎盘的发病率略高于对照组，但无统计学差异，支持后者观点；且与对照组相比正常分娩比例、出生缺陷率相同；早产与低体重儿比例略高于对照组，但无统计学差异，这点可能与OHSS组双胎率略高有关；发病早晚、病情轻重、病程长短也均未影响早产率与低体重儿比例，而双胎与早产、双胎与低体重儿均显著性相关，此结果与常规妊娠结局相同。因此我们认为OHSS的发生并未影响远期的妊娠发展，未增加妊娠期并发症，对妊娠的分娩结局（包括早产率与低体重儿率）也未产生不良影响。

四、临床表现

（一）胃肠道症状

轻度患者可有恶心、呕吐、腹泻,因卵巢增大与腹水增多腹胀逐渐加重。

（二）腹水

腹胀加重,腹部膨隆,难以平卧;腹壁紧绷即称为张力性腹水,有腹痛感;膈肌被压迫上抬可出现呼吸困难。

（三）胸腔积液

多数单独发生,30%患者合并有腹水;胸腔积液可单侧或双侧发生;表现为咳嗽,胸腔积液加重致肺组织萎缩出现呼吸困难。

（四）呼吸系统症状

胸腔积液与大量腹水可致胸闷、憋气、呼吸困难;发生肺栓塞或成人呼吸窘迫综合征（ARDS）时出现呼吸困难,并有低氧血症。

（五）外阴水肿

张力性腹水致腹部压力增大,特别是久坐或久立后,压迫下腔血管使其回流受阻,甚至引起整个大阴唇水肿。

（六）肝功异常

液体渗出可致肝水肿,约25%患者出现肝酶升高,AST↑,ALT↑,ALP往往处于正常值上限,肝功升高水平与OHSS病情轻重相关,并随病情的好转恢复正常。

（七）肾功能异常

血容量减少或因大量腹水致腹腔压力增大,导致肾灌注减少,出现少尿、低钠血症、高钾血症与酸中毒,严重时出现BUN↑,Cr↑,也随病情好转恢复正常。

（八）电解质紊乱

液体渗出同时入量不足,出现少尿甚至无尿;另外可能出现低钠、高钾血症或酸中毒表现。

（九）低血容量性休克

液体渗出至第三腔隙,血容量减少可发生低血容量性休克。

（十）血栓

发病率在重度OHSS患者中约占10%,多发生于下肢、脑、心脏与肺,出现相应部位症状,发病时间甚至出现在OHSS好转后的数周。血栓形成是OHSS没有得到及时正确的治疗而发生的极严重后果,危及患者生命,甚至可留下永久性后遗症,必须予以积极防治。

OHSS具有自限性,如未妊娠它将在月经来潮时随着黄体溶解自然恢复。表现为腹水的进行性减少与尿量的迅速增多。如果妊娠,在排卵后的第2周,由于升高的内源性HCG,症状与体征将进一步持续或加重,如果胚胎停育,OHSS症状也可自行缓解。临床处理经常需要持续2~4周时间,一般在孕6周后逐渐改善。

五、诊断

依据促排卵史、症状与体征,结合B超下腹水深度与卵巢大小的测量,检测血细胞比容（HCT）、WBC、电解质、肝功能、肾功能等,以诊断OHSS及其分度,并确定病情严重程度。

六、临床分级

1989 年 Golan 等根据临床症状、体征、B 超以及实验室检查将其分为轻、中、重三度及五个级别(表 3-1)。

Navot 等于 1992 年又将重度 OHSS 分为严重与危重 2 组,其依据更为重视实验室检查(表 3-2)。

2010 年 Peter Humaidan 等根据 OHSS 各项客观与主观指标将其分为轻、中、重三度,这一分度临床应用似更简便、明晰(表 3-3)。

七、治疗

(一)治疗原则

OHSS 为医源性自限性疾病,OHSS 的病情发展与体内 HCG 水平相关,未妊娠患者随着月经来潮病情好转;妊娠患者早孕期病情加重。

1.轻度 OHSS

被认为在超促排卵中几乎不可避免,患者无过多不适,可不予处理,但需避免剧烈活动以防止卵巢扭转,也应警惕长期卧床休息而致血栓。

表 3-1　OHSS 的 Golan 分级

	轻	中	重
Ⅰ	仅有腹胀及不适		
Ⅱ	Ⅰ＋恶心、呕吐,腹泻卵巢增大 5～12 cm		
Ⅲ		Ⅱ＋B 超下有腹水	
Ⅳ			Ⅲ＋临床诊断胸腔积液/腹水,呼吸困难
Ⅴ			Ⅳ＋低血容量改变,血液浓缩,血液黏度增加,凝血异常,肾血流减少,少尿、肾功能异常,低血容量休克

表 3-2　OHSS 的 Navot 分级

重度症状	严重	危重
卵巢增大	≥12 cm	≥12 cm
腹水、呼吸困难	大量腹水伴或不伴呼吸困难	大量腹水致腹部胀痛伴或不伴呼吸困难
血液浓缩	Hct＞45％,WBC＞15×10⁹/L	HCT＞55％,WBC＞25×10⁹/L
少尿	少尿	少尿
血肌酐	0～133 μmol/L	≥1.6 mg/dL
重度症状	严重	危重
肌酐清除率	≥50 mL/min	＜50 mL/min
低蛋白血症	重度	重度
	肝功能异常	肾衰竭
	全身水肿	血栓
		AIDS

表 3-3　OHSS 的 Peter Humaidan 分级

	轻	中	重
客观指标			
直肠窝积液	√	√	√
子宫周围积液(盆腔)		√	√
肠间隙积液			√
Hct＞45％		√[a]	√
WBC＞15×10⁹/L		±[a]	√
低尿量＜600 mL/d		±[a]	√
Cr＞133 μmol/L		±[a]	±
肝功能升高		±[a]	±
凝血异常			±[c]
胸腔积液			±[c]
主观指标			
腹胀	√	√	√
盆腔不适	√	√	√
呼吸困难	±[b]	±[b]	√
急性疼痛	±[b]	±[b]	±[b]
恶心、呕吐	±	±	±
卵巢增大	√	√	√
妊娠	±	±	√

注释:±可有可无;a≥2 次,住院;b≥1 次,住院;c≥1 次,加强监护

2.中度 OHSS

可在门诊观察,记 24 小时尿量,称体重,测腹围。鼓励患者进食,多饮水,尿量应不少于 1 000 mL/d,2 000 mL/d 以上最佳,必要时可于门诊静脉滴注扩容。

3.重度 OHSS

早期与中度 OHSS 相同,可在门诊观察与治疗,适时监测血常规、电解质与肝功、肾功,静脉滴注扩容液体,必要时行腹腔穿刺;病情加重后应住院治疗。

(1)住院指征:①严重的腹痛与腹膜刺激征。②严重的恶心呕吐,以致影响每天食水摄入。③严重少尿(＜30 mL/h)甚至无尿。④张力性腹水。⑤呼吸困难或急促。⑥低血压、头昏眼花或晕厥。⑦电解质紊乱(低钠,血钠＜135 mmol/L;高钾,血钾＞5.5 mmol/L)。⑧血液浓缩(Hct＞45％,WBC＞15×10⁹/L)。⑨肝功异常。

(2)病情监护:每天监测 24 小时出入量、腹围、体重,监测生命体征,检查腹部或肺部体征;每天或隔天检测血细胞比容(HCT)、WBC、尿渗透压;每 3 天或 1 周监测电解质、肝功、肾功,B 超监测卵巢大小及胸腔积液及腹水变化,必要时监测 D-二聚体或血气分析,以了解治疗效果,病情危重时随时复查。

（二）治疗方法

1.扩容

OHSS因液体外渗第三腔隙致血液浓缩，扩容是最主要的治疗。扩容液体包括晶体液与胶体液。晶体液可选用5%葡萄糖、10%葡萄糖、5%葡萄糖盐或乳酸林格液，但避免使用盐林格液；一般晶体液用量500～1 500 mL。只用晶体液不能维持体液平衡，因此需加用胶体液，如清蛋白、贺斯、低分子右旋糖酐、冰冻血浆等胶体液扩容。

（1）清蛋白：为低分子量蛋白质，由肝产生，75%的胶体渗透压由其维持，50 g的清蛋白可以使大约800 mL液体15分钟内回流至血循环中；同时可以结合并运送大分子物质如一些激素、脂肪酸、药物等，以减少血中血管活性物质的生物浓度。OHSS患者因液体外渗，血中清蛋白浓度降低，因此最初选用清蛋白作为扩容药物，可用10～20 g/d静脉滴注，如病情加重，最大剂量可用至50 g/d。但因清蛋白为血液制品，有传播病毒等风险，现在临床应用已严格控制，因此仅用于低蛋白血症的患者。

（2）羟乙基淀粉：平均分子量为200 000，半衰期＞12小时，可有效降低血液黏度、血细胞比容，减少红细胞聚集；因其为糖原结构，在肝内分解，因此不影响肝肾功能，并可显著改善肌酐清除率；因无抗原性，是血浆代用品中变态反应率最低的一种。静脉滴注剂量为500～1 000 mL/d，应缓慢静脉滴注以避免肺部充血。因其价格低于清蛋白，且为非血液制品，现已作为中重度OHSS时首选扩容药物。

（3）低分子右旋糖酐：可以增加肾灌注量、尿量，降低血液黏滞度，改善微循环，防止血栓形成；但低分子右旋糖酐有降低血小板黏附的作用，有出血倾向者禁用，个别患者存在变态反应，且有临床死亡病例报道；因此临床使用应慎重，一般应用剂量为500 mL/d。

2.保肝治疗

肝功升高者需用保肝药物治疗，轻度升高者可用葡醛内酯400～600 mg/d、维生素C 2～3 g/d静脉滴注；肝功升高，ALT＞100 U/L时，可加用古拉定0.6～1.2 g/d静脉滴注。经治疗后肝功一般不会进一步恶化，并随OHSS症状的好转而恢复。

3.胸腔、腹腔穿刺

适应证：①中等量以上胸腔积液伴明显呼吸困难。②重度腹水伴呼吸困难。③纠正血液浓缩后仍少尿（＜30 mL/h）。④张力性腹水。但是在有腹腔内出血或血流动力学不稳定的情况下禁忌腹腔穿刺；腹腔穿刺放水可采用经腹与经阴道两途径。一般多采用经腹途径。穿刺应在扩容后进行，要在B超定位下施行，避免损伤增大的卵巢。穿刺不仅可以减少腹腔压力，增加肾血流灌注，从而增加尿量。同时减少了与发病相关的血管活性因子而缩短病程，腹水慢放至不能留出为止，有研究表明最多曾放至约6 000 mL；穿刺后症状明显缓解，且不增加流产率。有学者认为穿刺后临床治疗效果好于扩容效果，故建议适应证适宜时尽早穿刺。

4.多巴胺

肾衰竭或扩容并腹腔穿刺后仍少尿的患者可应用低剂量多巴胺静脉滴注，用法为20 mg＋5%葡萄糖250 mL静脉滴注，速度为0.18 mg/(kg·h)，(不影响血压和心率)，同时监测中心静脉压、肺楔压。但应注意的是大剂量多巴胺静脉滴注作用于α受体，有收缩外周血管作用；而低剂量多巴胺作用于β_1受体与DA受体，具有扩血管作用，特别是直接扩张肾血管，增加肾血流，同时抑制醛固酮释放，减少肾小管上皮细胞对水钠的重吸收，从而起到排钠利尿的作用。

也有文献报道口服多卡巴胺750 mg/8 h，临床症状与腹水逐渐好转。也有人曾于腹腔穿刺时于腹腔内应用多巴胺,同样起到增加尿量作用。

5.利尿剂

已达到血液稀释仍少尿(Hct<38%)的患者可静脉应用呋塞米 20 mg。血液浓缩、低血容量、低钠血症时禁用。过早、过多应用利尿剂,将加重血液浓缩与低血容量而致血栓,视为禁忌。

6.肝素

个人或家族血栓史或确诊血栓者可静脉应用肝素 5 000 U/12 h,另外也有学者认为 48 小时扩容后仍不能纠正血液高凝状态,也应该静脉滴注肝素。如妊娠则肝素用至早孕末,或依赖于 OHSS 病程及高危因素的存在与否。为了防止血栓栓塞综合征,对于各种原因需制动的患者,可以应用低剂量阿司匹林,但是腹腔穿刺时有出血风险。

7.卵巢囊肿抽吸

B 超下抽吸卵巢囊肿可以减少卵巢内血管活性物质的生成,但有引起囊肿破裂、出血可能,因此原则上不建议囊肿抽吸。促排卵后多个卵泡未破裂但妊娠的患者,如病情危重,卵巢>12 cm,放腹水后病情无改善时,可行 B 超指引下卵巢囊肿抽吸,术后应严密观察有无腹腔内出血征象。

8.终止妊娠

合并严重并发症,如血栓、ARDS、肾衰竭或多脏器衰竭,在持续扩容并反复多次放腹水后仍不能缓解症状时,也可考虑终止妊娠。终止妊娠是 OHSS 不得已而行的有效治疗方法,随着 HCG 的下降,OHSS 症状迅速好转。终止妊娠的方法首选人工流产术,同时应监测中心静脉压、肺楔压、尿量、血肌酐,以及肌酐清除率、血气分析。

八、预防

(一)个体化刺激方案

首先确认 OHSS 高危人群。对于瘦小、年轻、有 PCO 卵巢表现的患者,以及既往发生过 OHSS 的高危人群,在刺激方案上应慎重。对于 PCO 患者多采用 r-FSH 75～150 U 起始,同时可用去氧孕烯炔雌醇片等避孕药物抑制卵巢反应性。促排卵后一定要 B 超监测卵泡生长,并应根据个体对药物的敏感性不同及时调整药物剂量。需注意长方案、短方案与拮抗剂方案都可能发生 OHSS,即使氯米芬促排卵也有可能。

(二)HCG 的应用

因 OHSS 与 HCG 密切相关,故 HCG 的应用与否、应用剂量及使用时间与 OHSS 的发生密切相关。

1.不用 HCG 促卵子成熟

在高危人群中不用 HCG,可抑制排卵与卵泡黄素化,避免 OHSS 的发生;但是未应用 GnRH 激动剂降调节的患者,停用 HCG 并不能避免自发性 LH 峰的出现,不能完全防止 OHSS 的发生。

2.减少 HCG 量

HCG 剂量减至 5 000 U 甚至 3 000 U,与 10 000 U 相同,均可达到促卵泡成熟效果,并可减少 OHSS 的发病率并减轻病情,但不能完全避免 OHSS 的发生。

3.GnRH-a 替代 HCG 促排卵

对未用 GnRH 激动剂降调节患者,或应用 GnRH 拮抗剂的患者,可用短效 GnRH-a 代替

HCG 激发内源性 LH 峰,促卵泡成熟。因其作用持续时间明显短于 HCG,从而减少 OHSS 的发生。但 GnRH-a 有溶黄体作用,未避免临床妊娠率下降,应相应补充雌、孕激素,同时监测血中 E_2 与 P 水平,及时调整雌孕激素剂量,维持 $E_2 > 200 \, pg/mL$,$P > 20 \, ng/mL$,文献报道临床妊娠率较 HCG 组无显著性降低。也有文献报道在使用 GnRH-a 同时加用小剂量 HCG 1 000~2 000 U,使得临床妊娠率可不受影响。GnRH-a 可用 Triptorelin 0.2~0.4 mg,或 Buserelin 200 mg×3 次。

4.Coasting

对于 OHSS 高危人群,当有 30% 卵泡直径超过 15 mm,血 $E_2 > 3\,000 \, pg/mL$,总卵泡数 >20 个时,停止促性腺激素的使用,而继用 GnRH-a,此后每天测定血中 E_2 浓度,当 E_2 再次降到 $3\,000 \, pg/mL$ 以下时,再应用 HCG,可明显降低 OHSS 的发生率。其理论是根据 FSH 阈值学说,停用促性腺激素后,部分小卵泡因为“饥饿”而闭锁,但大卵泡生长不受影响,从而使得活性卵泡数量减少,以及生成血管活性因子的颗粒细胞数量减少,因而 OHSS 发生率降低。Coasting 的时间如过长则会影响卵母细胞质量、受精率、胚胎质量及妊娠率,因此一般不超过 3 天。

(三)GnRH 拮抗剂方案

对易发生 OHSS 高危人群,促排卵可采用 GnRH 拮抗剂方案,因为此方案可用短效 GnRH-a 代替 HCG 促卵泡成熟,以降低 OHSS 发生。

(四)黄体支持

HCG 的应用增加了 OHSS 的发病率,因而对于高危人群不用 HCG 支持黄体,仅用孕激素支持黄体,可降低 OHSS 发病率。

(五)静脉应用清蛋白

对于高危患者在取卵时静脉应用有渗透活性的胶体物质可以降低 OHSS 的危险与严重程度。对于雌激素峰值达到 3 000 pg/mL 的患者,或大量中小卵泡的患者,推荐在取卵时或取卵后即刻静脉应用清蛋白(25 g)。基于 meta 分析,估计每 18 个清蛋白治疗的患者,有 1 例患者将避免 OHSS。然而对高危患者预防性应用清蛋白仍存在争议,就像关于它的花费与安全性问题存在争议一样。

(六)静脉应用贺斯

取卵后应用贺斯 500~1 000 mL 替代清蛋白静脉滴注,同样可以减少 OHSS 的发生。在我们的随机对照研究中,取卵后静脉滴注贺斯 1 000 mL×3 天,与静脉滴注清蛋白 20 g×3 天,同样起到了减少 OHSS 发病的作用。因其为非生物制品,可避免应用清蛋白所致的感染问题。

(七)选择性一侧卵泡提前抽吸术(ETFA)

应用 HCG 后 10~12 小时行选择性一侧卵泡提前抽吸,可降低 OHSS 发生率,但因结果的不确定性并不过多推荐使用。

(八)多巴胺激动剂

文献报道 VEGF 是参与 OHSS 病理生理机制的重要血管活性因子,内皮细胞上的 VEGFR-2 是其引起血管通透性增加的作用受体;经研究证实多巴胺激动剂可以减少 VEGFR-2 酪氨酸位点的磷酸化,而磷酸化对于 VEGFR-2 的下游信号传导至关重要。因此,多巴胺激动剂通过抑制了 VEGF 的生物学活性而起到减少 OHSS 发病的作用。因此文献报道高危患者自 HCG 应用日开始使用多巴胺激动剂卡麦角林0.5 mg/d×8 天,OHSS 的发病率、腹水与血液浓缩显著性降低,而着床率与妊娠率并未受影响。

（九）二甲双胍

对于有胰岛素抵抗的 PCOS 患者,口服二甲双胍 1 500 mg/d,可以降低胰岛素与雄激素水平,相应地降低了 OHSS 发病率。

（十）腹腔镜 PCOS 患者卵巢打孔

对于 OHSS 高危的 PCOS 患者可以采用腹腔镜进行双侧卵巢打孔的方法,术后血中雄激素与 LH 水平下降,从而在超促排卵后 OHSS 的发病率得以下降,且妊娠率增加,流产率降低,打孔时应注意控制打孔操作的时间与电功率,避免过度损伤卵巢组织。

（十一）单囊胚移植

对于已有中度 OHSS 的患者可以观察到取卵后 5～6 天,如症状未加重,可行单囊胚移植,以避免多胎妊娠对 OHSS 发病的影响。

（十二）未成熟卵体外成熟培养（IVM）

此技术最早于 1991 年由 Cha 等提出并报道了妊娠个案。其将卵巢中不成熟卵母细胞取出,使之脱离高雄激素环境于体外培养,成熟后应用 ICSI 技术使之受精,从而避免了超排卵所致 OHSS 的发生。

（十三）冷冻胚胎

OHSS 高危者可冷冻胚胎,从而避免因妊娠产生的内源性 HCG 的作用,避免了晚发型 OHSS 的发生。虽然不可以完全避免早发型 OHSS 的发生,但因其避免了妊娠致病情的进一步加重,从而缩短了病程。

（徐自来）

第五节　绝经综合征

绝经是每个妇女生命进程中必经的生理过程。多数国家调查表明,妇女自然绝经的平均年龄为 50 岁左右。随着人类期望寿命的延长,妇女超过 1/3 的生命将在绝经后期度过。据统计,在占我国总人口 11% 的 40～59 岁的妇女中,50% 以上存在不同程度的绝经相关症状或疾病。绝经相关问题和疾病严重困扰广大中老年妇女的身心健康。确立围绝经期治疗对策,改善围绝经期与绝经后期妇女的生活质量是妇产科工作者义不容辞的职责。

一、定义

绝经综合征是指妇女绝经前后出现性激素波动或减少所致的一系列躯体及精神心理症状。绝经分为自然绝经和人工绝经。自然绝经指卵巢内卵泡生理性耗竭所致的绝经;人工绝经指两侧卵巢经手术切除或受放射或化学治疗所致的绝经。人工绝经患者更易发生绝经综合征。

有关绝经名词的定义与分期:生殖衰老的基础是卵巢内始基卵泡储备逐渐耗竭,它有一个渐进、累积的过程。1994 年 WHO 将这一时期命名为"绝经过渡期",定义为"绝经前从临床特征、内分泌、生物学方面开始出现趋向绝经的变化,直到最终月经止",此后的生命期定义为绝经后期。绝经是指妇女一生中最后一次月经,只能回顾性地确定,当停经达到或超过 12 个月,认为卵巢功能真正衰竭,以至月经最终停止。绝经后 5 年内一般定义为绝经后早期,5 年后为绝经后晚期。对绝经过渡期的研究认为,准确认识绝经过渡期的分期、月经改变与卵巢组织学、激素变化、临床症状的关系有助于临床治疗的研究和制订治疗策略。

STRW 为国际第一个标准化绝经过渡期分期系统,其对绝经过渡期早期和晚期的定义:35 岁后,即往月经规则,月经失去规律,出现周期长度>7 天,但<2 个月,提示过渡期早期开始;当停经 2~11 个月,提示进入绝经过渡期晚期。围绝经期是指绝经前后一段时期,自临床特征、内分泌学及生物学开始出现绝经征象(40 岁左右)持续至最后一次月经后 1 年。围绝经期起点与绝经过渡期的起点一致,而终点不同。

二、围绝经期与绝经后期的内分泌变化

妇女一生中卵细胞的储备功能在胎儿期已成定局,出生后不再增加。经历绝经过渡期与绝经,卵巢储备功能也经历下降至衰竭的过程,内分泌出现一系列改变。

（一）促性腺激素

绝经过渡期 FSH 水平升高,呈波动型,与卵巢分泌的抑制素水平有关。FSH 对抑制素的负反馈抑制较 LH 敏感。绝经后 FSH 增高 10~20 倍(>301U/L),LH 约增加 3 倍,于绝经后 1~3 年达最高值,以后稍有下降。

（二）促性腺激素释放激素

下丘脑弓状核分泌的 GnRH,于绝经后水平升高。与垂体分泌的促性腺激素 FSH、LH 释放一致,呈脉冲式释放。

（三）雌激素

绝经过渡期雌激素水平呈波动状态,当 FSH 升高对卵泡过度刺激时可使 E_2 分泌过多,导致早期雌激素水平高于正常卵泡期水平。当卵泡生长发育停止时,雌激素水平下降。绝经后卵巢不再分泌雌激素,循环中雌二醇(10~20 pg/mL)多来自雌酮的外周转化;雌酮(30~70 pg/mL)主要来自雄烯二酮的外周转化。转化的部位主要在肌肉和脂肪,肝、肾、脑等组织也可促使转化。

（四）黄体酮

绝经过渡期卵巢尚有排卵功能,但黄体功能不全,黄体酮分泌减少;绝经后卵巢停止分泌黄体酮。

（五）雄激素

绝经后雄激素来源于卵巢间质细胞及肾上腺,总体雄激素水平下降。其中雄烯二酮主要来源于肾上腺,量约为绝经前的 1/2。卵巢主要产生睾酮,由于升高的 LH 对卵巢间质细胞的刺激增加,使睾酮水平较绝经前无明显下降。

（六）抑制素

围绝经期妇女血抑制素浓度下降,较雌二醇下降早且明显。通过反馈抑制垂体 FSH 和 GnRH 对自身受体的升调节,使抑制素水平与 FSH 水平呈负相关。绝经后卵巢分泌的抑制素极低,FSH 升高。

（七）催乳素

绝经后催乳素水平变化不大,有人认为 FSH、LH 升高会使催乳素下降。

（八）甲状旁腺素(PTH)

由甲状旁腺分泌,雌激素与其相拮抗,并共同参与体内血钙平衡的调节,雌激素水平下降,甲状旁腺激素升高。

（九）降钙素（CT）

由甲状腺滤泡细胞分泌，受雌激素刺激分泌增加，两者呈正相关，绝经后减少。

（十）生长激素（GH）

随年龄增加而减少。

（十一）β-内啡肽

绝经后明显降低。

以上内分泌改变会对绝经妇女产生一系列生理与心理改变，激素补充治疗可以改善低雌激素状态，对延缓各系统衰老有一定作用。

三、潮热病因机制

潮热是典型的更年期症状，也是围绝经期妇女最主要的主诉。绝经期妇女潮热发生率高达75%，历来研究者研究更年期症状的发病机制，往往从潮热病因机制研究入手。

（一）血管舒缩功能变化

围绝经期由于雌激素等内分泌的变化，可引起体表及末梢血管舒缩功能改变，末梢血管扩张，血流增加，引起潮热发生。其可能机制为绝经后雌激素缺乏，反馈性地引起去甲肾上腺素能神经元活性增强从而激发下丘脑视前区 GnRH 神经元的释放活性，引起与之相毗邻体温调节神经元散热功能的激活，人体出现活跃的潮红发作。

（二）体温调节中枢异常

下丘脑体温调节中枢是体温调节的关键，温敏神经元与冷敏神经元起着调定点的作用。当机体温度偏离调定点，体温调节中枢会及时发出指令，调控效应器的产热和散热状况，直至达到与调定点相适应的水平。体温偏离调定点需要达到阈值才能激活体温调节中枢，但在围绝经期，这个阈值范围缩小，导致女性体温调节过度敏感，出现血管扩张、潮热、发汗症状。

（三）其他神经递质的作用

雌激素的部分作用是通过神经递质来调节实现的，主要是 β-内啡肽、去甲肾上腺素以及5-羟色胺。

随着卵巢功能的下降，雌激素减少，下丘脑 β-内啡肽活性也下降，对去甲肾上腺素抑制作用减弱。研究发现血浆去甲肾上腺素代谢产物在潮热发作前期以及发作时升高，认为其可诱发潮热。另有研究显示，绝经过渡期5-羟色胺水平高于育龄期，绝经后升高更明显，但随绝经期延长逐渐减低，时间上与潮热的出现高峰期吻合，因此认为，5-羟色胺升高及活性增强与潮热的发生有关。但亦有不同的报道，患者使用5-羟色胺受体再摄取抑制剂治疗抑郁时，观察到潮热症状减轻。5-羟色胺通过与受体结合发挥作用，已发现5-羟色胺受体的 7 种类型及 15 个亚型，其作用机制复杂。可能由于雌激素减少或波动，导致5-羟色胺亚型受体平衡破坏，引起体温调节中枢不稳定和 GnRH 神经元兴奋，导致 LH 升高与潮热发生。有关神经递质的作用还需深入研究。

四、临床表现

（一）早、中期症状

1.月经紊乱

在一项绝经过渡期女性的研究中，82%女性存在闭经、月经稀发和（或）月经过少，18%存在月经过多、月经不规则出血或月经频发。后者发现 19% 的患者组织学上有癌前病变和恶性变。

此期无排卵功血往往先有数周或数月停经,然后有多量出血,也可一开始即为阴道不规则出血。严重出血或出血时间长可导致贫血,休克和感染。一些妇女也可伴随潮热、出汗、情绪改变等更年期症状。

2.血管舒缩症状

潮热可视为卵巢功能衰退的标志性症状。自然绝经潮热发生率在75%以上,持续1～2年,25%的妇女将持续4～5年或更长。手术绝经潮热发生率更高,往往在手术后1周内开始。

患者有时感自胸部向颈及面部扩散的阵阵上涌热浪,同时上述部位皮肤有区域性弥散性或片状发红,伴有出汗,汗后又有畏寒。潮热突然出现,可持续数秒到数十秒,甚至达1个小时,通常1～2分钟,发作次数由每周1～2次到每天数次至数十次。发作的频率、严重程度以及持续时间个体差异很大,发作多在凌晨乍醒、黄昏或夜间、活动、进食、穿衣、盖被过多、热量增加的情况下或情绪激动时,伴头痛、心悸。症状严重者影响情绪、工作、睡眠,困扰患者使之感到痛苦。82%的患者此症状持续1年左右,有时还能维持到绝经后5年,在绝经前及绝经早期较严重,随绝经时间进展,发作频度及强度亦渐渐减退,最后自然消失。

3.精神-神经症状

情绪症状如烦躁、焦虑、抑郁等;记忆力可减退及注意力不能集中。

据统计绝经妇女中精神神经症状发生率为58%,其中抑郁78%、淡漠65%、激动72%、失眠52%。约有1/3有头痛、头部紧箍感、枕部和颈部疼痛向背部放射。也有人出现感觉异常,常见的有走路漂浮、登高晕眩、皮肤划痕、瘙痒及蚁走感,咽喉部异物梗阻。

4.泌尿生殖道萎缩症状

绝经后生殖器官各部均出现萎缩性变化,阴道黏膜变薄,阴道脱落细胞检查以底、中层细胞为主。阴道黏液分泌减少、干燥、阴道缩小狭窄可致性生活困难及反复阴道感染。绝经妇女泌尿道平滑肌和条纹肌有明显退行性改变,膀胱肌纤维化,膀胱容量减少,排尿速度减慢,残余尿量增多。Alroms及Torrens曾对50岁前后女性进行了排尿试验,<50岁者,排尿速度>75 mL/s,>50岁者,排尿速度>18 mL/s,每秒排尿少于15 mL,即有尿道梗阻存在。尿道和膀胱黏膜变薄,抵抗力下降可发生尿路感染,脏器脱垂;尿道缩短及萎缩性改变可致尿失禁。

(二)远期症状

1.骨密度降低与骨质疏松

绝经后骨矿含量将以每年3%～5%的速率丢失,头5年丢失最快,并将持续10～15年。流行病学调查显示绝经后骨质疏松症严重威胁妇女的健康及生活质量,据统计,年龄超过50岁的女性一生可遭受一次或更多次椎体骨折者占30%;如发生髋部骨折则有30%的患者可能因并发症如静脉栓塞、感染等原因死亡,30%的患者可能致残。

雌激素对骨质疏松的防治作用通过以下骨代谢调节实现:①与成骨细胞和破骨细胞上的雌激素受体结合,直接抑制破骨细胞的溶酶体酶活性,降低其在骨切片上产生陷窝的能力。②调节成骨细胞产生的细胞因子,其中包括IL-1、IL-6、TNF等溶骨因子,从而改变破骨细胞的功能。③促进降钙素分泌,抑制骨吸收。④调节骨对甲状旁腺素(PTH)的敏感性,减少低钙对PTH的刺激,抑制PTH分泌,减少骨吸收。⑤提高1a-羟化酶活性,使$1,25(OH)_2O_3$合成增加,促进钙吸收和骨形成。

2.心血管疾病

雌激素通过对脂代谢的良性作用改善心血管功能并抑制动脉粥样硬化。妇女绝经前冠心病发病率明显低于同龄男性,绝经后冠心病发病率及并发心肌梗死的死亡率随年龄增加,成为妇女死亡的主要原因。

多数研究表明,雌激素可降低心血管疾病的发病率及死亡率。雌激素对心血管的保护作用主要表现为预防动脉粥样硬化斑块形成、稳定或缩小动脉粥样硬化斑块,并减少发生栓塞的危险性。其中30%～50%归于对脂代谢的有利影响,其他包括雌激素对动脉壁细胞的作用,对糖代谢及对生长因子和细胞因子的调控等。

有关雌激素补充治疗对心血管疾病的影响,目前主张在机会窗口内应用有防治作用。

3.阿尔茨海默病(AD)

阿尔茨海默病(AD)表现为老年痴呆、记忆丧失、失语失认、定向计算判断障碍及性格行为情绪改变。阿尔茨海默病脑病理改变呈弥散性脑萎缩,累及额、顶、颞、枕各叶。组织学形态呈现神经纤维缠结、老年斑痕、颗粒空泡变性。脑血流量减少,低氧可抑制脑中乙酰胆碱的合成。雌激素通过改善脑血流量、刺激中枢神经系统乙酰胆碱代谢,增加发育型的胶质细胞数量而支持神经功能。体内随机对照神经显像实验表明,在年轻女性和中年女性:脑功能受到卵巢功能的正常的变化的调节;卵巢激素的急速丧失会增加神经元细胞膜的破裂;卵巢功能的急速抑制与对记忆至关重要的脑区的激活下降有关。

五、诊断

根据临床表现包括年龄、病史、症状及体格检查,诊断较易确定。为便于对症状的严重程度进行评估,在临床及研究工作中采用了评分的方法对绝经综合征进行量化。Kupperman 及 Greene 症状评分标准是较广泛采用的方法之一。

辅助检查如下。

(一)阴道细胞学涂片

显示底、中层细胞为主。

(二)血激素测定

1.雌激素

雌二醇低于 20 pg/mL,或 150pmol/L,但围绝经期妇女血 E_2 也可不低。

2.促性腺激素

FSH>40 IU/L(国际单位/升)

(三)盆腔超声检查

可展示子宫和卵巢全貌,帮助排除妇科的器质性疾病。

围绝经期也是许多器质性疾病的好发阶段,因此应认真地进行鉴别诊断,应与冠心病、高血压病、甲状腺功能亢进、精神病以及经前紧张症相鉴别。

六、综合治疗

围绝经期妇女健康是重要的公共健康问题。针对围绝经期妇女的健康问题应采取多学科、多层次的综合干预措施。妇女从开始进入围绝经期就应该重视围绝经期保健,积极预防和处理围绝经期综合征。激素补充治疗(HRT)是围绝经期及绝经后妇女综合保健措施中重要的一项,近几年的多项临床研究更加深我们对其正确应用的认识。其他措施主要包括心理保健、合理饮食、锻炼、戒烟酒、日光照射、非激素药物治疗如降糖降血脂及抗骨质疏松类药物等。

激素补充治疗(HRT)是当机体缺乏性激素,并因此发生或将会发生健康问题时外源性地给予具有性激素活性的药物,以纠正与性激素不足有关的健康问题。HRT是针对与绝经相关健康问题的必要医疗措施。"HRT"这一术语包括了雌激素、孕激素、联合疗法和替勃龙等各种激素治疗。

(一)激素补充治疗认识的进展

1.以往的认识及WHI研究结果带来的冲击

我们已认识到HRT对绝经妇女的有利之处,如对绝经过渡期的月经失调有调节作用;迅速缓解血管运动功能不稳定状态;减少骨量的迅速丢失;减少老年痴呆发生率。也认识到HRT对子宫内膜癌、乳腺癌、血栓性疾病可能造成的风险。1998年以前多数学者认为,预防冠状动脉粥样硬化性心血管疾病(CHD)是绝经后妇女选用HRT的重要指征,且应尽早、长期应用。但2002年7月WHI以及1998年HERS循证医学的研究结果进一步提示,HRT不应该用于心血管疾病的一级和二级预防。WHI中期报告显示雌、孕激素联合组冠心病相对危险增加29%,脑卒中风险增加41%,乳腺癌风险增加26%;单用雌激素组不增加乳腺癌、冠心病的发生率,降低了骨折的风险,与雌孕激素联合治疗组相似,增加了卒中的风险。

2.国际绝经学会就WHI研究结果表达的观点

经历了2002年夏天WHI研究的中期叫停事件,有关激素治疗与临床心脏保护、乳腺癌风险、大脑老化等有关信息,在女性、医护人员和媒体中引起巨大的困惑和担忧。随着进一步分析与冷静思考,许多国家的绝经学会均相继发表了观点。国际绝经学会(IMS)执行委员会于2003年12月举行的第四届IMS工作会议上,讨论并着重阐明以下观点。

WHI试验的妇女年龄50~79岁,平均63.3岁,平均为绝经后12年,受试妇女很少(<10%)是处于绝经后关键的头5年。因此不能推广应用于绝经过渡期妇女,这些妇女一般都有症状,开始治疗时一般≤55岁。WHI研究对象与年龄状况不支持WHI作为心血管病一级预防的临床研究,因为许多人入组时已有亚临床的血管或者心血管疾病。这也是以往HRT显示心血管保护作用的观察性研究与未能显示该作用的WHI研究的主要区别。

作为随机对照研究的标准应用实践,WHI的结果不能扩大应用于未设计参加的人群。目前关于激素治疗对绝经过渡期妇女的心脏保护作用的有效研究仅限于流行病学和观察性研究,而且与实验室和动物实验研究结果是一致的,均提示绝经过渡期开始雌激素治疗可能具有心脏保护作用。

基于以上观点,IMS建议继续现有的全球所接受的激素治疗,没有新的理由对HT期限做强行限制,包括强迫停止那些已经开始激素治疗且症状得到缓解的围绝经期妇女的治疗。继续用药应每年进行利弊评估、咨询、知情、个体化用药,适时进行乳腺造影和生殖道检查以除外病变。认为HT的并发症仍是一个重要的问题,HT相关的深静脉血栓与肺栓塞、乳腺癌以及结肠癌、骨折等发生的利弊均是医师与患者需探讨的主题。同时也指出老年男女应用激素或激素替代物将是延缓衰老和提高生活质量的重要措施之一。

2007年国际绝经学会就WHI等大型临床试验再次分层分析后公布的结果,再次阐述了激素治疗的益处与风险。中华医学会绝经学组与全国相关领域专家继2003年公布经讨论发表的HRT临床应用指南后,于2006年再次对指南进行了讨论和修订。强调HT是针对与绝经相关健康问题的必要措施;使用HT必须有明确的适应证,并排除禁忌证;必须低剂量、个体化;尽量从绝经早期开始用药;没有必要限制HT的期限,应用HT应至少于每年进行1次个体化危险/受益评估,应根据评估情况决定疗程的长短,并决定是否继续或长期应用;应定期监测。

(二)激素替代治疗的临床应用

激素替代治疗已有半个多世纪的国内外临床应用的历史,近年来国际上大规模随机对照的临床研究,更从循证医学方面丰富了人们的认识。随着对 WHI 临床研究资料分层再分析,近期国际绝经协会、亚太更年期协会及我国中华医学会妇产科分会绝经学组均相继发表了新的立场观点,为 HT 的临床应用做出了指南性的意见。

1.激素治疗的利弊分析

(1)激素治疗的益处。①更年期症状:HT 仍然是对血管舒缩症状和雌激素缺乏引起的泌尿生殖道症状最有效的治疗方法。生活质量和性功能是治疗衰老时考虑的最关键的因素。使用个体化的 HT(包括在需要时使用雄激素)既可以改善性功能也可以改善总的生活质量。②绝经后骨质疏松:HT 可以降低所有骨质疏松相关性骨折的发生率,包括椎骨、髋骨骨折,甚至对骨折低风险发生率的患者也有效。根据关于疗效、花费和安全性的最新资料,对绝经后妇女特别是<60 岁的妇女,HT 可以作为适合的一线治疗来防止骨折风险增加和阻止过早绝经的妇女骨质丢失。不推荐单纯为了预防骨折而在 60 岁以上的人群中开始使用 HT。③心血管疾病:是导致绝经后妇女患病和死亡的主要原因。主要的初级预防方法(除了戒烟和控制饮食)有减轻体重、降低血压、控制血糖和血脂。有证据表明,如果从绝经前后就开始使用 HT 并且长期持续(经常作为"机会窗口"被提到),可能有心血管保护作用。HT 可以显著降低糖尿病的风险,并且通过改善胰岛素抵抗状态,对其他心血管疾病的风险因素如高血脂和代谢征也有效。④其他的益处:HT 对结缔组织、皮肤、关节和椎间盘都有益。EPT 可以减少结肠癌的风险。最近,体内随机对照神经显像实验表明,在年轻女性和中年女性,脑功能受到卵巢功能的正常的变化的调节;卵巢激素的急速丧失会增加神经元细胞膜的破裂;卵巢功能的急速抑制与对记忆至关重要的脑区的激活功能下降有关。在绝经前后或在比较年轻的绝经后妇女中使用 HT,可能降低阿尔茨海默病的风险,对此还需进一步临床研究证实。

(2)激素治疗的风险。①乳腺癌:不同国家乳腺癌的发病率也不同。因此,现有的资料不一定具有普遍性。乳腺癌和绝经后激素治疗的相关程度仍有争论。HT 相关的乳腺癌可能风险很小(小于每年0.1%)。乳房摄片密度基础值和乳腺癌发病风险有关。这不一定适用于由激素治疗引起的乳房 X 线片密度增加。联合雌孕激素治疗会引起乳房摄片密度的增加,这可能会妨碍对乳房摄片做出诊断性的解释。②子宫内膜癌:使用无对抗的雌激素会对子宫内膜产生剂量依赖性的刺激。有子宫的妇女需补充使用孕激素。雌孕激素连续联合治疗可以使子宫内膜增生和内膜癌的发病率比普通人更低一些。采用直接的宫内释放系统可能有更多的优点。低/极低剂量的雌孕激素治疗方案可以使子宫内膜刺激更小,出血也更少。③血栓栓塞和心血管事件:和HT 相关的严重的静脉血栓栓塞风险随着年龄增加(尽管 60 岁以前很小),并与肥胖和血栓形成倾向正相关。较晚使用标准剂量 HT 的人可能冠状动脉事件的风险会有短暂的轻度增加。脑卒中的风险和年龄有关。在 60 岁以后 HT 可能会增加中风的风险。

总之,HT 的安全性很大程度上依赖于年龄,<60 岁者安全性较高。在有明确指征的情况下使用,有很多潜在益处,而且风险很小。

2.激素治疗的适应证、禁忌证、慎用情况

(1)中华医学会妇产科学分会绝经学组 2006 年通过的激素治疗适应证:①绝经相关症状(A 级推荐);②泌尿生殖道萎缩相关的问题(A 级推荐);③有骨质疏松症的危险因素(含低骨

量)及绝经后骨质疏松症(A 级推荐)。

(2)禁忌证:①已知或怀疑妊娠;②原因不明的阴道出血;③已知或怀疑患有乳腺癌;④已知或怀疑患有与性激素相关的恶性肿瘤;⑤患有活动性静脉或动脉血栓栓塞性疾病(最近 6 个月内);⑥严重肝肾功能障碍;⑦血卟啉症、耳硬化症、系统性红斑狼疮;⑧脑膜瘤(禁用孕激素)。

(3)慎用情况:①子宫肌瘤;②子宫内膜异位症;③子宫内膜增生史;④尚未控制的糖尿病及严重高血压;⑤有血栓形成倾向;⑥胆囊疾病、癫痫、偏头痛、哮喘、高泌乳素血症;⑦乳腺良性疾病;⑧乳腺癌家族史。

3.激素治疗药物、途径、剂量的选择

(1)雌激素:推荐应用天然雌激素。天然口服给药有结合雌激素(0.3～0.625 mg/d)、戊酸雌二醇或微粒化雌二醇 1～2 mg/d。长效雌三醇制剂有尼尔雌醇(国产)1～2 mg/2 周。经皮肤制剂有雌二醇凝胶,每天涂抹 1.25～2.50 g(含 17β-雌二醇 0.75～1.50 mg);雌二醇贴剂如松奇,每贴含半水合雌二醇 1.5 mg,活性成分释放为 50 μg 17β-雌二醇/24 小时,作用时间为 7 天,每周更换一次,每次 1/2～1 贴。经阴道制剂有结合雌激素软膏、雌三醇软膏、普罗雌烯胶囊与乳膏等。雌激素经阴道给药,多用于治疗下泌尿生殖道局部低雌激素症状。在仅用于治疗外阴阴道症状时,应首选阴道局部用药,此时短期应用可不加用孕激素。

非口服 HRT(经皮肤治疗系统)是近年来 HRT 取得的重要进展,尤其适用于患慢性肝胆、胃肠道疾患等不能耐受口服给药的绝经妇女。非口服的雌激素和孕激素避开了肝脏的首过效应,因而对肝脏刺激较小,对代谢的影响小,因此在降低心血管和静脉血栓形成的风险方面较为有利。

(2)孕激素:天然孕激素,有微粒化黄体酮如黄体酮胶丸、黄体酮胶囊等,每天剂量 200～300 mg,每周期 10～12 天或 100 mg/d 连续服用,可有效保护内膜。地屈孕酮是最接近天然黄体酮的药物 10～20 mg/d。合成孕激素有 19-去甲基睾酮衍生物如醋炔诺酮 1 mg/d,17α-羟孕酮衍生物如甲羟孕酮 2.5～5 mg/d,后者雄激素活性较低,对肝代谢影响较小,较接近天然黄体酮。建议使用天然或接近天然黄体酮的孕激素。

(3)雄激素:甲睾酮 1.25～2.5 mg/d,动物试验及绝经前妇女去势后用雄激素可能提高性欲。雄激素有肝损、水钠潴留、男性化及对血脂的不利影响,现已不推荐应用。十一酸睾酮口服有效而对肝脏无毒性作用。此药口服后经肠道吸收,然后通过淋巴系统进入血液循环。临床研究证实每天口服十一酸睾酮80 mg,可有效治疗男子更年期综合征。目前在国内市场,尚无适合绝经后妇女使用的雄激素补充制剂。替勃龙具有雌、孕、雄激素三种活性作用,诊断雄激素不足的绝经妇女可酌情选用。

(4)其他:戊酸雌二醇片/雌二醇环丙孕酮片由 11 片戊酸雌二醇(2 mg/片)和 10 片戊酸雌二醇(2 mg/片)加醋酸环丙孕酮(1 mg/片)组成;雌二醇片/雌二醇地屈孕酮片由 14 片 17β-雌二醇(1 mg/片或 2 mg/片)和 14 片 17β-雌二醇(1 mg/片或 2 mg/片)加地屈孕酮(10 mg/片)组成。复方制剂配伍的雌、孕激素各有其优势特点且患者服用方便。

替勃龙:其结构为 7-甲基异炔诺酮,口服后在体内迅速代谢为△4 异构体、3α-OH 和 3β-OH 三种代谢产物,具有雌、孕、雄激素三种活性作用。有人称为仿性腺药物。欧洲剂量为 2.5 mg/d。国内剂量为1.25～2.5 mg/d。替勃龙是一个具有组织特异性的甾体。"组织特异性"是指激素药物对不同的组织和器官有不同的临床效果,除了对骨骼、心血管参数、萎缩性阴道炎等绝经症状有良好的作用外,且不刺激内膜增生,不增加乳房图像密度及乳房胀痛发生率。与传统的 HRT 不同,有子宫的绝经后妇女应用替勃龙治疗时不需要再使用孕激素对抗内膜的增殖。由于含雄激素活性,替勃龙可更有效地改善情绪,提高性欲。

选择性雌激素受体调节制(SERM)是一类人工合成的类似雌激素的化合物,选择性地作用于不同组织的雌激素受体,起类似雌激素或抗雌激素作用。有他莫昔芬、雷诺昔芬及其一系列衍生物。他莫昔芬具有抗雌激素及雌激素的双重效应,长期应用可能导致内膜的增生过长与内膜癌。新一代的 SERM 制剂如雷诺昔芬等可以保护心血管、减少骨质丢失、抑制乳腺癌生长、不刺激子宫内膜增殖,目前用于绝经后骨质疏松症。但它不能解除围绝经期妇女潮热、出汗症状,也不能防治泌尿生殖道萎缩症状。

剂量推荐选择最低有效剂量。使用低于标准剂量的制剂可以使很大比例的患者维持生活质量。目前还缺乏关于使用低剂量对骨折风险和心血管相关性的长期资料。尽管减少骨质丢失的量和雌激素的剂量有关,但是对大多数妇女来说,使用低于标准剂量的制剂也可以对骨指数产生积极的影响。妇女HOPE 研究中的低剂量成分同样可以改善绝经症状,提供适当的子宫内膜保护作用,对脂质、脂蛋白、凝血因子、糖代谢的改变有良好的作用。

4.HRT 方案

(1)单用雌激素:仅运用于子宫已切除的患者。

(2)雌、孕激素合用:主要目的是防止子宫膜增生及内膜腺癌,具体方案如下。①周期序贯法:雌激素 21～28 天,后期加孕激素 10～14 天,停药后有撤退性流血。主要应用于绝经过渡期及围绝经期雌激素水平降低妇女。②连续序贯法:连续应用雌激素,每月加孕激素 10～14 天。一般有撤退性出血。③连续联合法:连续应用雌、孕激素而不间断,孕激素剂量可减少。更适用于绝经年限较长的妇女。方法简便,阴道出血率低,依从性好。④周期联合法:连续应用雌、孕激素各 25 天,停药撤退后再重复。

5.HRT 过程中的医疗监护

初剂 4～8 周,以后 3～6 个月复查,了解疗效、顺应性及不良反应。监测指标:血压、体重、乳腺、血脂、骨密度、盆腔及肝胆超声等,如有并发症患者应进行多科协作管理。注意患者的不规则阴道流血,应行超声检查了解子宫内膜厚度,必要时行内膜活检及诊断性刮宫,排除子宫内膜过度增生或子宫内膜癌。一般子宫内膜厚度＜5 mm 者可采用 HRT。关于乳腺监测应教会患者自检。随访时医师应进行扪诊,乳房超声检查,必要时行乳腺 X 线检查。推荐至少每年1 次盆腔B 超、血糖、血脂及肝肾功能检查;乳房检查也应至少每年进行一次,根据患者的具体情况,酌情调整检查频率。

目前我国使用 HT 人群仍较少(在国内城市妇女中的使用率不到 5%),顾虑及恐惧较多。在有明确指征的情况下,HT 是有很多潜在益处的,而且风险很小。只要合理掌握 HT 适应证、禁忌证和慎用情况;权衡利弊、低剂量、个体化;尽量从绝经早期开始用药,多学科协作管理,注意随访及监护;并与其他健康措施联合使用,HT 是安全的,围绝经期妇女可以从 HT 中受益,提高生活质量。

(秦丽莉)

第六节　性　早　熟

一、性早熟的发生机制和分类

对女孩来说,8 岁之前出现第二性征就称为性早熟。根据发病机制,性早熟可分为 GnRH 依赖性性早熟和非 GnRH 依赖性性早熟两大类。

(一)正常青春期的启动机制

了解正常的青春期启动机制是理解性早熟发生机制的基础。正常女孩的青春期启动发生在 8 岁以后,临床上表现为 8 岁以后开始出现第二性征的发育。性早熟患儿在 8 岁前就出现青春期启动。

正常青春期启动是由两个生理过程组成,它们分别被称为性腺功能初现和肾上腺皮质功能初现。女性性腺功能初现是指青春期下丘脑-垂体-卵巢轴(H-P-O 轴)被激活,卵巢内有卵泡的发育,卵巢性类固醇激素分泌显著增加,临床上表现为乳房发育和月经初潮。肾上腺皮质功能初现是指肾上腺皮质雄激素分泌显著增加,临床上主要表现为血脱氢表雄酮(DHEA)和硫酸脱氢表雄酮(DHEAS)水平升高及阴毛出现,青春期阴毛出现称为阴毛初现。目前认为性腺功能初现和肾上腺功能初现是两个独立的过程,两者之间不存在因果关系。对女性来讲,青春期启动主要是指卵巢功能被激活。

青春期出现的最主要的生理变化是第二性征的发育和体格生长加速。女性第二性征的发育表现为乳房发育、阴毛生长和外阴发育。乳房是雌激素的靶器官,乳房发育反映的是卵巢的内分泌功能,Tanner 把青春期乳房发育分成 5 期(表 3-4)。阴毛生长是肾上腺皮质分泌的雄激素作用的结果,因此反映的是肾上腺皮质功能初现,Tanner 把青春期阴毛生长也分成 5 期。Tanner 2 期为青春期启动的标志。一般来说,肾上腺皮质功能初现的时间较性腺功能初现的时间早,月经初潮往往出现在乳房开始发育后的 2～3 年内。

表 3-4　女孩青春发育分期(Tanner 分期)

女性	乳房发育	阴毛发育	同时的变化
1 期	青春前	无阴毛	
2 期	有乳核可触及,乳晕稍大	有浅黑色阴毛稀疏地分布在大阴唇	生长速度开始增快
3 期	乳房和乳晕继续增大	阴毛扩展到阴阜部	生长速度达高峰,阴道黏膜增厚角化,出现腋毛
4 期	乳晕第二次凸出于乳房	类似成人,但范围小,阴毛稀疏	月经初潮(在 3 期或 4 期时)
5 期	成人型	成人型	骨骺闭合,生长停止

青春期体格生长加速又称为生长突增,女孩青春期生长突增发生的时间与卵巢功能初现发生的时间一致,临床上表现为生长突增发生在乳房开始发育的时候。青春期启动前女孩生长速度约为每年 5 cm,生长突增时可达 9～10 cm。生长突增时间持续 2～3 年,初潮后生长速度明显减慢,整个青春期女孩身高可增加 25 cm。

（二）性早熟的发生机制及病因分类

性早熟的病因分类见表 3-5。GnRH 依赖性性早熟又称为真性性早熟或中枢性性早熟（CPP），是由下丘脑-垂体-卵巢轴提前激活引起的。其中未发现器质性病变的 GnRH 依赖性性早熟，称为特发性GnRH依赖性性早熟。非 GnRH 依赖性性早熟又称为假性性早熟或外周性性早熟，该类性早熟不是由下丘脑-垂体-卵巢轴功能启动引起的，患者体内性激素水平的升高与下丘脑 GnRH 的作用无关。所谓同性性早熟是指提前出现的第二性征与患者的性别一致，如女性提前出现乳房发育等女性第二性征。异性性早熟是指提前出现的第二性征与其性别相反或不一致，如女性提前出现男性的第二性征。不完全性性早熟又称为部分性性早熟。单纯乳房早发育可以认为是正常的变异，其中一部分可以发展为中枢性性早熟，因此需要长期随访。单纯性阴毛早现是由肾上腺皮质功能早现引起的，多数单纯的月经初潮早现与分泌雌激素的卵巢囊肿自然消退有关。

表 3-5　性早熟的病因分类

GnRH 依赖性性早熟
1.特发性
2.中枢性神经系统异常
先天性：如下丘脑错构瘤、中隔神经发育不良、蛛网膜囊肿等
获得性：化疗、放疗、炎症、外伤、手术等
肿瘤
3.原发性甲状腺功能减退
非 GnRH 依赖性性早熟
1.女性同性性早熟
McCune-Albright 综合征
自律性卵泡囊肿
分泌雌激素的卵巢肿瘤
分泌雌激素的肾上腺皮质肿瘤
异位分泌促性腺激素的肿瘤
外源性雌激素
2.女性异性性早熟
先天性肾上腺皮质增生症
分泌雄激素的卵巢肿瘤
分泌雄激素的肾上腺皮质肿瘤
外源性雄激素
不完全性性早熟
1.单纯性乳房早发育
2.单纯性阴毛早现
3.单纯性月经初潮早现

McCune-Albright 综合征是一种少见的 G 蛋白病，临床上以性早熟、多发性骨纤维异常增殖

症及皮肤斑片状色素沉着为最常见的症状,病因是胚胎形成过程中的鸟嘌呤核苷酸结合蛋白(G 蛋白)α 亚基(Gsα)基因发生突变,使 α 亚基的 GTP 酶活性增加,引起腺苷酸环化酶活性持续被激活,导致 cAMP 水平升高,最后出现卵巢雌激素分泌。McCune-Albright 综合征是一个典型的假性性早熟,它还可以有其他内分泌异常:结节性甲状腺增生伴甲状腺功能亢进、甲状旁腺腺瘤、多发性垂体瘤伴巨人症或高泌乳素血症、肾上腺结节伴库欣综合征等。

原发性甲状腺功能减退引起性早熟的机制与促甲状腺素释放激素(TRH)有关。一般认为 TRH 水平升高时不仅使促甲状腺素(TSH)和泌乳素分泌增加,也可使 FSH 和 LH 分泌增加,这可能是原发性甲状腺功能减退引起性早熟的原因。有学者认为原发性甲状腺功能减退引起性早熟的机制与过多的 TSH 和 FSH 受体结合,导致雌激素分泌有关。

(三)诊断及鉴别诊断

8 岁之前出现第二性征就可以诊断为性早熟。为区别性早熟的类型和病因,临床上要做一系列辅助检查。

1.骨龄测定

骨龄超过实际年龄 1 年或 1 年以上就视为提前,是判断骨质成熟度最简单的指标。

2.超声检查

可了解子宫和卵巢的情况。卵巢功能启动的标志是卵巢容积＞1 mL,并有多个直径＞4 mm 的卵泡。另外盆腔超声可鉴别卵巢肿瘤,肾上腺超声可鉴别肾上腺肿瘤。

3.头颅 MRI 检查

对 6 岁以下的女性性早熟者应常规做头颅 MRI 检查,目的是除外中枢神经系统病变。

4.激素测定

性早熟儿体内的雌激素水平明显升高,升高程度与 Tanner 分期相关。另外肿瘤患者体内的激素水平异常升高,21-羟化酶患者体内的睾酮水平常≥2 ng/mL,17-羟孕酮水平超过正常水平的数十倍或数百倍。

非 GnRH 依赖性性早熟者体内的促性腺激素水平通常不升高,但异位分泌促性腺激素的肿瘤患者例外。从理论上讲,GnRH 依赖性性早熟患者体内的促性腺激素水平升高,但临床上测定时却可能发现 GnRH 依赖性性早熟患者体内的促性腺激素水平并无升高。这与青春期启动早期促性腺激素分泌存在昼夜差别有关,在青春期早期促性腺激素分泌增加只出现在晚上。因此,白天测定出来的促性腺激素水平并无增加。

测定甲状腺功能对鉴别甲状腺功能减退是必要的。

5.促性腺激素释放激素(GnRH)兴奋试验

该试验是鉴别 GnRH 依赖性性早熟和非 GnRH 依赖性性早熟的重要方法:GnRH 50～100 μg 或 2.5～3.0 μg/kg 静脉注射,于 0、30、60 和 90 分钟分别采集血样,测定血清 FSH 和 LH 浓度。如果 LH 峰值＞12 IU/L,且 LH 峰值/FSH 峰值＞1,则考虑诊断为 GnRH 依赖性性早熟。

(四)性早熟的处理原则

性早熟的处理原则是去除病因,抑制性发育,减少不良心理影响,改善最终身高。对由中枢神经系统病变引起的 GnRH 依赖性性早熟,有手术指征者给予手术治疗,无手术指征者治疗原则同特发性 GnRH 依赖性性早熟。特发性 GnRH 依赖性性早熟主要使用 GnRH 类似物(GnRH-a)治疗,目的是改善成年身高,防止性早熟和月经早初潮带来的心理问题。甲状腺功能减退者需补充甲状腺素。

二、特发性 GnRH 依赖性性早熟的治疗

特发性 GnRH 依赖性性早熟的治疗目的是阻止性发育,使已发育的第二性征消退;抑制骨骺愈合,提高成年身高;消除不良心理影响,避免过早性交。目前,临床上常用的药物有孕激素、GnRH 类似物、达那唑和生长激素等,首选 GnRH 类似物。

(一)孕激素

用于治疗特发性 GnRH 依赖性性早熟的孕激素有甲羟孕酮、甲地孕酮和环丙孕酮。

1.甲羟孕酮

主要作用机制是通过抑制下丘脑-垂体轴抑制促性腺激素的释放,另外甲羟孕酮还可以直接抑制卵巢类固醇激素的合成。可使用口服或肌内注射给药。口服,10～40 mg/d;肌内注射100～200 mg/m²,每周1次或每2周1次。临床上多选口服制剂。

长期大量使用甲羟孕酮的主要不良反应:①皮质醇样作用,能抑制 ACTH 和皮质醇的分泌。②增加食欲,使体重增加。③可引起高血压和库欣综合征样表现。

2.甲地孕酮

其作用机制和不良反应与甲羟孕酮相似。用法:甲地孕酮 10～20 mg/d 口服。

3.环丙孕酮

环丙孕酮有抗促性腺激素、孕激素活性,作用机制和不良反应与甲羟孕酮相似。环丙孕酮最大的特点是有抗雄激素活性。用法:每天 70～100 mg/m² 口服。

由于孕激素无法减缓骨龄增加速度,因此对改善最终身高没有益处。另外,许多患儿不能耐受长期大量使用孕激素。目前临床上更主张用 GnRH 类似物来代替孕激素。

(二)达那唑

达那唑能抑制下丘脑-垂体-卵巢轴,增加体内雌二醇的代谢率,因此能降低体内的雌激素水平。临床上常用达那唑治疗雌激素依赖性疾病,如子宫内膜异位症、子宫内膜增生症和月经过多等。有作者用达那唑治疗 GnRH 依赖性性早熟也取得了不错的疗效。北京市儿童医院李文京等用 GnRH 激动剂治疗特发性 CPP 1～2 年后,改用达那唑治疗 1 年,剂量为 8～10 mg/kg,结果发现达那唑药物治疗可以促进骨龄超过12岁的性早熟患儿身高生长。另外,达那唑还可以作为 GnRH 激动剂停药后继续用药的选择(表 3-6)。

表 3-6　GnRH 激动剂治疗最后 1 年与达那唑治疗 1 年后的比较

项目	GnRH 激动剂治疗的最后 1 年	达那唑治疗 1 年后
生物年龄(CA)(岁)	(9.76±1.7)	(10.6±1.7)
骨龄(BA)(岁)	(11.85±0.99)	(12.81±0.78)
△BA/△CA	(0.58±0.36)	(0.95±0.82)
身高增长速度(厘米/年)	(4.55±2.63)	(6.78±3.11)
预测身高(PAH)(cm)	(156.79±7.3)	(158.01±6.66)

达那唑的主要不良反应。①胃肠道反应:恶心、呕吐等不适。②雄激素过多的表现:皮脂增加、多毛等。③肝功能受损。由于达那唑的不良反应比较明显,因此许多患儿无法耐受。事实

上,在临床上达那唑也很少用于治疗性早熟。

（三）GnRH类似物

根据作用机制可以将GnRH类似物分为GnRH激动剂和GnRH拮抗剂两种,它们均可用于治疗GnRH依赖性性早熟。目前,临床上最常用的是长效GnRH激动剂,如亮丙瑞林、曲普瑞林、戈舍瑞林等,一般每4周肌内或皮下注射一次。长效GnRH激动剂对改善第二性征、抑制下丘脑-垂体-卵巢轴有非常好的疗效。另外,由于它能延缓骨龄增加速度,增加骨骺愈合时间,所以能改善最终身高。

1.GnRH激动剂治疗规范

关于GnRH激动剂的使用,中华医学会儿科学分会内分泌遗传代谢学组提出以下建议供参考。

（1）GnRH激动剂的使用指征:为改善成年身高,建议使用指征为:①骨龄:女孩≤11.5岁,骨龄＞年龄2岁或以上。②预测成年身高:女孩＜150 cm。③骨龄/年龄＞1,或以骨龄判断身高的标准差积分（SDS）≤－2 。④发育进程迅速,骨龄增长/年龄增长＞1。

（2）慎用指征:有以下情况时,GnRH激动剂改善成年身高的疗效差,应酌情慎用:①开始治疗时骨龄:女孩＞11.5岁。②已有阴毛显现。③其靶身高低于同性别、同年龄正常身高平均值2个标准差（$\bar{x}-2S$）。

（3）不宜使用指征:有以下情况不宜应用GnRH激动剂,因为治疗几乎不能改善成年身高。①骨龄:女孩≥12.5岁。②女孩月经初潮。

（4）不需应用的指征:因性发育进程缓慢（骨龄进展不超越年龄进展）而对成年身高影响不大的CPP不需要治疗,但需定期复查身高和骨龄变化。

（5）GnRH激动剂使用方法。①剂量:首剂为80～100 μg/kg,2周后加强1次,以后每4周1次,剂量为60～80 μg/kg,根据性腺轴功能抑制情况（包括性征、性激素水平和骨龄进展）而定,抑制差者可参照首次剂量,最大剂量为每次3.75 mg。为确切了解骨龄进展的情况,临床医师应自己对治疗前后的骨龄进行评定和对比,不宜只按放射科的报告。②治疗监测:首剂3个月末复查GnRH激发试验,LH激发值在青春前期水平说明剂量合适,以后对女孩只需定期复查基础血清雌二醇（E_2）浓度判断性腺轴功能抑制状况。治疗过程中每2～3个月测量身高和检查第二性征。每6个月复查骨龄,同时超声复查子宫和卵巢。③疗程:为改善成年身高,GnRH激动剂的疗程至少需要2年。一般在骨龄12～12.5岁时可停止治疗。对年龄较小开始治疗者,在年龄已追赶上骨龄,且骨龄已达正常青春期启动年龄时可停药,使其性腺轴功能重新启动。④停药后监测:治疗结束后第1年内应每6个月复查身高、体重和第二性征。

2.GnRH激动剂的不良反应

GnRH激动剂没有明显的不良反应。少部分患者有变态反应及注射部位硬结或感染等。临床上人们最关心的是GnRH激动剂对患者的远期影响,目前的研究表明长期使用GnRH激动剂不会给下丘脑-垂体-卵巢轴造成永久性的抑制。一旦停用GnRH激动剂,受抑制的下丘脑-垂体-卵巢轴会很快恢复活动。另外,有患者担心使用GnRH激动剂可造成将来的月经失调,目前尚无证据说明患者以后的月经失调与GnRH激动剂治疗之间存在着联系。

3.GnRH拮抗剂

GnRH拮抗剂也可用于治疗GnRH依赖性性早熟,它与GnRH激动剂的区别在于开始使用时就会对下丘脑-垂体-卵巢轴产生抑制作用。

（四）生长激素

生长激素（GH）是由垂体前叶生长激素细胞产生的一种蛋白激素，循环中的生长激素可以单体、二聚体或聚合体的形式存在。80％为相对分子质量 22×10^3 单体，含有 191 个氨基酸，20％为相对分子质量 20×10^3 单体，含有 176 个氨基酸。GH 对正常的生长是必需的。青春期性激素和 GH 的水平同步增加提示这两类激素之间存在着相互调节作用，一般认为是性激素驱动 GH 的分泌和促生长作用。

GnRH 激动剂可以减慢生长速率及骨骼成熟、提高患儿最终身高，但一部分患儿生长速率过缓，以致不能达到成年预期身高。近年来，为了提高 CPP 患者的最终身高，采取了与生长激素联合治疗的方案。Pasquino 等用曲普瑞林治疗 20 例 ICCP 2～3 年后发现这些患儿的身高比正常同龄儿童低 25 个百分点，随后他们把这些患儿平均分成两组：一组继续单用曲普瑞林，而另一组同时加用 GH 继续治疗 2～4 年后发现，GnRH 激动剂加生长激素组的平均成年身高比治疗前预期成年身高高(7.9±1.1)cm，而单用 GnRH 激动剂组只比治疗前预期成年身高高(1.6±1.2)cm。国内一些学者的研究也得出了类似的结果。这说明 GnRH 激动剂联合生长激素治疗可提高患者的成年身高。

临床上使用的生长激素是用基因重组技术合成的，与天然生长激素具有完全相同的药效学和药代学的人生长激素（HGH）。HGH 半衰期为 3 小时，皮下注射后 4～6 小时出现 GH 峰值。用法：每周皮下注射0.6～0.8 U/kg，分 3 次或 6 次给药，晚上注射。一般连续治疗 6 个月以上才有意义。

不良反应：①注射部位脂肪萎缩，每天更换注射部位可避免。②亚临床型甲状腺功能减退，约 30％的用药者会出现，此时需要补充甲状腺素。③少数人会产生抗 rGH 抗体，但在多数情况下抗体不会影响生长速度。

（五）心理教育

青春期过早启动可能会对儿童的心理产生不利影响。为了避免这种情况的发生，家长和医师应告诉患儿有关知识，让她们对性早熟产生正确的认识。另外，还应对患儿进行适当的性教育。

三、其他性早熟的治疗

对于除特发性 GnRH 依赖性性早熟以外的性早熟治疗来说，治疗的关键是去除原发病因。

（一）颅内疾病

包括颅内肿瘤、脑积水及炎症等。颅内肿瘤主要是下丘脑和垂体部位的肿瘤，这些肿瘤可以引起GnRH依赖性性早熟，治疗主要采用手术、放疗或化疗。脑积水者应行引流减压术。

（二）自律性卵泡囊肿

自律性卵泡囊肿是非 GnRH 依赖性性早熟的常见病因。青春期前儿童卵巢内看到生长卵泡属于正常现象，但这些卵泡直径通常＜10 mm。个别情况下，卵泡增大成卵泡囊肿，直径可＞5 cm。如果这些卵泡囊肿反复存在且分泌雌激素，就会导致性早熟的出现。

自律性卵泡囊肿发生的具体机制尚不清楚，有研究提示部分患者可能与 FSH 受体或 LH 受体基因突变，导致受体被激活有关。

自律性卵泡囊肿有时需要与卵巢颗粒细胞瘤相鉴别。另外，自律性卵泡囊肿与其他卵巢囊肿一样，也可出现扭转或破裂，临床上表现为急腹症，此时需要手术治疗。

自律性卵泡囊肿的处理：可以在超声监护下行卵泡囊肿穿刺术。另外,也可口服甲羟孕酮抑制雌激素的合成。

（三）卵巢颗粒细胞瘤

青春期儿童可以发生卵巢颗粒细胞瘤,由于卵巢颗粒细胞瘤能分泌雌激素,因此这些儿童会发生性早熟。一旦诊断为卵巢颗粒细胞瘤,应立即手术,术后需要化疗。

卵巢颗粒细胞瘤能分泌抑制素和抗苗勒管激素（AMH）,这两种激素被视为卵巢颗粒细胞瘤的肿瘤标志物,可用于诊断和治疗后随访。

（四）McCune-Albright 综合征

McCune-Albright 综合征的发病机制和临床表现见前面所述。治疗为对症处理。对性早熟可用甲羟孕酮治疗。

（五）先天性肾上腺皮质增生症

导致肾上腺皮质雄激素分泌过多的先天性肾上腺皮质增生症患者会发生女性异性性早熟,临床上表现为女性儿童有男性化体征。这些疾病中最常见的是 21-羟化酶缺陷。

（六）芳香化酶抑制剂的使用

芳香化酶是合成雌激素的关键酶,其作用是将雄激素转化成雌激素。芳香化酶抑制剂可以抑制芳香化酶的活性,阻断雌激素的合成,从而降低体内的雌激素水平。目前临床上有作者认为可用芳香化酶抑制剂如来曲唑等,治疗非 GnRH 依赖性性早熟,如 McCune-Albright 综合征等。

（徐自来）

第四章

女性生殖器官损伤性疾病

第一节 阴道脱垂

阴道脱垂包括阴道前壁脱垂与阴道后壁脱垂。

一、阴道前壁脱垂

阴道前壁脱垂常伴有膀胱膨出和尿道膨出，以膀胱膨出为主（图4-1）。

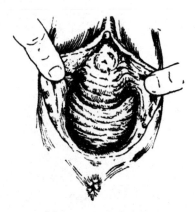

图 4-1 阴道前壁脱垂

（一）病因病理

阴道前壁的支持组织主要是耻骨尾骨肌、耻骨膀胱宫颈筋膜和泌尿生殖膈的深筋膜。

若分娩时，上述肌肉、韧带和筋膜，尤其是耻骨膀胱宫颈筋膜、阴道前壁及其周围的耻尾肌过度伸张或撕裂，产褥期又过早从事体力劳动，使阴道支持组织不能恢复正常，膀胱底部失去支持力，膀胱及与其紧连的阴道前壁上 2/3 段向下膨出，在阴道口或阴道口外可见，称为膀胱膨出。膨出的膀胱随同阴道前壁仍位于阴道内，称 I 度膨出；膨出部暴露于阴道口外称 II 度膨出；阴道前壁完全膨出于阴道口外，称 III 度膨出。

若支持尿道的耻骨膀胱宫颈筋膜严重受损，尿道及与其紧连的阴道前壁下 1/3 段则以尿道外口为支点，向后向下膨出，形成尿道膨出。

（二）临床表现

轻者可无症状。重者自觉下坠、腰酸，并有块物自阴道脱出，站立时间过长、剧烈活动后或腹压增大时，阴道"块物"增大，休息后减小。仅膀胱膨出时，可因排尿困难而致尿潴留，易并发尿路感染，患者可有尿频、尿急、尿痛等症状。膀胱膨出合并尿道膨出时，尿道膀胱后角消失，在大笑、咳嗽、用力等增加腹压时，有尿液溢出，称张力性尿失禁。

（三）诊断及鉴别诊断

诊断及鉴别诊断主要依靠阴道视诊及触诊，但要注意是否合并尿道膨出及张力性尿失禁。患者有上述自觉症状，视诊时阴道口宽阔，伴有陈旧性会阴裂伤。阴道口突出物在屏气时可能增大。若同时见尿液溢出，表明合并膀胱膨出和尿道膨出。触诊时突出包块为阴道前壁，柔软而边界不清。如用金属导尿管插入尿道膀胱中，则在可缩小的包块内触及金属导管，可确诊为膀胱或尿道膨出，也除外阴道内其他包块的可能，如黏膜下子宫肌瘤、阴道壁囊肿、阴道肠疝、肥大宫颈及子宫脱垂（可同时存在）等。

（四）预防

正确处理产程，凡有头盆不称者及早行剖宫产术，避免第二产程延长和滞产；提高助产技术，加强会阴保护，及时行会阴侧切术，必要时手术助产结束分娩；产后避免过早参加重体力劳动；提倡做产后保健操。

（五）治疗

轻者只需注意适当营养和缩肛运动。严重者应行阴道壁修补术；因其他慢性病不宜手术者，可置子宫托缓解症状，但需日间放置、夜间取出，以防引起尿瘘、粪瘘。

二、阴道后壁脱垂

阴道后壁脱垂常伴有直肠膨出。阴道后壁脱垂可单独存在，也可合并阴道前壁脱垂。

（一）病因病理

经阴道分娩时，耻尾肌、直肠-阴道筋膜或泌尿生殖膈等盆底支持组织由于长时间受压而过度伸展或撕裂，如在产后未能修复，直肠支持组织削弱，导致直肠前壁向阴道后壁逐渐脱出，形成伴直肠膨出的阴道后壁脱垂（图4-2）。

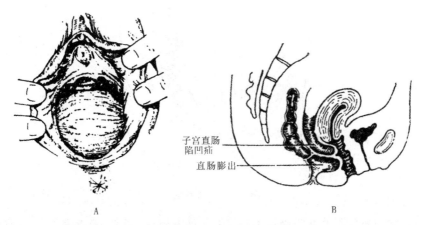

A   B

图4-2 阴道后壁脱垂

A.直肠膨出；B.直肠膨出矢状面观

若较高处的耻尾肌纤维严重受损,可形成子宫直肠陷凹疝,阴道后穹隆向阴道内脱出,内有肠管,称肠膨出。

（二）临床表现

轻者无明显表现,严重者可感下坠、腰酸、排便困难,甚至需要用手向后推移膨出的直肠方能排便。

（三）诊断与鉴别诊断

检查可见阴道后壁呈球形膨出,肛诊时手指可伸入膨出部,即可确诊。

（四）预防

同阴道前壁脱垂。

（五）治疗

轻度者不需治疗,重者需行后阴道壁及会阴修补术。

（赵瑞华）

第二节　子宫脱垂

子宫脱垂是子宫从正常位置沿阴道下降,宫颈外口达坐骨棘水平以下,甚至子宫全部脱出阴道口以外。子宫脱垂常伴有阴道前壁和后壁脱垂。

一、临床分度与临床表现

（一）临床分度

我国采用 1981 年全国部分省、市、自治区"两病"科研协作组的分度,以患者平卧用力向下屏气时,子宫下降最低点为分度标准。将子宫脱垂分为 3 度（图 4-3）。

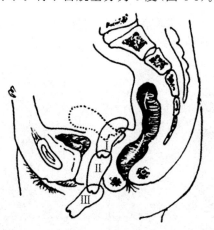

图 4-3　子宫脱垂

Ⅰ度:轻型,宫颈外口距处女膜缘<4 cm,未达处女膜缘;重型,宫颈外口已达处女膜缘,阴道口可见子宫颈。

Ⅱ度:轻型,宫颈已脱出阴道口外,宫体仍在阴道内;重型,宫颈及部分宫体脱出阴道口。

Ⅲ度:宫颈与宫体全部脱出阴道口外。

(二)临床表现

1.症状

Ⅰ度:患者多无自觉症状。Ⅱ、Ⅲ度患者常有程度不等的腰骶区疼痛或下坠感。

Ⅱ度:患者在行走、劳动、下蹲或排便等腹压增加时有块状物自阴道口脱出,开始时块状物在平卧休息时可变小或消失。严重者休息后块状物也不能自行回缩,常需用手推送才能将其还纳至阴道内。

Ⅲ度:患者多伴Ⅲ度阴道前壁脱垂,易出现尿潴留,还可发生压力性尿失禁。

2.体征

脱垂子宫有的可自行回缩,有的可经手还纳,不能还纳的,常伴阴道前后壁脱出,长期摩擦可致宫颈溃疡、出血。Ⅱ、Ⅲ度子宫脱垂患者宫颈及阴道黏膜增厚角化,宫颈肥大并延长。

二、病因

分娩损伤,产后过早体力劳动,特别是重体力劳动;子宫支持组织疏松薄弱,如盆底组织先天发育不良;绝经后雌激素不足;长期腹压增加。

三、诊断

通过妇科检查结合病史很容易诊断。检查时嘱患者向下屏气或加腹压,以判断子宫脱垂的最大程度,并分度。同时注意观察有无阴道壁脱垂、宫颈溃疡、压力性尿失禁等,必要时做宫颈细胞学检查。如可还纳,需了解盆腔情况。

四、处理

(一)支持疗法

加强营养,适当安排休息和工作,避免重体力劳动,保持大便通畅,积极治疗增加腹压的疾病。

(二)非手术疗法

1.放置子宫托

子宫托适用于各度子宫脱垂和阴道前后壁脱垂患者。

2.其他疗法

其他疗法包括盆底肌肉锻炼、物理疗法和中药补中益气汤等。

(三)手术疗法

手术疗法适用于国内分期Ⅱ度及以上子宫脱垂或保守治疗无效者。

1.阴道前、后壁修补术

其适用于Ⅰ、Ⅱ度阴道前、后壁脱垂患者。

2.曼氏手术

曼氏手术包括阴道前后壁修补、主韧带缩短及宫颈部分切除术。适用于年龄较轻、宫颈延长、希望保留子宫的Ⅱ、Ⅲ度子宫脱垂伴阴道前、后壁脱垂患者。

3.经阴道子宫全切术及阴道前后壁修补术

其适用于Ⅱ、Ⅲ度子宫脱垂伴阴道前、后壁脱垂、年龄较大、无须考虑生育功能的患者。

4.阴道纵隔形成术或阴道封闭术

其适用于年老体弱不能耐受较大手术、不需保留性交功能者。

5.阴道、子宫悬吊术

阴道、子宫悬吊术可采用手术缩短圆韧带,或利用生物材料制成各种吊带,以达到悬吊子宫和阴道的目的。

五、预防

推行计划生育,提高助产技术,加强产后体操锻炼,产后避免重体力劳动,积极治疗和预防使腹压增加的疾病。

（赵瑞华）

第三节　尿　瘘

尿瘘是指生殖道与泌尿道之间形成的异常通道。根据泌尿生殖瘘的发生部位,可以分为膀胱阴道瘘、膀胱宫颈瘘、尿道阴道瘘、膀胱尿道阴道瘘及输尿管阴道瘘等。临床上以膀胱阴道瘘最多见。

一、病因和发病机制

（一）产伤

产伤引起尿瘘以往在我国农村常见。产伤所致的尿瘘多因为难产处理不当引起,有坏死型和创伤型两种。

（二）妇科手术损伤

通常是由于手术时组织粘连误伤输尿管或因输尿管末端游离过度导致的输尿管阴道瘘,也可以误伤膀胱造成膀胱阴道瘘。经阴道手术时,可以误伤膀胱、尿道而形成膀胱阴道瘘和尿道阴道瘘。

（三）其他

如膀胱结核、生殖器放射治疗后,晚期生殖道或膀胱癌肿长期放置子宫托等,均能导致尿瘘,但并不多见。

二、临床症状

（一）漏尿

漏尿为主要症状,尿液不断自阴道流出,不能自主。病因不同,出现漏尿的时间也不同。分娩时压迫及手术时组织剥离过度所致的坏死型尿瘘,多在产后及手术后3～7天开始漏尿。手术直接损伤者,术后立即开始漏尿。漏尿的表现形式因瘘孔部位不同而不同。如膀胱阴道瘘通常不能控制排尿,尿液均由阴道流出;尿道阴道瘘仅在膀胱充盈时才漏尿,一侧性输尿管阴道瘘因对侧尿液仍可进入膀胱,在漏尿同时仍有自主排尿;膀胱内瘘孔极小或瘘管曲折迂回者,在某种体位可能不漏尿,变更体位后出现漏尿。

（二）外阴皮炎

由于尿液长期刺激,外阴部甚至臀部及大腿内侧常出现皮炎,范围较大。

1.尿路感染

伴有膀胱结石者多有尿路感染,出现尿频、尿急、尿痛症状。

2.闭经

不少患者长期闭经或月经稀少,可能与精神创伤有关。

（三）体征

用窥阴器检查或经阴道指诊,可查到阴道前壁上的瘘孔即可确诊。瘘孔小,无法找到可用探针或金属导尿管插入尿道,与阴道内手指配合探查瘘孔。

三、诊断与鉴别诊断

根据病史症状、体征及亚甲蓝试验,腙胭脂试验,排泄性尿路造影辅助检查,可初步确诊。

（一）实验室检查

1.亚甲蓝试验

将尿道导管向膀胱注入稀释消毒亚甲蓝溶液 100～200 mL,然后夹紧导尿管,扩开阴道进行检查。如见到有蓝色液体从阴道前壁小孔流出者,为膀胱阴道瘘;子宫颈外口流出者,为膀胱宫颈瘘或膀胱子宫瘘;阴道内流出清亮尿液,则为输尿管阴道瘘。

2.腙胭脂试验

静脉推注腙胭脂 5 mL,阴道内置干纱布观察,5～7 分钟可见蓝色液体由瘘孔流出。本实验用于亚甲蓝试验阴性患者,以进一步确诊瘘孔部位。

3.膀胱镜检查

帮助了解瘘孔数目、位置、大小以及与输尿管口和尿道口的关系。

（二）排泄性尿路造影

排泄性尿路造影又称静脉肾盂输尿管造影,即经静脉注入泛影葡胺后摄片,以了解双肾功能及输尿管有无异常。

本病应与输尿管开口异位、张力性尿失禁、女性尿道下裂相鉴别。

四、治疗原则

均需手术治疗。结核、癌肿所致尿瘘者,应针对病因治疗;产后和妇科手术后 7 日内发生的尿瘘,经尿道放较粗的保留尿管,开放引流 4～6 周,小的瘘孔有可能愈合,较大者可减少其孔径。年老体弱不能耐受手术者,考虑采用尿收集器保守治疗。

（一）手术时间选择

（1）直接器械损伤新鲜清洁瘘孔,可在发现后立即手术修补。

（2）缺血坏死或伴感染的瘘孔,应等 3～6 个月待炎症消失、局部血供恢复后再行手术。

（3）瘘孔修补失败后,至少等 3 个月再行手术。

（4）膀胱内有结石伴炎症者,应在控制炎症后行取石和修补术。

（二）手术途径选择

有经阴道、经腹和经阴腹联合手术之分。原则上应根据瘘孔类型和部位选择不同途径。绝大多数膀胱和尿道瘘经阴道手术为宜,输尿管瘘均采取经腹途径。

（三）术前准备

目的在于为手术创造条件，以促进伤口的愈合：①术前 3～5 天用 1：5 000 高锰酸钾坐浴。有外阴湿疹者，在坐浴后局部涂搽氧化锌油膏，待痊愈后再行手术。②老年妇女或闭经患者，应每晚口服已烯雌酚 1 mg，连服 20 天，以促进阴道上皮增生，有利于伤口愈合。③有尿路感染者，应先控制感染，再行手术。

（四）术后护理

修补手术是否成功，除手术本身外，术后护理也是重要环节之一。术后保留导尿管或耻骨联合上膀胱造瘘，应保证膀胱引流持续通畅，发生阻塞及时处理，一般 7～14 天不等。术后每天进液量不少于 3 000 mL，大量尿液可起到冲洗膀胱的作用，有利于防止尿路感染。每天应将阴道擦洗，术后继续用抗生素预防感染。

（赵瑞华）

第五章

女性生殖系统肿瘤

第一节 阴 道 癌

阴道癌有原发性及继发性两种,以继发性阴道癌多见。继发性阴道癌的治疗,常为原发癌整体治疗的一部分,本节主要涉及原发性阴道癌。原发性阴道癌包括鳞状细胞癌及腺癌,以鳞状细胞癌多见,占阴道癌的90%,腺癌占5%～10%。

一、原发性阴道鳞状细胞癌

(一)概述

原发性阴道鳞状细胞癌较少见,仅占女性生殖道恶性肿瘤的1%～2%。此肿瘤以老年妇女多见,国外报道平均发病年龄为65岁。国内报道发病年龄的高峰在40～59岁,较国外为低。

(二)病因

本病的病因不清楚,可能与阴道黏膜受到长期刺激或损伤有关,如子宫脱垂佩戴子宫托、阴道壁膨出、阴道慢性炎症,阴道白斑等。近年来,女性下生殖道HPV感染与生殖道癌的发生引起人们的关注,HPV感染与阴道癌之间的关系,需要进一步研究。

(三)组织发生

原发性阴道鳞状细胞癌来源于阴道的鳞状上皮,可以由阴道上皮内瘤样病变(VAIN)进展而来,VAIN包括阴道鳞状上皮的不典型增生及原位癌,VAIN可分为三级:Ⅰ级为阴道上皮轻度不典型增生,即异型细胞局限在上皮的下1/3;Ⅱ级为阴道上皮中度不典型增生,即异型细胞占据上皮层的下2/3;Ⅲ级为阴道上皮的重度不典型增生及原位癌,即异型细胞占据上皮超过下2/3或已达全层,但未穿破基底膜。

(四)病理检查

1.大体检查

大体检查可分为3种类型。

(1)菜花型-外生型:最常见,多发生在阴道后壁上1/3,灰白色,质稍硬、脆易出血、很少向内浸润,癌细胞多呈高分化,预后较好。

(2)结节型-内生型:多发生在阴道前壁,肿瘤向黏膜下浸润,呈硬节状,表面隆起,可向阴道周围浸润,以致阴道壁僵硬,病灶中心可出现坏死,溃疡,预后较差。

(3)表层型-黏膜型:较少见。病灶长时间局限在阴道黏膜,发展缓慢。此型常为多灶性病变,早期发现预后较好。

2.显微镜检查

多为中分化鳞癌,含少量角化珠,有角化不良细胞和细胞间桥。

(五)转移途径

由于阴道壁薄,黏膜下结缔组织疏松,并且阴道壁的血管、淋巴管丰富,有利于癌的生长及扩散,阴道癌的转移途径主要有直接浸润及淋巴转移。

1.直接浸润

向前累及膀胱、尿道,向后累及直肠及直肠旁,向上累及宫颈,向下累及外阴,向两侧累及阴道旁组织。

2.淋巴转移

病灶位于阴道上 1/3 者,转移途径与宫颈癌相同,可转移至髂内,闭孔、骶前淋巴结。病灶位于阴道下 1/3 者,转移途径与外阴癌相同,可转移至腹股沟淋巴结。病灶位于中 1/3 者,则同时具有阴道上 1/3 及下 1/3 的转移特点。

3.血行转移

少见,发生于晚期。

(六)临床分期

原发性阴道癌的 1992 年 FIGO 分期标准如下。

0 期:原位癌、上皮内癌。

Ⅰ期:癌局限于阴道黏膜。

Ⅱ期:癌已侵及阴道下组织,但未达盆壁。

Ⅲ期:癌已达盆壁。

Ⅳ期:癌已超过真骨盆或临床已累及膀胱直肠黏膜,但泡样水肿不属于Ⅳ期。

ⅣA 期:肿瘤侵及邻近器官或直接扩展出真骨盆。

ⅣB 期:肿瘤扩散至远处器官。

有人提出将Ⅰ期进一步分为:①ⅠA 期,癌侵犯阴道黏膜<2 cm;②ⅠB 期,癌侵犯阴道黏膜超过2 cm;③ⅠC 期,癌侵犯阴道黏膜全长。

将Ⅱ期进一步分为:①ⅡA 期,癌侵及阴道壁下组织,但未侵犯宫旁及阴道旁组织;②ⅡB 期,癌侵及宫旁组织但未达盆壁。

(七)诊断要点

1.病史

阴道黏膜长期慢性炎症刺激病史。

2.症状

在病变的早期,尤其 VAIN 时可无症状或仅表现为性交后血性分泌物或少量出血,随着病变的进展,可出现以下症状。

(1)阴道出血:绝经前患者可表现为不规则阴道出血,绝经后患者表现为绝经后出血,流血时间可长、可短、流血量或多或少,但多为接触性出血。

(2)阴道排液:阴道排液可为水样、米汤样或混有血液,排液主要与肿瘤组织坏死、感染有关。

（3）疼痛：与肿瘤大小及组织反应有关。

（4）压迫症状：晚期可出现压迫症状，如压迫膀胱、尿道可出现尿急、尿频、血尿。压迫直肠可出现排便困难、里急后重，穿透直肠可出现便血。

（5）恶病质：晚期癌表现。

3.体征

妇科检查时可看到或扪及肿瘤。外生型肿瘤由阴道壁向阴道腔呈菜花状突出，触之易出血，并可伴有坏死、感染，体征较明显。而结节型由于向阴道黏膜下生长，有时阴道壁表面变化不大，但触诊时感觉阴道壁僵硬。表层型应注意病灶的多中心性。

4.辅助检查

（1）阴道细胞学检查：对阴道检查的可疑区域行阴道细胞学检查，可作为初筛的方法之一。

（2）阴道镜检查：对早期病变有价值，可发现阴道上皮有白色、镶嵌、点状等异常上皮和域异常血管病变区。

（3）活体组织检查：在碘试验的不着色区及阴道镜下做活体组织检查，可提高阳性检出率。由于临床上继发性阴道癌比较多见，因此要诊断原发性阴道癌需符合以下条件：①癌灶局限于阴道。②子宫颈完整，活组织检查证实无癌存在。③其他部位无原发性肿瘤依据。

（八）鉴别诊断

原发性阴道癌需同继发性阴道癌相鉴别，并确定病灶是否原发于阴道上皮或来自宫颈、尿道、外阴、前庭大腺、宫体、卵巢、直肠、膀胱等部位。此外还需同良性疾病相鉴别，如结核性溃疡、梅毒性溃疡、腺病、子宫内膜异位症、外伤性溃疡等，必要时行活检进行鉴别诊断。

（九）治疗

1.VAIN 的治疗

VAIN 的治疗主要以局部治疗为主，但在治疗前应除外浸润癌，可行局部电凝或 CO_2 激光治疗，或采用 5％氟尿嘧啶(5-FU)霜剂局部应用，每天 1 次连用 5 天，8～12 天后复查，观察治疗效果。如仍有病灶，继续应用一个疗程，如无效改用其他治疗方法。根据病变范围及部位也可选择手术治疗。如病灶仅累及阴道穹隆小部分组织可行全子宫切除及局部阴道穹隆切除。如为其他部位的小病灶，可选择局部病灶切除术，如病变累及大部或全部阴道，可行部分阴道切除术或全阴道切除术，或行放射治疗。

2.阴道浸润癌的治疗

阴道浸润癌的治疗以放疗和手术为主，或两者联合应用。由于阴道癌毗邻膀胱和直肠，就诊时多为中、晚期，治疗比较困难。

（1）放射治疗：各种阴道癌均可行放射治疗，包括阴道腔内放疗及体外放疗。腔内治疗主要是针对阴道内原发灶及其周围浸润区。阴道腔内放疗应根据癌灶的位置、范围及深度选用放疗方法。可采用模型敷贴，组织内插植、阴道限线筒照射，后装式腔内放疗等，可参考以下方法：①癌灶位于阴道上 1/3 者，与宫颈癌放疗方法类似。阴道腔内肿瘤基底放射剂量 70 Gy/4～5 周左右，每周治疗 1 次。②癌灶位于阴道下 1/3，且肿瘤较局限者，可采用镭针，(60Co 针或其他放射源)做阴道原发灶的组织间插植，肿瘤放射总剂量为 70～80 Gy/7 天内；或者采用阴道腔内后装治疗，肿瘤放射剂量给予 70 Gy/5～6 周。③癌灶位于阴道中 1/3 者，可选用后装腔内放射或模型敷贴，肿瘤放射剂量 70 Gy 左右。

体外放疗主要是针对阴道旁组织、盆壁及其所属的淋巴区进行照射。可采用60Co、加速器等。对阴道浸润癌应常规给予体外照射,照射范围应根据病灶位置决定。若癌灶位于阴道上1/3,体外放疗同子宫颈癌,采用盆腔四野照射,剂量为40～50 Gy。如癌灶位于阴道中、下1/3段,应同时将盆髂、腹股沟区包入放射野,照射面积较一般宫颈癌常规体外放疗的放射野为大,肿瘤放射剂量40～50 Gy/5～6周。

(2)手术治疗:手术治疗主要适用于原位癌及较早期的病例(Ⅰ、Ⅱ期)和部分Ⅳ期仅累及膀胱或直肠的病例。手术切除范围应根据病灶的位置及浸润的深度而定。对位于阴道上1/3处的原位癌,可行单纯子宫切除加阴道上段切除。阴道中、下段原位癌,因手术损伤大,不宜采用手术治疗,可选用放疗。对于Ⅰ期及Ⅱ期病例,病灶位于阴道上1/3者,可按宫颈癌根治术式行广泛性全子宫切除和阴道上2/5切除术及盆腔淋巴结清扫术。病灶位于阴道下1/3者,可做外阴广泛切除及阴道下1/3切除,必要时同时做盆髂淋巴结及腹股沟淋巴结清扫术。对于病灶位于阴道中1/3者,可行全阴道切除术、广泛性全子宫切除术及盆腔淋巴结清扫术,因手术创伤大,要选择合适的病例施行此手术。对于部分Ⅳ期仅累及膀胱或直肠、患者年轻、体质好,可行盆腔内脏清除术。即在阴道手术同时切除受累膀胱、直肠,行结肠造瘘或尿路改道。关于盆腔内脏清除术是否可改善患者的生存率,国内外有争论,多因手术范围太大,患者生存质量低,而不被患者所接受。

(3)化疗:可作为辅助治疗手段。常用的化疗药物有顺铂、平阳霉素、阿霉素、环磷酰胺、长春新碱等。化疗可以静脉给药,也可行动脉灌注治疗,以盆腔动脉灌注化疗为好,可与手术或放疗联合使用。

(4)综合治疗及治疗方法的选择:阴道癌的主要治疗方法有放疗及手术,如何选择治疗方法及两者联合应用,可参考以下意见。①病灶位于阴道上1/3者:早期可行手术治疗,即行广泛性全子宫切除加盆腔淋巴结清扫术,加部分阴道切除术,术后根据情况决定是否行体外放疗。晚期行放射治疗(包括腔内及体外照射)或先行化疗再行放疗。②病灶位于中1/3者:以放疗为主,如病灶较小,肿瘤直径<2 cm时,可行组织间插植放疗。如患者年轻,一般情况好,也可行全阴道切除术。对病灶较大者,可先行体外放疗,待病灶缩小后行腔内放疗,也可先行化疗后再行放疗。③病灶位于下1/3者:以手术治疗为主,对病灶较大者,可先行体外放疗,待肿瘤缩小后,行阴道腔内放疗或手术切除。

(十)预后

阴道癌总的5年生存率为50%。阴道癌的预后与分期、原发部位及治疗方法有关。Ⅰ期5年生存率为85%,Ⅱ期55%～65%,Ⅲ期30%～35%,Ⅳ期5%～10%。病灶在后穹隆部位,因较少累及邻近脏器及盆腔淋巴结,预后相对较好,而位于阴道下1/3的肿瘤,则容易侵犯邻近器官,且易有盆腔及腹股沟淋巴结转移,5年生存率很低。总之,阴道癌的预后较宫颈癌、宫体癌为差,因此,临床应注意在防癌普查时,同时注意阴道有无异常,以便早期发现阴道癌,及时治疗,改善预后。

二、阴道透明细胞腺癌

(一)概述

原发阴道透明细胞腺癌是一种极少见的阴道恶性肿瘤,可发生于幼女、年轻妇女及老年妇女,但多见于年轻妇女。其组织来源为残留的中肾管、副中肾管或异位的子宫内膜。其发病原因可能与胚胎发育期母亲服用DES导致阴道腺病,进而恶变形成阴道透明细胞腺癌。但也有小部分患者并无 DES 接触史,其病因不明。

（二）病理检查

1.大体病理

肿瘤可呈结节状、息肉状或扁平斑,质地硬脆,可伴有溃疡,肿瘤大小不等,小者仅 1 mm,大者可达 10 cm。

2.显微镜检查

镜下见癌细胞胞浆透明,核呈鞋钉状,细胞结构可呈管囊型、实片型、乳头型、子宫内膜样型等。

（三）转移途径及分期

同阴道鳞状细胞癌。

（四）诊断要点

1.病史

胚胎期母亲服用 DES 史。

2.发病年龄

多在 20 岁左右。

3.症状

可表现为阴道出血和阴道排液。

4.体征

妇科检查见病变多位于阴道前壁上 1/3,大小不一,肿瘤一般比较表浅,呈息肉状、结节状、扁平斑,表面可有溃疡形成,质硬。

5.辅助检查

（1）阴道脱落细胞学检查:可发现异常细胞。

（2）阴道镜检查:可明确病变累及阴道的范围,协助选取活检部位。

（3）活组织检查:是确诊方法。

（五）鉴别诊断

本病需与阴道腺病及其他阴道恶性肿瘤鉴别,活体组织检查为最后确诊的方法。

（六）治疗

1.手术治疗

用于早期（Ⅰ、Ⅱ期）病例,病灶位于阴道上 1/3,可行广泛性子宫切除、阴道上段切除术及盆腔淋巴结清扫术;如病变侵犯阴道下 2/3,除行广泛性全子宫切除术、盆腔淋巴结清扫术外,应行全阴道切除术。

2.放射治疗

Ⅱ期及Ⅱ期以上的病例可行放射治疗,放射治疗可参照阴道鳞状细胞癌。

3.化疗

常用药物有环磷酰胺、长春新碱、5-FU、甲氨蝶呤等,因例数太少,疗效不肯定。

（七）预后

预后与肿瘤期别、病灶部位、淋巴结有无转移有关。据报道,总的 5 年生存率为 80%,其中Ⅰ期为 87%,Ⅱ期为 76%,Ⅲ期为 30%,阴道上段病变较下段预后好,淋巴结有转移者预后差。

（王玉青）

第二节 子宫肌瘤

一、概念与概述

子宫肌瘤是女性生殖系统最常见的良性肿瘤，多见于30～50岁的妇女。由于很多患者无症状，或肌瘤较小不易发现，因此，临床报告肌瘤的发生率仅为4%～11%，低于实际发生率。子宫肌瘤确切的发病因素尚不清楚，一般认为主要与女性激素刺激有关。近年来研究还发现，子宫肌瘤的发生与孕激素、生长激素也有一定关系。

二、分类

按肌瘤生长的部位可分为子宫体肌瘤和子宫颈肌瘤，前者占92%，后者仅占8%。子宫体肌瘤可向不同的方向生长，根据其发展过程中与子宫肌壁的关系分为以下三类（图5-1）。

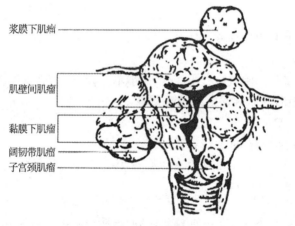

浆膜下肌瘤

肌壁间肌瘤

黏膜下肌瘤
阔韧带肌瘤
子宫颈肌瘤

图 5-1 各型子宫肌瘤示意

（一）肌壁间子宫肌瘤

其最常见，占60%～70%。肌瘤位于子宫肌壁内，周围均为肌层包围。

（二）浆膜下子宫肌瘤

这类肌瘤占20%。肌瘤向子宫体表面生长、突起，上面覆盖子宫浆膜层。若肌瘤继续向浆膜面生长，仅有一蒂与子宫肌壁相连，称带蒂的浆膜下肌瘤。宫体肌瘤向宫旁生长突入阔韧带前后叶之间，称为阔韧带肌瘤。

（三）黏膜下肌瘤

临床较少见，约占10%。肌瘤向宫腔方向生长，突出于子宫腔，表面覆盖子宫黏膜，称为黏膜下肌瘤。黏膜下肌瘤易形成蒂，子宫收缩使肌瘤经宫颈逐渐排入阴道。子宫肌瘤大多数为多个，称为多发性子宫肌瘤。也可为单个肌瘤生长。

三、病理

（一）巨检

典型的肌瘤为实质性的球形结节,表面光滑,与周围肌组织有明显界限。肌瘤虽无包膜,但由于其周围的子宫肌层受压形成假包膜。切开假包膜后肌瘤突出于切面。肌瘤剖面呈灰白色漩涡状或编织状。纤维组织成分多者肌瘤质硬,肌细胞多者肌瘤偏软。

（二）镜检

肌瘤由平滑肌与纤维组织交叉排列组成,呈漩涡状。细胞呈梭形,大小均匀,核染色较深。

四、继发变性

肌瘤失去原有典型结构和外观时,称为继发变性,可分为良性和恶性两类。

（一）良性变性

1.玻璃样变

最多见,肌瘤部分组织水肿变软,剖面漩涡结构消失,代之以均匀的透明样物质,色苍白。镜下见病变区肌细胞消失,呈均匀粉红色无结构状,与周围无变性区边界明显。

2.囊性变

常继发于玻璃样变,组织液化,形成多个囊腔,也可融合成一个大囊腔。囊内含清澈无色液体,并可自然凝固成胶胨状。囊壁由透明变性的肌瘤组织构成。

3.红色变性

多发于妊娠期或产褥期,其发生原因尚不清。肌瘤体积迅速增大,发生血管破裂。血红蛋白渗入瘤组织,故剖面呈暗红色,如同半熟烤牛肉,有腥臭味,完全失去原漩涡状结构。

其他良性变性还有脂肪变性、钙化等。

（二）恶性变

恶性变即为肉瘤变,占子宫肌瘤的 0.4%～0.8%。恶变后肌瘤组织脆而软,与周围界限不清,切面漩涡状结构消失,呈灰黄色,似生鱼肉,多见于年龄较大、生长较快与较大的肌瘤。对子宫迅速增大或伴不规则阴道流血者,考虑有恶变可能。

五、临床表现

（一）症状

肌瘤的典型症状为月经过多和继发贫血,但多数患者无症状,仅于盆腔检查时发现。症状与肌瘤的生长部位、生长速度及有无变性有关。

1.阴道流血

阴道流血为肌瘤患者的主要症状。浆膜下肌瘤常无出血,黏膜下肌瘤及肌壁间肌瘤表现为月经量过多,经期延长。黏膜下肌瘤若伴有坏死、溃疡,则表现为不规则阴道流血。

2.腹部包块

偶然情况下扪及包块。包块常位于下腹正中,质地硬,形态可不规则。

3.白带增多

肌瘤使子宫腔面积增大,内膜腺体分泌旺盛,故白带增多。黏膜下肌瘤表面感染、坏死,可产生大量脓血性排液。

4.腹痛、腰酸

一般情况下不引起疼痛,较大肌瘤引起盆腔淤血,出现下腹部坠胀及腰骶部酸痛,经期由于盆腔充血,症状更加明显。浆膜下肌瘤发生蒂扭转时,可出现急性腹痛。肌瘤红色变性时可出现剧烈疼痛,伴恶心、呕吐、发热、白细胞升高。

5.压迫症状

压迫膀胱可发生尿频、尿急,压迫尿道可发生排尿困难或尿潴留,压迫直肠可发生便秘等。

6.不孕

不孕占 25%~40%,肌瘤改变宫腔形态,妨碍孕卵着床。

7.全身症状

出血多者有头晕、全身乏力、心悸、面色苍白等继发性贫血表现。

（二）体征

1.腹部检查

较大的肌瘤可升至腹腔,腹部检查可扪及肿物,一般居下腹部正中,质硬,表面不规则,与周围组织界限清。

2.盆腔检查

由于肌瘤生长的部位不同,检查结果各异。

（1）浆膜下肌瘤:肌瘤不规则增大,表面呈结节状。带蒂肌瘤有细蒂与子宫体相连,可活动;阔韧带肌瘤位于子宫一侧,与子宫分不开,常把子宫推向对侧。

（2）肌壁间肌瘤:子宫呈均匀性增大,肌瘤较大时,可在子宫表面摸到突起结节或球形肿块,质硬。

（3）黏膜下肌瘤:窥器撑开阴道后,可见带蒂的黏膜下肌瘤脱出于宫颈口外,质实,表面为充血暗红的黏膜包围,可有溃疡及继发感染坏死。宫口较松,手指进宫颈管可触到肿瘤蒂部。如肌瘤尚未脱出宫口外,只能扪及子宫略呈均匀增大,而不能摸到瘤体。

六、诊断及鉴别诊断

根据经量增多及检查时子宫增大,诊断多无困难。对不能确诊者通过探测宫腔、子宫碘油造影、B 超检查、宫腔镜及腹腔镜检查等协助诊断。

子宫肌瘤常易与下列疾病相混淆,需加以鉴别。

（一）妊娠子宫

子宫肌瘤透明变性或囊性变时质地较软,可被误认为妊娠子宫,尤其是 40~50 岁高龄孕妇。如忽视病史询问,亦可能将妊娠子宫误诊为子宫肌瘤。已婚生育期妇女有停经史、早孕反应史,结合尿 HCG 测定、B 超检查一般不难诊断。

（二）卵巢肿瘤

多为囊性或囊实性,位于下腹一侧,可与子宫分开,亦可为双侧,很少有月经改变。而子宫肌瘤质硬、位于下腹正中,随子宫移动,常有月经改变。必要时可用 B 超、腹腔镜检查明确诊断。

（三）盆腔炎性包块

盆腔炎性包块与子宫紧密粘连,患者常有生殖道感染史。检查时包块固定有压痛,质地较肌瘤软,B 超检查有助于诊断。抗感染治疗后症状、体征好转。

此外,子宫肌瘤应与子宫腺肌病、子宫肥大症、子宫畸形、子宫颈癌等疾病相鉴别。

七、子宫肌瘤治疗原则

子宫肌瘤(以下简称肌瘤)是女性的常见病和多发病。肌瘤的瘤体大小不一,差异甚大,可从最小的镜下肌瘤至超出足月妊娠大小;其症状也是变化多端,又因生育与否,瘤体生长部位不一,故治疗方法也多种,主要分为随访观察、药物治疗和手术治疗。手术治疗包括保守性手术和根治性手术,手术途径和方法需因人而异,个体化处理。

(一)期待观察

期待观察即静观其变,采用定期随诊的方式观察子宫肌瘤的进展。是否能够采取期待治疗,除了根据患者的年龄、肌瘤的大小、数目、生长部位、是否有月经改变和其他合并症等因素外,患者近期是否有生育要求等个人意愿也是重要的决定因素。

以下情况可考虑期待治疗:肌瘤较小(直径<5 cm)、单发或向浆膜下生长;子宫<10周妊娠子宫大小;无月经量过多、淋漓不尽等改变;无尿频、尿急,无长期便秘等压迫症状;无继发贫血等并发症;不是导致不孕或流产的主要原因;B超未提示肌瘤变性;近绝经期妇女。

对于有近期生育要求的妇女,考虑到多种激素类药物都对子宫和卵巢功能的影响,孕前不宜长期使用。而子宫肌瘤剥出等手术会造成子宫肌壁、子宫内膜和血管损伤,术后子宫局部瘢痕形成,若短期内妊娠有子宫破裂风险,因此术后需要避孕6~12个月。若能排除由于肌瘤的原因导致不孕或流产者,可以带瘤怀孕至分娩。但需要告知患者孕期可能出现肌瘤迅速生长、红色变性等,并有导致流产、胎儿生长受限可能,如果孕期出现腹痛、阴道流血情况及时就诊。

子宫肌瘤是激素依赖性肿瘤,绝经后随着卵巢功能减退后,肌瘤失去了雌激素的支持,部分瘤体会自然萎缩甚至消失,原先增大的子宫也可能恢复正常大小。因此接近绝经的患者,对于无症状、不影响健康的肌瘤可以暂时观察,无需急于手术治疗。

每3~6个月复查一次。随诊内容:了解临床症状变化;妇科检查;必要时辅以B超及其他影像学检测。如果出现月经过多、压迫症状或者肌瘤短期内迅速增大、子宫>10周妊娠大小、肌瘤变性等情况则应及时结束期待治疗,采用手术或其他方法积极治疗。

(二)药物治疗

1.适应证

药物是治疗子宫肌瘤的重要措施,以下情况可考虑药物治疗。

(1)子宫肌瘤小,子宫2~2.5个月妊娠大小,症状轻,近绝经年龄。

(2)肌瘤大而要求保留生育功能,避免子宫过大、过多切口者。

(3)肌瘤致月经过多、贫血等可考虑手术,但患者不愿手术、年龄在45~50岁的妇女。

(4)较大肌瘤准备经阴式或腹腔镜、宫腔镜手术切除者。

(5)手术切除子宫前为纠正贫血、避免术中输血及由此产生的并发症。

(6)肌瘤合并不孕者用药物使肌瘤缩小,创造受孕条件。

(7)有内科合并症且不能进行手术者。

2.禁忌证

(1)肌瘤生长较快,不能排除恶变。

(2)肌瘤发生变性,不能除外恶变。

(3)黏膜下肌瘤症状明显,影响受孕。

(4)浆膜下肌瘤发生扭转时。

(5)肌瘤引起明显的压迫症状,或肌瘤发生盆腔嵌顿无法复位者。

（三）手术治疗

手术仍是子宫肌瘤的主要治疗方法。

(1)经腹子宫切除术:适应于患者无生育要求,子宫≥12周妊娠子宫大小;月经过多伴失血性贫血;肌瘤生长较快;有膀胱或直肠压迫症状;保守治疗失败或肌瘤剜除术后再发,且瘤体大或症状严重者。

(2)经阴道子宫切除术:适合于盆腔无粘连、炎症,附件无肿块者;为腹部不愿留瘢痕或个别腹部肥胖者;子宫和肌瘤体积不超过3个月妊娠大小;有子宫脱垂者也可经阴道切除子宫同时做盆底修补术;无前次盆腔手术史,不需探查或切除附件者;肌瘤伴有糖尿病、高血压、冠心病、肥胖等内科合并症不能耐受开腹手术者。

(3)子宫颈肌瘤剔除术:宫颈阴道部肌瘤若过大可造成手术困难宜尽早行手术(经阴道);肌瘤较大产生压迫症状,压迫直肠、输尿管或膀胱;肌瘤生长迅速,怀疑恶变者;年轻患者需保留生育功能可行肌瘤切除,否则行子宫全切术。

(4)阔韧带肌瘤剔除术:适合瘤体较大或产生压迫症状者;阔韧带肌瘤与实性卵巢肿瘤鉴别困难者;肌瘤生长迅速,尤其是疑有恶性变者。

(5)黏膜下肌瘤常导致经量过多,经期延长均需手术治疗。根据肌瘤部位或瘤蒂粗细分别采用钳夹法、套圈法、包膜切开法、电切割、扭转摘除法等,也可在宫腔镜下手术,甚至开腹、阴式或腹腔镜下子宫切除术。

(6)腹腔镜下或腹腔镜辅助下子宫肌瘤手术。①肌瘤剔除术:主要适合有症状的肌瘤,单发或多发的浆膜下肌瘤,瘤体最大直径≤10 cm,带蒂肌瘤最为适宜;单发或多发肌壁间肌瘤,瘤体直径最小≥4 cm,最大≤10 cm;多发性肌瘤≤10个;术前已除外肌瘤恶变可能。腹腔镜辅助下肌瘤剔除术可适当放宽手术指征。②腹腔镜下或腹腔镜辅助下子宫切除术:主要适合肌瘤较大,症状明显,药物治疗无效,不需保留生育功能者。但瘤体太大,盆腔重度粘连,生殖道可疑恶性肿瘤及一般的腹腔镜手术禁忌者均不宜进行。

(7)宫腔镜下手术:有症状的黏膜下肌瘤及突向宫腔的肌壁间肌瘤首先考虑行宫腔镜手术。主要适应证为月经过多、异常子宫出血、黏膜下肌瘤或向宫腔突出的肌壁间肌瘤,直径<5 cm。

(8)聚焦超声外科(超声消融)为完全非侵入性热消融术,适应证可适当放宽。上述需要药物治疗和手术治疗的患者均可考虑选择超声消融治疗。禁忌证同药物治疗。

(9)子宫肌瘤的其他微创手术包括微波、冷冻、双极气化刀,均只适合于较小的黏膜下肌瘤;射频治疗也有其独特的适应范围,并非所有肌瘤的治疗均可采用;子宫动脉栓塞也有其适应范围。

总之,各种治疗各有利弊,有其各自的适应证,每种方法也不能完全取代另一种方法,更不能取代传统的手术治疗,应个体化地选用。有关效果、不良反应和并发症尚有待于进一步的观察,不能过早或绝对定论。

（四）妊娠合并子宫肌瘤的治疗原则

1.早孕合并肌瘤

一般对肌瘤不予处理而予以定期观察,否则易致流产。如肌瘤大,估计继续妊娠易出现并发症,孕妇要求人工流产或属计划外妊娠则可终止妊娠。术后短期内选择行子宫肌瘤超声消融术、肌瘤剔除术或人工流产术同时行肌瘤剔除术。

2.中孕合并肌瘤

通常认为无论肌瘤大小、单发或多发,宜首选严密监护下行保守治疗。如肌瘤影响胎儿宫内发育或发生红色变性,经保守治疗无效;或瘤蒂扭转、坏死,瘤体嵌顿,出现压迫症状则行肌瘤剔除术,手术应在怀孕 5 个月之前进行。

3.孕晚期合并肌瘤

通常无症状者可等足月时行剖宫产术,同时行肌瘤剔除术;有症状者先予保守治疗等到足月后处理。

4.产褥期合并肌瘤

预防产后出血及产褥感染。肌瘤变性者先保守治疗,无效者剖腹探查。未行肌瘤剔除者定期随访。如子宫仍>10 孕周,则于产后 6 个月行手术治疗。

5.妊娠合并肌瘤的分娩方式

肌瘤小不影响产程进展,又无产科因素存在可经阴道分娩。若出现胎位不正、宫颈肌瘤、肌瘤嵌顿、阻碍胎先露下降、影响宫口开大,孕前有肌瘤剔除史并穿透宫腔者,B 超提示胎盘位于肌瘤表面,有多次流产、早产史,珍贵儿则可放宽剖宫产指征。如肌瘤大、多发、变性、胎盘位于肌瘤表面,本人不愿保留子宫,可行剖宫产及子宫切除术。肌瘤剔除术后妊娠的分娩方式,由距妊娠、分娩间隔时间,肌瘤深度、部位、术后恢复综合考虑。临床多数选择剖宫产,也可先行试产,有子宫先兆破裂可行剖宫产。

6.剖宫产术中对肌瘤的处理原则

剖宫产同时行肌瘤剔除术适合有充足血源,术中技术娴熟,能处理髂内动脉或子宫动脉结扎术或子宫切除术,术前应 B 超了解肌瘤与胎盘位置以决定切口位置及手术方式。术中一般先做剖宫产,除黏膜下肌瘤外,先缝合剖宫产切口,然后再行肌瘤剔除术。肌瘤剔除前先在瘤体周围或基底部注射缩宫素。

(五)子宫肌瘤与不孕的治疗原则

(1)年龄<30 岁,不孕年限少于 2~3 年,浆膜下或肌壁间肌瘤向浆膜突出,不影响宫腔形态,无月经改变,无痛经,生长缓慢者,输卵管至少一侧通畅,卵巢储备功能良好,可随访 6~12 个月。期间监测排卵,指导性生活,对排卵障碍者可用促排卵药物助孕。

(2)年轻、不孕年限少于 2 年,尚不急于妊娠,卵巢储备功能良好,但有月经多、痛经,子宫如孕10~12 周大小等可先考虑:①药物治疗,使肌瘤缩小改善症状;②超声消融,肌瘤坏死、体积缩小、改善症状、改善子宫受孕条件,术后避孕 3~6 个月后考虑妊娠;③肌瘤剔除术,术后建议避孕1 年;黏膜下肌瘤宫腔无损者避孕 4~6 个月后考虑妊娠。妊娠后加强管理,警惕孕中、晚期子宫破裂,放宽剖宫产指征。

(六)子宫肌瘤不孕者的辅助生育技术

辅助生育技术(assisted reproductive technology,ART)一般可采用 IVF-ET,用于肌瘤小、宫腔未变形者。国内外均有不少报道;浆膜下肌瘤对体外受精无不良影响已得到共识。精子卵浆内注射对浆膜下肌瘤者胚胎种植率和临床妊娠率无危害作用。有关行辅助生育技术前子宫肌瘤不孕者是否先做肌瘤剔除术,尚无统一意见;辅助生育技术前超声消融子宫肌瘤改善子宫受孕条件,也在探索研究中。有学者认为手术后可增加妊娠机会;也有认为增加胚胎移植数,可有较满意的效果。我国应结合国情慎重对待。

（七）子宫肌瘤急腹症治疗原则

红色变性以保守治疗为主。若症状加重，有指征剖腹探查时则可做肌瘤剔除术或子宫切除术。肌瘤扭转应立即手术；肌瘤感染化脓宜积极控制感染和手术治疗；肌瘤压迫需手术解除；恶变者尤其是年龄较大的绝经后妇女，不规则阴道流血宜手术切除；卒中性子宫肌瘤较为罕见，宜手术切除。

（八）子宫肌瘤的激素替代治疗原则

有关绝经妇女子宫肌瘤的激素替代治疗（hormone replacement treatment，HRT），多数主张有绝经期症状者可用激素治疗，治疗期间定期 B 超复查子宫肌瘤大小、内膜是否变化，注意异常阴道流血，使用时注意药物及剂量，孕激素用量不宜过大。雌激素孕激素个体化，采用小剂量治疗，当发现肌瘤增大、异常出血可停用。口服比经皮用药对肌瘤的生长刺激作用弱。绝经期子宫肌瘤者使用激素治疗不是绝对禁忌证，而是属慎用范围，强调知情同意和定期检查、随访的重要性。

（九）子宫肌瘤者的计划生育问题

根据世界卫生组织（WHO）生殖健康与研究部编写的《避孕方法选用医学标准》中，肌瘤患者宫腔无变形者，复方口服避孕药、复方避孕针、单纯孕激素避孕药、皮下埋植等均可使用，Cu-IUD、曼月乐不能使用，屏障避孕法不宜使用。

（十）弥漫性子宫平滑肌瘤病

弥漫性子宫平滑肌瘤病是良性病理组织学结构，但有恶性肿瘤生物学行为，原则上以子宫切除为宜。因肿瘤弥漫生长，几乎累及子宫肌层全层，也可波及浆膜及内膜，若手术保守治疗易致出血，损伤大，术后粘连、复发，若再次妊娠易发生子宫破裂等。个别年轻、未孕育欲保留子宫及生育功能者宜严密观察，知情同意，告之各种可能情况，此类保守治疗者常分别选用药物GnRHa、米非司酮、宫腔镜、栓塞等单一或联合治疗。

子宫肌瘤诊治流程见图 5-2。

八、保留子宫的治疗方案

（一）期待疗法

对于子宫肌瘤小，没有症状者，可以定期随访，若肌瘤明显增大或出现症状时可考虑进一步治疗。绝经后肌瘤多可萎缩甚至消失。如患者年轻未生育，应建议其尽早计划并完成生育。

（二）保守治疗

保守治疗指保留患者生殖功能的治疗方法。

1.药物治疗

子宫肌瘤的药物治疗多为用药期间效果明确，但停药后又症状反复，且不同药物有各自不良反应，故非长期治疗方案选择，应严格掌握其各自适应证。

（1）米非司酮（RU486）：在中国药品说明书上现今没有该药对子宫肌瘤治疗的适应证，故有医疗纠纷的隐患，在临床治疗上应慎重，要与患者充分沟通理解后方可使用。

RU486 治疗肌瘤的适应证：①症状明显，不愿手术的 45 岁以上子宫肌瘤患者，以促进其绝经进程，抑制肌瘤生长，改善临床症状；②月经量多、贫血严重、因服用铁剂有不良反应而又不愿输血，希望通过药物治疗使血红蛋白正常后再手术者；③有手术高危因素或有手术禁忌证者；④因患者本身的某些原因希望暂时或坚决不手术者。

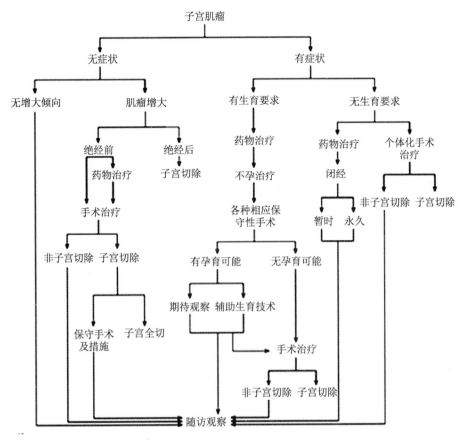

图 5-2　子宫肌瘤诊治流程图

注:本流程图根据治疗原则而订,供各级医师临床应用参考,具体处理强调个体化

RU486 用药后 3 个月可使肌瘤体积缩小 30％～50％。有文献结果显示 10 mg 米非司酮治疗 3 个月显著减少月经期失血量,提高患者血红蛋白水平并减少子宫肌瘤体积,但有子宫内膜增生的不良反应(无不典型增生)。但 RU486 停药后有反跳问题。其不良反应为恶心、食欲减退、潮热、性欲低下等,停药可逆转。此外,为防止出现抗糖皮质激素的不良反应,不宜长期使用 RU486。

(2)促性腺激素释放激素激动剂(GnRHa):其治疗子宫肌瘤的适应证同 RU486,但价格昂贵。使用3～6个月可使瘤体缩小 20％～77％,但停药后又恢复治疗前大小。GnRHa 目前多用于术前治疗以减少肌瘤体积,然后实施微创手术。

(3)其他药物治疗:包括达那唑、芳香化酶抑制剂、选择性雌激素受体修饰剂及孕激素受体修饰剂等。这些药物的应用并不广泛,部分尚在试验阶段。

2.子宫肌瘤剔除术

对于要求保留生育功能的年轻子宫肌瘤患者,除外恶性可能以后,子宫肌瘤剔除术是目前最佳的治疗方法。当患者出现以下情况,应考虑手术:①出现明显的症状,如月经过多伴贫血、肌瘤压迫引起的疼痛或尿潴留等;②肌瘤子宫超过妊娠 3 个月大小;③肌瘤生长迅速,有恶性变可能;④黏膜下肌瘤,特别是已脱出于宫颈口者;⑤肌瘤并发症,如蒂扭转、感染;⑥年轻不孕的肌瘤患者;⑦诊断未明,与卵巢肿瘤不能鉴别者;⑧宫颈肌瘤。子宫肌瘤剔除术又分为开腹、腹腔镜、阴式及宫腔镜等不同途径,其中后三种属微创手术方式,但各种手术自有其适应证。

(1)开腹子宫肌瘤剔除术(transabdominal myomectomy,TAM):适应证最为广泛,适于所有年轻希望生育、具有手术指征的肌瘤患者,它不受肌瘤位置、大小和数目的限制,因此,困难的、难以通过微创路径完成的子宫肌瘤剔除手术均为开腹子宫肌瘤剔除术的指征。对于以下的几种情况一般即是直接行开腹子宫肌瘤剔除术的适应证:①特殊部位肌瘤(如接近黏膜的肌瘤);②多发肌瘤(≥5 个),子宫体积>孕12 周;③既往采用各种途径剔除术后复发的肌瘤;④合并子宫内膜异位症等疑盆腔重症粘连者。

(2)腹腔镜子宫肌瘤剔除术(laparoscopic myomectomy,LM):与 TAM 比较具有住院时间短、术后发热率低及血红蛋白下降少的优点。随着腹腔镜手术器械的不断改进、缝合技术的提高,LM 正逐步成为部分 TAM 的替代手术方法。腹腔镜肌瘤剔除术的具体适应证仍未取得统一意见,一般来讲,LM 适用于:①浆膜下或阔韧带子宫肌瘤;②≤3～4 个中等大小(≤6 cm)的肌壁间子宫肌瘤;③直径 7～10 cm 的单发肌壁间子宫肌瘤。

手术医师可根据自己的腹腔镜手术技巧适当放宽手术指征。而直径>10 cm 的肌壁间肌瘤,数量多于 4 个或靠近黏膜下的肌瘤及宫颈肌瘤,属于腹腔镜手术的相对禁忌证。因为当肌瘤过大或过多时,腹腔镜手术可能出现以下问题:①手术时间延长、失血量增加,手术并发症增加;②需要转为开腹手术的风险增加;③肌瘤残留导致二次手术概率增加;④缝合欠佳导致子宫肌层愈合不佳,增加孕期子宫破裂风险。

(3)经阴道子宫肌瘤剔除术(transvaginal myomectomy,TVM):治疗子宫肌瘤也具有其明显的优势。①腹部无瘢痕、腹腔干扰小、术后疼痛轻、恢复快;②无设备要求、医疗费用低;③可以通过触摸减少术中小肌瘤的遗漏;④直视下缝合关闭瘤腔更彻底。

目前较为接受的 TVM 的适应证:①不超过 2 个(最好单发)直径<7 cm 的前后壁近子宫下段的肌瘤;②浆膜下肌瘤;③宫颈肌瘤;④同时要求阴道较宽松,无盆腔粘连、子宫活动度好。

阴式手术也存在一些缺点,如操作空间有限、难以同时处理附件等。因此术前需要评估子宫的大小、活动度、阴道的弹性和容量及有无附件病变。阴式手术尤其适于伴有子宫脱垂、阴道壁膨出的患者。但盆腔炎症、子宫内膜异位症、怀疑或肯定子宫恶性肿瘤、盆腔手术史、附件病变者和子宫阔韧带肌瘤不适合行 TVM。

(4)宫腔镜子宫肌瘤剔除术:已成为治疗黏膜下肌瘤的首选治疗方法。目前较为接受的宫腔镜治疗肌瘤的适应证为子宫≤6 周妊娠大小、肌瘤直径≤3 cm 且主要突向宫腔内。宫腔镜手术的决定因素在于肌瘤位于肌层内的深度。

Wamsteker(1993 年)根据子宫肌瘤与子宫肌壁的关系将黏膜下肌瘤分为三型。0 型:完全突向宫腔的带蒂黏膜下肌瘤;Ⅰ型:侵入子宫肌层<50%,无蒂的黏膜下肌瘤;Ⅱ型:侵入子宫肌层>50%,无蒂的黏膜下肌瘤。

符合适应证的 0 型肌瘤几乎都可以通过一次手术切除干净,对于>3 cm、Ⅰ/Ⅱ型黏膜下肌瘤,宫腔镜手术一次性切除有一定困难,若无法一次性切除,则需多次手术治疗。为防止子宫穿孔,通常需在腹腔镜监护下进行。也有学者认为可使用术中超声监测替代腹腔镜,术中超声实时监测可提供关于宫腔镜、肌瘤及子宫壁关系的准确信息,有利于控制切割的深度,避免子宫穿孔。

3.子宫动脉栓塞术

子宫动脉栓塞术(UAE)是近年发展的一种子宫肌瘤的微创治疗方法。至 20 世纪 90 年代初,子宫动脉栓塞术治疗子宫肌瘤患者已逾万例,栓塞剂一般选择永久性栓塞剂乙烯醇

(polyvinyl alcohol,PVA)颗粒,少数加用钢圈或明胶海绵。UAE 治疗原理为肌瘤结节对子宫动脉栓塞后导致的急性缺血非常敏感,发生坏死、瘤体缩小甚至消失。同时子宫完整性因侧支循环建立而不受影响。UAE 的适应证:症状性子宫肌瘤不需要保留生育功能,但希望避免手术或手术风险大。禁忌证包括严重的造影剂过敏、肾功能不全及凝血功能异常。UAE 对于腺肌病或合并腺肌病者效果较差,MRI 等影像学检查可帮助鉴别诊断子宫肌瘤与子宫腺肌病。此外,由于UAE 无法取得病理诊断,需警惕延误恶性病变的治疗,治疗前需仔细鉴别诊断。

4.高强度聚焦超声消融术

高强度聚焦超声(high intensity focused ultrasound,HIFU)是当前唯一一种真正意义上的无创治疗方法,应用超声引导技术或磁共振成像引导技术,实现人体深部病灶的精确显示和定位,以及治疗全程中的监控。

(1)目前学者比较认同的 HIFU 治疗子宫肌瘤适应证:①已完成生育;②不愿手术并希望保留子宫的肌壁间肌瘤患者,瘤体<10 cm。

(2)禁忌证:①有恶性肿瘤家族史;②短期内子宫肌瘤生长迅速者;③肌瘤直径>10 cm 且有压迫感或子宫大于孕 20 周;④阴道出血严重;⑤超声聚焦预定的靶区与皮肤距离<1 cm 者;⑥腹部有纵行瘢痕,且瘢痕明显阻挡超声通过的患者。

(3)相对禁忌证:①体积较大的后壁肌瘤,易引起皮肤及盆腔深部周围器官的损伤;②黏膜下肌瘤或浆膜下带蒂肌瘤。

值得注意的是同样没有病理诊断的 HIFU 治疗可能会延误恶变的子宫平滑肌肉瘤治疗,所以治疗前也需要行相关检查除外恶性肿瘤。

九、不保留子宫的治疗方案

对于无生育要求、有手术指征的患者,均可以考虑行子宫切除术。手术范围有全子宫切除术、次全子宫切除术(又称阴道上子宫切除)以及筋膜内子宫切除术。如无特殊原因,仍建议行全子宫切除术。

(一)全子宫切除术

全子宫切除术有经腹、经阴道及经腹腔镜三种途径。目前仍以经腹手术为主,腹腔镜及阴式手术比例逐渐增高。经腹途径的优点是暴露清楚、操作简单,多发、巨大肌瘤及腹腔内有粘连仍可进行。

1.经阴道全子宫切除术

如肌瘤和子宫较小、盆腔无粘连、阴道壁松弛者,术者技术熟练时可行阴式全子宫切除术。优点是对腹腔脏器干扰少,术后恢复快,肠粘连、梗阻并发症少,无腹部伤口,尤其适于伴有子宫脱垂、阴道壁膨出的患者。由于阴式手术操作空间有限,难以同时切除附件,术前应除外附件病变可能。

2.腹腔镜下全子宫切除术

腹腔镜下全子宫切除术是以侵入性更小的方式获得腹腔和盆腔更好的暴露。除了有很小的腹部切口外,具备了阴式手术其他优点,还解决了阴式术野暴露有限的问题。因此腹腔镜下全子宫切除术可以用于:①明确诊断及盆腹腔情况,帮助选择最佳的手术方式及范围;②分离粘连;③必要时可以同时切除附件。

（二）次全子宫切除术

次全子宫切除术即为保留宫颈仅切除子宫体的手术方式，其手术简单，危险性小。根据 Cochrane 数据库的总结，次全子宫切除术与全子宫切除术在术后性功能、排尿及肠道功能方面并无差别。但次全子宫切除术的缺点是宫颈残端仍有发生癌瘤机会，发生后处理较为困难。同时宫颈残端因血运和淋巴回流受阻，易使慢性炎症加重。由于上述的这些原因，目前次全子宫切除术被认为是最后的选择，仅对那些担心有出血或解剖异常者，必须要限制手术范围的患者保留使用。

（三）筋膜内子宫切除术

筋膜内子宫切除术（classic intrafascial SEMM hysterectomy，CISH）是由德国的 Semm 医师于 1991 年提出并应用于临床的一种术式。该术式于子宫峡部以下在筋膜内进行操作，切除部分宫颈组织包括宫颈移行带和宫颈管内膜。因此可以减少术后宫颈残端病变的可能。此外，由于在筋膜内操作，减少了损伤输尿管、膀胱和肠道的机会。因此，CISH 也是治疗子宫肌瘤时可供选择的一种合理的术式。

对于子宫切除术中是否同时预防性切除卵巢尚存争议，目前在我国一般来讲，40 岁以下妇女无卵巢病变时，尽量保留；45～50 岁未绝经妇女可建议切除一侧或双侧卵巢；绝经后妇女及有卵巢癌、乳腺癌家族史的患者建议同时切除双侧卵巢，但卵巢去留最终应尊重患者的要求。据统计，近年来因良性疾病切除子宫的同时切除双侧附件的比例在升高，但越来越多的证据表明手术绝经从远期看对心血管、骨质代谢、性心理、认知及精神健康等方面均有负面影响。国外有研究表明，对于无卵巢癌高危因素的女性，将卵巢保留至 65 岁对其远期生存率有益。此外，无论何种方式切除子宫，术前应检查宫颈，除外宫颈病变，尤其宫颈癌的可能。

（曲美芹）

第三节 子宫内膜癌

子宫内膜癌是女性生殖道常见的妇科恶性肿瘤之一，由于发病在宫体部，也称子宫体癌。其发病率仅次于子宫颈癌，占女性生殖道恶性肿瘤的 20%～30%。占女性全身恶性肿瘤的 7%，死亡率为 1.6/10 万。在我国子宫内膜癌也呈现上升状态。值得注意的是《2008 年中国卫生统计提要》中，对 2004－2005 年中国恶性肿瘤死亡抽样回顾调查显示，位于前十位恶性肿瘤死亡率中，子宫恶性肿瘤死亡率为 4.32/10 万，已超过子宫颈癌位居女性恶性肿瘤死亡率的第七位，子宫颈癌为 2.84/10 万，位于第九位。

子宫内膜癌好发年龄 50～60 岁，平均 60 岁左右，较子宫颈癌晚，多见于围绝经期或绝经后老年妇女，60% 以上发生在绝经后妇女，约 30% 发生在绝经前。子宫内膜癌的年龄分布：绝经后 50～59 岁妇女最多；60% 绝经后，30% 绝经前；高发年龄 58 岁，中间年龄 61 岁；40 岁以下患者仅占 2%～5%；25 岁以下患者极少。近年来，有年轻化趋势，在发达国家，40 岁以下患者由 2/10 万增长为（40～50）/10 万。

一、发病机制

发病机制尚不完全明了，一般认为与雌激素有关，主要是由于体内高雌激素状态长期刺激子宫内膜,可引起子宫内膜癌的发生。高雌激素状态有来自内源性和来自外源性两种。内源性雌激素引起的子宫内膜癌患者表现为多有闭经、多囊卵巢及不排卵,不孕、少孕和晚绝经,常合并肥胖、高血压、糖尿病。外源性雌激素引起的子宫内膜癌患者有雌激素替代史及与乳癌患者服用他莫昔芬史有关。均为子宫内膜腺癌一般分期较早,肿瘤分化好,预后较好。

Armitage(2003)等对子宫内膜癌发病机制的研究表明,无孕激素拮抗的高雌激素长期作用,可增加患子宫内膜癌的风险。1960—1975年,在美国50~54岁的妇女子宫内膜癌增加了91%。发现应用外源性雌激素者将增加4~8倍患内膜癌的危险,若超过7年,则危险性增加14倍。激素替代所致的内膜癌预后较好,这些患者分期早、侵肌浅、分化好,常合并内膜增生,5年生存率为94%。

子宫内膜癌发生的相关因素有以下几方面。

（一）未孕、未产、不孕与子宫内膜癌的关系

与未能被孕激素拮抗的雌激素长期刺激有关。受孕少、未产妇比＞5个孩子的妇女患子宫内膜癌高3倍;年青子宫内膜癌患者中66.45%为未产妇;子宫内膜癌发病时间多在末次妊娠后5~43年(平均23年),提示与原发或继发不孕有关;不孕、无排卵及更年期排卵紊乱者,子宫内膜癌发病率明显高于有正常排卵性月经者。

（二）肥胖

子宫内膜癌肥胖者居多,将近20%患者超过标准体重10%;超标准10%~20%者的宫体癌发病率较体重正常者高3倍,而超出标准体重22.7%则子宫内膜癌高发9倍。肥胖与雌激素代谢有关:雌激素蓄积在多量脂肪内,排泄较慢。绝经后妇女雌激素主要来源为肾上腺分泌的雄烯二酮,在脂肪中的芳香化转换为雌酮,体内雌酮增加可导致子宫内膜癌的发生。脂肪越多转化能力越强,血浆中雌酮越高。

（三）糖尿病

临床发现10%子宫内膜癌患者合并糖尿病;糖尿病患者子宫内膜癌发病率较无糖尿病者高2~3倍。

（四）高血压

50%以上子宫内膜癌患者合并高血压;高血压妇女的子宫内膜癌发病率较正常者高1.7倍。

（五）遗传因素

20%有家族史。近亲家族史三代内患者中,子宫颈癌占15.6%,子宫内膜癌30%。母亲为子宫内膜癌者占10.7%,故认为子宫内膜癌和遗传因素有关。家族遗传性肿瘤,即遗传性非息肉病性结直肠癌(HNPCC),也称Lynch Ⅱ综合征,与子宫内膜癌的关系密切,受到重视。

（六）癌基因与抑癌基因

分子生物学研究显示癌基因与抑癌基因等与子宫内膜癌的发生、发展、转移有关,其中抑癌基因主要有$PTEN$和$P53$。PTEN是一种具有激素调节作用的肿瘤抑制蛋白,在子宫内膜样腺癌中,雌激素受体(ER)及孕激素受体(PR)多为阳性,30%~50%的病例出现$PTEN$基因的突变,极少病例出现$P53$突变。而在子宫浆液性腺癌中ER、PR多为阴性,$P53$呈强阳性表达。

二、子宫内膜癌的分型

子宫内膜癌分为雌激素依赖型(Ⅰ型)或相关型,和雌激素非依赖型(Ⅱ型)或非相关型,这两类子宫内膜癌的发病及作用机制尚不甚明确,其生物学行为及预后不同。Bokhman于1983年

首次提出将子宫内膜癌分为两型。他发现近60%～70%的患者与高雌激素状态相关,大多发生于子宫内膜过度增生后,且多为绝经晚(>50岁),肥胖,以及合并高血糖、高脂血症等内分泌代谢疾病,并提出将其称为Ⅰ型子宫内膜癌;对其余30%～40%的患者称其为Ⅱ型子宫内膜癌,多发生于绝经后女性,其发病与高雌激素无关,无内分泌代谢紊乱,病灶多继发于萎缩性子宫内膜之上。其后更多的研究发现两种类型子宫内膜癌的病理表现及临床表现不同,Ⅰ型子宫内膜癌组织类型为子宫内膜腺癌,多为浅肌层浸润,细胞呈高、中分化,很少累及脉管;对孕激素治疗反应好,预后好。Ⅱ型子宫内膜癌,多为深肌层浸润,细胞分化差,对孕激素无反应,预后差。

由于Ⅱ型子宫内膜癌主要是浆液性乳头状腺癌,少部分透明细胞癌,易复发和转移,预后差,近年来越来越多地引起了人们的关注。实际早在1947年Novak就报道了具有乳头状结构的子宫内膜癌,但直到1982年才由Hendrick-son等才将其正式命名为子宫乳头状浆液性腺癌(uterine papillary serous carcinoma,UPSC),并制订了细胞病理学诊断标准。1995年King等报道在73%子宫内膜癌患者中检测到P53基因的过度表达,而且P53过度表达者的生存率明显低于无P53过度表达的患者。Kovalev等也报道UPSC中有78%呈P53基因的过度表达,而且其中有53%可检测到P53基因的突变,而在高分化子宫内膜腺癌中其表达仅为10%～20%。Sherman等提出子宫内膜癌起源的两种假说。认为在雌激素长期作用下可导致子宫内膜腺癌通过慢性通道发生,而在P53作用下则可能为快速通路,导致UPSC的发生。P53基因被认为与UPSC的发生和发展有很大的关系。

对两种类型子宫内膜癌诊断比较困难,主要依靠组织病理学的诊断。Ambros等在1995年提出内膜上皮内癌(endometrial intraepithelial carcinoma,EIC)的概念,认为EIC多发生在内膜息肉内,特征为子宫表面上皮和(或)腺体被相似于浆液性癌的恶性细胞所替代,间质无侵袭。在细胞学和免疫组织化学上与UPSC具有同样的形态学和免疫组织化学特征,表现为细胞分化差和P53强阳性,被认为是UPSC的原位癌。这一概念的提出有利于对UPSC进行早期诊断和早期治疗。

三、病理特点

(一)大体表现

可发生在子宫内膜各部位,不同组织类型的癌肉眼无明显区别,侵及肌层时子宫体积增大,浸润肌层癌组织境界清楚,呈坚实灰白色结节状肿块。子宫内膜癌呈两种方式生长。

1.弥散型

肿瘤累及整个宫腔内膜,可呈息肉菜花状,表面有坏死、溃疡,可有肌层浸润,组织呈灰白色、质脆、豆渣样。

2.局限型

肿瘤局限于宫腔某处,多见子宫腔底部或盆底部。累及内膜面不大,组织呈息肉样或表面粗糙呈颗粒状,易肌层浸润。

(二)镜下表现

腺体增生、排列紊乱,腺体侵犯间质,出现腺体共壁。分化好的肿瘤可见腺体结构明显;分化差的肿瘤腺体结构减少,细胞呈巢状、管状或索状排列。腺上皮细胞大小不等,排列紊乱,极性消失,核呈异型性,核大、深染。

（三）病理组织类型

在国际妇科病理协会（ISGP）1987 年提出子宫内膜癌的分类基础上，现采用国际妇产科联盟（FIGO，2009 年）修订的临床病理分期。最常见的是子宫内膜样腺癌，占 80％～90％，其中包括子宫内膜腺癌伴有鳞状上皮分化的亚型：浆液性癌、透明细胞腺癌、黏液性癌、小细胞癌、未分化癌等。其中浆液性腺癌是常见恶性度高的肿瘤。

关于子宫内膜腺癌伴有鳞状上皮分化的亚型，以往作为鳞状上皮化生，并分为腺棘癌和鳞腺癌，认为鳞腺癌较腺棘癌恶性度更高。但研究发现：子宫内膜样癌的预后主要与肿瘤中腺体成分的分化程度有关，而与是否伴有鳞状上皮分化，及鳞状分化的好坏关系不大，因此该区分已没有意义。现已不再分为腺棘癌和鳞腺癌，而将两者均包括在子宫内膜腺癌伴有鳞状上皮分化亚型内。

浆液性乳头状腺癌、透明细胞癌恶性度高，鳞癌、未分化癌罕见，但恶性度高。

四、转移途径

约 75％子宫内膜癌患者为Ⅰ期，余 25％为其他各期。特殊组织类型及低分化癌（G3）易出现转移，转移途径为直接蔓延，淋巴转移，晚期可有血行转移。

（一）直接蔓延

病灶沿子宫内膜蔓延。

(1)子宫上部及宫底部癌→宫角部→输卵管、卵巢→盆腹腔。

(2)子宫下部癌→子宫颈、阴道→盆腔。

(3)癌侵犯肌层→子宫浆膜层→输卵管、卵巢→盆腹腔。

（二）淋巴转移

淋巴转移是子宫内膜癌的主要转移途径。

(1)子宫内膜癌癌瘤生长部位与转移途径的关系：①子宫底部癌→阔韧带上部→骨盆漏斗韧带→腹主动脉旁淋巴结。②子宫角部或前壁上部癌灶→圆韧带→腹股沟淋巴结。③子宫下段累及子宫颈癌灶→宫旁→闭孔→髂内、外→髂总淋巴结。④子宫后壁癌灶→宫骶韧带→直肠淋巴结。

(2)子宫内膜癌的淋巴结转移不像子宫颈癌那样有一定的规律性，而与腹腔冲洗液癌细胞检查是否阳性，癌灶在宫腔内的位置及病变范围的大小，肌层浸润的深度，是否侵犯子宫颈，附件有无转移，癌细胞组织病理学分级有关。①临床Ⅰ期、G_1、G_2、侵及肌层＜1/2 或 G_3、癌灶仅限于内膜时，盆腹腔淋巴结转移率 0～2％。②临床Ⅰ期、G_2、G_3 或 G_1、侵及肌层＞1/2 时，盆腔淋巴结转移率 20％，腹主动脉旁淋巴结转移率 16％。③临床Ⅰ、Ⅱ期盆腔淋巴结转移率 9％～35％，腹主动脉旁淋巴结 6％～14％。④在盆腔淋巴结中，最易受累为髂外淋巴结有 61％～78％转移，其次为髂内、髂总、闭孔和骶前淋巴结。转移中 37％淋巴结直径＜2 mm，需经镜下检查确诊。

（三）子宫内膜癌的卵巢转移

转移到卵巢可能有两种途径：经输卵管直接蔓延到卵巢；经淋巴转移到卵巢实质。前者腹腔细胞学检查 100％阳性，可无淋巴转移。后者腹腔细胞学检查 19％阳性，36％淋巴转移。但两者复发率相近，分别为 50％和 52％。

五、临床表现

(1)常与雌激素水平相关疾病伴存 无排卵性功血、多囊卵巢综合征、功能性卵巢肿瘤。

(2)易发生在不孕、肥胖、高血压、糖尿病、未婚、不孕、少产、绝经延迟的妇女,这些内膜癌的危险因素称为子宫体癌综合征。

(3)有近亲家族肿瘤史,较子宫颈癌高。

(4)症状与体征:75%均为早期患者,极早期可无症状,病程进展后有以下表现。①阴道流血:为最常见症状。未绝经者经量增多、经期延长,或经间期出血。绝经后者阴道持续性出血或间歇性出血,个别也有闭经后出血。②阴道排液:在阴道流血前有此症状。少数主诉白带增多,晚期合并感染可有脓血性白带伴臭味。③疼痛:因宫腔积液、宫腔积脓可引起下腹痛。腹腔转移时可有腹部胀痛。晚期癌浸润周围组织时可引起相应部位疼痛。④全身症状:腹腔转移时可有腹部包块、腹胀、腹水,晚期可引起贫血、消瘦、恶病质及全身衰竭。⑤子宫增大、变软:早期患者无明显体征;病情进展后触及子宫稍大、稍软;晚期子宫固定,并可在盆腔内触及不规则肿块。

六、诊断及鉴别诊断

(一)诊断

1.病史

高育龄妇女出现不规则阴道出血,尤其绝经后阴道出血,结合上述临床特点,应考虑有患子宫内膜癌的可能。

2.辅助检查

(1)细胞学检查:仅从子宫颈口吸取分泌物涂片细胞学检查阳性率不高,用宫腔吸管或宫腔刷吸取分泌物涂片,可提高阳性率。

(2)诊断性刮宫:是诊断子宫内膜癌最常用的方法,确诊率高。①先用小刮匙环刮颈管。②再用探针探宫腔,然后进宫腔搔刮内膜,操作要小心,以免子宫穿孔。刮出物已足够送病理学检查,即应停止操作。肉眼仔细检查刮出物是否新鲜,如见糟脆组织,应高度可疑癌。③子宫颈管及宫腔刮出物应分别送病理学检查。

(3)影像学检查。①B超检查:超声下子宫内膜增厚,失去线形结构,可见不规则回声增强光团,内膜与肌层边界模糊,伴有出血或溃疡,内部回声不均。彩色多普勒显示内膜血流低阻。通过B超检查,可了解病灶大小、是否侵犯子宫颈,及有无侵肌层,有无合并子宫肌瘤。有助于术前诊断更接近手术病理分期。②CT检查可正确诊断肌层浸润的深度以及腹腔脏器及淋巴结转移,腹腔脏器及淋巴结转移。③MRI检查能准确显示病变范围、肌层受侵深度和盆腔淋巴结转移情况。Ⅰ期准确率为88.9%,Ⅱ期为75%,Ⅰ/Ⅱ期为84.6%。④PET:均出现18F-FDG聚集病灶,有利于发现病灶,但对子宫内膜癌术前分期的诊断欠佳。

(4)宫腔镜检查:可在直视下观察病灶大小、生长部位、形态,并取活组织检查。

适应证:有异常出血而诊断性刮宫阴性;了解有无子宫颈管受累;疑为早期子宫内膜癌可在直视下活体组织检查。

在应用宫腔镜对子宫内膜癌进行检查时,是否会因使用膨宫剂时引起内膜癌向腹腔扩散,一直是争论的焦点。不少学者认为不增加子宫内膜癌的转移。Kudela等进行的一项多中心的临床研究。对术前子宫内膜癌两组病例分别进行宫腔镜检查活检与诊断性刮宫操作,于术中观察两组腹腔冲洗液细胞学变化,结果两组术中腹腔冲洗液癌细胞阳性无统计学差异,结论是宫腔镜诊断不增加子宫内膜癌细胞向腹膜腔播散的风险。对术前曾接受宫腔镜检查的子宫内膜癌病例进行随访,认为宫腔镜对子宫内膜癌的预后未产生负面影响。尽管如此,仍应强调宫腔镜适于早期子宫内膜癌的检查,且在使用宫腔镜检查子宫内膜癌时,应注意膨宫压力,最好在 10.67 kPa(80 mmHg)以内。

(5)血清标志物检查:CA125、CA19-9、CEA、CP2 等检测有一定参考价值。在 95% 的特异度下 CA125 的敏感性较低,Ⅰ期内膜癌只有 20.8%,Ⅱ~Ⅳ期敏感性为 32.9%,多种肿瘤标志物联合检测可以提高阳性率。近年来发现人附睾分泌蛋白 4(Human Epididymis Secretory Protein 4,HE4)可作为肿瘤标志物,在卵巢癌和子宫内膜癌的诊断中优于 CA125。在早期和晚期内膜癌中 HE4 优于其他的肿瘤标志物,比 CA125 的敏感性高。如果 HE4 与 CA125 联合使用优于单独使用 CA125,可以提高诊断率。

(二)鉴别诊断

1.功能失调性子宫出血

病史及妇科检查难以鉴别,诊断性刮宫病理学检查可以鉴别。

2.子宫内膜炎合并宫腔积脓

宫腔积脓时患者阴道排出脓液或浆液,出现腹胀,有时发热,检查子宫增大,扩宫可有脓液流出,病理检查无癌细胞。但要警惕与子宫内膜癌并存的可能。

3.子宫黏膜下肌瘤或内膜息肉

诊断性刮宫、B超、宫腔镜检查等可鉴别诊断。

4.子宫颈癌(内生型)

通过妇科检查、巴氏涂片检查、阴道镜下活检、分断刮宫及病理学检查可以鉴别。子宫颈腺癌与子宫内膜癌鉴别较难,前者有时呈桶状子宫颈,宫体相对较小。

5.子宫肉瘤

均表现为阴道出血和子宫增大,分段刮宫有助于诊断。

6.卵巢癌

卵巢内膜样癌与晚期子宫内膜癌不易鉴别。

七、治疗

手术治疗是子宫内膜癌首选治疗方法,根据患者全年龄、有无内科并发症等,以及术前评估的分期,选择适当的手术范围。

根据期别采用以下术式。

(一)手术

手术是首选的治疗方法。通过手术可以了解病变的范围,与预后相关的因素,术后采取的相应治疗。

1.手术范围

(1)Ⅰ期 a、b 及细胞分化好(G_1、G_2)可行筋膜外子宫切除、双附件切除。盆腔淋巴结及腹主动脉旁淋巴结取样送病理学检查。

对于年轻、子宫内膜样腺癌ⅠA期 G_1 或Ⅰb期 G_1 的患者可行筋膜外全子宫、单侧附件切除术,保留一侧卵巢。但强调术后需定期严密随访。

随着微创技术的提高,对早期子宫内膜癌可应用腹腔镜进行分期手术。

(2)ⅠB期(侵及肌层≥1/2)、Ⅱ期、细胞分化差(G_3),或虽为Ⅰ期,但组织类型为子宫内膜浆液性乳头状腺癌,透明细胞癌,因其恶性程度高,早期即可有淋巴转移及盆腹腔转移,即使癌变局限于子宫内膜,30%~50%患者已有子宫外病变。其手术应与卵巢癌相同,应切除子宫、双侧附件、盆腔及腹主动脉旁淋巴切除,还应切除大网膜及阑尾。

(3)Ⅲ期或Ⅳ期(晚期癌、浆液性乳头状腺癌或子宫外转移)应以缩瘤为目的,行肿瘤细胞减灭术,切除子宫、双附件及盆腔和腹主动脉旁淋巴结、大网膜阑尾外,应尽可能切除癌块,使残留癌<2 cm,但需根据个体情况区别对待。

2.术中注意事项

(1)吸取子宫直肠凹陷处腹腔液,或用生理盐水 200 mL 冲洗子宫直肠凹陷、侧腹壁,然后抽取腹腔冲洗液,做细胞学检查找癌细胞。

(2)探查盆腹腔各脏器有无转移,腹膜后淋巴结(盆腔及腹主动脉旁淋巴结)有无增大、质硬。

(3)高位切断结扎卵巢动静脉。

(4)切除子宫后应立即肉眼观察病灶位置、侵犯肌层情况,必要时送快速冰冻病理检查。

(5)子宫内膜癌标本应行雌、孕激素受体检查,有条件还可行 PTEN、P53 等基因蛋白免疫组化检测,进行分子分型。

3.复发癌的手术治疗

如初次治疗为手术治疗,阴道断端复发者可首选手术切除;如初次治疗为放疗、或已行次广泛或广泛性全子宫切除术后的中心性复发者,可经严格选择及充分准备后行盆腔脏器廓清术;如为孤立病灶复发灶者可手术,术后行放、化疗及激素治疗。

(二)放射治疗

1.术前放疗

目的给肿瘤以致死量,减小肿瘤范围或体积,使手术得以顺利进行。适应证:可疑癌瘤侵犯肌层;Ⅱ期子宫颈转移或Ⅲ期阴道受累者;细胞分化不良于术前行腔内放疗,放疗后再手术。晚期癌患者先行体外照射及腔内照射,大剂量照射后一般需间隔 8~10 周后手术。

2.术后放疗

腹水癌细胞阳性、细胞分化差、侵犯肌层深、有淋巴转移者行术后放疗;组织类型为透明细胞癌、腺鳞癌者需术后放疗。多行体外照射,如有子宫颈或阴道转移则加腔内照射。

3.单纯放疗主要用于晚期或有严重内科疾病、高龄和无法手术的其他晚期患者。

(三)化疗

由于子宫内膜癌对化疗药物的耐药性,目前主要对晚期、复发者进行化疗,多采用以下方案。

(1)CAP 方案:顺铂(DDP)、阿霉素(ADM)、环磷酰胺(CTX)联合化疗:DDP 50 mg/m²,ADM 500 mg/m²,CTX 500 mg/m²,静脉注射,4 周一次。

(2)CA 方案:CTX 500 mg/m²,ADM 500 mg/m²,静脉注射,4 周一次。

(3)CAF 方案:CTX 500 mg/m²,ADM 500 mg/m²,5-FU 500 mg/m²,静脉注射,4 周一次。

(4)紫杉醇、卡铂联合化疗方案。

(四)抗雌激素治疗

1.孕激素治疗

可直接作用于癌细胞,延缓 DNA、RNA 的修复,从而抑制瘤细胞生长。孕激素治疗后使癌细胞发生逆转改变,分化趋向成熟。目前主要对晚期复发子宫内膜癌进行激素治疗。常用孕激素有以下几种:①醋酸甲羟孕酮,剂量 250~500 mg/d,口服。②醋酸甲地孕酮,剂量 80~160 mg/d,口服。③己酸孕酮,为长效孕激素,剂量 250~500 mg,每周 2 次,肌内注射。

2.抗雌激素治疗

他莫昔芬为非甾体类抗雌激素药物,并有微弱雌激素作用,可与 E_2 竞争雌激素受体占据受体面积,起到抗雌激素作用。可使孕激素受体水平升高。用法:口服 20 mg/d,3~6 个月。对受体阴性者,可与孕激素每周交替使用。

八、预后

子宫内膜癌因生长缓慢,转移晚,症状显著,多早期发现,约 75% 为早期患者,预后较好。5 年生存率在 60%~70%。预后与以下因素有关:组织学类型、临床分期、肿瘤分级、肌层浸润深度、盆腔及腹主动脉旁淋巴结有无转移、子宫外转移等。

(艾淑芬)

第二篇 中医妇科诊疗

第六章

中医妇科辨证方法

第一节 脏 腑 辨 证

脏腑是人体内脏的总称,包括五脏、六腑和奇恒之腑三类;脏腑辨证是中医辨证中最重要的辨证方法,其辨证治则,即脏腑辨证治则亦是中医治则学的重要治则。

由于脏腑学说是研究人体生理功能、病理变化及其相互关系的学说,故脏腑辨证治则主要是立足于脏腑的生理功能,来考虑脏腑的病理反应,在治疗时主要以祛除病邪,纠正脏腑气血阴阳之偏,其治则多为针对性强的具体治则,即治法。脏腑辨证治则主要是研究脏腑常用的治法。

一、五脏辨证治则

五脏包括心、肝、脾、肺、肾,其生理功能是生化和储藏气、血、精、津液,其病理也就是各种原因导致的上述生理功能的失调,五脏病辨证治则目的是祛除各种致病因素,恢复五脏的正常生理功能。

(一)心病辨证治则

心位于胸中,有心包裹护于外,其主要功能是主血脉、藏神。心病的治法主要有清心、温心、补心、镇心、开窍。

1.清心

使用清热、凉血、开窍的方药,治疗心经积热、热毒上扰、热蒙清窍的治法。包括清心泻火、清热凉血、清心开窍。

(1)清心泻火:用于心经积热而导致的心烦失眠,口舌生疮,小便短赤,舌尖红,脉数等证。代表方剂为牛黄清心丸。

(2)清热凉血:适用于温热病,热入营血,发热入夜尤甚,皮肤紫癜,出血发斑,神昏谵语,舌红绛少苔,脉数之证。代表方剂为清营汤、犀角地黄汤、清瘟败毒饮。

(3)清心开窍:用于温病疫毒内陷心包,热邪闭窍而导致的神昏谵语,痉厥,甚则厥脱等证。代表方剂为安宫牛黄丸、局方至宝丹、紫雪散等中医"三宝"。

2.温心

温心即温补心阳,使用温补心阳的方药,治疗心阳虚损和心阳虚脱等证。包括温补心阳、回阳固脱等。

（1）温补心阳：心阳不足导致的病证很多。若心阳不足，胸阳不振而导致的心悸、气短、怔忡等，代表方剂为桂枝甘草汤；若胸阳痹阻，心阳不振，出现心胸憋闷，心痛，自汗喘息，脉结代等，当以瓜蒌薤白白酒汤类为主要方剂，随证加活血散瘀、通经活络之品。

（2）回阳固脱：用于心阳虚脱所导致的心悸怔忡、大汗出，四肢厥逆，口唇青紫，呼吸喘促，甚则昏迷，脉微欲绝等证。代表方剂为参附汤、四逆加人参汤。

3.补心

补心包括补心气、益心阴两种治法，主要是使用补益心之气阴的药物，改善心脏的气阴不足症状。

补心气：用于心气不足，心悸气短，自汗，倦怠乏力，少气懒言，面唇色白无华，舌淡脉虚。代表方剂为养心汤、补心气口服液。

益心阴：用于心阴不足所致的心悸心烦，易惊，失眠，健忘，口干燥，舌红少苔，脉细数。代表方剂为天王补心丹、滋心阴口服液等；若气阴俱虚，可用炙甘草汤。

4.镇心

用重镇安神的药物，以治疗心神不安的一种治疗方法，证见心神不安，心悸，失眠，多梦易惊，夜间警惕易醒，睡眠不安等。常用代表方剂为朱砂安神丸。

5.开窍醒神

使用开窍药物，使患者苏醒的一种方法。分为凉开、温开两种。

温开：用于寒邪、湿痰等导致的中风、痰厥、气厥之猝然昏倒，不省人事，牙关紧闭，痰鸣喘促不醒之证。代表方剂为苏合香丸。

凉开：用于邪热上逆，逆入营血，证见抽搐、昏迷不醒。代表方剂为牛黄安宫丸、至宝丹、紫雪丹。

（二）肺病辨证治则

肺亦位于胸中，其主要功能是主气、司呼吸、主宣发、肃降、通调水道。肺病的治则也就针对这些功能失调所出现的病证而设。

1.宣肺

宣肺即宣通肺气，恢复其肃降功能。包括宣肺散寒、宣肺散热、宣肺降逆、宣肺利水四种。

（1）宣肺散寒：用于风寒束表。肺失宣降，导致恶寒发热，头痛身痛，鼻塞，流涕，咳嗽，咳痰，胸闷不舒，舌淡苔白脉浮紧。代表方剂为麻黄汤。

（2）宣肺散热：用于温热之邪袭肺，肺失宣降，导致身热恶风，咽痛，流涕，咳嗽，舌红苔黄，脉浮数。代表方为银翘散。

（3）宣肺降逆：用于邪犯肺卫，肺失肃降，证见咳嗽，咳痰，喘息，气促，舌红苔黄，脉数。代表方剂为麻杏石甘汤。

（4）宣肺利水：用于风邪束肺，肺失宣降，通调水道功能失常，使得水液停滞，出现浮肿，小便不利，恶风，发热，脉浮等证。代表方剂为越婢汤。

2.温肺

用温阳祛痰、化痰降逆一类的方药，治疗因肺受寒邪而导致的痰饮、咳嗽、哮喘气促等证。包括温肺止咳、温肺平喘。

（1）温肺止咳：用于风寒束肺所致的咳嗽，咳痰量多、清稀、色白，舌淡，苔白，脉弦滑。代表方剂为止嗽散。

（2）温肺平喘：用于肺部受寒所致的喘证与哮证，证见痰鸣气喘，甚则张口抬肩，口唇青紫。代表方剂为苏子降气汤、射干麻黄汤。

3.清肺

通过清泻肺热，以治疗肺热壅盛，肺热痰喘等证。包括清泻肺热、清肺解毒等。

（1）清肺泻热：用于肺热壅盛所致的痰多，咳嗽，痰黄黏稠，喘息气促等证。代表方剂为麻杏石甘汤。

（2）清肺解毒：用于热毒之邪壅滞于肺，证见发热，咳嗽，咳痰，喘息，胸痛，甚则咳唾脓血，咽喉肿痛。代表方剂为千金苇茎汤。

4.润肺

用滋养肺阴的方药，以治疗肺燥。适用于温邪伤肺，津液灼伤，证见头痛身热，心烦口渴。干咳无痰，或痰少难咯，鼻腔干燥，咽喉疼痛。代表方剂为桑杏汤。

5.补肺

通过补益肺的气阴的方法，以治疗肺虚。包括补肺气、益肺阴、气阴双补。

（1）补益肺气：用于肺气虚弱，气短懒言、语音低微，疲倦乏力，动则气促，自汗等。代表方剂为人参蛤蚧散。

（2）补益肺阴：用于肺阴不足，或肺痨阴虚，干咳无痰，或痰中带血，潮热盗汗、遗精等证。代表方剂为百合固金汤。

（3）气阴双补：用于气阴两虚，气短懒言，头昏眼花，咽干口渴，咳嗽不止，咳声低微，汗出，唇舌干燥。代表方为生脉饮。

6.敛肺

通过收敛肺气，以达到止咳平喘，止汗止血之目的。

（1）敛肺止咳平喘：用于久咳久喘不止，肺气耗散之证，证见咳喘无力，久久不止，脉细而数。代表方剂为人参补肺散。

（2）敛肺止血：用于久咳不愈并见咳嗽咳血、咯血，或痰中带血者。代表方剂为海蛤散。

（3）敛肺止汗：用于气阴两虚，卫外不固导致的自汗不止，盗汗亦多之证。代表方剂为生脉饮。

7.泻肺

通过泻肺逐饮的方法，以通调水道，改善痰浊水饮壅肺的现象。适用于痰水壅肺，喘息气促，胸胁疼痛等证。代表方剂为葶苈大枣泻肺汤。

（三）脾病辨证治则

脾脏位于中焦，其主要功能是主运化、升清、统摄血液。脾病的辨证治则主要围绕着恢复脾的功能进行。

1.健脾

通过补益脾气，以恢复其运化功能的治法。包括补气健脾、补气升陷。

（1）补气健脾：用于脾气虚弱，食欲不振，肠鸣腹胀，便溏，少气懒言等证。代表方剂为四君子汤。

（2）补气升陷：用于脾虚，中气下陷，证见少气懒言，阴挺，脱肛，泄泻，遗尿，带下，久痢，便秘等。代表方剂为补中益气汤。

2.温脾

通过温补脾阳,以消除脾胃中焦虚寒,脾阳不振者证。包括温运脾阳、温脾散寒。

(1)温运脾阳:用于中焦虚寒所致的呕吐,泄泻,脘腹胀满,喜温喜按。代表方剂为温脾汤。

(2)温脾散寒:用于素体脾胃阳虚,而见呕吐,喜温喜按,或寒伤脾胃,脘腹胀痛等证。代表方剂为吴茱萸汤。

(四)肝病辨证治则

肝位于胁部,其主要生理功能为主疏泄、藏血。肝病辨证治则主要针对肝脏生理功能失常所产生的病证而设。

1.疏肝

通过解郁、理气、活血等方法,达到疏肝之郁滞的目的,包括疏肝解郁、疏肝活血。

(1)疏肝解郁:用于肝气郁滞,不得宣畅,证见头部、胁肋胀痛,少腹疼痛,女子乳房胀痛,月经不调,痛经,男子睾丸胀痛等。代表方剂为柴胡疏肝散。

(2)疏肝活血:用于肝气郁滞,气滞血瘀,胁肋刺痛,少腹胀痛拒按,月经量少结块等。代表方为膈下逐瘀汤。

2.清肝

系泻除肝火,治疗肝火旺盛的常用方法。包括清泻肝火、凉肝止血。

(1)清泻肝火:用于肝火炽盛导致的头晕目眩,烦闷,目赤肿痛,烦热,咽干,口渴,大便秘结。代表方剂为丹栀逍遥散。

(2)凉肝止血:用于肝火上炎所致的吐血、衄血、便血、血崩等。代表方剂为十灰散、四生丸、槐花散、断崩汤等。

3.养肝

通过柔肝、缓急、养血、滋阴等方法,治疗肝虚证。包括柔肝缓急、养肝补虚。

(1)柔肝缓急:用于肝失柔润滋养导致的筋脉拘挛,肢体震颤,疼痛等证。代表方剂为芍药甘草汤。

(2)养肝补虚:用于肝之阴血不足,肝血亏虚,证见头晕目眩,心悸耳鸣,女子崩漏等。代表方剂为四物汤。

4.平肝

平肝即平定潜镇亢盛的肝阳。包括平肝潜阳,镇肝息风。

(1)平肝潜阳:用于肝阳上亢导致的头晕头痛,失眠,烦躁不安,甚则惊痫抽搐。代表方剂为天麻钩藤饮。

(2)镇肝息风:用于肝阳上扰,肝风内动,头目晕眩,耳鸣,昏厥,抽搐震颤,口眼歪斜,半身不遂。代表方剂为镇肝熄风汤。

5.温肝

通过温散肝寒,治疗肝寒证。包括温肝散寒、温肝行气、温补肝阳。

(1)温肝散寒:用于寒邪伤肝,猝然而致的四肢厥冷,指甲青紫,少腹冷痛,阴囊蜷缩,或腿肚转筋。代表方剂为当归四逆汤。

(2)温肝行气:用于肝寒气滞,少腹疼痛,痛引睾丸;代表方剂为天台乌药散。

(3)温补肝阳:用于素体阳虚,或寒邪伤肝,导致巅顶疼痛,呕吐涎沫,脘腹冷痛,四肢不温,小腿拘挛。代表方剂为吴茱萸汤。

（五）肾病辨证治则

肾位于腰部，左右各一，其主要功能为藏精、主水、纳气。肾病治则是针对肾的生理功能失常所产生的病证而设。

1.补肾阴

使用滋补肾阴的方法，改善肾阴不足之症状。包括滋养肾阴、滋阴降火、滋肾纳气。

（1）滋养肾阴：用于肾阴不足所导致的腰膝酸软，遗精盗汗，头晕耳鸣，咽干舌燥，舌红少苔，脉细数。代表方剂为左归丸。

（2）滋阴降火：用于肾阴亏虚，虚火上炎导致的骨蒸潮热，盗汗，耳鸣耳聋，遗精梦泄，消渴淋漓，舌红，脉细数。代表方剂为知柏地黄丸。

（3）滋肾纳气：用于肾阴亏虚，阴虚阳浮而导致的气喘，喘促，张口抬肩，不能平卧等证。代表方剂为都气丸。

2.补肾阳

用补肾壮阳的方药，改善肾阳虚损症状。包括补肾壮阳、补肾救逆、补肾利水。

（1）补肾壮阳：用于肾阳不足导致的阳痿，遗精，早泄，宫冷不育等证。代表方剂为右归丸。

（2）补肾救逆：用于肾阳虚衰导致的四肢厥逆，气微肢冷，面色青紫，脉微欲绝等证。代表方剂为四逆汤。

（3）补肾利水：用于肾阳不足，气化失司导致的水湿泛滥诸证。证见颜面肢体浮肿，四肢沉重，小便不利，形寒肢冷等。代表方剂为真武汤。

3.收敛固肾

用收敛肾精，固涩肾气的方药，以治疗肾气不固诸证。包括固肾涩精、涩精止带、缩尿止遗。

（1）固肾涩精：用于肾虚、精关不固所导致的遗精滑泄，日久难愈，兼有盗汗、虚烦、腰膝酸软而痛诸证。代表方剂为金锁固精丸。

（2）涩精止带：用于肾精不固导致的白带增多，带质清稀，久下不止，兼腰膝酸软，小便频数。代表方剂为收涩止带汤。

（3）缩尿止遗：用于肾虚不固，膀胱失约，开阖不固导致的遗尿，小便频数，淋漓不尽，或小儿遗尿、尿失禁等。代表方剂为缩泉丸。

二、六腑辨证治则

六腑包括胆、胃、大肠、小肠、膀胱、三焦。其生理功能为受纳和腐熟水谷，传化物而不藏，排泄糟粕物质，其病理变化以受纳、腐熟、传化诸项功能失常。因此，六腑辨证治则以祛除各种致病因素，恢复六腑固有的功能为主。

（一）胆病辨证治则

胆附于肝，内藏精汁，受肝之余气而成，其疏泄下行、注入肠中，以助消化食物。胆病则胆汁上逆，或肝胆热盛，故临床治则以清胆为主，常用治则有清胆利湿，清胆和胃和清胆豁痰。

1.清胆利湿

用于肝胆郁热而致的胁痛；肝胆湿热内蕴而致的胆汁外溢，巩膜、肌肤黄染，小便黄赤诸证。代表方剂为茵陈蒿汤。

2.清胆和胃

用于肝胆湿热而导致的呕吐，心烦，失眠，眩晕，口苦，甚则呕吐胆汁等证。代表方剂蒿芩清胆汤。

3.清胆豁痰

胆虚痰盛,胆热上扰所致的心烦,失眠,头晕,呕吐,吐痰,甚则惊痫等证。代表方剂为温胆汤。

（二）胃病辨证治则

胃位于膈下,上连食道,下连小肠。其主要生理功能为受纳腐熟水谷,化生水谷精微以营养全身,故胃气为人体生命之本。胃病治则,当时时以保胃气为首要任务,常用的有养胃、清胃、泻胃、降胃诸法。

1.养胃

通过滋养胃阴,包括养脾阴、养胃阴。

（1）养脾阴:用于脾阴不足,干燥,气短乏力,食欲不振。代表方剂为参苓白术散。

（2）养胃阴:用于热病后期,胃阴受伤,口干咽燥,渴喜冷饮等。代表方剂为益胃汤。来恢复胃的运化、受纳功能。运化失常导致的低热,口唇舌大便干结诸证。

2.清胃

清胃即清泻胃热。包括清泻阳明胃热、清泻胃中积热两种。

（1）清泄阳明胃热:用于阳明热盛,或温热之邪在气分导致的高热,汗出,烦渴,脉洪大等证。代表方剂为白虎汤。

（2）清泄胃中积热:用于胃中积热,口臭、口疮、牙宣、牙龈肿痛诸证。代表方剂为清胃散。

3.泻胃

泻胃即用通里攻下之法,泻除胃中积滞。若胃中积热与肠中积热互结,成阳明腑实证,证见腹部胀满,疼痛拒按,大便秘结,甚则神昏谵语。代表方剂为三承气汤。

4.降胃

用顺降、重镇方药,治疗胃气上逆诸证。包括温胃降逆、清胃降逆。

（1）温胃降逆:用于寒邪为患导致的呕吐、呃逆诸证。代表方剂为旋覆代赭汤。

（2）清胃降逆:用于因热而致的呕吐,呃逆。代表方剂为橘皮竹茹汤。

三、奇恒之腑辨证治则

奇恒之腑包括脑、髓、骨、脉、胆、女子胞。其中骨、脉之治则已在肾、心中论述,胆则详述于腑中,故本篇仅就脑、女子胞辨证治则论述之。

（一）脑病辨证治则

脑位于颅内,由髓汇集而成,为元神之府。灵机记性皆在脑中,故脑之病理,和记忆、思维、认知等多种功能有关,脑病治则,要围绕恢复其生理功能进行。

1.祛风定脑

高巅之上,唯风可达,故风邪极易犯脑。风邪犯脑,可见头痛头晕,恶风发热等。可选用川芎茶调散加味。

2.解郁安脑

情志致病,其发在脑,其伤亦在脑,故从情志为病考虑,以解郁安脑为治可取得殊效。情志为病,证见情志抑郁,神志恍惚,喜静喜睡,悲伤欲哭。可选用逍遥散加减。

3.开窍醒脑

脑为清灵之脏,最恶闭塞。若邪闭脑窍,则神昏谵语,痉厥,抽搐,高热烦躁。代表方可据情选用安宫牛黄丸、至宝丹、紫雪丹。

4.解毒清脑

若温热毒邪,侵袭脑窍,则导致头痛如劈,干呕狂躁,神昏谵语,昏瞀等证。代表方剂为清瘟败毒饮。

5.化痰醒脑

痰随气升降出入,无处不到,若痰迷脑窍,神志昏蒙,早衰易老,记忆力减退。代表方可酌情选用十味温胆汤加味。

6.活血通脑

若外伤等因素损及脉络,血不循经,溢于脉外,阻滞脑窍,导致半身不遂,偏瘫,口眼㖞斜,口角流涎。代表方剂为补阳还五汤加味。

7.安神宁脑

脑主精神,感知思维,若邪气上扰,或脏腑阴阳气血失调,五脏不安,则脑神逆乱,可导致精神情志方面的病变,如虚烦不得眠,心中懊恼,心悸怔忡,失眠健忘等。代表方如栀子豉汤等。

8.温脑利水

太阳为寒水之经,与督脉相连而通于脑,若阳虚水停,循督脉上行而行入于脑,脑脊髓液循环受阻,表现为剧烈疼痛,呈喷射状呕吐,视盘水肿,舌苔水滑,脉沉弦。代表方剂为五苓散。

9.补脑益智

先天禀赋不足,肾气虚损,不能上充脑髓,或后天化源不足,清阳不升,气血两亏,脑髓失养,证见脑转耳鸣,胫酸眩冒,目无所见,懈怠安卧,舌淡苔白,脉细数等。代表方剂为填精益肾汤。

10.固脱救脑

脑病危重之时,可见气脱、血脱、阴脱、阳脱、阴阳两脱。临床上因气、血、阴、阳的不同,可以出现不同的临床表现,治法各异。代表方剂有当归补血汤、大定风珠、参附汤、六味回阳饮等。

(二)女子胞病辨证治则

女子胞又名子宫,位于小腹之中,主月经和孕育胎儿,和肾、冲任二脉关系密切。因生殖功能由肾所主。冲任二脉起于脑中,肾中精气旺盛,冲任气血充足,月经正常,具有正常的生殖作用。女子胞治则主要和月经及生殖功能关系密切。

由于胞宫与心、肝、脾三脏休戚相关,而正常的月经、孕育的胎儿都有赖于血液,而心主血,肝藏血,脾统血生血,故心、脾、肾功能正常,胞宫功能亦正常。若心脾两虚,气血不足,脾虚下陷,脾不统血,肝郁气滞,疏泄失职等,都可以导致月经失调,而不育、不孕也多从肾、肝、脾等论治,故女子胞病治则散见于脏、腑辨证治则中,此处不再分论。

脏腑辨证治则是各种辨证治则的基础,也是内科疾病治疗的基本法则。由于各脏腑的功能是多方面的,脏腑之间,脏与脏之间,腑与腑之间,五脏、经络、气血之间在生理、病理上都存在着密切的关系,在疾病演变过程中表现出来的证候错综复杂,临床在应用辨证治则时,要分析病证的重点,找出主证,指出病位层次,找出其发展变化的规律性,用理、法、方、药以贯通,才能为临床治疗打下坚实的基础。

(朱朋朋)

第二节　八　纲　辨　证

八纲辨证是中医各种辨证的总纲。八纲即阴、阳、表、里、寒、热、虚、实八类证候,八纲辨证也是根据四诊取得的材料,进行综合分析,来认识疾病的病性、病位、病势等情况,为治疗提供依据。在八纲当中,阴阳又是总纲。其他六纲中的表、热、实属于阳纲,而里、寒、虚则属于阴纲。在实际运用八纲辨证时,首先辨别表里,确定病变的部位;然后辨别寒热、虚实、分清病变性质,了解正邪之间的强弱关系,最后可以用阴阳加以总的概括。

然而,八纲辨证只是分析、辨别证候的部位、性质、正邪强弱等关系的纲领。在妇产科疾病的临床诊断中,还要进行必要的定位。因此,临床中八纲辨证经常需要脏腑辨证来配合使用。脏腑辨证可以辨别脏腑病位及脏腑阴阳、气血、虚实、寒热等变化,为治疗提供可靠的依据。

一、表和里

表里是辨别病位外内浅深的一对纲领。表与里是相对而言的。如体表与脏腑相对而言,体表为表,脏腑为里。从部位上看,身体的皮毛、肌腠相对在外,故为表;脏腑相对在内,故为里。

表证是指外感邪气经皮毛、口鼻进入人体,卫气抗邪与表而表现出的比较轻浅的证候。主要见于外感疾病的初起阶段。主要表现为发热、恶寒、头痛身痛、舌苔薄白、脉浮。可伴有鼻塞流涕,打喷嚏,咽喉痒感,咳嗽等症状。通常来讲,表证起病急,病情较轻较浅,病程较短。

里证因病在里,或病起于里,故其基本特点是以无恶寒发热为主要表现的表证,而以脏腑、气血、阴阳等失调的症状为其主要表现。如高热、潮热、烦躁神昏、口渴喜饮或畏寒肢冷、身倦乏力、口淡多涎、腹痛、便秘、或泄泻、呕吐、尿少色黄或清长、苔厚、脉沉等。通常来讲,里证起病缓,病情较深较重,病程较长。

二、寒和热

寒热是辨别疾病性质的一对纲领。阴盛或阳虚表现为寒证,是一组以寒象为主的症状和体征,可出现畏寒肢冷、大便稀溏、小便清长等症状。阳盛或阴虚表现为热证。是一组以热象为主的症状和体征,多见怕热、口渴喜冷饮、面红耳赤、烦躁、小便黄等症状。

（一）寒证

寒证多因外感寒邪,或过食生冷所致,包括表寒、里寒。表寒也就是表证与寒证的综合。

（二）热证

热证多因外感阳热邪气,或七情过度而化热,食积化热等所致,包括表热和里热。表热证就是表证和热证的综合。

三、虚和实

"精气夺则虚"。虚证是对人体以正气不足为主所产生的各种虚弱证候的概括。多见于久病、重病后,或素体虚弱。临床上可分为气虚、血虚、阴虚、阳虚、气血两虚、阴阳两虚几种类型,这都与妇产科疾病有关。各种虚证常见的症状有:面色淡白或白或萎黄,精神萎靡,身倦乏力,自汗,形寒肢冷,大便稀溏或滑脱不禁,小便清长或失禁,舌淡胖嫩,脉沉迟无力,或虚或弱;或体瘦颧红,五心烦热,潮热盗汗,舌红少苔或无苔,脉细数无力。

"邪气盛则实"。实证是人体以邪气亢盛为主所产生的各种临床证候的概括。邪气有外感邪气和内生邪气之分。包括外感六淫、疠气;内生痰饮、食积、瘀血、结石等。各种实证常见的症状有:发热且高热,胸闷,烦躁易怒,甚至神昏谵语,呼吸气粗,痰涎壅盛,腹胀痛拒按,大便秘结,小便色黄量少,舌质苍老,舌苔厚腻,脉实有力等。

四、阴和阳

阴证是人体阳气虚衰,阴寒内盛所导致的证候,有晦暗、沉静、衰退、抑制、向内、向下的特点,属于里证、虚证、寒证的一类证候。常见症状有:面色白或晦暗,神疲乏力,少气懒言,语言低怯,呼吸微而缓,精神萎靡,畏寒肢冷,口淡不渴,大便溏,痰、涕、涎清稀,小便清长,舌淡胖嫩苔白滑,脉沉迟或细涩或微弱等。

阳证是人体阳气亢盛,脏腑功能亢进所导致的证候,有兴奋、躁动、亢进、明亮、向外、向上的特点,属于表证、实证、热证的一类证候。常见症状有:恶寒发热,或壮热,口渴喜冷饮,呼吸气粗而快,语声高亢,面红目赤,心烦,躁动不安,或神昏谵语,喘促痰鸣,痰、涕黄稠,大便秘结,尿少色黄,舌质红绛起芒刺,苔黄、灰黑而干,脉实、洪、数、浮、滑等。

(朱朋朋)

第三节　气血精津液辨证

一、气

气是中国古代哲学中最基本的范畴。是构成天地万物的本源。在中医学中,气被定义为构成人体和维持人体生命活动最基本且具有很强活力的精微物质。也就是人体的原动力。

中医强调的天地人一体,即天人合一,就是因为气即构成人体、又构成万事万物。天、地、人均统一于气。故而人的生命活动必然和自然界的变化规律息息相关。即人与自然界是和谐统一的。时间、地域、环境、气候与人的疾病密不可分。

中医认为,气是构成人体的最基本的物质基础,也是人体生命活动的最基本物质。人体的各种生命活动均可以用气的运动变化来解释。

(一)气的生成

气的生成来自以下三个方面。

1.先天之精气

即受之于父母的先天禀赋之气。其生理功能的发挥有赖于肾藏精气。

2.水谷之精气

即饮食水谷经脾胃运化后所得的营养物质。

3.吸入之清气

即由肺吸入的自然界的清气。

(二)气的运动

气的运动,称为"气机"。人体的气无处不到,流行全身,正是有了气的不断运动,才产生了人体的各种生理活动。气的运动形式可归纳为四种,即升、降、出、入。升,是指气自下向上的运动;降,是指气自上向下的运动;出,是指气自内向外的运动;入,是指气自外向内的运动。气的升降出入对于维持人体正常的生命活动有着至关重要的作用。

(三)气的生理功能

气有五大功能,这对于人体的正常功能有着至关重要的作用。

1.气的推动作用

气具有激发和推动作用。能激发人体的各种生理功能如生长、发育、生殖、各个组织的正常运转等。能促进血液和津液的生成、推动血液和津液运行全身。也就是说,人从婴儿长到成人、人的血液能够流动,都就是气的推动作用在起作用。故而当气的推动功能减弱时,就可能出现生长缓慢,血液运行缓慢,或血液生成不足等,在妇女体内容易造成多种疾病的出现。

2.气的温煦作用

气给机体带来热量,能够维持人体正常的体温,维持各个组织器官的正常工作,以及血和津液的正常输布。当气的温煦功能失常时,人体就会出现如手脚冰凉、怕冷、脏腑功能减退等。

3.气的防御功能

气具有护卫体表,防御外邪入侵,祛邪外出等作用。气的防御功能正常时,人体就不容易得病,或即使得病也容易好。而当气的防御功能低下时,人体就容易得病,而且得病后不容易好。

4.气的固摄功能

气能够维持人体内脏的位置恒定,防止出血以及出汗过多。如果气的固摄功能失常,就可能导致内脏下垂,如子宫脱垂等。还可能导致各种出血症状和多汗症状。

5.气化作用

气通过运动而产生各种变化。表现为气血精津液的代谢和转化。相当于新陈代谢作用。气化作用可以使饮食转化为能量,生成气血;食物的残渣转化为糟粕排出体外。当气化失常,就会影响到整个物质代谢的过程,产生一系列病理改变。

(四)气的病理状态

气的失常主要包括气的化源不足、消耗过多或气的某些功能减退所导致的气虚,以及气的运动失常,导致气滞、气逆、气陷、气闭或气脱等情况。

(五)气的种类

气根据其存在部位、功能和来源,可以分为元气、宗气、卫气、营气等。其他类型的气还有如水饮食物形成的成为水谷之气,肺部吸入的叫呼吸之气,循行于经络之中的称为经络之气,保证脏腑正常功能的叫脏腑之气等。

1.元气

元气是指禀受于先天,藏纳于肾中,又赖后天精气之充养,维持人体生命活动的基本物质与原动力,其主要功能是促进人体的生长和发育,温煦和激发脏腑、经络等组织、器官的生理功能。

2.宗气

宗气是指由肺吸入的自然界清气与脾胃所化生的水谷精气相结合而成,积聚于胸中,灌注于心肺,主要功能是出喉咙而司呼吸,灌心脉而行气血。

3.卫气

卫气是指由饮食水谷所化生的彪悍之气,行于脉外,具有温煦皮肤、腠理、肌肉,司汗孔开阖与护卫肌表、抗御外邪的功能。

4.营气

营气是指由饮食水谷所化生的精气,行于脉内,具有化生血液,营养周身的功能。

二、血

血是行于脉管之中具有营养和滋润作用的红色液体,也是构成人体和维持人体生命活动的基本物质之一。脉作为血液的循行通道,被称为"血之府"。在女性体内,一般认为排出经血自然以血为主,乃肉眼所能见,故前人提出"女子以血为主者"。

（一）血的生成

血主要是由水谷精微中的营气和津液所组成,其主要来源是由脾胃摄入的饮食物。肾精的充足、饮食的好坏以及脾胃功能的强弱,直接影响着血的化生。精与血之间可相互资生、相互转化。

（二）血的运行

血在体内贵在运行通畅。血液能够运行通畅的条件首先是血液要充盈;其次是脉管系统的完整而通畅;还必须有全身各脏腑发挥正常生理功能,特别是与心、肝、脾、肺的推动、贮藏、化生等关系尤为密切。

（三）血的生理功能

血的主要生理功能是滋润和濡养全身。血循行于脉中,内达脏腑,外至皮肉、筋骨,不间断地为全身各个脏腑提供营养,从而维持其正常的生理活动。《素问·五脏生成》有言:"肝受血而能视,足受血而能步,掌受血而能握,指受血而能摄。"指出了血液是人体各种功能的物质基础。同时血又是精神活动的主要物质基础。人的精神、神志、感觉等均有赖于血液的营养和滋润。正如《灵枢·营卫生会》所言:"血者,神气也。"女性体内,月经来潮,排出应泄之经血,目的在于除旧生新,这是新陈代谢之必然。

（四）血的病理状态

如果血液功能失常,则会出现神志方面的改变,若经血异常,则女性生殖系统出现异常,可有多种疾病的发生。

三、精

中医学认为,精是一种多为液态的有形的精微物质。有广义之精和狭义之精之分。广义之精,泛指构成人体和维持生命活动的精微物质,包括了精、髓、血、津、液、水谷精微在内。而狭义之精则是指肾中生殖之精,具有促进人体生长、发育和维持生殖功能的作用。

（一）精的来源

人之精根源于先天而充养于后天,固有先天之精和后天之精之分。先天之精来自父母交媾时的生殖之精,以及胚胎在母体中所获得的水谷之精。是人体出生前所获得的,因此成为先天之精。后天之精是在人体出生以后,依靠饮食所获得的,用以充养先天之精和维持人体正常生命活动。因此,即使先天之精充足,禀赋强健,然而后天不加爱惜,且缺乏后天之精的滋养,则未必体强无病。同样,即使先天之精不足,禀赋羸弱,然而后天倍加爱惜,且注重后天之精的滋养,则未必体弱多病。

（二）精的生理功能

精是人体生命活动的基础,精对于人体的繁衍生殖、促进生长发育、生髓充脑、化生血液、濡养脏腑官窍等有着十分重要的作用。

（三）精的病理状态

精气不足,人体正气随之虚弱,抗病能力亦随之减弱,会出现各种疾病的表现。人体会更容易感受外邪,也更容易出现内在的紊乱。

四、津液

津液是机体一切正常水液的总称。津液是构成人体和维持生命活动的基本物质之一。

津与液,同源于水谷精微,二者在性状、分布和功能上有所不同。一般地说,质地较清稀,流动性较大,布散于皮肤、肌肉和孔窍之中,起着滋润作用的,称为津;质地较稠厚,流动性较小,灌注于骨节、脏腑、脑髓之中,起着濡养作用的,称为液。通常并称为"津液"。

（一）津液的生成、输布和排泄

人体内津液的代谢,包括生成、输布和排泄。在津液的代谢中,需要多个脏腑共同参与完成。津液的生成主要与脾胃、大肠和小肠有关,津液来源于饮食水谷,是通过脾胃、大肠和小肠等脏腑的消化吸收而生成的。津液的输布主要与肺、脾、肾、肝与三焦有关,脾通过运化功能,将津液直接散布周身,同时上输于肺,经过肺的宣布肃降,再将津液进行布散。另外,肝气疏泄,能促进津液代谢;三焦通调,则津液能正常输布。津液主要是通过排汗、排尿等过程来完成,与肺、肾、膀胱等脏腑有关。肺气宣发,使汗和呼气从皮肤和呼吸道排出;肺气肃降,使其从大肠排出。肾主水,使浊者下降至膀胱,经膀胱气化而排出尿液。若任一脏腑的功能失调,都会影响津液的代谢,出现痰饮、水肿、癃闭等。

（二）津液的生理功能

1.滋润和濡养作用

津布散于皮肤、肌肉和孔窍之中,起着滋润作用;液灌注于骨节、脏腑、脑髓之中,起着濡养作用。

2.化生血液

津液是血液的组成成分之一。津液渗入脉中,化生为血液。津液还有调节血液浓度的作用,以保持滑利血脉,血液环流不息。

3.调节阴阳

在正常情况下,人体阴阳之间处于相对的平衡状态。津液属于阴,故称阴液。对调节人体的阴阳平衡起着重要作用。脏腑之阴的正常与否,与津液的盛衰是分不开的。

4.排泄废物

津液通过自身的代谢,能把机体的代谢产物通过汗、尿等方式,不断地排出体外,以保证机体脏腑的功能活动正常。若津液代谢发生障碍,就会使代谢产物潴留于体内,而产生痰、饮、水、湿等多种病理变化。

（三）津液的病理状态

津液不足,人体可出现各种干燥的表现,如咽干、口干、鼻干、目干、皮肤干燥等。津液不足也会导致血液生成不足或者血稠的表现,对女性生殖系统的损害严重。

五、气、血、精、津液之间的关系

（一）气与血的关系

气属阳,血属阴,气的功能以推动、温煦为主,血的功能以营养、滋润为主。气和血之间关系概括为气为血之帅、血为气之母。

1.气为血之帅

气为血之帅包括气能生血、气能行血、气能摄血三个方面。

(1)气能生血,是指血液的化生离不开气作为动力。营气运行于脉中,是组成血液的重要部分。气足,则血液充足;气虚,则血虚。临床上治疗血虚时,常于补血药中加入补气药,取得较好疗效,即是源于气能生血的理论。

(2)气能行血,是指血液的运行离不开气的推动作用。血液的运行依靠心气、肺气的推动及肝气的疏泄调畅。气行则血行,气滞则血瘀。

(3)气能摄血,是指血液能正常循行于脉中离不开气的固摄作用。气能摄血主要体现在脾气的固摄。若脾气虚弱,失去统摄,往往导致各种出血病变,临床上称为"脾不统血"。临床中发生大出血的危重证候时,用大剂补气药物以摄血,即是源于气能摄血的理论。

2.血为气之母

血为气之母包括血能养气和血能载气两个方面。

(1)血能养气,是指血不断地为气的生成和功能活动提供营养。故血足则气旺,血虚则气少。若血虚日久,则会出现气虚的表现。

(2)血能载气,是指血是气的载体,气存于血中,赖血之运载而运行全身。临床上大失血的患者,气亦随之发生大量地丧失,往往导致气的涣散不收,漂浮无根的气脱病变,称为"气随血脱"。

(二)气与津液的关系

气与津液的关系和气与血的关系很相似,主要表现在气能生津、气能行津、气能摄津和津能载气四个方面。

1.气能生津

气能生津是指津液生成依靠气的推动作用。津液来源于饮食水谷,在津液生成中,诸多脏腑参与,尤其是脾胃起着至关重要的作用。若脾胃等脏腑之气旺盛,则人体津液生成充足;若脾胃等脏腑之气虚衰,则会导致津液生成不足的病理变化。故有"气旺津充"和"气弱津少"之说。

2.气能行津

气能行津是指气能推动津液的输布和排泄。在津液的输布和排泄中,肺、脾、肾、肝、三焦、膀胱等脏腑参与完成。若气虚推动作用减弱,或气机运行不畅,均可引起津液输布、排泄障碍,产生水湿痰饮等病理产物,称为"气不行水"或"气不化水"。

3.气能摄津

气能摄津是指气的固摄作用能够防止津液的无故流失。主要体现在卫气对于汗液的调节控制和肾气对尿液的调节控制。若气虚对津液固摄无力,则出现自汗、遗尿、小便失禁等,治疗上常采用益气摄津之法。

4.津能载气

津能载气是指津液是气的载体之一,气必须依附于有形的津液,才能存在于体内,输布至全身。若大汗、大吐、大泻等津液大量丢失时,气无所依附而随之大量外脱,称为"气随津脱"。故称"吐下之余,定无完气"。若津液输布运行受阻时,会引起气机的停滞不畅,称为"津停气阻"。

(三)精血津液之间的关系

1.精血同源

精血同源是指精与血来源相同,同源于水谷精微,二者之间具有相互资生、相互转化的关系。

精得血而能充,血得精而能旺,两者共同维持人体生命活动的正常进行。精亏则血少,血虚则精衰,最终导致精血亏虚的病证。

2.津血同源

津血同源是指血与津液都来源于水谷精气,津和血之间有相互渗透,相互转化的关系。津液渗入脉中,成为血液的组成部分;血液渗于脉外,又转化为津液,故有"津血同源"之说。《灵枢·营卫生会》说:"夺血者无汗,夺汗者无血。"汗为津液所化生,所以失血的患者,不宜发汗,因汗多伤血;津亏者,不可轻用破血逐瘀之法,以免伤津。

气、血、精、津液四者共同维持人体生命活动,存在着相互依存、相互为用、相互制约的关系。

(刘丽莉)

第七章

妇科常见疾病的中医治疗

第一节 阴 道 炎

阴道炎是指阴道黏膜及黏膜下结缔组织的炎症,是妇科常见疾病,各年龄组均可发病。正常健康妇女由于解剖及生理生化特点,阴道对病原体的侵入有自然防御功能。当阴道的自然防御功能遭到破坏,则病原体易于侵入,导致阴道炎症。外阴阴道与尿道、肛门毗邻,局部潮湿,易受污染;生育年龄妇女性活动较频繁,且外阴阴道是分娩、宫腔操作的必经之道,容易受到损伤及外界病原体的感染;绝经后妇女及婴幼儿雌激素水平低下,局部抵抗力下降,也易发生感染。

阴道炎临床常见的有滴虫阴道炎(trichomonal vaginitis,TV)、外阴阴道假丝酵母菌病(vulvovaginal candidiasis,VVC,亦称外阴阴道念珠菌病)、细菌性阴道病(bacterial vaginosis,BV)、老年性阴道炎。2005 年北京大学第一医院妇产科感染协作组总结全国 62 家医院妇科与计划生育门诊共 1853 例阴道炎,其中细菌性阴道病为 23.65%,外阴阴道假丝酵母菌病为 39.31%,滴虫阴道炎为 10.42%。

阴道炎属于中医学的"带下病""阴痒"等病范畴。

一、病因病机

(一)滴虫阴道炎的病因病机

本病主要多因湿邪为病,湿热蕴结,虫蚀阴中所致。

1.湿热下注

湿热之邪有内外之分。如久居湿地等致湿邪外侵,郁而化热,或经期、产后,湿热邪毒乘虚而入,此为外感湿热。若素体脾气虚弱,或肝气郁结,木旺乘脾土,脾失健运,水湿内留,停注下焦,蕴而化热,则为内生湿热。湿热蕴结,任带不固,则带下增多、色黄。下焦湿热,膀胱失约则并发淋证。

2.肾虚湿盛

湿邪浸淫日久成毒,素体不足或久病、房劳多产致肾气亏虚,气化失常,水湿内停,而致湿邪蕴积下焦,湿腐生虫,或摄生不慎,虫邪直犯阴器,虫蚀阴中则阴痒。

(二)外阴阴道假丝酵母菌病的病因病机

本病多因湿浊蕴结,感染邪毒所致。

1.湿浊蕴结

郁怒伤肝,或忧思不解,损伤脾气,运化失常,水谷之精微聚而成湿,流注下焦;或因久居湿地,感受湿邪,湿浊蕴结,流溢下焦,则带下黏着,犯及阴部,湿腐生虫而阴痒;或摄生不慎,忽视卫生,虫体邪毒直犯阴器致阴痒。

2.肝肾阴虚

房劳产众,久病或孕后阴血亏虚,肝肾不足,不能濡养窍道,湿邪乘虚而入,湿浊下注,湿腐生虫而致带下、阴痒之症。故临床上消渴及妊娠者易屡患此疾。

（三）细菌性阴道病的病因病机

本病的发生,中医多责之于肝、脾、肾三脏及风、寒、湿、热之邪。

1.肝肾阴虚

外阴、阴道为经络丛集之处,宗筋聚集之所。肝藏血,主筋;肾藏精,主前后二阴。若素体肝肾不足,或房劳过度,或育产频多,精血耗伤;或七七之年,肾阴亏虚,天癸竭绝,阴精耗伤,阴血不足,不能濡养阴户,而致阴痒。张三锡《医学准神六要·前阴诸病》云:"瘦人燥痒,属阴虚坎离为主。"

2.肝经郁热

足厥阴肝经绕阴器,若内伤七情,肝郁气滞,郁久化热,热灼经络。肝郁克脾,脾虚湿盛,湿热蕴结,注于下焦,直犯阴部,而生阴痒、带下等证。《校注妇人良方·妇人阴痒方论》薛己按:"妇人阴内痒痛,内热倦怠,饮食少思,此肝脾郁怒,元气亏损,湿热所致。"

3.湿热下注

湿热为病,有内生和外感之分。内生者多与脾虚肝郁或恣食膏粱厚味有关。外感者,常因经行产后胞室空虚,湿热之邪乘虚而入。

（四）老年性阴道炎的病因病机

本病主要发病机制为肾阴亏虚,湿热下注。

1.肾阴亏虚

年老体衰或手术切除卵巢后,精血不足,肝肾亏虚,冲任虚衰,带脉失约,津液渗漏于下则带下量多。阴虚火旺,灼伤脉络,迫血外出,则带下夹血,阴中灼热而痛。阴血不足,阴窍失养,生风化燥则阴痒。

2.湿热下注

年老精血亏虚,阴窍失养,湿邪乘虚而入,或脾虚湿阻,与体内虚火相胶结,湿热下注而致带下、阴痒、淋证等诸病。

二、临床表现

（一）滴虫阴道炎

潜伏期一般为 4~28 天,25%~50% 的患者患病初期可无任何症状。

1.症状

主要是稀薄脓性、黄绿色、泡沫状白带增多及外阴瘙痒,可伴有烧灼感、疼痛和性交痛,如伴尿道感染时,有尿频、尿急、尿痛或血尿。

2.体征

检查可见阴道与宫颈黏膜充血水肿,常有散在的红色斑点,或草莓状突起,阴道内有大量白带,呈黄白色、灰黄色稀薄泡沫样液体或为黄绿色脓性分泌物。

3.常见并发症

本病可引起继发性细菌感染,往往与其他阴道炎并存。阴道毛滴虫能吞噬精子,并能阻碍乳酸生成,影响精子在阴道内存活,因此可并发不孕症。此外,最近有报道:滴虫感染增加人乳头瘤病毒(HPV)传染及感染的危险。

(二)外阴阴道假丝酵母菌病

1.症状

外阴瘙痒,有较多的白色豆渣样白带是该病的主要症状。可伴有外阴瘙痒、烧灼感,尿急、尿痛和性交痛。症状严重时坐卧不宁,痛苦异常。

2.体征

检查见外阴肿胀,表皮可剥脱,可有抓痕。小阴唇内侧及阴道黏膜附有白色膜状物,擦除后可见阴道黏膜红肿或糜烂面及浅表溃疡。严重者小阴唇肿胀粘连。典型的白带为白色豆渣样,可呈凝乳状,略带臭味。

3.临床分类

目前根据本病的流行情况、临床表现、微生物学、宿主情况分为单纯性 VVC 和复杂性 VVC。

(三)细菌性阴道病

1.症状

10％～40％患者临床无症状,多数患者外阴和阴道黏膜无充血及红斑等炎症表现。有症状者主要表现为阴道分泌物增多,呈稀薄均质状或稀糊状,为灰白色或灰黄色,有鱼腥臭味。性交后加重,可伴有轻度外阴瘙痒或烧灼感。

2.体征

检查见阴道黏膜无充血等炎症改变,阴道分泌物可增多,分泌物呈灰白色,均匀一致,稀薄,常黏附于阴道壁,但黏度很低,容易将分泌物从阴道壁拭去。

3.常见并发症

常与妇科宫颈炎、盆腔炎同时发生,也常与滴虫阴道炎同时发生,有报道滴虫培养阳性妇女中有 86％合并本病。此外在妊娠期细菌性阴道病常可引起围生期不良结局如绒毛膜羊膜炎、羊水感染、胎膜早破、早产及剖宫产后或阴道分娩后子宫内膜感染等。

(四)老年性阴道炎

1.症状

主要为外阴灼热不适、瘙痒及阴道分泌物增多,稀薄,呈淡黄色,严重者呈脓血性白带,可伴有性交痛。

2.体征

检查可见阴道黏膜呈萎缩性改变,皱襞消失,上皮菲薄并变平滑,阴道黏膜充血,有散在小出血点或点状出血斑,有时见浅表溃疡。溃疡面可与对侧粘连,严重时造成阴道狭窄甚至闭锁,炎性分泌物引流不畅形成阴道积脓或宫腔积脓。

三、实验室和其他辅助检查

（一）滴虫阴道炎

1.悬滴法

检查滴虫最简便的方法是悬滴法。在玻璃片上加一滴温生理盐水,于后穹隆处取少许阴道分泌物,混于玻璃片上的盐水中,即刻在低倍显微镜下寻找滴虫。若有滴虫,可见其呈波状运动而移动位置,亦可见到周围白细胞等被推移。冬天检查必须保温,否则滴虫活动力减弱而辨认困难。对于有症状的患者,悬滴法的阳性率可达80%～90%。

2.培养法

阳性率高。若临床症状可疑而悬滴法检查阴性时,可作培养,检出率达98%左右。

（二）外阴阴道假丝酵母菌病

1.悬滴法

取阴道分泌物置玻片上,加一小滴10%氢氧化钾溶液或0.9%氯化钠溶液,显微镜下找假丝酵母菌的芽孢及菌丝。由于10%氢氧化钾溶液可溶解其他细胞成分,检出率高于0.9%氯化钠溶液。

2.涂片染色法

分泌物作涂片固定后,革兰染色,置油镜下观察,可见革兰染色阳性的孢子及菌丝。

3.培养法

若有症状而多次涂片检查为阴性,或为顽固病例,为确诊是否为非白假丝酵母菌感染,可采用培养法,并可行药敏试验。

（三）细菌性阴道病

1.寻找线索细胞

在湿的生理盐水涂片上见成熟的阴道上皮细胞,表面由于加德纳氏杆菌的黏附,呈点状或颗粒状细胞,边缘呈锯齿形。

2.阴道分泌物酸碱度检查

pH>4.5,多为5～5.5。

3.阴道分泌物细菌培养

用血-琼脂混合特殊培养基培养。

4.阴道分泌物胺试验

分泌物加10%KOH后释放鱼腥样氨味,即为胺试验阳性。

5.胺试纸法

取3支洁净试管,标明实验管、阳性、阴性对照管。实验管加入被检子宫颈分泌物生理盐水液0.5 mL,阳性管加入0.5 mL氯化铵标准液,阴性管加0.5 mL无氨生理盐水。然后各瓶加入10%KOH液一滴,摇匀,用胺试纸一片盖在管口上,以玻片压住,在25～35 ℃,10分钟后看结果,因加德纳菌产氨,使管口上胺试纸出现圆形均匀紫色为阳性,不变色为阴性。

6.革兰染色法

棉拭子直接涂片标本,常规革兰染色,观察革兰氏阳性菌（乳酸杆菌）和革兰氏阴性菌的比例,细菌性阴道病显微镜下的特点是乳酸杆菌缺乏,而被革兰氏阴性杆菌所替代。

7.脯氨酸氨肽酶测定

脯氨酸氨肽酶测定即用酶联免疫测定法测定脯氨酸氨肽酶的活性,如标本变为枯黄色或红色即为阳性,如保持为黄色,则为阴性。

8.唾液酸酶法

最新研究表明,细菌性阴道病患者阴道分泌物中唾液酸酶的活性与其有一定量的关系。将取样棉拭子浸入测试管溶液中,盖上瓶盖置于 37 ℃水浴 10 分钟,然后加 1 滴显色剂至测试管溶液中并轻摇混匀,在 3 分钟内溶液或棉拭子头呈蓝色即为阳性,显示唾液酸酶活性增高。

(四)老年性阴道炎

阴道细胞学检查可见阴道涂片中缺乏成熟细胞,大多为中层及旁基底细胞,甚至底层细胞,根据涂片中不同细胞的比例,可以了解内源性雌激素缺乏的程度。因任何阴道炎都可引起白带增多与黏膜充血,故阴道分泌物中的滴虫、真菌检查都是必要的。

四、诊断要点

(一)滴虫阴道炎

1.症状

外阴瘙痒,稀薄泡沫状白带增多。

2.体征

阴道黏膜有散在红色斑点,后穹隆有大量液性泡沫状或脓性泡沫状分泌物。

3.实验室检查

在阴道分泌物中找到滴虫,即可确诊。

(二)外阴阴道假丝酵母菌病

1.症状

外阴瘙痒、烧灼感,白带增多,排尿烧灼感。

2.体征

妇科检查发现阴道黏膜充血,白带增多呈豆腐渣样或凝乳样或膜样覆盖阴道黏膜。

3.实验室检查

分泌物镜检发现真菌菌丝和孢子。

(三)细菌性阴道病

下列 4 项中有 3 项阳性即可临床诊断为本病。

(1)均质、稀薄、白色阴道分泌物,常黏附于阴道壁。

(2)线索细胞阳性。

(3)阴道分泌物 pH>4.5。

(4)胺臭味试验阳性。

(四)老年性阴道炎

1.病史

绝经后老年妇女;或手术切除双侧卵巢,或放疗治疗使卵巢失去功能,或卵巢功能早衰以及药物性闭经病史。

2.症状

阴道分泌物增多,呈脓黄色,严重者可有血样脓性白带。外阴有瘙痒或灼热感。

3.体征

阴道呈老年性改变,上皮萎缩,皱襞消失,上皮变平滑、菲薄,阴道黏膜充血,有小出血点,有时有表浅溃疡。

4.实验室检查

取阴道分泌物排除滴虫性及念珠菌性阴道炎,常规宫颈刮片,排除恶性肿瘤。

五、治疗

阴道炎是一种常见病、多发病,随着我国对外开放的深入发展,本病发病率呈直线上升趋势。由于涉及人群广泛,近几年对本病的治疗研究也在向纵深发展。临床主要表现为白带增多及阴部瘙痒,其发病机制有很多共同之处,西药抗生素治疗是其常用手段,但其不良反应较大,使用时间长,易致细菌耐药而无效或导致二重感染,且有高复发性特点。中医临证时须结合全身症状,审因论治,做出正确的辨证论治。中医治疗着重调理肝、肾、脾的功能,并注意"治外必本诸内"的原则,根据患者不同的证候和体质,整体与局部相结合进行辨证,采用内服与外治中医特色方法进行治疗。中医治疗虽见效较慢,但疗效较稳定,复发率低,不良反应小。采用中西医结合治疗,能发挥中医、西医各自的优势,避免长期不良反应,提高疗效。

(一)辨证治疗

1.滴虫阴道炎

本病每与湿热蕴蒸,腐蚀生虫有关,治疗以清热祛湿杀虫为主,湿热为病,常缠绵难愈,而致虚实夹杂,此时应注意扶正祛邪,勿犯虚虚实实之戒。内服药的同时每配合中药外洗,以期取得更佳效果。

(1)湿热下注。

证候特点:带下量多,色黄,质稠或如泡沫状,其气腥臭,阴部灼热瘙痒,尿黄,大便溏而不爽,口腻而臭,舌质偏红,苔黄厚腻,脉滑数。

治法:清热利湿,杀虫止痒。

推荐方剂:龙胆泻肝汤加减。

基本处方:龙胆草10 g,黄芩10 g,栀子10 g,车前子15 g(布包),生地15 g,泽泻15 g,柴胡10 g,当归5 g,甘草5 g。每天1剂,水煎服。

加减法:痒甚者,加苦参15 g、百部10 g、苍术10 g以燥湿杀虫;伴见尿黄、尿痛、排尿淋漓不尽者,可加萆薢、瞿麦各15 g以利湿清淋;便结者,加大黄10 g(后下)以泄热通腑。

(2)肾虚湿盛。

证候特点:带下量多,色白质稀,泡沫状,外阴瘙痒,腰酸,尿频,神疲乏力,舌质淡红,苔薄腻,脉细。

治法:补肾清热利湿。

推荐方剂:肾气丸合萆薢渗湿汤加减。

基本处方:萆薢15 g,薏苡仁15 g,黄檗10 g,赤茯苓10 g,牡丹皮10 g,泽泻15 g,滑石10 g,山茱萸15 g,桂枝5 g,车前子15 g。每天1剂,水煎服。

加减法:腰痛如折,加杜仲15 g、覆盆子15 g以加强补肾;小腹胀痛加延胡索10 g、香附10 g以理气止痛。

2.外阴阴道假丝酵母菌病

本病多因湿浊蕴结,感染邪毒所致,治宜除湿杀虫为主。本病轻症者可单用外治法即能收效,待经净后宜巩固治疗,治疗期间应注意换洗内裤,防止反复感染。怀孕期间应注意固护胎元,治病与安胎并举。

(1)湿浊蕴结。

证候特点:阴痒,坐卧不安,心烦失眠,带下量多,质稠如豆渣样,色白或淡黄,脘腹胀满,舌质正常,苔薄白腻,脉濡缓。

治法:利湿,杀虫止痒。

推荐方剂:萆薢分清饮加减。

基本处方:萆薢 20 g,石菖蒲 10 g,黄檗 6 g,茯苓 15 g,白术 10 g,丹参 15 g,车前子 15 g,鹤虱 10 g,白鲜皮 10 g,贯众 5 g。每天 1 剂,水煎服。

加减法:若兼神疲乏力,气短懒言,舌淡胖等脾虚之证者,加山药 15 g、太子参 10 g 以健脾。

(2)肝肾阴虚。

证候特点:带下量或多或少,豆渣样或水样,或夹有血丝,阴痒或灼痛,反复发作,伴五心烦热,夜寐不安,口干不欲饮,尿赤涩频数,舌红,少苔,脉细数。

治法:滋阴清热,杀虫除湿。

推荐方剂:六味地黄汤加减。

基本处方:生地黄 15 g,山药 15 g,山萸肉 15 g,牡丹皮 10 g,丹参 10 g,蛇床子 10 g,泽泻 10 g,茯苓 15 g,白花蛇舌草 15 g。每天 1 剂,水煎服。

加减法:若带下色赤,可加大小蓟各 10 g 以凉血止血;五心烦热者,可加淡竹叶 10 g 以清心火。

3.细菌性阴道病

临证时应"标本兼顾",阴痒者应兼以止痒,带下多者应酌加止带。同时酌情结合熏洗、纳药等外治之法,则效果更佳。

(1)肝肾阴虚。

证候特点:阴道干涩灼热或疼痛,潮红,带下量少或量多,色黄或淡红或赤白相间,质稀如水或黏稠,伴心烦少寐,手足心热,咽干口燥,腰酸耳鸣,或头晕眼花,烘热汗出,小便黄少或短赤涩痛,舌红少苔而干,脉细数。

治法:滋阴清热。

推荐方剂:知柏地黄汤加减。

基本处方:生地黄 15 g,山药 15 g,山萸肉 15 g,茯苓 10 g,牡丹皮 10 g,泽泻 10 g,盐知母 10 g,盐黄檗 10 g。每天 1 剂,水煎服。

加减法:若头晕耳鸣、心烦,宜加鳖甲 20 g(先煎)、龟甲胶 15 g(烊化)以滋阴潜阳;若神疲、纳差、便溏,宜加党参 10 g、白术 10 g 以健脾益气。

(2)肝经郁热。

证候特点:阴部胀痛或灼热,甚者痛连少腹、乳房;带下量多、色黄、质稠或有臭气,伴烦躁易怒,胸闷太息,口苦,纳差,舌红,苔薄白腻或黄腻,脉弦滑数。

治法:疏肝清热,健脾除湿。

推荐方剂:丹栀逍遥散加减。

基本处方:牡丹皮 15 g,栀子 12 g,柴胡 10 g,白术 10 g,当归 9 g,白芍 12 g,薄荷 5 g(后下),甘草 5 g,车前子 10 g,茵陈蒿 15 g。每天 1 剂,水煎服。

加减法:若伴大便溏薄,可加益智仁 15 g、怀山药 15 g 以健脾止泻;带下黄稠味臭者,可加黄檗 10 g、金银花 15 g、连翘 10 g 以燥湿清热解毒;胸闷纳呆者,加豆蔻 6 g(后下)、砂仁 6 g(后下)以醒脾化湿。

(3)湿热下注。

证候特点:带下量多,色黄,质黏稠,有臭气,阴道肿痛、潮红或有溃疡,尿黄或尿频、涩痛,口腻,纳呆,舌红,苔黄腻,脉滑数。

治法:清热利湿。

推荐方剂:龙胆泻肝汤加减。

基本处方:龙胆草 10 g,栀子 10 g,柴胡 10 g,茯苓 10 g,车前子 10 g,泽泻 10 g,生地黄 15 g,当归 10 g,甘草 5 g。每天 1 剂,水煎服。

加减法:热盛伤阴出现口干、便结等症状者,去燥热之柴胡,加白茅根 15 g、芦根 15 g 以清热养阴生津;湿热蕴毒,阴道肿痛,带下腥臭者,可加金银花 15 g、连翘 10 g、野菊花 10 g 等以清热解毒。

4.老年性阴道炎

本病主要因肝肾不足,任带不固,外阴失养所致。亦有因湿热下注,任带失约者。但后者亦每有肝肾不足,虚中夹实者多见。治以滋养肝肾,清热止带为主。夹湿热者,佐以利湿。若湿热较盛,则急者治其标,待热清湿祛后,缓以补其肝肾。

(1)肾阴亏虚。

证候特点:带下色黄或赤,清稀如水或稠,量常不多,阴中灼热、疼痛、瘙痒、干涩,头晕,耳鸣,心烦易怒,腰膝酸软,咽干,舌红,少苔,脉细数。

治法:滋补肝肾,清热止带。

推荐方剂:知柏地黄汤加减。

基本处方:熟地黄 15 g,山药 15 g,山茱萸 15 g,茯苓 10 g,牡丹皮 10 g,泽泻 10 g,黄檗 10 g,知母 10 g。每天 1 剂,水煎服。

加减法:若烘热汗出形寒,为阴阳两虚,加仙茅 10 g、淫羊藿 10 g 以温补肾阳,阴阳并治;若心悸失眠烦躁,为心肾不交,加柏子仁 10 g、五味子 10 g 以宁心安神;若带下量多不止者,加煅牡蛎 30 g(先煎)、芡实 15 g、莲须 10 g 以固涩止带。

(2)湿热下注。

证候特点:带下量或多或少,色黄或黄赤,有臭味,有时为脓带,阴痒灼热,口苦口干,尿黄,苔黄腻,脉细滑或细弦。

治法:清热利湿止带。

推荐方剂:止带方加减。

基本处方:猪苓 15 g,车前子 10 g,泽泻 15 g,茵陈蒿 10 g,赤芍 10 g,黄檗 10 g,栀子 10 g,薏苡仁 15 g。每天 1 剂,水煎服。

加减法:若湿毒壅盛,阴道或宫腔积脓,身热者,宜加野菊花 15 g、蒲公英 15 g、紫花地丁 10 g、龙葵 10 g、败酱草 15 g 以加强清热解毒之功。

（二）中成药

（1）龙胆泻肝丸：清肝胆，利湿热。用于肝胆湿热，头晕目赤，耳鸣耳聋，胁痛口苦，尿赤，湿热带下。每次 6～9 g，每天 2 次。

（2）妇科止带片：清热燥湿，收敛止带。用于湿热证。每次 5 片，每天 3 次。

（3）金刚藤胶囊：清热解毒、化湿消肿。用于湿热下注证。每次 4 片，每天 3 次。

（4）知柏地黄丸：滋阴清热，用于肝肾不足证。每次 1～2 丸，每天 2 次。

（5）白带丸：清热，除湿，止带。用于湿热下注证。每次 1 丸，每天 2 次。

（6）加味逍遥丸：疏肝清热，健脾养血。用于肝郁脾虚证。每次 6～9 g，每天 2 次。

（三）中药外治法

1.坐浴法

苦参 30 g，蛇床子 30 g，白鲜皮 20 g，狼牙草 20 g。煎水坐浴，每天 1 次。可用于滴虫阴道炎、外阴阴道假丝酵母菌病。

2.阴道塞药法

紫金锭片（山慈菇、红大戟、雄黄、朱砂、千金子霜、五倍子、麝香等），每次 5 片，研为细末，用窥阴器扩开阴道上药，每天 1 次，5 天为 1 个疗程，治疗滴虫阴道炎。

3.熏洗法

黄檗、苦参、白鲜皮、川椒各 150 g。将上药适量水煎煮 2 次，合并两次煎煮液过滤，药物浓缩至 1∶1 备用，用时稀释。熏洗阴部，每天 2 次。主治外阴阴道假丝酵母菌病。

4.敷脐法

醋炙白鸡冠花 3 g，酒炒红花 3 g，荷叶 3 g，白术 3 g，茯苓 3 g，净黄土 30 g，车前子 15 g，白酒适量。先将黄土倒入锅内，继之将诸药研成粉末并倒入黄土同炒片刻，旋以白酒适量注入烹之，待半干时取出，做成一个药饼，取药饼烘热，湿敷患者脐窝内，外用纱布覆盖，胶布固定，每天换药 1 次，通常敷脐5～7 天可痊愈。适用于脾虚夹实证。

（四）针灸

1.滴虫性阴道炎

（1）毫针：取气海、归来、复溜、太溪、阴陵泉等穴。阴痒重者，加风市、阳陵泉；分泌物为脓血味腥臭者，加大敦。均采取泻法。

（2）耳针：取内分泌、外生殖器、肾上腺、肾、三焦、脾等耳穴。毫针中等刺激，每天 1 次。埋豆法，每周 3 次。

2.外阴阴道念珠菌病

（1）毫针：取气海、曲骨、归来、风市、太冲、阴陵泉等穴。奇痒难忍者，加神门、三阴交。毫针中等刺激，每次选 4～5 个穴，每天 1 次。

（2）耳针：取神门、内分泌、肝、胆、皮质下、外生殖器、三焦等耳穴。耳穴埋针法，每次选 3～4 个穴，隔天 1 次。

（3）电针：①曲骨、太冲；②归来、阴陵泉；③气海、阳陵泉；每次选用一组，接电针仪，选密波，中等强度，通电 20 分钟，每天 1 次。

3.细菌性阴道病

（1）毫针。取穴：中极、曲骨、横骨、地机。身热者，加合谷、大椎；阴道分泌物为脓血性者，加大敦；小腹坠胀明显者，加气海、关元俞。均采取泻法。

（2）耳针。取穴：外生殖器、肝、肾、肾上腺、三焦、耳背静脉。急性期宜用毫针中等刺激，耳背静脉放血，每天 1 次。慢性期者，可用埋豆法，每周 2～3 次。

（3）穴位注射。取穴：曲骨、横骨、三阴交、地机。选用红花注射液、鱼腥草注射液等。每次取腹部及下肢各 1 穴，每穴注入 1～2 mL，隔天 1 次。

4.老年性阴道炎

（1）毫针：取气海、曲骨、归来、风市、太冲、阴陵泉。配穴：奇痒难忍者，加神门、三阴交，均采取平补泻法。

（2）耳针：取神门、内分泌、肝胆、皮质下、外生殖器、三焦。毫针中等刺激，每次选 4～5 个穴，每天1 次。耳穴埋针法，每次选 3～4 个穴，隔天 1 次。

（3）电针。取穴：①曲骨、太冲；②归来、阴陵泉；③气海、阳陵泉；每次选用 1 组，接电针仪，选密波，中等强度，通电 20 分钟，每天 1 次。

六、预后与转归

阴道炎是妇科常见病，大多数患者经规范治疗后可痊愈。但由于个体免疫、身体基础疾患、卫生、性生活等多方面的原因，有部分形成复发性阴道炎。复发性阴道炎会给患者的生活带来较大的影响，严重的可能影响生育。

七、预防与调护

阴道炎的主要致病原因包括不注重个人卫生、接触性感染、药物和自然生理变化后病菌滋生等产生，在不经意中侵袭女性的健康。为从源头上防范病菌的传播，将预防与调护作为首要措施。

（一）预防

具体的做法则可从以下几个方面展开。

（1）加强相关卫生知识的宣传教育，提高全民对此类疾病的认识，讲卫生，培养良好的社会公德。

（2）加强公共卫生设施的管理工作，对所有公共设施定期消毒，防止疾病的传播。

（3）讲究个人卫生，科学护理阴部，不使用没有经过消毒的卫生纸或卫生巾。定期进行体格检查，包括配偶的检查，及时发现疾病，及早治疗。要在医师指导下合理用药，不乱用抗生素和糖皮质激素类药物。

（4）为减少医源性和患者的交叉感染机会，医疗卫生部门应对检查和治疗按操作规程严格要求。

（5）应加强对婴幼儿和更年期妇女这两类生理易感人群的预防工作。

（6）饮食有节，不要过食辛辣、甘甜食品。

（7）加强体育锻炼，增强机体的抵抗力，生活有规律，起居有常，不熬夜，避免睡眠不足导致免疫力下降，减少病毒侵害。

（二）调护

1.生活调护

（1）注意个人卫生，正确清洗外阴，保持外阴清洁干燥，浴巾、内裤等贴身物品使用后均应消毒后再使用，不可与他人共用各种洗浴用具。

（2）接受医护人员的指导,避免随意冲洗阴道,以防人为地破坏阴道内相互制约关系,造成适得其反的结果。

（3）房事有节,防止不洁性交,避免病原体直接带入而致病,尤其治疗期间禁止性交,防止交叉感染。月经期间宜避免阴道用药及坐浴。反复发作者应检查伴侣身体状况,发现问题应一并治疗。

（4）忌食辛辣肥甘之物,避免因饮食不当而致病。

（5）对特定人群的调护:如孕妇、婴幼儿、绝经后妇女和糖尿病人均属易感人群,应针对她们的个人卫生、生活起居、用药、饮食等方面悉心照顾,防止处理失当而感染疾病。

（6）要保持良好的精神状态,避免精神紧张等不好的情绪刺激,要经常锻炼身体,增加免疫能力和抵抗能力。

（7）保持好个人的生活好习惯,不要吸烟,饮酒,在饮食方面要控制好,少吃或不吃有辛辣刺激性的或容易发生变态反应的食物,可适度摄取含乳酸饮料,如酸奶等,有利于维持阴道酸性环境,减少细菌感染。

2.饮食调养

饮食是维持生命的物质基础和人体带血的能量来源。不同的饮食会产生不同的影响,均衡饮食,多进食富含维生素、营养丰富,易于吸收和消化的清淡食品。忌肥甘厚味、辛辣刺激性食物。以免助湿生浊,酿生湿热或耗伤阴血。常用食疗方如下:

（1）白果黄芪乌鸡汤:白果 30 g,黄芪 50 g,乌鸡 1 只,米酒 50 mL。文火熬汤代茶饮。健脾补气、利湿,适用于脾虚湿困。

（2）芡实核桃粥:芡实粉 30 g,核桃肉 15 g,红枣 7 枚煮粥加糖食用。温补肾阳,固涩止带,适用于肾阳虚型。

（3）萸肉山药粥:萸肉 50 g,山药 50 g 共煮成粥。益肾滋阴,清热止带,适用于肾阴虚。

（4）银花绿豆粥:金银花 20 g,绿豆 50 g,粳米 100 g,白糖调味煮粥共食。健脾益气,清热解毒,除湿止带,适用湿热型。

（5）木棉花粥:木棉花干品 30 g,大米 50 g。木棉花加水煎,去渣取汁加入大米煮成粥,日服 1 剂,连服 7 日。清热利湿,适用于湿热下注。

3.精神调理

（1）阴道炎患者心理上恐惧不安,治疗时给予患者关心体贴,适时的基本知识宣教和说服解释工作,消除患者因疾病困扰而产生的焦虑心理,要树立信心,积极配合检查,有助于疾病的诊断和正确用药,按医嘱坚持治疗及时复查是可以治愈的。

（2）由于局部不适影响到工作,休息与性生活。家庭尤其是配偶应予以关爱,稳定其情绪,配合治疗。

（3）根据患者发病诱因采取相应措施,指导患者加强锻炼,增强体质,提高自身免疫功能。消除诱发因素,有助于治愈生殖器官各种炎症。

（4）提高人们对该病的认知度,不应歧视患者,利于患者生活在轻松的社会环境中。

（朱朋朋）

第二节　慢性宫颈炎

慢性宫颈炎是女性生殖器官炎症中最常见的一种疾病。由于炎症改变了宫颈黏液的性状，宫颈黏液中的白细胞和细菌，减弱精子活力，降低生育能力，而且和宫颈癌发生有一定关系。

中医无慢性宫颈炎的记载，大致与"带下病"有关。

一、发病机制

慢性宫颈炎多由急性宫颈炎转变而来，常因急性宫颈炎治疗不彻底，病原体隐藏于宫颈黏膜内形成慢性炎症，多见于分娩、流产或手术损伤宫颈后，病原体侵入而引起感染，也有无急性过程者。病原体主要为葡萄球菌、链球菌、大肠埃希菌及厌氧菌，目前沙眼衣原体、人乳头瘤样病毒及淋病奈瑟菌感染引起的慢性宫颈炎日益增多，已引起注意。病原体侵入宫颈黏膜，加之宫颈黏膜皱襞多，病原体潜藏此处，感染不易彻底清除，往往形成慢性宫颈炎。宫颈鳞状上皮因炎症剥脱，由颈管柱状上皮替代，病程较长，病变程度不一，肉眼下呈多样表现。常见有宫颈糜烂、宫颈肥大、宫颈息肉、宫颈腺囊肿、宫颈管炎。

中医认为本病是由湿热蕴滞所致，日久则可累及脾肾而虚实兼夹。湿热壅滞，阻碍精卵结合，脾肾两虚更不能摄精成孕。

二、临床表现

（一）白带增多

白带增多为慢性宫颈炎的主要症状。通常为黏稠的黏液或脓性黏液，有时可带有血丝或少量血液，也可有接触性出血。白带刺激可引起外阴部不适。

（二）疼痛

当炎症沿子宫骶韧带扩散到盆壁，可有下腹部或腰骶部经常疼痛，每于月经期、排便或性生活时加重。

（三）膀胱及肠道症状

当炎症通过淋巴道播散或直接蔓延波及膀胱三角区，可出现尿频或排尿困难。有时大便时感到疼痛。

慢性宫颈炎亦可无临床症状，仅妇科检查时发现宫颈的炎症表现。

三、诊断与检查

慢性宫颈炎的症状常被其他妇科病所掩盖，故不孕症须做常规妇科检查。

（一）体格检查

妇科检查通过阴道窥器可见宫颈有不同程度的糜烂、肥大，有时质较硬，有时可见息肉、裂伤、外翻及宫颈腺囊肿。颈管分泌脓性黏液样白带。有时需做阴道清洁度检查，本病常合并阴道炎症。

根据宫颈炎症的程度，可表现为单纯型、颗粒型和乳突型 3 种类型。根据糜烂面积占宫颈面积的比例，分为轻度（1/3）、中度（1/3～2/3）、重（2/3 以上）度。

（二）理化检查

（1）宫颈黏液细菌培养：通过培养可了解致病的病原菌，可靠易行，但有时需进行反复多次培养方可确诊。

（2）宫颈刮片：宫颈糜烂与宫颈上皮内瘤样病变或早期宫颈癌从外观上难以鉴别，须常规做宫颈刮片检查及阴道镜指示下活检以明确诊断。

四、鉴别诊断

（一）急性阴道炎

急性阴道炎扩展到宫颈发生炎症者，虽阴道炎症明显，但颈管黏液仍清澈透明；而宫颈炎患者的子宫颈管外口可见脓性黏液栓。

（二）宫颈癌前病变

早期宫颈癌一般质地较硬、脆，极易出血；而宫颈糜烂较软、润滑，虽有出血倾向，仅在检查触及后在指套上染有血迹。但大多数宫颈炎的宫颈糜烂性病变与早期宫颈癌在形态上难以鉴别，应作宫颈刮片、阴道镜检查、碘试验、宫颈活检等以区别。

五、中医治疗

（一）辨证论治

1.湿热下注

主证：带下量多，色黄或黄白相间，质稠。心烦易怒，胸胁胀痛，口苦口腻，口干不欲饮，小便黄。舌红，苔黄腻，脉弦数。检查见宫颈轻、中度糜烂。

治法：疏肝清热，利湿止带。

方药：龙胆泻肝汤加减。

龙胆草 12 g，山栀、黄芩、车前子、木通、泽泻、生地、当归各 10 g，柴胡 6 g，土茯苓 10 g，椿根皮 15 g，甘草 6 g。

方解：方中以龙胆草泻肝胆实火，除下焦湿热为主药；黄芩、栀子苦寒泻火，协助龙胆草以清肝胆湿热；车前子、木通、泽泻清热利湿引火下行；生地养血益阴，以补肝热伤阴；当归活血；柴胡疏畅肝胆；土茯苓、椿根皮清热利湿止带；甘草调和诸药。药理研究表明，龙胆泻肝汤具有明显而缓慢的抗炎作用，且能增强和调整机体的免疫功能。

2.湿毒内侵

主证：带下量多，色黄或黄绿，或赤白相兼或五色杂下，质黏腻，或如脓样，伴腥臭气。小腹胀痛，腰骶酸痛，小便短赤。舌红，苔黄糙，脉滑数。检查见宫颈重度糜烂或伴息肉。

治法：清热解毒，化湿止带。

方药：五味消毒饮加减。

银花、野菊花、蒲公英各 20 g，紫花地丁、天葵子、茯苓、泽泻各 10 g，白花蛇舌草 20 g，栀子、紫草、椿根皮各 10 g，败酱草 15 g，白术 10 g。

方解：方中用银花、野菊花、蒲公英、紫花地丁、天葵子均为清热解毒之品；白花蛇舌草、败酱草既能清热解毒，又可利湿；白术、茯苓、泽泻健脾利湿；栀子泻火；紫草凉血止血；椿根皮清热利湿中兼有止血止带作用。

加减：若脾胃虚弱，正气不足者，可加黄芪以扶正托毒。

3.脾肾两虚

主证:带下量多,色白或淡黄,质稀,或月经不调,不孕。精神倦怠,纳少便溏,小便清长,腰膝酸软。苔白滑,脉沉弱而缓。妇科检查有宫颈糜烂,或呈乳突型。

治法:健脾温肾,除湿止带。

方药:完带汤加减。

党参 10 g,白术 20 g,山药 15 g,炙甘草 6 g,苍术 15 g,柴胡 10 g,车前子 9 g(包),黑芥穗、巴戟天各 10 g,菟丝子 20 g,补骨脂 10 g,茯苓 15 g。

方解:方中重用白术、山药以健脾束带;党参、甘草补气扶中;苍术燥湿健脾;柴胡、白术、陈皮疏肝解郁,理气升阳;车前子利水除湿;黑芥穗入血分祛风胜湿。全方脾、胃、肝三经同治。

(二)中成药

(1)龙胆泻肝丸:每次 6 g,每天 3 次。适用于肝经湿热证。

(2)抗宫炎片:每次 4 片,每天 3 次。适用于湿热下注证。

(3)妇科止带片:每次 5 片,每天 3 次。适用于湿热证。

(4)温经白带丸:每次 9 g,每天 2 次。适用于脾虚证。

(5)愈带丸:每次 5 粒(浓缩丸),每天 3 次。适用于湿浊下注,日久化热之证。

(6)治带丸:每次 6 g,每天 3 次。适用于脾肾不固证。

(7)宫糜膏:洗净阴道,拭净宫颈,敷药膏于患处。每周 3 次,7 次为 1 个疗程。适用于宫颈糜烂。

(8)妇宁栓:睡前洗净阴道后将栓剂送入阴道深部。每次 1 枚,隔天 1 次,7 次为 1 个疗程。适用于宫颈糜烂。

(9)冰硼散:先清洁局部,再喷药物于患处。隔天 1 次,7 次为 1 个疗程。适用于单纯型宫颈糜烂。

(10)双料喉风散:散剂,先清洁局部,再喷涂药物于患处。每周 2 次,7 次为 1 个疗程。适用于单纯型宫颈糜烂。

(11)白降丹:散剂,按病灶大小使用,用量宜小,须隔开正常健康组织,因本品有较强的腐蚀性。每周上药 1 次。适用于宫颈糜烂、宫颈息肉。

(三)外治疗法

(1)黄檗 64 g,轻粉 13 g,蜈蚣 7 g,冰片 3 g,麝香 0.7 g,雄黄 12.3 g。上述药物研粉末和匀,清洁阴道并拭去宫颈分泌物,取药 1 g 撒于带线棉球上,塞于阴道深部,于第 2 天取出棉球。每周 1~3 次。适用宫颈糜烂有核异质细胞。一般宫颈糜烂者去麝香。轻粉过敏者去轻粉。

(2)治糜灵:儿茶、苦参、黄檗各 25 g,枯矾 20 g,冰片 5 g。烘干共研成细末,过 200 目筛。用时取适量香油调成糊状,用带线棉球蘸药糊敷贴在清洁后的宫颈糜烂面,24 小时后取出。隔2 日上药1 次,10 次为 1 个疗程。适用于慢性宫颈炎。

(3)带必康:蛇床子、苦参、雄黄、枯矾、冰片、硼砂、血竭、滑石、乳香、没药、黄连、金银花、连翘、炒蒲黄、五倍子等。先将冰片、雄黄、枯矾、硼砂研为细末,余药粉碎后过 100 目筛,与前药混合拌匀。用虎杖液棉球(虎杖 500 g,加水 1 500 mL 浓煎,取汁 1 000 mL)蘸药贴于宫颈糜烂部位。每天上药 1 次,7 日为 1 个疗程。用药前先用 1%新洁尔灭或 0.9%盐水棉球洗净阴道和宫颈处分泌物,糜烂面用 2.5%碘酒及 75%酒精消毒,干棉球擦干。

(4)苦楝根、百部、射干各 50 g,煎汤,趁热熏洗患处。适用于轻度慢性宫颈炎。

（5）野菊花、紫花地丁、半枝莲、丝瓜叶、蒲公英各 30 g。水煎汤，熏洗坐浴，每天 1 次，7 次为一疗程。适用于湿热型慢性宫颈炎。

（6）虎杖、千里光、忍冬藤、野菊花、蒲公英各 250 g，艾叶 60 g。上药加水煎汤，每次取 1/4，加温水 1 倍灌洗阴道，每天 2 次，10 次为 1 个疗程。适用于轻度宫颈糜烂。

（7）刘寄奴 60 g，败酱草、山慈菇各 30 g，白花蛇舌草 100 g，黄檗、苦参、金银花各 30 g，蒲公英 80 g。加水煎取药液 1 000 mL，温度降至 25 ℃左右时冲洗宫颈。每天 1 次，7 次为 1 个疗程。适用于湿热型宫颈炎。

（8）宫颈粉。①宫颈Ⅰ号粉：黄檗、大黄、黄芩、土茯苓、苦参、煅龙骨各 60 g，紫草 100 g，冰片 60 g，黄连 50 g，研末过 200 目筛备用。②宫颈Ⅱ号粉：Ⅰ号粉加炉甘石 100 g，乌贼骨 50 g。③外阴冲洗粉：苦参 200 g，蛇床子 150 g，黄檗、明矾、地肤子、五倍子、艾叶、土茯苓各 120 g，黄连、花椒各 40 g，研末过 100 目筛。先用外阴冲洗粉煎汁洗阴道，暴露宫颈，用煎汁再行冲洗宫颈，用消毒棉球拭干后将药粉扑撒于宫颈糜烂面。每天 1 次，10 次为一疗程。宫颈Ⅰ号粉有清热燥湿，消炎解毒，活血生肌，杀虫止痒功能，适用于湿热型轻中度宫颈糜烂。宫颈Ⅱ号粉，有收涩敛疮作用，适用于湿热壅盛型重度宫颈糜烂。

（9）青黛 20～30 g，滑石粉 10～15 g，黄檗粉、蛇床子粉、元明粉、马鞭草粉各 10～15 g，冰片、樟脑各 1～2 g，磺胺粉、四环素粉各 5～10 g。药粉和匀，月经干净后 3 天上药。清洁阴道及宫颈，将药粉撒于宫颈上，每次 1 g，每天 1 次，5 次为一疗程。适用于不同程度的宫颈糜烂。

（10）蛤粉 30 g，樟丹、雄黄各 15 g，乳香、没药各 3 g，薄荷 0.6 g，钟乳石 30 g。研末，香油调匀后敷患处，每次 1 g，每周 2～3 次。适用于颗粒状宫颈糜烂。

（11）蛤粉 30 g，樟丹、雄黄各 15 g，乳香、没药各 10 g，儿茶 10 g，硼砂 15 g，硇砂、薄荷各 0.6 g。研成细末，香油调匀后敷患处，每次 1 g，每周 2～3 次。适用于乳头状宫颈糜烂。

（四）针灸推拿

1.毫针Ⅰ

取穴：关元、带脉、肾俞、照海。

加减：带下量多加大赫、气穴；腰骶酸痛加腰眼、小肠俞。

操作：采用补法，留针 30 分钟，每天 1 次，10 日为一疗程。适用于脾肾不足证。

2.毫针Ⅱ

取穴：①主穴：改良次髎穴（在腰骶部腰眼向内旁开一横指，用 5 寸长针速进针，进针后将针卧倒斜向骶尾次髎穴）。②配穴：湿毒型加带脉、行间，用泻法。

加减：湿热型加带脉、阴陵泉，平补平泻；脾虚型加足三里、三阴交，灸气海，用补法；肾虚型加肾俞、太溪，灸关元，补法。

操作：针刺改良次髎穴时，使患者感觉极度酸麻，由腰骶向前扩散，从肛门直达会阴部，方可收效。配穴常规操作，留针 1 小时，中间行针 3～5 次。隔天 1 次，10 次为 1 疗程。适用于宫颈糜烂患者。

3.耳针

取穴：肝、脾、盆腔、子宫、内分泌、内生殖器、三焦等耳穴。

操作：每次取 3～4 穴，毫针针刺，或采用埋针，耳穴贴压均可。适用于湿热下注证。

4.电针

取穴：关元、子宫、归来、中极、三阴交等穴。

加减:脾虚加足三里;肾虚加肾俞。

操作:每次选用2～4个穴位,上下相配接G6805电针机,疏密波,每次15分钟,隔天1次,10次为1个疗程。适用于宫颈糜烂。

5.水针

取穴:关元、血海、三阴交等穴。

操作:每穴注射3%～5%当归注射液0.5 mL,每天1次,10日为1个疗程。适用于脾肾不足证。

6.穴位照射

取穴:关元、中极、三阴交、子宫等穴。

操作:用25 MW的氦氖光针。每穴照射5分钟,每天2次,10日为1个疗程。

(五)饮食疗法

1.椿根皮汤

组成:椿根皮、红糖各30 g。

制作方法:椿根皮加水煎成浓汤,去渣,加红糖。

服法:温热饮服,每天1剂,10日为一疗程。

适应证:适用于湿热下注证。

2.鲫鱼汤

组成:鲫鱼1尾,胡椒20粒。

制作方法:鲫鱼宰杀洗净,纳入胡椒煮浓汤。

服法:食鱼饮汤。

适应证:适用于脾肾不足证。

3.苡仁萆薢饮

组成:苡仁30 g,萆薢6～10 g,粳米100 g。

制作方法:萆薢单煎取汁,与苡仁、粳米同煮为粥。

服法:温热服食,每天1剂,10日为1疗程。

适应证:适用于湿热下注证。

4.二仙饮

组成:鲜藕120 g,鲜白茅根120 g。

制作方法:将鲜藕洗净切片,鲜白茅根洗净切碎,同煮取汁。

服法:代茶频饮,1日数次。

适应证:适用于宫颈糜烂见赤白带下者。

六、西医治疗

(一)药物治疗

药物治疗适用于糜烂面积较小,炎症浸润较浅的病例。常用的药物为腐蚀剂。

1.灌洗法

用1:5 000高锰酸钾溶液,或1:1 000新洁尔灭溶液,或1%醋酸溶液,或0.5%～1%乳酸溶液灌洗,每天1次,经期停用。

2.局部上药

(1)干扰素制剂:采用喷洒、贴敷、宫颈注射等方法。经净后开始用药。

(2)10％～20％重铬酸钾。操作方法:充分暴露宫颈后,于后穹隆部放一棉球,以保护阴道避免受药液腐蚀。先用棉球蘸0.1％新洁尔灭拭净宫颈上黏液,再以棉签蘸药液涂于糜烂面上,至出现灰白色痂膜为止,再用75％酒精棉球拭去多余的药液。于每次月经后治疗1次,共2～3次。

(3)30％硝酸银或硝酸银棒:操作步骤同前,出现白色痂膜后用生理盐水棉球擦拭或冲洗表面,使多余的硝酸银变成无腐蚀的氯化银。每周治疗1次,共3～4次。

(4)Albothyl:亦是一种局部用药,是间甲酚磺酸和甲醛的缩合体制剂。对发炎和病坏组织有选择作用,使其凝结脱落,并有杀菌及收敛作用。方法:先用稀释药液拭去黏液,再用棉球蘸浓缩药液置患处3分钟,然后清除。隔天1次,共3～5次。继之用该药栓剂,每晚置阴道内,隔天1次,共6～12次。

(二)物理疗法

物理疗法是治疗宫颈糜烂效果较好的方法。适用于糜烂面积较大,炎症浸润较深的病例。一般只需治疗1次,治疗前应排除子宫颈癌、生殖器急性炎症。于月经干净后3～7日进行治疗,并作常规消毒处理。

1.激光治疗

采用 CO_2 激光器。治疗时管头距宫颈3～5 cm,平行光束照射,自内向外,光界超出病灶2 mm,烧灼深度为0.1～0.2 cm,病变深者可反复多次烧灼。激光可使糜烂面组织碳化结痂,术后3周痂皮脱落,鳞状上皮新生而愈。

2.冷冻疗法

用快速降温装置,使病变组织因冷冻而坏死、脱落。消毒外阴、阴道,暴露宫颈,拭去分泌物,选择合适探头置糜烂面上,按压固定后,冷冻1～3分钟,复温后探头自动脱离宫颈,宫颈恢复原状后,再冷冻1次。术后第2日开始,隔天冲洗阴道1次,共3次,术后6周坏死组织脱落,8周痊愈。适用于未产或尚未有子女的患者。

3.微波疗法

采用微波治疗仪。将治疗仪预热后,调节输出功率在50～55 W,从宫颈下唇开始,将微波辐射电极与宫颈糜烂面直接接触,启动开关,2～4秒,即可见局部组织凝固,最后电极深入宫颈管内2～3 mm,辐射约20秒即可。

(三)手术治疗

以上方法治疗无效,或宫颈肥大,糜烂面深广且颈管已受累者可考虑手术治疗。一般采用宫颈锥形切除。此外,宫颈息肉可采取摘除或切除法,宫颈腺囊肿可行局部穿刺。

(朱朋朋)

第三节　卵巢炎症

本节主要叙述卵巢的非特异性炎症。由于感染细菌,导致卵巢发炎,就可以产生卵巢粘连、卵巢输卵管包裹、卵巢输卵管脓肿及输卵管梗阻、卵巢排卵障碍等严重后遗症,造成不孕。

一、病因

由于防御机制遭到破坏或抵抗力低下,病原体侵入,病原体有链球菌、葡萄球菌、大肠埃希菌和厌氧菌(消化链球菌、消化球菌、脆弱类杆菌等)等。首先输卵管发病,后沿着输卵管蔓延到卵巢,产生卵巢周围炎、卵巢粘连,重者形成输卵管和卵巢脓肿;或首先子宫受累发生炎症,后波及宫旁韧带和结缔组织,再累及卵巢和输卵管。

二、临床表现

卵巢非特异性炎症有急性卵巢炎和慢性卵巢炎,前者远较后者少见,且卵巢炎常包含在盆腔炎内。故临床常有以下体征和症状:急性者可能有发热,腹痛(呈钝痛,不向他处放射),腰骶部疼痛,肛门坠胀感等;慢性者则症状被包含在慢性盆腔炎内,如腰骶部不适,酸痛,肛门坠胀感,纳差,全身疲乏无力,精神欠佳,月经改变,多数为经量增多,甚至下腹包块等。

三、临床诊断

(一)妇科检查

急性者有下腹压痛、肌紧张、反跳痛、宫颈举痛、阴道后穹饱满等症状,有时附件区可触及压痛明显、边界不清、质软的包块;慢性者则可能有下腹压痛,附件区增厚,甚至包块等体征。另外还有一个重要的表现就是不孕,因为盆腔炎症引起生殖道炎性分泌物增多,影响精子存活和活动;输卵管阻塞和积水,导致精卵不能相遇;卵巢粘连包裹导致排卵障碍或输卵管不能拾到卵子;卵巢功能受到破坏,导致不能排卵,产生月经失调等。

(二)辅助检查

急性期行阴道后穹穿刺,抽到渗出液或脓液,或 B 超下行卵巢穿刺抽出脓性分泌物;或上述穿刺抽出液体做培养,查出链球菌、葡萄球菌等病原体。慢性者则可行腹腔镜检查,可以明确诊断,镜下常见到卵巢增大或表面水肿或缺血或粘连带、膜样物表面覆盖;卵巢可与输卵管、盆侧壁、子宫后壁形成粘连,或可见卵巢输卵管粘连包裹在一起;有卵巢脓肿则卵巢表面可见到脓苔,卵巢增大明显。

四、西医治疗

(一)一般处理

(1)卧床休息,可取头高足低位,以利引流。

(2)增加营养,补充水分,增强抵抗力。

(3)高热时静脉滴注葡萄糖与生理盐水,补足每天所需热量与水分,注意电解质平衡。体温升高在40 ℃以上者,给予物理降温。

(4)有条件者可做宫腔内容物培养及药敏试验。

(5)尽量减少阴道检查及冲洗等刺激,以免感染扩散。

(二)手术治疗

一般以药物治疗为主,以下情况可考虑手术。

(1)伴子宫腔内积脓,可行宫颈扩张术,以利引流。

(2)伴盆腔内积脓时,根据情况可行阴道后穹切开引流或腹腔内引流。

（3）脓肿局限在两侧附件处,经药物治疗无效时,或脓肿自行破裂而炎症向腹腔蔓延时,可剖腹做脓肿引流,或行子宫、附件切除术,术后注意保持引流通畅。

五、中医治疗

（一）辨证论治

1.热毒壅盛证

表现:高热恶寒甚或寒战,体温在 39 ℃以上,白细胞计数上升,总数为$(10\sim20)\times10^9/L$,无汗或有汗,腹痛拒按,口干口苦,大便秘结,小便黄赤,带下量多,色黄质稠,或呈脓性,秽臭,月经量多或淋漓不净,舌苔黄糙或黄腻,脉滑数。

治法:清热解毒,化瘀止痛。

方药:银翘大血藤解毒汤或黄连解毒汤。

连翘 30 g,金银花 30 g,大血藤 30 g,败酱草 30 g,牡丹皮 9 g,生栀子 12 g,赤芍 12 g,桃仁 12 g,薏苡仁 12 g,延胡索 9 g,川楝子 9 g。

2.湿毒瘀阻证

表现:发热、恶寒,或高热虽减,低热起伏,下腹疼痛、拒按,口干便秘,胸闷泛恶,舌苔黄腻,脉弦滑数。

治法:清热解毒,活血止痛。

方药:仙方活命饮合桃仁承气汤加薏苡仁、冬瓜子。

金银花 30 g,甘草节 9 g,穿山甲 9 g,皂角刺 9 g,当归尾 9 g,赤芍 12 g,乳香 12 g,没药 12 g,天花粉 15 g,陈皮 6 g,防风 9 g,川贝 9 g,白芍 6 g,桃仁 9 g,牡丹皮 9 g,芒硝 6 g,大黄 6 g。

3.气营两病证

表现:高热不退,口渴欲饮,汗多烦躁,甚则神昏谵语,舌红绛或略红,苔少或黄燥,脉弦数。

治法:清热凉营,凉血解毒。

方药:白虎汤合清营汤或清瘟败毒饮。

石膏 30 g,知母 9 g,粳米 12 g,甘草 6 g,水牛角 9 g,生地黄 10 g,玄参 10 g,丹参 15 g,麦冬 10 g。

（二）中成药

（1）妇科千金片:清热解毒、活血止痛。每次 6 粒,一日 3 或 4 次,口服。

（2）金刚藤糖浆:清热解毒、活血化瘀。每次 15 mL,一日 3 或 4 次,口服。

（3）康妇消炎栓:清热解毒、消炎散结。每晚 1 粒,纳肛。

（三）食养疗法

皂角刺大枣粥:皂角刺 15 g,大枣 15 g,煎煮 30 分钟,去渣,取药液加粳米煮成粥,分服。

（朱朋朋）

第四节　输卵管炎症

输卵管炎症是妇科临床常见病,是引起女性不孕的主要原因之一。近年来以性传播疾病（STD）淋菌性、沙眼衣原体性输卵管炎症导致不孕症发病率呈明显增高的趋势,防治生殖道感染,对不孕症至关重要。

一、急性输卵管炎

(一)病因

(1)病原微生物性传播疾病的病原体,如淋病奈瑟菌、沙眼衣原体、支原体、病毒等;非特异性的有球菌类、大肠埃希菌、厌氧菌。急性输卵管炎通常是多种病原微生物的混合感染。

(2)机体抵抗力减弱:①流产后、产后、月经期等全身及局部抵抗力低下。②侵入性的检查或治疗时防治感染措施不严格,如在诊室进行诊断性刮宫术、宫颈炎治疗术、子宫输卵管通液术、置入宫内节育器术等。③由邻近组织器官炎症波及而感染,主要是生殖道炎症,如宫颈炎、子宫内膜炎等逆行感染;亦见于化脓性阑尾炎、腹膜炎扩散到输卵管等盆腔生殖器官。④性交传染:如不洁性交、滥交、丈夫感染性病反复传染给妻子。

(二)临床表现

1.症状

急性发作的下腹痛、坠胀,尿频尿痛,阴道排液脓血状;可伴寒战发热,还可能有腹胀、便秘或腹泻。若在月经期或流产后发病,则流血量增多,经期延长。追问可能有妇科病或性病接触史等。

2.体征

可有体温高,脉率加快,下腹部可有肌紧张或抵抗感,压痛、反跳痛。妇科检查可有阴道宫颈脓血性排液,宫颈充血或触之易出血、举痛。附件区压痛,可能触到痛性包块。阴道后穹穿刺术可抽出少量脓性液。

(三)临床诊断

1.病史

有流产或分娩感染史、宫腔手术或经期性交史,有腹痛发热及阴道分泌物增多史。

2.症状

发热,如高热时出现恶寒或寒战,脉搏加快,两侧少腹剧痛,大便时加重,全身乏力,食欲缺乏并伴有月经过多、经期延长及脓性白带等症状。

3.体征

急性病容,颜面潮红,舌干苔白厚,腹部特别是下腹部压痛明显,拒按,腹肌强直,反跳痛明显并有鼓胀。

4.辅助检查

(1)常规血象检查见白细胞总数及中性白细胞升高情况,红细胞沉降率加快。

(2)取脓液、渗出液做涂片、细菌培养及药敏试验。必要时做阴道后穹穿刺,抽取腹水,测定同种淀粉酶值,凡腹水同种淀粉酶值/血清同种淀粉酶的商值<1.5多系急性输卵管炎。

(3)盆腔B超可协助诊断附件炎或附件包块。

(四)西医治疗

1.一般疗法

卧床休息,高热应补液,防止电解质紊乱及脱水,必要时物理降温。尽量避免不必要的妇科检查,以免引起炎症扩散。

2.药物治疗

应根据细菌培养与药敏试验结果选用适当抗生素。

(1)先用广谱抗生素,如庆大霉素 240 000 U 加入 5%氯化钠葡萄糖内,同时加用 0.5%甲硝唑 100 mL 静脉滴注。

(2)如发现为淋病奈瑟菌感染,首选青霉素针剂 8 000 000 U 加入 5%葡萄糖氯化钠及 0.5%甲硝唑 200 mL 静脉滴注。

(3)噻吩甲氧头孢菌素每天 4～8 g,分 3 或 4 次静脉滴注。

(4)肾上腺皮质激素与足量抗生素合并应用有助于控制严重感染,一般用氢化可的松 100～200 mg,每天 1 次静脉滴注或地塞米松 10 mg,每天 1 次,静脉注射或肌内注射,症状控制后先停抗生素后停激素。

3.手术治疗

如输卵管积脓可行一侧或两侧附件切除手术,必要时行全子宫附件切除术。

(五)中医治疗

1.辨证论治

(1)热毒壅盛证。

表现:高热寒战,少腹两侧疼痛拒按,带下量多、色黄如脓,其气臭秽,口干喜饮,尿短便结,舌质红苔黄厚,脉洪数。

治法:清热解毒,凉血化瘀。

方药:银翘红酱解毒汤加味。

大血藤、败酱草各 30 g,牡丹皮 9 g,炒栀子、赤芍、桃仁、薏苡仁各 12 g,乳香、没药、川楝子、元胡各 9 g,金银花、连翘各 15 g,大黄 10 g,鱼腥草 15 g。

(2)湿热瘀结证。

表现:身热不甚或低热起伏,少腹或两侧疼痛,腰痛,带多色黄,纳差便溏,舌暗红苔黄腻,脉濡数。

治法:清热利湿,化瘀祛带。

方药:止带汤。

猪苓、茯苓、车前子、泽泻、赤芍、牡丹皮、炒栀子、川牛膝各 10 g,黄檗 8 g,茵陈 15 g。

2.中成药

(1)龙胆泻肝丸:清热利湿,用于湿热型。水丸每 100 粒重 6 g,口服,每次 6～9 g,每天 3 次。

(2)金鸡冲剂:清热解毒,用于热毒壅盛型。冲剂每袋重 6 g,口服,每服 1 包,每天 3 次。

3.食养疗法

(1)薏苡桃仁粥:牡丹皮、桃仁、冬瓜仁各 15 g,水煎去渣取汁,加薏苡仁 50 g,粳米 100 g,共煮粥食用。有清热解毒,活血化瘀之功。

(2)马齿苋公英粥:马齿苋 15 g,蒲公英 15 g,粳米 100 g,冰糖 10 g。先将马齿苋、蒲公英加入适量冷水煎煮,去渣将汁放入粳米煮粥熟,放入冰糖煮沸服食。分 2 次服,每天 1 料,连服 7～10 天为 1 个疗程。

二、慢性输卵管炎

(一)病因

(1)由于下生殖道炎症上行扩散感染,如慢性子宫颈炎、子宫内膜炎、宫旁组织炎等,引起输卵管炎症改变。可因致病微生物毒力不强,机体有一定抵抗力;亦可因治疗不恰当不彻底而呈慢性炎性改变。

(2)急性输卵管炎未经治疗,或治疗不彻底而转为慢性炎症。

(二)临床表现

(1)可无明显不适症状,而以原发或继发不孕症就诊。部分患者有下腹隐痛、腰骶部坠胀痛,月经期、性交后或劳累时加重;平日带下增多,月经量较多,经期延长,痛经等。可有盆腔炎及子宫颈炎等病史。

(2)体征:慢性静止性输卵管炎,多无明显体征。部分患者下腹或附件区有压痛,可有宫颈炎,黏性分泌物多,子宫体常呈后倾粘连固定,轻度压痛,附件区可能触到界限不清、不活动的包块,形状不规整,有压痛。

(三)临床诊断

1.病史

发病前多有近期分娩或人流、宫腔内手术操作,安放宫内节育器或月经期性交史。也可因急性输卵管卵巢炎治疗不彻底或延误治疗,迁延日久成为慢性,或有时病原菌毒力较弱,或机体抵抗力强,无明显急性期症状未予重视,而发展为慢性过程。

2.症状

(1)不孕症:婚后数年不孕育。

(2)腹痛:下腹疼痛或一侧有牵拉疼痛,有部分患者无此症状。

(3)其他:部分患者可出现带下增多、色黄或白及月经失调、痛经等症状。

3.体征

下腹部两侧可有轻度压痛,双合诊见子宫压痛、活动度差,附件可触及增厚或触及包块,伴有压痛,如形成积水可摸到壁薄的囊性肿物,可有活动性,无明显压痛。

4.辅助检查

(1)子宫输卵管碘剂造影术及输卵管通液通气检查:了解输卵管是否通畅。

(2)B超检查:了解两侧输卵管有否炎性病变及积水。

(3)腹腔镜检查:了解输卵管形态与周围有否粘连以及输卵管通畅程度等。

(四)西医治疗

1.非手术疗法

(1)适当休息,保持精神愉快,避免剧烈运动及过度劳累,减少性生活。

(2)症状及炎性体征明显,可应用抗生素(如青霉素、庆大霉素及甲硝唑等)治疗。

(3)物理疗法:慢性的可采用物理疗法,常用的有超短波、红外线、激光等。可加用抗生素以提高疗效。

(4)宫腔注射法:①"消瘀通管Ⅰ号"法(川芎嗪,鱼腥草,胎盘组织液等)在月经干净后3~4天开始每隔2~3天,做宫腔注射1次,共2或3次,经期停止治疗。②庆大霉素针剂160 000 U,地塞米松针剂5 mg,糜蛋白酶针剂5 mg,加注射用水至40 mL,通液。

2.手术治疗

(1)输卵管周围粘连分离术:将输卵管周围特别是伞端的粘连分离,使输卵管保持伸直游离的状态,以免过分弯曲形成输卵管妊娠或不孕,可用剪刀或手术刀行锐性分离,必须结扎出血点,分离后的创面必须用浆膜层包好,操作须细致,以免再次形成粘连。

(2)输卵管造口术:当造影证实输卵管阻塞发生于伞端及扩大部末端时,可将闭锁部分截除另行造口,以替代原来闭塞的伞端。因所造成之口失去伞端捕捉卵子的功能,且患侧输卵管常伴有炎症,故术后需进一步治疗,如及时做输卵管通气或子宫输卵管通液治疗等非常重要。

(3)输卵管移植术:输卵管峡或子宫部阻塞,但扩大部及伞端尚正常者可行输卵管移植术。①检查输卵管。②切除输卵管阻塞部。③切除子宫角部组织。④移植输卵管入子宫角部。⑤缝合子宫角肌层。⑥创面腹膜化。⑦塑料管外端自腹壁引出,术后处理同造口术。⑧缝合腹腔。

(4)输卵管导管介入再通术:采用同轴导管配导丝技术,在 X 线透视下经宫颈管将导管、导丝送至子宫角-输卵管开口部行输卵管再通术。

(五)中医治疗

1.辨证论治

(1)气滞血瘀证。

表现:不孕,经期先后不定,行经不畅,下腹胀痛,月经色紫、夹块,伴乳房胀痛,性躁易怒,苔薄白,脉弦。

治法:疏肝理气,化瘀通络。

方药:四逆通管法。

柴胡 10 g,枳壳 12 g,赤芍 10 g,丹参 15 g,川楝子 10 g,穿山甲 15 g,路路通 15 g,麦冬 9 g,茜草 15 g,延胡索 8 g。

(2)寒凝瘀阻证。

表现:不孕,经行后期,下腹冷痛,或痛而喜熨,便溏尿清,苔薄白,舌质青紫,脉沉细。

治法:活血散寒通管。

方药:逐瘀通管法。

桃仁 10 g,穿山甲 15 g,路路通 15 g,蒲黄 10 g,桂枝 9 g,当归 10 g,川芎 9 g,香附 10 g,茴香 9 g,莪术 9 g,细辛 6 g,地龙 9 g,地鳖虫 6 g。

(3)湿热夹瘀证。

表现:不孕,小腹胀痛,经行加剧,痛时拒按,或低热起伏,经后带多、色黄、气臭,苔黄腻,脉细弦。

治法:清热利湿通络。

方药:大血藤汤。

大血藤 30 g,败酱草 30 g,桃仁 9 g,薏苡仁 9 g,赤芍 10 g,皂角刺 10 g,王不留行 15 g,穿山甲 9 g,制大黄 9 g,车前子 12 g,香附 10 g,地鳖虫 10 g。

(4)痰浊瘀阻证。

表现:形体肥胖,经期延后或闭经,带多、色白,伴头晕、胸闷,痰多,便溏,苔白腻,脉弦滑。

治法:理气化痰,破瘀散结。

方药:开郁二陈汤。

半夏 10 g,陈皮 6 g,茯苓 10 g,川芎 6 g,莪术 12 g,木香 6 g,槟榔 10 g,苍术 10 g,甘草 10 g,生姜 5 g。

2.中成药,单方验方

(1)丹栀逍遥丸:每次服 6 g,每天 2 或 3 次,适用于肝郁气滞证。

（2）定坤丹：每次 1 丸，每天 2 次，适用于气虚血瘀者。

（3）妇科千金片：每次 3 片，每天 3 次。

（4）八珍益母丸：每次 6 g，每天 2 次，适用于气虚血瘀者。

3.饮食疗法

常用活血乌鸡蛋：乌鸡蛋 3 枚，红花、穿山甲各 6 g，血竭 4.5 g。将后三味药共研细末，乌鸡蛋上打一小口，取出少量蛋清，将药面分装蛋内搅匀，用白纸封口，上笼蒸 8～10 分钟，晾温。行经前每晨食蛋 1 枚，黄酒送下，微汗，连服 3 天。本方适用于气血瘀滞者。

（王　萌）

第五节　急性子宫内膜炎

急性子宫内膜炎是指病原体侵入宫腔，引起子宫内膜层的急性炎症。常见的病原体为葡萄球菌、链球菌、大肠埃希菌、厌氧菌、淋球菌、衣原体等。

一、病因

急性子宫内膜炎往往有流产或分娩感染史、宫内放置节育环及宫颈癌放疗后内膜坏死引起，经期性交亦可引起，另外坏死的子宫内膜息肉、子宫黏膜下肌瘤或子宫内膜癌也可引起急性子宫内膜炎，引起急性子宫内膜炎的病原菌为需氧菌，亦可为厌氧菌，或二者混合感染，当病原菌侵入后沿子宫内膜表面直接蔓延引起炎症。

急性子宫内膜炎的病理变化为子宫内膜充血、水肿或坏死，重度炎症者内膜表面有脓性分泌物，中性多核粒细胞弥漫性浸润，甚至子宫内膜间质破坏，腺上皮充盈于腺腔内可形成溃疡，并向肌层蔓延，在子宫肌层中形成多发性脓肿。镜检下可见宫内膜结构破坏，网状纤维断裂，呈浅表子宫内膜坏死剥脱。

二、临床表现

起病较急，高热，恶寒，脉搏加快，下腹剧痛。若为产后或流产后，恶露多，浑浊，可伴腰酸，下腹坠胀；或白带增多，可呈血性脓性或水样白带，若系厌氧菌感染可伴恶臭。

三、临床诊断

（一）病史

往往有产褥感染史，或节育术感染史，如放置宫内节育器、人工流产或中期妊娠引产史，经期性交或性生活紊乱、不洁性交史，患者多在生育年龄。

（二）体征

发热，下腹压痛，宫颈充血，举痛明显，子宫略大或正常，质软，压痛明显。

（三）辅助检查

（1）B超：急性子宫内膜炎表现内膜肿胀、增厚，中等回声；急性子宫体炎的早期为子宫轻度增大，回声衰减；重者子宫轮廓模糊不清，子宫肌层肿胀，回声衰减加重。

（2）血常规：白细胞计数增高,中性粒细胞明显上升,血沉增快。

（3）取宫颈分泌物涂片或培养：查明细菌种类及敏感药物。

四、西医治疗

（1）一般治疗：积极改善患者的一般情况,卧床休息,取半卧位,以利于宫腔分泌物排出。

（2）药物治疗：在做宫腔分泌物培养及药敏试验的同时,首选广谱抗生素,同时应用甲硝唑、替硝唑类控制厌氧菌,待药敏结果后,再选用细菌敏感的药物治疗。

五、中医治疗

（一）辨证论治

1.湿热壅盛证

表现：发热恶寒或低热起伏,腰骶酸胀,小腹疼痛,按之痛甚,带下量多、色黄、质稠如脓、秽臭,或恶露不绝,量多、浑浊,或经血淋漓不净、质稠、色暗,舌质红,苔黄腻,脉弦滑数。

治法：清热利湿,活血化瘀。

方药：解毒活血汤加减。

连翘 20 g,葛根 12 g,柴胡 10 g,赤芍 15 g,牡丹皮 15 g,红花 12 g,桃仁 10 g,生甘草 10 g,金银花 15 g,败酱草 30 g。

加减：若产后恶露量多,或经期延长,可加益母草 15 g,茜草 10 g,以化瘀止血;若腹痛甚,可加延胡索 10 g,川楝子 10 g,蒲黄 10 g,五灵脂 10 g,以理气行滞,化瘀止痛;若腰痛,可加川续断 15 g,桑寄生 12 g,以补肾强腰。

2.瘀热互结证

表现：乍寒乍热,下腹痛甚,拒按,恶露不畅,或时下时止,色暗有块,或经期延长,带下量多或不甚多,色黄或赤,大便秘结,舌暗红或有瘀斑,苔薄黄,脉细滑或滑数。

治法：活血化瘀,清热解毒。

方药：血府逐瘀汤加减。

当归、川芎、甘草、红花、柴胡、桃仁各 10 g,赤芍、牛膝各 12 g,生地黄、枳实、大血藤、败酱草各 15 g。

加减：腹痛甚,加乳香、没药各 10 g,以化瘀止痛;若腹胀明显,可加川楝子 10 g,木香 6 g,以理气行滞;若恶露日久不绝,经期延长,可加益母草 30 g,茜草 10 g,以活血止血。

3.热毒炽盛证

表现：寒战高热,头痛,下腹胀满。疼痛拒按,腰痛甚,烦躁口渴,尿黄或尿频、尿痛,倦怠乏力。嗜睡,恶露时下时止,带下量多,浓稠臭秽,舌质红,苔干黄,脉洪数或滑数无力。

治法：清热解毒,凉血化瘀。

方药：五味消毒饮合解毒活血汤加减。

蒲公英、紫花地丁、金银花、野菊花各 15 g,天葵子 10 g,连翘 15 g,柴胡 10 g,赤芍 15 g,枳壳 12 g,生地黄 15 g,桃仁、红花、甘草各 10 g。

加减：若尿频、尿痛,可加车前子 10 g(包),泽泻 10 g,以清湿热、利小便;若高热、烦渴、少气懒言,可加人参 15 g(或西洋参 12 g),麦冬 15 g,天花粉 15 g,以益气养阴。

若热入营血,证见高热、汗出、烦躁,甚或斑疹隐隐,舌红绛,苔黄燥,脉弦细而数,可用清营汤

（玄参、生地黄、麦冬、金银花、连翘各 15 g,竹叶心 6 g,丹参 15 g,黄连 10 g,水牛角粉 15 g 冲服）加紫花地丁 15 g,重楼 12 g,以清营解毒、养血滋阴。

若有神昏肢厥,可用清营汤送服安宫牛黄丸,以开窍醒神。

若高热持续不退者,可用穿琥宁注射液 160 mg,加入 5％的葡萄糖注射液 500 mL 中,静脉滴注,每天 2 次。

（二）中成药(单方验方)

(1)妇科止带片:清热燥湿,用于湿热证。片剂,每片 0.25 g。口服,每次 5 片,每天 3 次。

(2)四妙丸:清热祛湿,适用于湿热证。水丸剂,15 粒重 1 g。口服,每次 6 g,每天 3 次。

(3)鱼腥草 30～60 g(鲜草加倍),蒲公英 30 g,忍冬藤 30 g,水煎服,用于热毒内盛型。

(4)黄檗粉 3～5 g,分 3 次空腹睡前服下,连用 7 天,用于湿热型。

(5)鲜益母草捣为碎末,每次服 6 g,甘草汤送服,用于瘀血阻滞型。

（三）饮食疗法

1.败酱紫草煎

组成:败酱草 45 g,紫草 15 g。

用法:水煎,加红糖服用,每天 2 次。连服 1 周为 1 个疗程。

适应证:本方具有清热解毒利湿作用,适用于湿热壅盛证。

2.荞麦散

组成:荞麦不拘多少。

用法:炒后研末,每次 6 g,每天 2 次。

适应证:本方具有理气活血化瘀作用,适用于气滞血瘀证。

（朱朋朋）

第六节　闭　　经

一、闭经的概念

闭经,乃女子年逾二七之年而月事未至,或月经来潮以后又闭止不行。《黄帝内经》称为"月事不来",亦称"不月"。闭经又分为原发性和继发性,女子超过 18 周岁从未来过月经者,为原发性闭经;曾有月经来潮,但连续 3 个周期或以上停止来潮者,为继发性闭经。有各种原因以致闭经时间长达数年之久者,故为医者所重视研究。

若两、三个月内不定期来潮者,属月经后期,又称月经稀发。如有规律地 2 个月一潮者称为"并月",3 个月一潮者称为"居经",又称"季经",尚未属闭经范畴。还有个别女子因阴道闭锁或处女膜闭锁,经血不能排出,则属于"隐经",又称假性闭经,经手术矫治即可,亦不在闭经之列。

二、病因病机

闭经的病因病机比较复杂,为月经病之顽难证。月经的产生与调节,主要在于肾气-天癸-冲任-子宫的相互作用与协调,同时与心、肝、脾、肺以及气血的整体协调有密切关系,从而具有定期藏泻的规律。《素问·上古天真论》说:"女子七岁,肾气盛,齿更发长;二七而天癸至,任脉通,太冲脉盛,月事以时下。"又说:"肾者主水,受五脏六腑之精而藏之,故五脏盛,乃能写。"子宫的藏泻受肾之封藏、肝之疏泄的支配,必须先藏至盛满,然后才能泻。月经的主要成分是血,心主血脉,脾主统血及生化气血,肝藏血并主疏泄,故月经之定期来潮,又赖于脏腑气血的整体协调,而主要在于肾气之充盛。

《素问·评热病论》指出:"月事不来者,胞脉闭也。"《素问·阴阳别论》又说:"二阳之病发心脾,有不得隐曲,女子不月。"原发性闭经多因肾阴肾阳不足,以至天癸不至,冲任亏损而不通盛,先天禀赋不足,故生殖系统发育不良;亦有因青春期前曾患过全身消耗性疾病,如结核病等,因而影响脏腑气血之功能失常,内分泌失调所致者。继发性闭经者,本已有过月经来潮,由于各种原因的影响,尤其是产后失调,包括产后大出血、流产或引产后感染,或因排卵障碍,崩漏之后又出现闭经,或因环境突变、精神刺激,或继发于各种急慢性全身疾病,或盆腔内之局部器质性病变,或脑部的病变等,均可引致闭经。其病机有虚有实,或虚实杂见。虚者以肾气不充较常见,还有因脾气虚弱而不能生化气血,或亡血暴脱以致血枯经闭,均为血海空虚,来源匮乏,如壶中乏水,虽倾倒亦无以泻出;实证则有肝气郁结失于疏泄,或气滞血瘀而阻隔胞脉、胞宫,或痰湿凝聚以致胞脉不通,亦有因心气不得下通者,皆为邪气壅阻,胞脉不通,如壶中有水,但被异物阻隔,不能泻出。总之,闭经是脏腑气血失调的表现,原因复杂,矫正也不易。临证时必须详审病因病史。细为诊辨。

三、辨证论治

闭经的诊治,首先要详细询问病史,了解其起因及病情发展过程,还要作必要的检查,了解全身和生殖道的发育情况,辨病与辨证结合。根据病位之所在、证候之虚实,再拟定治法,或补或攻,应先后有序,才能收效。

原发性闭经患者,多伴有全身发育不良体征,第二性征不明显,除肛检或 B 超可发现发育不好的幼稚子宫外,乳房也不隆起,此类患者,宜适当加强营养,药物治疗须调补肾阴肾阳为主,以促使天癸至而任脉通冲脉盛,卵巢、子宫得以发育增长,且需及早治疗,以在 21 岁前调治,收效较好。补肾之中,宜辨别肾阴虚或肾阳虚或肾阴阳两虚,而取滋肾、温肾或阴阳并补之法。临床所见,以偏于阴虚或阴阳两虚者为多。卵子是一种物质,属于阴精,经血亦属阴,须得到营养物质的滋养,也要得到阳气的支持,阴生则阳长,阳生则阴长,阴阳互为其根而互相协调,故调治原发性闭经患者,宜先滋养肾阴,然后适当温补肾阳,以达到阳生阴长,这是治法的程序和原则。

曾治疗一位原发性闭经的患者,22 周岁仍未有月经来潮,观其整体发育不良,身材矮小,望之如 14～15 岁的女孩,第二性征不明显,乳部平坦,乳头乳晕呈紫黑色。性情抑郁,烦躁口干,大便干结,食欲不振,掌心灼热,唇鲜红如涂脂,舌红无苔,脉弦细数。此乃肝肾阴亏,阴虚内热、瘀热壅阻之证,治宜滋阴清内热以培其本,佐以活血化瘀以治其标。先用增液汤合二至丸加知母、黄檗、太子参、山萸肉、山药等,以滋养肝肾阴。继选加菟丝子、肉苁蓉、淫羊藿等稍助肾阳,随后又选加丹参、桃仁、丹皮、赤芍、山楂以活血化瘀通经。经过 3 个多月的依次调治,阴虚内热的证候渐减,唇舌不如来诊时的鲜红,胃纳陡增,体重增加 5 kg,身高也增长 6 cm,月经开始来潮。通经以后,性情活泼开朗,乳房渐见隆起,乳头、乳晕由紫黑色转为淡红色。继续调治半年,月经基本自行来潮。

继发性闭经,临床上亦以虚证或虚实夹杂者为多,纯实者较少。调治之法,主要针对不同病机。一般来说，虚证或虚实夹杂者，当以调理肝肾为主，而肾阴是月经的主要化源，故滋养肾阴，乃调治闭经之要着。必待肾阴充盛，天癸依期而至，才能使冲任、血海旺盛，经血下行。但由于月经具有明显的节律性，是一个周期性藏泻交替的过程，如肝气疏泄不利，亦足以障碍月经之通调。正如《傅青主女科》所言："经水出诸肾，而肝为肾之子，肝郁则肾亦郁矣。"故调补肾阴，亦应因时制宜，在滋肾养血之中，适时佐以疏肝解郁行气之品，引血下行。一月之中，阴血的消长也有其节律，治法上的补与攻也应循其消长规律，往往是先补后攻，俟阴血、冲脉盈满后，因势利导，以提高疗效。

肾虚经闭的主要证候是月经由稀发、量少而逐渐闭止，或初潮较迟，或素体虚羸，依赖药物通经，带下甚少以致阴道干涩，腰膝酸痛，或身体瘦弱，子宫细小。偏阳虚者，面色晦暗，眼眶黯黑，或面额黯斑，小腹冷而空坠，四肢不温，舌淡黯，脉沉细；偏阴虚者，面色潮红，五心烦热，消瘦，舌嫩红少苔，脉细数。

治法宜补肾养血。可选《景岳全书》之归肾丸加减化裁作为第一方。以菟丝子、熟地、杜仲调补肾气，山茱萸、当归、枸杞养肝益血，佐以山药、茯苓健脾益气。是以补肾为重点，又兼顾肝脾的要方。可用此方合四物汤，连用 3 周左右，继而用《景岳全书》之调经饮加丹参、川芎作为第二方，以当归、川芎养血活血，香附、青皮行气疏肝，山楂、丹参活血化瘀，牛膝引血下行，茯苓健脾渗湿，为行气活血通经之剂。偏热者，加丹皮、赤芍；偏寒者，加桂枝、小茴香；兼瘀滞者，加刘寄奴、桃仁、红花。可连用 1 周左右。

偏于肾阳虚者，则在滋养肾阴的基础上加入温肾壮阳的药物，但不可一味补阳，因肾阳依存于肾阴，是以肾阴为物质基础的。正如张介宾在《景岳全书·新方八略》中说："善补阳者，必于阴中求阳，则阳得阴助而生化无穷；善补阴者，必于阳中求阴，则阴得阳升，而泉源不竭。"故调补肾阳，应不忘于肾阴。可在归肾丸的基础上加熟附子、淫羊藿、巴戟等。

宫腔结核也是导致闭经的原因之一，须查询有无肺部及其他部位结核病史，同时应检查盆腔有无肿块。患者除闭经外，体形多消瘦，或五心烦热，甚或低热、潮热，口干咽燥。脉细数，舌红、少苔或无苔。属阴虚血少之证。治宜益阴养血。并选配有抗结核作用之药物，可用生地、黄精、丹参、玉竹、穿破石、铁包金、百部、鸡血藤、鸡内金等配伍成方。重用黄精养阴补血，并具有抑制结核杆菌作用；丹参活血祛瘀、清热除烦，也能抑制结核杆菌，穿破石和铁包金均为岭南地方草药，穿破石为桑科，蔗芝属，蔗芝的根；铁包金为鼠李科，勾儿茶属，勾儿茶的根。百部、穿破石和铁包金均对结核病有一定作用，穿破石更有通经之功。全方共奏益阴养血、抗结核、通经之效。

血枯经闭的主要证候是产后或大量失血后月经闭止，全身虚羸，毛发脱落，面色苍黄，神疲体倦，消瘦或虚浮，生殖器官萎缩，舌淡瘦，少苔或白薄苔，脉沉细无力。多为产后大出血所致，西医称为希恩综合征，属垂体前叶功能减退。患者除闭经外，一派阴血亏损，阴损及阳之象。

治宜大补气血，佐以温阳。可用八珍汤加淫羊藿、仙茅、熟附子等，连续治疗几个月，方可收效。曾治疗一位 36 岁的患者，继发闭经 5 个月，曾孕 2、产 1、人流 1，觉神疲体倦、腰酸口淡，面色苍黄，舌淡红、苔白润，脉沉细缓弱，一派虚寒、阳气不振之象，乃用八珍汤加附、桂、干姜、菟丝子，补而通之，服药十四剂后，精神体力好转，月经复潮。

肝郁经闭的主要证候是月经先后不定继而闭经，精神抑郁或烦躁易怒，胸胁或少腹苦满，舌暗，脉弦。多有精神创伤病史。

治宜疏肝解郁，养血调经。可用逍遥散加减，以轻剂调之。须注意情志疏导，配合心理治疗。解除其思想负担，以免影响疗效。

若心肾不交,心气不得下通,则多有眩晕,心悸怔忡,惊惕失眠等症状。则应在滋养肾阴的基础上交通心肾,可用归肾丸加柏子仁、石菖蒲、远志、桂圆肉等。

若月经量少而渐闭止,同时又有少许乳汁分泌者,内分泌检查见催乳素(PRL)增高,为溢乳性闭经,临床上常见两个证型:其一是肝脾郁结型,平素精神忧郁,食欲不振,睡眠欠佳,梦多,乳房胀或痒,挤压有乳汁溢出,质较浓,脉沉弦,舌黯红。治宜舒肝解郁健脾,可用逍遥散加麦芽、郁金、素馨花、鸡内金、薏苡仁等,生麦芽用量100 g左右。其二为脾肾阳虚型,形体肥胖而虚浮,面色苍白,月经闭止,乳房不胀,挤压有乳汁溢出,质淡,易觉疲倦或头晕,舌淡胖,苔白润,脉沉细。宜温补肾脾阳气,可用肾气丸加白术、炒麦芽(可用至100 g左右)。

痰湿经闭的主要证候是月经稀发而逐渐闭经,形体虚胖,胸闷,痰多,倦怠,纳呆,面色苍白或萎黄,或毛发浓密,体毛增多,舌淡胖边齿印,苔白腻,脉沉滑。

治宜化痰燥湿,健脾养血。用苍附导痰丸加减。以法半夏、胆南星、陈皮燥湿化痰,苍术、茯苓健脾祛湿,枳壳、香附行气,神曲导滞,生姜、甘草和中。方中缺乏血分药,可加当归、川芎、丹参、鸡血藤之类。调治半月左右,再加牛膝、刘寄奴、泽兰之类活血通经。

血瘀经闭的主要证候是小腹疼痛、拒按,逐月加重并有周期性,月经多为突然闭止,常有流产、刮宫手术、产后或流产后感染等病史可循。甚者可有低热。舌暗红或紫暗,脉弦。如人工流产或自然流产后停经,须注意鉴别,排除宫外孕或流产不全。

治宜活血化瘀通经。可用桃红四物汤。偏于寒瘀者,用《妇人良方》之温经汤,以桂枝温通经脉,当归、川芎、赤芍养血活血,莪术、丹皮活血祛瘀,人参、甘草补气和中,牛膝引血下行。但祛瘀通经之剂不宜久用,一般用7剂左右即可。桃仁、红花、莪术之类活血药的剂量,亦应因人而异,根据体质的强弱和瘀滞的程度而定轻重,不可过用,以免伤正。此外,山楂、鸡内金等消导药亦有化瘀通经之效,且药性平和,可适当选用。山楂用量可稍大,一般用至30～50 g,但有溃疡病、胃酸过多者则不宜用。

四、小结

闭经原因复杂,病多顽固,属慢性疾患。病虽有虚实,但以虚证为多。切不可因经闭不通,误为实证,而妄加攻伐,以见血为快！这是不完全符合辨证原则的。

闭经的调治,首先是辨证要准确。虚证,治宜滋养温补为主。实证之闭经,多因瘀血壅阻,其中又有气滞血瘀、热灼血瘀之不同,应分别以行气化瘀、温经行瘀、凉血散瘀之法为治。痰湿阻滞之闭经,多为实中有虚之证,痰湿为有形之邪,属实,但所以致痰湿壅聚,多因脾气不运,乃属脾虚,应攻补兼施,益气健脾以化痰湿。此外,还要结合辨病,了解西医的诊断与检查情况,精神因素、脑部外伤、肿瘤等,亦可致闭经,这须与内科、外科联合予以调治,才易收效。

调经之法,因时用药很重要。适时攻补,攻补交替,是治疗闭经关键的一着。尤其是虚证患者,多为肾、肝、脾虚损,气血不足,冲任失调所致,可采用中药周期疗法,先根据辨证调补21天左右,继而攻逐通经6～7天。这种先补后攻的治法,是以补法先行,使气血充盈,脏腑功能旺盛,治疗期间,如白带增多,则为佳候,是阴精渐复之征,不必加以固涩。然后,适当攻逐通利,引血下行,以顺乎月经生理调节蓄满而溢之机。若一个周期未效,仍可进行第二、第三个周期的治疗,以恢复月经周期。一般要反复三四次,才能奏效。还要继续调治一段时间,以巩固疗效。

（曲美芹）

第七节　经前期综合征

经前期综合征(premenstrual syndrome,PMS)是指月经来潮前 7～10 天部分妇女伴有生理上、精神上及行为上的改变,如头痛、乳房胀痛、全身乏力、紧张、压抑或易怒、烦躁、失眠、腹痛、水肿等一系列症状,影响正常生活和工作。月经来潮后症状即自然消失,周期性发生。伴有严重情绪不稳定的经前期综合征称为经前焦虑性障碍(premenstrual dysphoric disorder,PMDD),目前认为是一种心理神经内分泌疾患,其发生的原因尚不清楚,临床诊断亦无统一标准。

治疗方面基本上是对症治疗,远期疗效不甚乐观。

流行病学调查显示,妇女在经前或经期出现一种或数种体征或情绪症状者占 30%～90%,但严重影响生活或工作者占 2%～10%,一项研究结果则认为,在 21～35 岁年龄组,中度 PMS 的发生率为22%～38%,重度的 PMDD 发生率为 3%～8%。由于采用的诊断标准不同,调查得出的发病率也有不同。

中医学虽无此病名,但有关该病的论述散见于各医籍中,名目繁多,如"经前便血""经前发热""经前泄水""经前烦躁"等,其中清代《叶天士女科医案》载该类病名最多,达 20 余种。现代中医妇科学中常将以上症状统称为"月经前后诸证"。

一、病因病机

(一)中医

1.病因

月经前后诸证临床表现症状众多、复杂,如经行乳胀、头痛、发热、吐衄、口糜、水肿、咳喘、情志异常等,另如经前泄水、抽搐、呃逆、唇青紫肿胀、痒疹等,虽较少发生,但古籍及现代临床都有所见。对于经行伴见诸证,前贤多从一证着眼,尚未将诸证联系。如对经行发热主要责之于血虚有滞,或血虚生热;经行身痛既有血虚,亦有寒邪入血;经行泄泻则以肝旺脾虚、脾肾阳虚为主;经行水肿则主要责之于脾虚水停。根据古人认识结合现代临床实际分析认为,月经前后诸证所以随月经周期发作,与经期气血盈虚变化及体质有密切关系。女子以血为用,五脏六腑皆赖气血濡养。而经、孕、产、乳数伤于血,使妇女处于血分不足、气分偏盛状态,即有余于气,不足于血。临界经期阴血由冲任二脉下注胞宫,血海充盈,而全身阴血不足,加之患者体质禀赋阴阳偏颇之异,常累及肝、脾、肾、心等脏腑致其功能或气血失调而出现月经前后诸证。

2.病机

联系脏腑气血生理病理,具体病机有以下几种:素性抑郁,导致肝郁,气郁不畅故见烦躁易怒、乳房胀痛;肝郁化火,则出现经行口糜、吐衄,上扰清窍,而致头痛头晕;火扰心神,则情志异常;素体脾弱,行经气随血下,脾气益亏,脾虚不能运化水湿,水湿下注为经行泄泻;水湿泛溢肌肤而为经行水肿;若脾不统血,血不归经,则可大便下血。平素阴血偏虚,行经阴血更虚,阴虚水不涵木,则肝阳上亢,故头晕头痛,烦躁失眠;阴虚生内热出现经行发热;阴虚阳亢则经行眩晕;血虚生风则经行出风疹块;精血不足,经脉失养则经行身痛;心神失养则坐卧不宁;肾水亏虚,津液不能上承,可致经行音哑。

（二）西医

西医学认为 PMS 是一种心理神经内分泌疾患，其病因尚未完全清楚，目前有以下几种学说。

1.脑神经递质学说

研究发现一些与应激反应及控制情感有关的神经递质如 5-羟色胺（5-HT）、阿片肽、单胺类等在月经周期中对性激素的变化敏感。雌、孕激素通过对神经递质的影响在易感人群中引起 PMS。研究表明正常非 PMS 患者在黄体期中 5-HT 水平升高，PMS 患者黄体期全血 5-HT 下降，经前 1 周神经元 5-HT 再摄入下降，与非 PMS 正常妇女有明显差别。有研究发现黄体中期内源性阿片肽升高可引起抑郁、疲劳等症状，围排卵期或黄体晚期阿片肽暂时性下降可引起攻击行为。

2.卵巢激素学说

PMS 症状与月经周期黄体期黄体酮的撤退变化相平行，因而认为中、晚黄体期黄体酮水平的下降或雌/孕激素比值的改变可能诱发 PMS。但近年的研究并未发现 PMS 患者卵巢激素的产生与代谢存在异常。

3.精神社会因素

临床上 PMS 患者对安慰剂的治愈反应高达 30%～50%，接受精神心理治疗者也有较好疗效，表明患者精神心理因素与 PMS 的发生有关。PMS 妇女一生中有一半曾有焦虑及情感障碍。她们出现精神压抑的症状也较正常妇女要多。另外，个性和社会环境因素 PMS 症状的发生也极为重要。PMS 患者病史中常有较明显的精神刺激，可能也是产生经前情绪变化的重要因素。

4.前列腺素作用

前列腺素可影响钠潴留、精神行为、体温调节及许多 PMS 的有关症状，前列腺素合成抑制剂能改善 PMS 躯体症状，但对精神症状的影响尚不肯定。

5.维生素 B_6 缺陷

维生素 B_6 是合成多巴胺和 5-HT 的辅酶，对减轻抑郁症状有效，因此认为 PMS 患者可能存在维生素 B_6 缺陷。

二、临床表现

（一）症状

典型 PMS 症状出现于经前 1～2 周，逐渐加重，至月经前 2～3 天最为严重，月经来潮后迅速减轻直至消失。有些患者症状消退时间较长，逐渐消退，直至月经开始后 3～4 天才完全消失。多见于 25～45 岁妇女，主要表现为周期性出现的易怒、抑郁和疲劳，伴有腹部胀满、四肢水肿、乳房触痛。主要症状归纳为三方面。

1.精神症状

焦虑，紧张，情绪波动，易怒，急躁，不能自制；或抑郁，没精打采，闷闷不乐，情绪淡漠，性欲改变，失眠，健忘，甚至精神错乱，产生自杀念头。

2.躯体症状

手足与眼睑水肿，乳房胀痛、腹部胀满、头痛、盆腔痛、全身痛，疲乏、潮热、出汗、心慌、体重增加、运动协调功能减退等。

3.行为症状

食欲增加、喜甜食、烦渴,爱吵架、健忘、思想不集中、工作效率低、易有犯罪行为或自杀意图等。

上述症状并非每个患者都具备,严重程度亦不相同,每有某些症状较为突出,但是症状的出现与消失同月经的关系是基本恒定的。

(二)体征

有水肿者,可见颜面及下肢凹陷性水肿;乳房胀痛明显者,检查时可发现乳房触痛性结节;经行风疹块者皮肤可见荨麻疹或痤疮样疮。

三、实验室和其他辅助检查

(一)内分泌检查

雌二醇、黄体酮放射免疫测定可能提示前者增高,后者降低,雌、孕激素比值异常。催乳素测定,可呈升高表现。醛固酮比率测定>2时有助于诊断。

(二)经前症状

包括躯体、精神及行为表现、体重、基础体温情况。

(三)其他检查

如血常规,肝、肾功能,血浆蛋白,血浆葡萄糖,胰岛素的测定,主要是排除全身性疾病或低血糖。

四、诊断要点

(一)诊断标准

1.PMS 的诊断标准

参照美国妇产科学会(ACOG)2000 年发布的诊断标准进行诊断。

如果患者报告在过去的 3 个周期中每个周期的月经前 5 天内,至少有一项以下情感的、躯体的症状,就可以下 PMS 诊断。

(1)在月经来潮的 4 天内缓解,至少至月经周期的第 13 天无复发。

(2)在无药物治疗,无使用激素、毒品及乙醇情况下,症状存在。

(3)在两个周期前瞻性记录症状可重复出现。

(4)患者社交、工作活动有可识别的障碍。

2.PMDD 的诊断标准

美国精神病协会(APA)对患者 2～3 个月经周期所记录的症状做前瞻性评估。在黄体期的最后一个星期存在 5 个(或更多)下列症状,并且在经后消失,其中至少有 1 种症状必须是(1)、(2)、(3)或(4)。

(1)明显的抑郁情绪,自我否定意识,感到失望。

(2)明显焦虑、紧张,感到"激动"或"不安"。

(3)情感不稳定,比如突然伤感,哭泣或对拒绝增加敏感性。

(4)持续或明显易怒或发怒,或与他人的争吵增加。

(5)对平时活动(如工作、学习、友谊、嗜好)的兴趣降低。

(6)主观感觉注意力集中困难。

（7）嗜睡、易疲劳或能量明显缺乏。

（8）食欲明显改变，有过度摄食或产生特殊的嗜食渴望。

（9）失眠。

（10）主观感觉不安或失控。

（11）其他身体症状，如乳房胀痛或肿胀，头痛、关节或肌肉痛、肿胀感，体重增加。

这些失调势必会干扰工作、学习、日常的社会活动及与他人的关系（如逃避社会活动，生产力和工作学习效率降低）。

（二）诊断方法

参照曹泽毅主编《中华妇产科学》推荐的诊断方法，建立症状日记表，每天记录症状，至少连续记录3个周期。对PMS的主要症状（不到20种）进行评分，对常见症状的详细列表；表格的纵坐标列症状，横坐标为日期，患者每天对症状的严重性按0～3级评分，这是一种患者对自身症状的前瞻性（非回顾性）的主观报告。医师则根据"黄体期评分"和"卵泡期评分"进行诊断，黄体期评分比卵泡期评分大30%以上，即可诊断经前期综合征。

五、鉴别诊断

本病应与心、肾疾病引起的水肿、营养缺乏性水肿相鉴别；有乳房结节者应与乳腺病相鉴别；精神症状严重者应与周期性精神病、症状性精神病、反应性精神病及神经官能症相鉴别。其中鉴别要点为症状周期性出现是PMS的典型特点，而精神病在整个月经周期中症状不变，严重程度也缺乏规律性；其次，经前期加重的疾病在卵泡期也有症状，经前期加重；而PMS卵泡期无症状。

六、治疗

经前期综合征由于临床表现繁多复杂，各有不同，故治疗亦无统一的疗法。各种治疗方法均有一定疗效。归纳起来有下列几种治疗方法：①中医辨证施治。②心理或精神疗法。③内分泌疗法。④矫正盐或水的失调。⑤对症治疗。轻、中度患者，应用中医辨证治疗及心理疏导、饮食治疗即可治愈，对严重患者，应中西医结合治疗。

（一）辨证治疗

本病的发生与冲脉之气有密切关系。在脏腑与肝、脾、肾三脏密切相关。肝为冲脉之本，故以肝尤为重要。治疗常以调肝为主，采取柔肝、疏肝等法。其他如脾虚者，法当健脾；肾阳虚者，治宜温肾扶阳；肝肾阴虚者，当滋补肝肾；阴虚阳亢者，又当滋阴潜阳；血虚气弱者，当养血益气；心脾两虚者，则宜养心益脾。

1.经行乳胀

（1）肝气郁结：经前或经行乳房胀痛，或乳头痒痛，甚则痛不能触衣，疼痛拒按，经行小腹胀痛，胸胁胀满，烦躁易怒，精神抑郁，时叹息，经行不畅，色黯红，舌质红，苔薄白，脉弦。

治法：疏肝理气，和胃通络。

推荐方剂：逍遥散加减。

基本处方：柴胡10 g，白术15 g，茯苓15 g，白芍12 g，当归15 g，枳壳12 g，川楝子10 g，路路通10 g，陈皮6 g，炙甘草6 g。每天1剂，水煎服。

加减法：若乳房内有结块，可加莪术12 g，穿山甲10 g（先煎）、橘核15 g以散结通络；若口苦口干,头晕心烦,舌边尖红,苔黄,加牡丹皮10 g、栀子10 g、夏枯草10 g以清热平肝。

(2)肝肾亏虚:经行或经后两乳作痛,乳房按之柔软无块,月经量少,色淡;两目干涩,咽干目燥,五心烦热;舌淡或舌红少苔,脉细数。

治法:滋肾养肝,和胃通络。

推荐方剂:一贯煎加麦芽、鸡内金。

基本处方:北沙参15 g,麦冬15 g,当归10 g,生地20 g,川楝子15,枸杞子15 g,麦芽20 g,鸡内金15 g。每天1剂,水煎服。

加减法:若潮热盗汗加浮小麦15 g止汗、益气、除热;月经量少加桑寄生10 g、制首乌15 g补肾养血填精。

2.经行情志异常

心神失养:经前或经期精神恍惚,心神不宁,无故悲伤,心悸失眠,月经量少色淡,舌质淡,苔薄白,脉细。

治法:补血养心,安神定志。

推荐方剂:甘麦大枣汤合养心丸,去川芎、法半夏。

基本处方:甘草6 g,小麦30 g,大枣7枚,黄芪15 g,茯苓15 g,茯神15 g,柏子仁10 g,远志6 g,五味子6 g,人参15 g,酸枣仁15 g。每天一剂,水煎服。

加减法:若兼经来头昏肢软,下腹胀痛者,此为气虚血瘀,治以益气养血活血为法,拟用八珍汤加减以益气养血活血。

3.经行头痛

(1)血虚:经行或经后头痛头晕,心悸气短,神疲乏力,少寐多梦,舌质淡,苔白,脉虚细。

治法:养血益气。

推荐方剂:八珍汤加减。

基本处方:黄芪30 g,党参30 g,白芍15 g,熟地黄15 g,柏子仁15 g,阿胶10 g(烊化),何首乌30 g,川芎9 g,当归15 g,茯神12 g。每天1剂,水煎服。

加减法:头晕头痛甚者,加枸杞子15 g、桑椹子30 g益肾生精化血;心悸失眠、多梦者,加百合15 g、麦门冬15 g、五味子9 g以养心安神助眠。

(2)血瘀:经前或经期,头痛剧烈,或胀痛,或刺痛,经行不畅,腹痛拒按,经色紫暗,有血块,舌质黯有瘀斑,或瘀点,脉涩或弦。

治法:活血化瘀,通络止痛。

推荐方剂:通窍活血汤加减。

基本处方:赤芍15 g,川芎12 g,桃仁12 g,红花12 g,牛膝15 g,荆芥穗9 g,白芷12 g,菊花9 g。每天1剂,水煎服。

加减法:头胀痛,胸胁胀满,口苦心烦者,加香附12 g、牡丹皮12 g、栀子9 g、柴胡9 g以泄热清肝火;痛如锥刺者,加地龙12 g、全蝎9 g以化瘀止痛。

(3)阴虚肝旺:经行巅顶掣痛,头晕目眩,烦躁易怒,口苦咽干,舌质红,苔黄,脉弦细数。

治法:养阴清热,柔肝息风。

推荐方剂:杞菊地黄丸加减。

基本处方:枸杞子30 g,生地黄15 g,山茱萸15 g,桑椹子30 g,牡丹皮12 g,荆芥穗6 g,生龙骨30 g(先煎),菊花12 g,泽泻9 g,白芍15 g,黄芩9 g。每天1剂,水煎服。

加减法:眩晕甚者,加钩藤 12 g、夏枯草 9 g 以清热平肝止眩;月经量少者,加阿胶 12 g(烊化)、当归10 g 以补血养血。

4.经行发热

(1)阴虚:经期或经后午后发热,五心烦热,咽干口燥,两颧潮红,经量少色鲜红,舌质红,苔少,脉细数。

治法:滋阴清热,凉血调经。

推荐方剂:蒿芩地丹四物汤去川芎,加银柴胡、白薇。

基本处方:青蒿 12 g,黄芩 10 g,地骨皮 12 g,牡丹皮 10 g,生地黄 15 g,白芍 15 g,银柴胡 10 g,白薇 10 g。每天 1 剂,水煎服。

加减法:阴虚火旺,症见头晕耳鸣、大便干结,宜加川牛膝 10 g、珍珠母 15 g(先煎)以清泻肝火。

(2)血瘀:经前或经期发热,乍寒乍热,小腹疼痛拒按,经色紫暗夹有血块,舌质紫暗,或舌边有瘀点,脉沉弦或沉涩有力。

治法:活血化瘀,清热调经。

推荐方剂:血府逐瘀汤加栀子。

基本处方:赤芍 15 g,桃仁 12 g,当归 15 g,生地黄 15 g,川芎 9 g,甘草 6 g,红花 10 g,枳壳 12 g,柴胡 9 g,桔梗 12 g,牛膝 15 g,栀子 10 g。每天 1 剂,水煎服。

加减法:腰胀痛者,可加乌药 9 g、牛膝 9 g 以理气活血;气虚者,加党参 15 g、白术 12 g、茯苓 15 g 以健脾益气。

(3)血气虚弱:经行或经后发热,热势不扬,动则自汗出,经量多,色淡质薄;神疲肢软,少气懒言;舌淡,苔白润,脉虚缓。

治法:补益血气,甘温除热。

推荐方剂:补中益气汤。

基本处方:黄芪 20 g,白术 15 g,陈皮 6 g,党参 15 g,柴胡 10 g,升麻 3 g,炙甘草 6 g,当归 10 g,白芍 15 g,生姜 6 g,大枣 10 g。每天 1 剂,水煎服。

加减法:腰膝酸软、夜尿频多者可加用续断 15 g、杜仲 15 g、覆盆子 15 g 以加强益气补肾固摄之力。

5.经行泄泻

(1)脾虚:每届经期,或经行前后,大便溏薄,倦怠嗜睡,肢软乏力,或脘腹胀闷,或面目水肿,舌质淡,苔白润或白滑,脉濡缓。

治法:健脾益气,淡渗利水。

推荐方剂:参苓白术散。

基本处方:党参 20 g,炒白术 15 g,茯苓 15 g,炒扁豆 15 g,莲子肉 15 g,怀山药 15 g,桔梗 10 g,薏苡仁 15 g,砂仁 6 g(后下),大枣 5 枚。每天 1 剂,水煎服。

加减法:若腹痛即泻,泻后痛止,为脾虚肝木乘之,应扶脾抑肝,方用痛泻要方,药用陈皮 6 g、防风10 g、白术 15 g、白芍 12 g 以抑肝扶脾。

(2)肾虚:经前或经期大便溏泄,晨起尤甚,腰酸腿软,畏寒肢冷,头晕耳鸣,月经量少色淡,平时带下量多质稀,面色晦暗,舌质淡,苔白滑,脉沉迟无力。

治法:温肾健脾,除湿止泻。

推荐方剂:健固汤合四神丸。

基本处方:人参 15 g,炒白术 15 g,茯苓 15 g,薏苡仁 20 g,巴戟天 10 g,吴茱萸 6 g,肉豆蔻 12 g,补骨脂 15 g,五味子 10 g。每天 1 剂,水煎服。

加减法:若有经来胸闷胁胀、腹部胀痛等症者,说明肝郁气滞,可加用香附 10 g、乌药 10 g、白芍 15 g 疏肝行滞,调经止痛。

6.经行水肿

(1)脾肾阳虚:经前或经期面浮肢肿,腰膝酸软,疲倦乏力,纳呆食少,大便溏薄,经行量多色淡质稀,舌质淡,苔白,脉沉弱。

治法:温肾健脾,化气行水。

推荐方剂:苓桂术甘汤加熟附子、淫羊藿。

基本处方:茯苓 20 g,桂枝 10 g,白术 15 g,甘草 6 g,熟附子 15 g(先煎),淫羊藿 10 g。每天 1 剂,水煎服。

加减法:若经行前后肿甚者,加防己 10 g、泽泻 10 g 以利水消肿。

(2)气滞湿郁:经前或经期面目水肿,经前小腹胀满,脘闷胁胀,乳房胀痛,月经量少色黯红或有小血块,舌质正常,苔白,脉弦滑。

治法:理气行滞,化湿消肿。

推荐方剂:八物汤去熟地,加茯苓皮、泽兰。

基本处方:当归 10 g,川芎 10 g,赤芍 10 g,延胡索 10 g,川楝子 10 g,木香 6 g,槟榔 10 g,茯苓皮 10 g,泽兰 10 g。每天 1 剂,水煎服。

加减法:若感头昏痛,四肢无力,伴小腹痛,大便溏,宜加党参 15 g、白术 10 g、茯苓 15 g、陈皮 15 g 以益气健脾化湿。

(二)中成药

1.经行乳胀

逍遥丸:功能疏肝健脾,养血调经。用于肝气郁结型经前乳胀。每次 6～9 g,每天 2～3 次。

2.经行情志异常

补脑丸:功能滋补精血,安神镇惊。对经行情志异常疗效较好。每次 2～3 g,每天 2～3 次。

3.经行头痛

(1)八珍丸:功能补气益血。用于血虚型经行头痛。每次 6～9 g,每天 2～3 次。

(2)杞菊地黄丸:功能滋阴清肝。用于阴虚肝旺型经行头痛。每次 6～9 g,每天 2～3 次。

(3)正天丸:功能化瘀止痛。用于血瘀型经行头痛。每次 6 g,每天 2～3 次。

4.经行发热

(1)二至丸:功能滋补肝肾,养精益血。用于阴虚型经行发热。每次 9 g,每天 3 次。

(2)小柴胡颗粒:功能和解少阳,疏肝解热。用于肝郁型经行发热。每次 6～9 g,每天 3 次。

5.经行泄泻

(1)香砂六君丸:功能健脾化湿。用于脾虚型经行泄泻。每次 6～9 g,每天 2~3 次。

(2)附子理中丸:功能温补脾肾。用于脾肾两虚型经行泄泻。每次 1 丸,每天 2 次。

6.经行水肿

济生肾气丸:功能温补肾阳,化气行水。用于肾虚型经行水肿。每次 6 g,每天 2～3 次。

（三）外治法

1.经行乳胀

（1）针灸针刺屋翳、乳根、膻中、天宗、肩井,以疏肝理气止痛。均用平补平泻。

（2）耳针可选乳腺、神门、内分泌等耳穴,每次留针 2～3 小时,每天 1 次,10 次为 1 个疗程。可达到疏肝解郁的目的。

2.经行情志异常

（1）针灸取穴巨阙、膻中、神庭、神门、大陵、内关、三阴交,用补法,以安神定志。

（2）耳针取穴胃、肾上腺、神门,肾、皮质下透内分泌、脑点、心、肾、脑点透内分泌。3 组耳穴(双侧)交替使用,电针刺激,通电 10～15 分钟。必要时加百会、定神。

3.经行头痛

（1）针刺风池、太阳、百会、脾俞、肝俞、血海穴以补气养血。以补法为主,留针 15～30 分钟,轻刺激。

（2）针刺太冲、行间、风池、百会、合谷以柔肝平肝。以泻法为主,捻转提插 5～15 分钟,强刺激。

（3）针刺风池、百会、太阳、合谷、阿是穴以化瘀止痛。以泻法为主,持续提插捻转 5～10 分钟,阿是穴用三棱针放血。

4.经行发热

（1）针灸针刺大椎、内关、曲池、足三里、阳陵泉以扶正祛邪退热。采用泻法或平补平泻,重或中度刺激。

（2）耳针取肾上腺、皮质下、内分泌。毫针刺激或埋皮内针。隔天 1 次。

5.经行泄泻

（1）灸中脘、天枢、气海以温肾健脾,每次 20 分钟,每天 1 次。

（2）敷贴:丁香、胡椒各等量,共为细末,以水调和成小饼,敷肚脐上,一昼夜更换 1 次,连续3～4 次。功能温阳化湿,用于脾虚肾虚型经行泄泻。

（四）西医治疗

由于 PMS 病因尚不清楚,症状亦非特异,须根据不同患者的病情特点,试用各种方法。

1.心理治疗

帮助患者调整心理状态,给予心理安慰与疏导,让精神放松,有助于减轻症状。

2.调整生活状态

合理的饮食,适当的身体锻炼,戒烟,限制钠盐和咖啡的摄入。

3.药物治疗

（1）抗焦虑药:适用于有明显焦虑的患者。阿普唑仑经前用药,0.25 mg,每天 2～3 次口服,逐渐增量,最大剂量为每天 4 mg,用至月经来潮第 2～3 日。

（2）抗抑郁药:适用于有明显忧郁的患者。氟西汀能选择性抑制中枢神经系统 5-HT 的再摄取。黄体期用药,20 mg,每天 1 次口服,能明显缓解精神症状及行为改变,但对躯体症状疗效不佳。

（3）醛固酮受体的竞争性抑制剂:螺内酯 20～40 mg,每天 2～3 次口服,可拮抗醛固酮而利尿,减轻水潴留,对改善精神症状也有效。

（4）维生素 B_6:可调节自主神经系统与下丘脑-垂体-卵巢轴的关系,还可抑制催乳素合成。

每次10～20 mg,每天3次口服,可改善症状。

(5)抑制排卵:口服避孕药能缓解症状,并可减轻水钠潴留症状,避孕药疗法也是一种抑制循环和内源性激素波动的方法。也可用促性腺激素释放激素激动剂(GnRH-a)抑制排卵。连用4～6个周期。

(五)名医经验方

1.调经一号方治疗肝郁气滞型经行乳胀

柴胡9 g,当归9 g,白芍9 g,甘草3 g,香附12 g,郁金9 g,川芎9 g,益母草15 g。每天1剂,水煎服。

2.清眩平肝汤治疗肝肾阴虚型经行头痛

当归9 g,川芎4～5 g,白芍12 g,桑叶9 g,生地黄12 g,菊花9 g,黄芩9 g,女贞子9 g,旱莲草9 g,红花9 g,牛膝9 g。每天1剂,水煎服。

3.疏肝健脾方治疗肝郁脾虚经行泄泻、经行水肿

党参12 g,白术9 g,猪苓12 g,茯苓12 g,扁豆12 g,泽泻12 g,车前子12 g,当归9 g,川芎9 g,夏枯草12 g,柴胡9 g。每天1剂,水煎服。

4.舒肝解郁汤治疗肝郁气滞型经前期综合征

柴胡10 g,当归9 g,茯苓15 g,郁金15 g,夜交藤15 g,全瓜蒌15 g,金铃子9 g,素馨花5 g,丹参15 g。每天1剂,水煎服。

(六)单方验方

1.调经一号方

柴胡9 g,当归9 g,白芍9 g,甘草3 g,香附12 g,郁金9 g,川芎9 g,益母草15 g。水煎服,每天1剂。适用于经前胸乳作胀,喜呃逆叹息。

2.调经二号方

乌药9 g,木香9 g(后下),香附12 g,槟榔12 g,甘草3 g,当归9 g,川芎9 g,牛膝9 g,益母草15 g。水煎服,每天1剂。适用于经前腰部胀痛,小腹胀者。

3.钩藤汤

钩藤12～20 g,白蒺藜12 g,苦丁茶10 g,合欢皮10 g,茯苓12 g,丹参、赤白芍各10 g,桑寄生12 g。经前3日服,服至经尽。适用于经行头痛、经行眩晕。

4.加减白术芍药汤

炒白术12 g,炒赤白芍各10～12 g,陈皮6 g,炒防风5～10 g,丹参10 g,茯苓10 g,山楂10 g,广木香6～9 g(后下)。经前1天即服,连服5剂。适用于经行肠鸣腹痛,大便泄泻,泻必腹痛。

5.滋肾清热止血方

生地黄、熟地黄各30 g,青盐1 g,玄参15 g,阿胶15 g(烊服),墨旱莲30 g(制),何首乌15 g(炒),栀子10 g,牡丹皮10 g,骨碎补10 g。水煎服,每天1剂。适用于阴虚火旺型经行吐衄。

七、预后与转归

由于经前期综合征的确切病因尚未定论,各家说法不一,故现代医学对经前期综合征的临床

治疗,基本上是对症治疗,各种治疗方法均有一定疗效。中医治疗经前期综合征,因证不同,其治疗方法颇为多样,不良反应较少,疗效较肯定,且远期疗效较好。本病临床症状较轻微,仅有少数人症状较重,如不及时治疗,可影响生活和工作。

八、预防与调护

经前期综合征的发生与精神、体质、环境因素密切相关,因而要注意调节情志,增强体质,并要注意饮食调理,避免各种诱发因素。为此应注意以下几点。

（一）预防

经期体虚,应避免感寒受风。经期注意劳逸结合,不宜过度消耗脑力或体力,以免损气伤血,劳伤心脾。

（二）调护

1. 生活调护

本病的发生多与精神因素有关,故除药物治疗外,还应重视调节情志。医师应向患者多做解释劝导工作,使之保持心情舒畅和良好的心态;鼓励患者多做户外活动,参加有益的群体活动;尤其在经期,应保持心情舒畅、愉快,使气血调和,减少本病的发生。若遇少女多因对女性生理认识不够,对月经有惊惧、烦恼心理,医者还需动员家长配合做细致的宣教开导工作,有利于本病的缓解和治疗。

2. 饮食调养

患者饮食以清淡易消化者为主,适当控制饮水量。忌温燥助阳动血之药及酒浆等辛辣之品。下列药粥酌情选食有辅助治疗作用。

（1）橘皮粥:橘皮 20 g,粳米 100 g。将橘皮先煎取汁去渣,后加入粳米煮粥饮。用于经行乳胀、情志异常患者。

（2）核桃山楂菊花茶:核桃仁 125 g,山楂 60 g,菊花 15 g,白糖果 150 g,煎汁 1 000 mL,代茶频饮。用于经行眩晕、头痛患者。

（3）参枣米饭:党参 25 g,大枣 50 g,糯米 250 g,白糖果 100 g。党参、大枣同煮取汁 50 g,将大枣放于碗底,上放糯米蒸饭,熟后加食糖。用于经行泄泻、水肿患者。

（朱朋朋）

第八节　多囊卵巢综合征

多囊卵巢综合征(polycystic ovary syndrome,PCOS)是一种生殖功能障碍与糖代谢异常并存的内分泌紊乱综合征。1935 年首先由 Stein-Leventhal 提出,故又称为 Stein-Leventhal 综合征。持续性无排卵、雄激素过多和胰岛素抵抗是其重要特征;PCOS 是生育期妇女月经紊乱最常见的原因,其病因至今尚未阐明。国外文献报道的群体中发病率为 5%～10%。

中医并无 PCOS 的相应病名,根据其临床表现,归属中医"闭经""不孕""月经后期"的范畴。

一、病因病机

（一）中医

天癸是产生月经必不可少的物质，而肾气的盛衰主宰着天癸的至与竭，故《傅青主女科》谓"经水出诸肾"。肝藏血，司血海，肝血旺盛，血海充盈，下注胞宫而为月经。脾主运化，为气血生化之源，又主运化水湿。若三脏功能失调，可致闭经、崩漏、不孕等。

1.肾虚

先天禀赋不足，肾气未充，天癸不至，冲任失养，精血无从而生，血海难以充盈，导致闭经、月经稀少，不孕症。肾阳虚，气化失司，血失温运，气血不和，冲任失养，精血不足，血海不能按时满溢导致月经后期、闭经；或冲任不固，精血失摄，导致崩漏等；或房劳多产、久病热病大耗肾阴，肾阴虚精血不足，冲任血虚，血海不能按时满溢，可致月经后期、月经过少、闭经，若阴虚生内热，热伏冲任，迫血妄行，发为崩漏。

2.痰湿阻滞

素体肥胖或过食膏粱厚味，或饮食失节，损伤脾胃，运化失职，痰湿内生，冲任气血受阻，血海不得满溢，故月经闭止或失调；痰湿凝聚，脂膜壅塞，日渐体胖多毛、卵巢增大而致病。

3.肝经湿热

素性抑郁或郁怒伤肝，肝气郁结，疏泄失常，郁久化火，肝郁乘脾，脾虚生湿，湿热蕴结冲任胞脉，冲任失调，气血不和，致月经停闭或失调、不孕等。

4.气滞血瘀

七情内伤，肝气郁结，气机阻滞，血行不畅，瘀血内阻，稽留胞宫，胞脉阻滞，导致闭经、不孕等。

总之，多囊卵巢综合征的发生为肝、脾、肾三脏功能失调，兼夹痰湿、湿热、瘀血为患，二者互为因果，发为本病，且临床多见虚实夹杂之证。

（二）西医

1.病因

病因不明，认为精神、药物以及某些疾病等多种因素的综合影响，使内分泌代谢功能紊乱，出现雄激素及雌酮过多，黄体生成素/促卵泡激素（LH/FSH）比值增大、胰岛素过多的内分泌特征。其可能机制如下。

（1）下丘脑-垂体-卵巢轴调节功能紊乱：雄激素过多，其中的雄烯二酮在外周脂肪组织转化为雌酮（E_1），加之卵巢内多个小卵泡而无主导卵泡形成，持续分泌较低水平的雌二醇（E_2），因而$E_1 > E_2$。外周循环这种失调的雌激素水平使下丘脑促性腺激素释放激素（GnRH）脉冲分泌亢进，垂体分泌过量 LH，雌激素对 FSH 的负反馈使 FSH 相对不足，升高的 LH 刺激卵泡膜细胞和间质细胞产生过量的雄激素，进一步升高雄激素水平，形成"恶性循环"。低水平 FSH 持续刺激，使卵泡发育至一定时期即停滞，无优势卵泡形成，导致卵巢多囊样改变。

（2）胰岛素抵抗即高胰岛素血症：胰岛素促进器官、组织和细胞吸收、利用葡萄糖的效能下降时，称为胰岛素抵抗（IR）。约 50% 患者存在胰岛素抵抗及代偿性高胰岛素血症。过量的胰岛素作用于垂体的胰岛素受体，增强 LH 释放并促进卵巢及肾上腺分泌雄激素，抑制肝脏性激素结合球蛋白的合成，使游离睾酮增加。

（3）肾上腺功能异常：50% 患者合并脱氢表雄酮（DHEA）及脱氢表雄酮硫酸盐（DHEA-S）升

高,其原因可能与肾上腺皮质网状带 P450c 17α 酶活性增强以及肾上腺细胞对促肾上腺皮质激素(ATCH)敏感性增加和功能亢进有关。

2.病理

(1)卵巢变化:双侧卵巢较正常增大 2～5 倍,呈灰白色,包膜增厚、坚韧。镜下见卵巢白膜均匀性增厚、硬化,较正常厚 2～4 倍,皮质表层纤维化,细胞少,血管显著存在。白膜下可见大小不等、≥12 个囊性卵泡,直径多＜1 cm。无成熟卵泡生成及排卵迹象。

(2)子宫内膜变化:因持续无排卵,子宫内膜长期受雌激素刺激,呈现不同程度增殖性改变,如单纯型增生、复杂型增生、不典型增生,甚至有可能导致子宫内膜癌。

二、临床表现

(一)症状

1.月经失调

常表现为月经稀发或闭经。月经以稀发居多数,闭经次之,偶见无排卵性功能失调性子宫出血。月经稀发是指月经周期超过 35 天及每年超过 3 个月不排卵;闭经是指停经时间超过 3 个既往月经周期或月经周期超过 6 个月。

2.不孕

虽然 PCOS 患者可以妊娠,但多数不易妊娠,无排卵是不孕的主要原因。

(二)体征

1.多毛、痤疮

多毛、痤疮是高雄激素血症最常见表现。出现不同程度的多毛,多毛几乎达 80%,是逐渐进展的,多发生在上唇和下颌,其次常累及的部位为胸和会阴部。特别是黑粗毛的男性型过度生长。痤疮也是高雄激素的一个敏感的临床表现,早秃的存在也可作为高雄激素血症的一个不太敏感的表现。70% 以上的患者有唇上、下颌、乳晕、脐下正中线等部位的多毛,额面部和胸背部多发的痤疮。

2.黑棘皮症

50%～70% 以上的 PCOS 患者超重或肥胖,并伴有高胰岛素血症在皮肤的表现,如颈部、腋下和腹股沟部位的明显黑棘皮症。

3.肥胖

1998 年 WHO 肥胖顾问委员会推荐将体重指数(BMI)≥25 kg/m² 称为超重,≥30 kg/m² 即属肥胖。2000 年 WHO、IASO 及 IOTF 共同制定了"亚太地区肥胖及防治的重新定义",将超重与肥胖的切点分别定义为 BMI 为 23 kg/m² 和 25 kg/m²,PCOS 患者肥胖发生率约 50%。

(三)常见并发症

1.冠心病

肥胖和高胰岛素血症容易使 PCOS 患者发生冠心病。

2.高血压及高脂血症

PCOS 患者的高血压发病率为 39%,相同年龄的对照组仅有 6%。有研究将年龄调整后发现,高血压发生率在 PCOS 组和正常月经组之间无差异。PCOS 组总胆固醇、低密度脂蛋白、甘油三酯升高,高密度脂蛋白下降。

3.2 型糖尿病

PCOS 患者与年龄及体重相似的人群相比,其 2 型糖尿病的发病风险增加 5～10 倍,同时糖耐量受损(IGT)的风险也增加。PCOS 妇女 IGT 的患病率为 31％～35％,2 型糖尿病的患病率为7.5％～10％。

4.妊娠并发症

PCOS 患者排卵困难,一旦受孕,流产概率增加,妊娠糖尿病和妊娠高血压发生率均高于正常妊娠组,但与相同体重和年龄组比较无差别。

5.肿瘤

PCOS 患者肿瘤发生率明显升高,尤其是子宫、乳腺和卵巢癌。去除肥胖因素,PCOS 患者子宫内膜癌发生率是对照组的 2 倍,可能与高水平内源性雌激素有关。实验证明外源性雌激素刺激可引起子宫内膜癌,高胰岛素血症也可以引起子宫内膜癌。乳腺癌和 PCOS 关系报道不一致,有报道不排卵或高雄激素与乳腺癌相关,但有研究不支持乳腺癌与 PCOS 的关系。调整年龄、生育史、口服避孕药和教育水平后,卵巢癌仍然与 PCOS 既往史相关。

三、实验室和其他辅助检查

(一)基础体温测定

表现为单相型基础体温曲线。

(二)内分泌测定

1.高 LH/FSH 比值检测

LH 水平升高,并较恒定地维持在正常妇女月经周期中卵泡期水平,而 FSH 相当于早期卵泡期水平,形成 LH/FSH>3。

2.雄激素测定

血睾酮(T)和(或)雄烯二酮(A)水平升高,少数患者脱氢表雄酮(DHEA)及脱氢表雄酮硫酸盐(DHEA-S)水平也升高。

3.雌激素测定

雌酮(E_1)水平明显增高,雌二醇(E_2)水平相当于早、中卵泡期的水平,雌酮除了与雌二醇之间相互转化外,大部分来自雄烯二酮在外周组织局部芳香化酶作用下的转化,无周期性变化。$E_1/E_2>1$。

4.催乳素测定

血催乳素水平升高,10％～15％的 PCOS 患者表现为轻或中度的高泌乳素血症,其可能为雌激素持续刺激所致。

5.胰岛素及胰岛素抵抗(IR)

50％～60％的 PCOS 患者呈现为高胰岛素分泌和胰岛素抵抗状态,有发展为非胰岛素依赖性糖尿病的危险。IR 是指外周组织对胰岛素的敏感性降低,使胰岛素的生物作用低于正常,形成代偿性高胰岛素血症。IR 尚无统一的诊断标准。目前临床上常用空腹葡萄糖和空腹胰岛素的关系作评价。正常血糖钳夹试验显示,非肥胖 PCOS 患者与肥胖型 PCOS 患者均存在胰岛素抵抗,肥胖只是进一步加重了 PCOS 患者胰岛素抵抗的程度。

(三)B 超检查

卵巢增大,包膜回声增强,轮廓较光滑,间质增生回声增强,一侧或两侧卵巢各有 10 个以上直径为 2~9 mm 的无回声区,呈车轮状排列,称为项链征。连续监测未见主导卵泡发育及排卵迹象。

(四)诊断性刮宫

应选在月经前数天或月经来潮 6 小时内进行,刮出内膜病理提示呈不同程度增殖改变,无分泌期变化。对于年龄>35 岁,子宫内膜增厚的患者,建议行诊断性刮宫,以排除子宫内膜不典型增生或子宫内膜癌。

(五)腹腔镜检查

卵巢增大,包膜增厚,表面光滑,呈灰白色,有新生血管。包膜下显露多个卵泡,无排卵征象。镜下取卵巢活组织检查可确诊。

四、诊断要点

PCOS 的诊断标准一直备受争议,世界各地的研究中心均有不同的标准。

(一)鹿特丹标准

2003 年在荷兰鹿特丹,由欧洲人类生殖与胚胎学协会(ESHRE)和美国生殖医学协会(ASRM)联合提出了 PCOS 诊断标准,即鹿特丹标准:在排除其他已知疾病(如先天性肾上腺皮质增生、分泌雄激素的肿瘤和 Cushing 综合征等)后,符合以下 3 项中任意 2 项,则可确诊为 PCOS:①稀发排卵和(或)无排卵。②有高雄激素血症的临床表现和(或)实验室检测结果改变。③超声检查发现 PCOS[即:一侧卵巢体积>10 mL 和(或)直径 2~9 mm 的小卵泡数≥12 个]。但该标准一提出就引起人们普遍争议,部分学者认为这一标准过于宽泛。我国妇产科学分会认为这一标准并不符合我国实际情况的 PCOS 诊断标准。

(二)2011 年中国 PCOS 诊断和治疗专家共识

2011 年中华医学会妇产科分会内分泌学组修订了多囊卵巢综合征诊断标准,并经中华人民共和国卫生部批准发布。该标准及分型如下。

1.疑似 PCOS

(1)月经稀发或闭经或不规则子宫出血是诊断必须条件。

(2)符合下列 2 项中的一项,即可诊断为疑似 PCOS:①高雄激素的临床表现或高雄激素血症。②超声表现为 PCO。

2.确定诊断

(1)具备上述疑似 PCOS 诊断条件后,必须逐一排除其他可能引起高雄激素的疾病和引起排卵异常的疾病才能确定诊断。

(2)排除疾病。①甲状腺功能异常:根据甲状腺功能测定和抗甲状腺抗体测定排除。②高PRL 血症:根据血清 PRL 测定升高诊断。垂体 MRI 检查有无占位性病变,同时要排除药物性、甲状腺功能低下等引起的高 PRL 血症。③迟发型肾上腺皮质增生,21-羟化酶缺乏症:根据血基础 17-羟孕酮水平和促肾上腺皮质激素刺激60 分钟后 17-羟孕酮反应鉴别。④Cushing 综合征:根据测定血皮质醇浓度的昼夜节律,24 小时尿游离皮质醇,小剂量地塞米松抑制试验确诊。⑤原发性卵巢功能不全或卵巢早衰:根据血 FSH 水平升高,E_2 低下鉴别。⑥卵巢或肾上腺分泌雄激素的肿瘤:根据临床有男性化表现,进展迅速,血 T 水平达 5.2~6.9 nmol/L(150~200 ng/dL)以上,以及影像学检查显示卵巢或肾上腺存在占位病变。⑦功能性下丘脑性闭经:根据血清 FSH、LH 正常或低下,E_2 相当于或低于早卵泡期水平,无高雄激素血症进行诊断。

⑧其他:药物性高雄激素血症须有服药历史,特发性多毛有阳性家族史,血 T 浓度及卵巢超声检查皆正常。

3.PCOS 分型

(1)有无肥胖及中心型肥胖。

(2)有无糖耐量受损、糖尿病、代谢综合征(MS)。

(3)PCOS 可分为经典的 PCOS 患者(月经异常和高雄激素血症,有或无 PCO)和无高雄激素血症PCOS(只有月经异常和 PCO)。经典 PCOS 患者代谢障碍表现较重,无高雄激素血症的 PCOS 患者代谢障碍则较轻。

五、鉴别诊断

(一)Cushing 综合征

肾上腺皮质功能亢进导致的皮质醇及其中间产物雄激素的过量分泌。典型表现有满月脸、水牛背、向心性肥胖。其血浆皮质醇正常的昼夜节律消失,尿游离皮质醇增高,过夜小剂量地塞米松抑制试验是筛选本病的简单方法。试验前 1 周内禁用促皮质素(ACTH)及其他肾上腺皮质激素类药物和避孕药、女性激素、中枢兴奋剂、中枢抑制剂和抗癫痫药等,给药当日晨采血测基础皮质醇水平,晚 0 时服地塞米松 1 mg,翌晨 8 时复查皮质醇。如用药后皮质醇下降>50%(<195 nmol/L),可排除库欣综合征,如皮质醇>390 nmol/L,又无引起假阳性的因素存在,则可能是库欣综合征。

(二)先天性肾上腺皮质增生

先天性肾上腺皮质增生为常染色体隐性遗传病,多见为先天性 21-羟化酶及 11β-羟化酶缺乏症。其肾上腺不能合成糖皮质激素,ACTH 失去抑制而刺激肾上腺皮质增生,造成酶前代谢产物 I7α-羟孕酮、17α-羟孕烯醇酮及其代谢产物孕三醇堆积,雄激素分泌增多。其染色体 46,XX,性腺为卵巢,内生殖器正常,但在过多雄激素的作用下外生殖器和第二性征有不同程度的男性化表现,因胎儿期已受过多雄激素影响,故出生时已出现外生殖器发育异常。少数为迟发性肾上腺皮质增生,临床表现多延迟到青春期后出现,缓慢性进行性多毛、月经稀发、无明显生殖器畸形。其血清 T 和水平升高,血清皮质醇水平多正常,17α-羟孕酮升高(>9.1 nmol/L),迟发性患者 17α-羟孕酮的基础水平可在正常范围内,但 ACTH 兴奋试验异常。方法是在卵泡期静脉注射 0.25 mg ACTH,于注射前及注射后 30 分钟及 60 分钟分别采血测 17α-羟孕酮,如兴奋后17α-羟孕酮显著高于正常人(>318 nmol/L),提示为迟发性肾上腺皮质增生症。

(三)卵泡膜细胞增生症

本症系一种男性化综合征。卵巢间质中,于远离卵泡处见弥漫散在黄素化的增生的卵泡膜或间质细胞群,而与 PCOS 的区别在于 PCOS 的黄素化泡膜细胞一般皆局限于卵泡周围。两者之间的临床和卵巢组织学上有许多相仿之处,泡膜细胞增生症者比 PCOS 更肥胖、更男性化,睾酮水平高于 PCOS 患者,DHEA-S 则正常。卵巢的变化可能继发于增多的 LH,有人认为可能是同一病理生理过程中的不同程度。

(四)卵巢雄激素肿瘤

男性细胞瘤、门细胞瘤、肾上腺残迹瘤或癌都会产生大量雄激素,男性化征象较明显,也可能是进行性的,一般是单侧性的,可用 B 超、CT、MRI、[131]I、甲基正胆固醇加以定位。只有血睾酮达男性水平时才可见阴蒂增大、肌肉发达和音调低沉等男性化征象。

（五）高泌乳素血症

高泌乳素血症常伴有高雄激素,临床出现类 PCOS 征象。鉴别:除较高水平的 PRL 外,DHEA 水平高,促性腺素正常或偏低,雌激素水平也偏低;另一特点为虽雄激素升高,但很少出现多毛和痤疮,可能与 DHEA 活性降低,PRL 使 5α 还原酶活性下降,DHT 不高有关。少数患者伴有垂体腺瘤。PCOS 患者中约有 1/3 伴有高泌乳素血症,可能是由于高 E_1 水平或其他外来因素所引起的。若用溴隐亭治疗可使 DHEA 水平下降,单用外源性促性腺素治疗一般无效。

（六）甲状腺功能亢进或低落

甲状腺素的过多或减少能引起性激素结合球蛋白(SHBG)和性类固醇代谢、分泌明显异常。可导致部分患者不排卵,形成类似 PCOS 的征象。甲亢使 SHBG 水平上升,雄激素和雌激素的清除率降低,血雄激素和雌激素水平上升,使外周转化率上升,导致 E_1 水平的增高。甲状腺功能低落使 SHBG 水平下降,睾酮的清除率增高而雄烯二酮正常,导致向睾酮转化,趋向于 E_3 水平的增高,E_1 和 E_3 的功效都比 E_2 差,造成对促性腺的反馈作用失常,引起类似 PCOS 的恶性循环。

（七）多卵泡卵巢

主要特征为卵泡增多,而卵巢内间质无增生。患者体重偏轻,用 GnRH 脉冲治疗或增加体重可诱发排卵,卵巢恢复正常。多属下丘脑功能不足型闭经。

（八）药物因素

雄激素、糖皮质激素或孕激素的长期或大量应用,可出现多毛。表现为女性出现胡须、体毛增多等男性化表现。非激素类药物如苯妥英钠、合成甾体类、达那唑等也可诱发,停药后症状逐渐消失。

（九）中枢神经性因素

某些脑炎、颅外伤、多发性脑脊髓硬化症或松果体肿瘤等疾病,可促使雄激素分泌增多,而出现多毛,通常无其他男性化表现。应激因素应激时,下丘脑的促肾上腺皮质激素释放激素(cRH)增加,使垂体分泌促肾上腺皮质激素(ACTH)增加,对肾上腺皮质产生过度刺激,可出现雄激素增加。

（十）异位促肾上腺皮质激素(ACTH)肿瘤

由于肾上腺以外的癌瘤产生有生物活性的 ACTH,刺激肾上腺皮质增生。最常见的是肺燕麦细胞癌(约占 50%),其次为胸腺瘤和胰腺瘤(各约占 10%),其他还有起源于神经嵴组织的瘤、甲状腺髓样癌等。

六、治疗

多囊卵巢综合征临床表现多样,对于肥胖型患者,西医通过控制饮食和增加运动降低体重和腰围,增加胰岛素的敏感性,降低胰岛素、睾酮水平,从而恢复排卵及生育功能。中医在整体观理论的指导下辨证论治,突出疾病个体化诊治的优势和特色。补肾化痰法,可通过提高 PCOS 患者血 FSH 水平,使 LH/FSH 比值下降,提高血 E_2 水平,而使 T/E_2 比值下降,卵泡发育而排卵;清肝补肾法,不仅能提高 PCOS 患者血 FSH 水平,同时亦使血 PRL 水平降为正常,有利于卵泡发育及血 E_2 水平的提高;益肾化瘀祛痰法,可通过降低血雄激素水平,使胰岛素分泌减少,并使人高神经肽 Y 及高阿黑皮质素(POMC)水平下降,一方面产生饱食感减少进食而减少脂肪积累和血瘦素水平;另一方面去除对 GnRH 分泌的抑制,使血 FSH、LH 达正常水平,卵巢颗粒细胞增生,血 E_2 水平提高,卵泡发育,从而达到促排卵和减肥的效果。

(一)内治法

1.辨证治疗

(1)肾阴虚:月经初潮迟至、后期、量少、色淡、质稀,渐至停闭,或月经周期紊乱,量多淋漓不净;婚后日久不孕,形体瘦小,面颊痤疮,唇周细须显现,头晕耳鸣,腰膝酸软,手足心热,便秘溲黄;舌红,少苔或无苔,脉细数。

治法:滋阴补肾。

推荐方剂:左归丸(《景岳全书》)。

基本处方:熟地黄 12 g,山药 12 g,山茱萸 12 g,枸杞子 12 g,菟丝子 12 g,鹿角胶 10 g(烊服),龟甲胶 10 g(烊服)。每天 1 剂,水煎服。

加减法:泌乳者,加生麦芽 15 g 回乳;多毛加玉竹 10 g、黄精 10 g 润燥化痰。

(2)肾阳虚:月经初潮迟至、后期、量少、色淡、质稀,渐至停闭,或月经周期紊乱,经量多或淋漓不净;婚后日久不孕,形体较胖,腰痛时作,头晕耳鸣,面颊痤疮,性毛较浓,小便清长,大便时溏;舌淡,苔白,脉沉弱。

治法:温肾助阳。

推荐方剂:右归丸(《景岳全书》)。

基本处方:熟地黄 12 g,山药 12 g,山茱萸 12 g,枸杞子 12 g,菟丝子 12 g,鹿角胶 10 g(烊服),当归10 g,杜仲 12 g,肉桂 3 g(焗服),熟附子 10 g(先煎)。每天 1 剂,水煎服。

加减法:若月经量多者去附子、肉桂、当归,加党参 15 g、黄芪 15 g、炮姜炭 5 g、艾叶 10 g 以益气止血。

(3)痰湿阻滞:月经后期、量少,甚则停闭;带下量多,婚久不孕,形体肥胖,面颊痤疮,四肢多毛,头晕胸闷,疲乏无力;舌体胖大,色淡,苔厚腻,脉沉滑。

治法:化痰除湿,通络调经。

推荐方剂:苍附导痰丸(《叶天士女科诊治秘方》)。

基本处方:苍术 12 g,香附 9 g,胆南星 12 g,枳壳 9 g,半夏 6 g,陈皮 6 g,茯苓 12 g,甘草 6 g,生姜3 片。每天 1 剂,水煎服。

加减法:若痰多湿盛,形体肥胖,多毛明显者,酌加山慈菇 10 g、穿山甲 10 g、皂角刺 10 g、石菖蒲 10 g 以化痰通络,卵巢增大明显者,加昆布 10 g、海藻 10 g、夏枯草 10 g 软坚散结。

(4)气滞血瘀:月经后期、量少,经行有块,甚则经闭不孕;精神抑郁,情怀不畅,烦躁易怒,面颊痤疮,性毛较浓,甚可见颈背部、腋下、乳房下和腹股沟等皮肤皱褶部位出现灰褐色色素沉着,胁肋胀满,或胸胁胀满,乳房胀痛,乳晕周围毛较长;舌体黯红,有瘀点或瘀斑,脉沉弦涩。

治法:行气活血,祛瘀通经。

推荐方剂:膈下逐瘀汤。

基本处方:五灵脂 12 g(包煎),当归 9 g,川芎 9 g,桃仁 9 g,牡丹皮 9 g,赤芍 12 g,乌药 9 g,延胡索9 g,甘草 6 g,香附 9 g,红花 6 g,枳壳 9 g。水煎服,每天 1 剂。

加减法:心烦易怒明显者,酌加青皮 10 g、木香 10 g、柴胡 10 g 疏肝解郁。

(5)肝经湿热:月经稀发、量少,甚则经闭不行,或月经紊乱,淋漓不断;带下量多色黄,外阴瘙痒;面部痤疮,毛发浓密,胸胁乳房胀痛,便秘溲黄;舌红,苔黄腻,脉弦或弦数。

治法:清热利湿,疏肝调经。

推荐方剂:龙胆泻肝汤(《医宗金鉴》)。

基本处方:龙胆草 8 g,黄芩 12 g,栀子 8 g,泽泻 10 g,木通 8 g,车前子 15 g,当归 10 g,柴胡 8 g,甘草 5 g,生地黄 15 g。水煎服,每天 1 剂。

加减法:木通可用通草代。夹瘀者,加鸡血藤 10 g,丹参 10 g;阴伤者加麦冬 10 g,玄参 10 g。

2.中成药

(1)六味地黄丸(大蜜丸):滋阴补肾,用于肾阴虚证。口服,一次 1 丸,每天 2 次。

(2)左归丸:滋阴补肾,用于肾阴虚证。口服,一次 9 g,每天 2 次。

(3)右归丸(大蜜丸):温补肾阳,填精止遗,用于肾阳虚证。口服,一次 1 丸,每天 3 次。

(4)二陈丸:燥湿化痰,理气和胃。用于痰湿证。口服,一次 12~16 丸,每天 3 次。

(5)血瘀逐瘀胶囊:活血祛瘀,行气止痛。用于气滞血瘀证。口服,一次 6 粒,每天 2 次。

(二)外治法

1.针灸

(1)体针。①主穴:关元、中极、大赫、阴陵泉、三阴交;②配穴:痰湿阻滞型加曲池、中脘、丰隆,针用泻法。脾肾气虚型加脾俞、肾俞、太白、太溪,针用补法加灸。肝郁气滞型加内关、期门、蠡沟,针用泻法。

(2)电针。取穴天枢、大横、支沟、子宫、气海、三阴交、丰隆、肾俞、地机,按补肝肾健脾调冲任原则加减选穴,脾肾阳虚型加肾俞、命门、脾俞、足三里,痰湿阻滞型加阴陵泉,气滞血瘀型加太冲、血海。选择直径为 0.25~0.40 mm、长度为 40~75 mm 毫针,得气后在天枢和大横穴位组使用 KWD-808 脉冲治疗仪连续波治疗,强度大小以患者能忍受为宜,每天 1 次,每次 30 分钟。每个疗程 10 次,休息 5 天后再行第 2 个疗程,共治疗 3~5 个疗程。

(3)腹针。①取穴:中脘、下脘、气海、关元,双侧梁门、天枢、水道。②操作方法:上述腧穴用 0.25 mm×40 mm 的毫针迅速刺入皮下,然后缓慢进针到地部,当手下有轻微阻力时停针,不用提插捻转等其他针刺手法,留针 30 分钟,自月经或撤退性出血干净后第 1 天开始治疗,每周 2 次,连续 6 个月,经期停止治疗。

(4)透热灸。取中脘、关元、中极、肓俞、三阴交、交信、合谷、太冲穴,针后中极灸 9 壮,隔天治疗 1 次。

2.穴位埋线

穴位埋线分两组选穴:①肝俞、中极、膈俞、足三里、三阴交、带脉、关元。②肾俞、脾俞、天枢、水分、阴陵泉、丰隆、卵巢。每次治疗均单组取穴,两组交替,除中极、关元、水分外均双侧取穴。局部常规消毒后,将消毒好的 3-0 医用羊肠线(0.7 cm)放入穿刺针针管前端,对准所选穴位快速透皮,缓慢进针,得气后,缓缓推针芯同时退针管,将肠线留在穴位内。每周 1 次。

3.穴位注射

选用关元、气海、子宫(双)、三阴交(双)、中脘等。从月经周期第 4 天始每天选择两个穴位治疗。选用 5 mL 一次性注射器将当归注射液 2 mL,常规消毒穴位皮肤,快速刺入穴位皮下,缓慢进针、提插后产生酸麻重胀感,回抽无血,将药液快速推入,每个穴位各注射 1 mL。出针后压迫止血,并按摩 3~5 分钟。

(三)西医治疗

2011 年由中华医学会妇产科分会内分泌学组制定,并经中华人民共和国卫生部批准的多囊卵巢综合征治疗原则:①PCOS 病因未明,难根治,应采取规范化和个体化的对症治疗。②PCOS

患者不同年龄和治疗需求不同,临床处理依据为患者主诉,治疗需求,代谢改变。

1.一般治疗

PCOS 患者无论是否有生育要求,首先均应进行生活方式调整,戒烟、戒酒。减低体脂是肥胖型 PCOS 患者的一线治疗方案。肥胖患者通过低热量饮食和耗能锻炼,降低全部体重的 5% 或更多,减轻体重至正常范围,可以改善胰岛素抵抗,阻止 PCOS 长期发展的不良后果,如糖尿病、高血压、高血脂和心血管疾病等代谢综合征。适量耗能规律的体格锻炼(30 分钟/天,每周至少 5 次)是减重最有效的方法。

2.调整月经周期,预防子宫内膜增生

(1)适应证:适用于青春期、育龄期无生育要求、因排卵障碍引起月经紊乱的患者。对于有规律的排卵性月经患者,周期短于 2 个月的排卵型稀发月经患者,如无生育或避孕要求,可观察随诊。

(2)主要治疗方法。①周期性孕激素治疗:PCOS 患者体内长期存在无对抗的雌激素的影响,周期性应用孕激素可对抗雌激素的作用,诱导人工月经,预防内膜增生。地屈孕酮 10~20 mg/d,10 天;微粒化黄体酮 200 mg/d,10 天;醋酸甲羟孕酮 6~10 mg/d,10 天。②低剂量短效口服避孕药:适用于有避孕要求的患者,短效口服避孕药不仅可调整月经周期,预防子宫内膜增生,还可使高雄激素症状减轻。用药方法为在用孕激素撤药出血第 5 天起服用,每天 1 片,共服21 天;停药后撤退性出血的第 5 天起或停药第8 天起重复。应用前须对 PCOS 患者的代谢情况进行评估。③雌孕激素周期序贯治疗:少数 PCOS 患者血总睾酮水平升高较重,往往伴有严重的胰岛素抵抗,且雌激素水平较低,使子宫内膜对单一孕激素无撤药出血反应,对此类患者为诱导人工月经,应选用雌孕激素周期序贯治疗。

3.降低血雄激素水平

(1)抗雄激素。①醋酸环丙孕酮(CPA):可竞争双氢睾酮受体,抑制 5α 还原酶活性,并抑制促性腺激素分泌而减少卵巢雄激素的生成。自子宫出血第 5 天起每天口服 1 片,共 21 天。治疗痤疮,一般用药 3~6 个月可见效,治疗性毛过多,服药至少须 6 个月后才显效。停药后可能复发。②螺内酯:为醛固酮拮抗剂,通过保钾排钠而起利尿作用;同时抑制 5α 还原酶而阻断双氢睾酮的合成,在皮肤毛囊竞争结合雄激素受体而阻断雄激素的外周作用。每天口服 50~100 mg,共2~6 个月,继以日剂量 25~50 mg 维持。也可在子宫出血第 5~21 天每天口服 40 mg。③氟他胺:直接阻断雄激素受体,每次 250 mg,每天 3 次,效果优于螺内酯。

(2)抑制雄激素。

抑制卵巢雄激素生成:①口服避孕药。周期性服用小剂量的雌、孕激素(月经第 5~21 天),连用6~12 个月。除抑制 LH 分泌和卵巢雄激素生成外,还可抑制双氢睾酮与其受体的结合。②GnRH-a。通过抑制促性腺激素分泌达到抑制卵巢来源的雄激素。皮下注射或喷鼻,每天 1 次,500~1 000 μg,持续 6 个月,或长效制剂 3.75 mg,每月 1 次。应用于严重卵巢性高雄激素血症合并高胰岛素血症者。

抑制肾上腺雄激素生成:对合并血皮质醇、硫酸脱氢表雄酮(DHEA-S)或 17α-羟孕酮水平过高者,地塞米松 0.25~0.5 mg/d,如血皮质醇水平<55.8 nmol/L 时应减小剂量或停用。

4.改善胰岛素抵抗

(1)二甲双胍:降低肝内葡萄糖产量,以提高胰岛素敏感性。①适应证:PCOS 伴胰岛素抵抗的临床特征者;PCOS 不育、耐 CC 患者促性腺激素促排卵前的预治疗。②禁忌证:心、肝、肾功能不全,酗酒。③用法:为减少胃肠道反应,可选择渐进式。0.5 g 晚餐中服,持续 1 周;0.5 g 早晚餐各 1 次,持续 1 周;0.5 g 早餐中、1.0 g 晚餐中,持续服用。每 3～6 个月随诊 1 次,记录月经,定期监测肝肾功能,血胰岛素,睾酮,必要时测 BBT 或血清黄体酮值观测排卵。二甲双胍可长期服用。④不良反应:胃肠道症状(10%～25%),轻微短暂;可适当补充维生素和叶酸;乳酸中毒发生率 3/10 万人,仅见于老年心、肝、肾病者;妊娠 B 类药,孕期原则上应停药。

(2)曲格列酮:减少肝脏葡萄糖输出,改善胰岛 β 细胞功能和糖耐量,调控糖类和脂类代谢。起始剂量每天 200 mg,连用 4～12 周;如效果欠佳可每天 400 mg,最大剂量每天 600 mg,连用 3 个月。应注意药物对肝脏功能的影响。

5.诱发排卵,促进生育

(1)枸橼酸氯米芬(CC):CC 是 PCOS 促排卵的一线药物,通过竞争雌激素受体,减弱雌激素对下丘脑的负反馈,使 FSH 上升,调节 FSH 与 LH 的比值,增加 GnRH 脉冲频率。在子宫出血第 3～5 天起每天口服 50 mg,共 5 天。如用药后仍无排卵,可按情况做以下改变。①增加枸橼酸氯米芬剂量至 100 mg/d,共 5 天,如仍无效可服药 7～9 天。②加绒毛膜促性腺激素(HCG):卵泡直径>18 mm,宫颈评分≥8 分,提示卵泡已成熟,可肌内注射 HCG 5 000～10 000 U 以促发排卵。

(2)促性腺激素(Gn):有尿人绝经期促性腺激素(HMG)、尿 FSH、基因重组 FSH、HCG 等制剂。低剂量 FSH 缓增方案是治疗耐 CC 的 PCOS 无排卵不孕症有效而安全的促排卵治疗。Gn 应用的主要不良反应是高周期取消率、多胎妊娠和卵泡过度刺激综合征(OHSS)风险,因此作为第二线治疗。推荐的起始剂量为 37.5～50 IU/d,坚持起始剂量持续的时间至少为 14 天,递增剂量不大于起始剂量的 50%,Gn 的促排卵周期通常不应超过 6 个。使用该方案时必须严密监测卵巢反应,以降低并发症。

(3)手术治疗:腹腔镜下卵巢打孔为 PCOS 的二线治疗,目前使用的方法多用单纯电凝打孔,电流量 30～40 W,每次电凝时间为 2～4 秒,每侧卵巢打孔 4～5 个。

(4)辅助生殖技术:体外受精联合胚胎移植技术(IVF)是 PCOS 不孕患者的三线治疗,对 PCOS 或非 PCOS 患者,IVF 治疗的妊娠率相似。

6.常见并发症治疗

PCOS 患者因长期无排卵,子宫内膜持续受到雌激素的刺激,无孕激素的影响,内膜癌的发生率比正常人群高。有文献报道,PCOS 患者内膜癌的发生率是正常人群的 10 倍。不仅年龄偏大的 PCOS 患者易发展为子宫内膜癌,而且年轻的患者也有发展为子宫内膜癌的可能。因此,即使是不需要妊娠的青春期、生殖年龄和围绝经期的 PCOS 患者,也要注意防止内膜癌的发生。

(1)口服避孕药:对于青春期和生育年龄的女性可以应用短效口服避孕药使定期来月经,有效防止内膜的增生。常用的有复方左旋炔诺孕酮和去氧孕烯炔雌醇片,每天 1 片,每月 21～22 天。用 3～4 个月可以停用数月,一般会有规律月经几个月,如月经出现稀发或闭经,应再次应用。

(2)孕激素:定期应用孕激素,让子宫内膜规则剥脱,也是防止子宫内膜癌的有效手段。甲羟孕酮每次 4 mg,每天 3 次,每月连用 5 天;黄体酮针,每次 20 mg,肌内注射,每天 1 次,每月连用 3 天,于停药后 3～5 天月经来潮。对于年龄偏大、子宫内膜偏厚的患者,应适当延长孕激素的应用天数,每月连用 12～14 天。

（四）名医经验方

1.导痰种子方治疗痰湿内蕴型多囊卵巢综合征

导痰种子方：茯苓 15 g，白术 12 g，炙甘草 6 g，布渣叶 15 g，厚朴 15 g，苍术 15 g，天南星 15 g，郁金 15 g，丹参 15 g，薏苡仁 20 g，青皮 15 g。

2.自拟方治疗脾肾亏虚型多囊卵巢综合征

淫羊藿 15 g，巴戟天 15 g，黄芪 15 g，紫河车 10 g，当归 10 g，熟地黄 15 g，川芎 10 g，牛膝 15 g，鹿角霜 15 g，枸杞子 15 g，丹参 15 g，菟丝子 15 g。

3.自拟方治疗脾虚型多囊卵巢综合征

黄芪 15 g，党参 15 g，茯苓 15 g，白术 15 g，炙甘草 6 g，山药 15 g，黄精 15 g，砂仁 6 g（后下），何首乌 20 g，五爪龙 20 g。

4.自拟方治疗气滞血瘀型多囊卵巢综合征

当归 10 g，桃仁 10 g，赤芍 15 g，红花 5 g，牡丹皮 10 g，丹参 15 g，香附 10 g。

5.自拟方治疗肾阴阳失调型多囊卵巢综合征

枸杞子 10 g，野菊花 10 g，生地黄 10 g，黄精 10 g，山萸肉 10 g，生杜仲 10 g，桑寄生 10 g，蛇床子 10 g，菟丝子 10 g，川续断 10 g，泽兰 10 g，鸡血藤 10 g，伸筋草 10 g，老鹳草 10 g，当归 10 g，赤芍 10 g。

6.自拟方治疗肾虚夹痰瘀型多囊卵巢综合征

当归 10 g，熟地黄 10 g，肉苁蓉 12 g，覆盆子 12 g，三棱 9 g，红花 9 g，菟丝子 12 g，山萸肉 9 g，柴胡 9 g，黄芪 20 g，枳壳 12 g，淫羊藿 12 g，锁阳 12 g，夏枯草 15 g，车前子 12 g（布包），麦冬 10 g。

（五）单方验方

1.运脾化痰方

苍术 12 g，白术 9 g，茯苓 12 g，桂枝 9 g，甘草 6 g，香附 9 g，陈皮 6 g，泽兰 12 g，泽泻 9 g。适用于痰湿证。

2.滋癸汤

山茱萸 15 g，女贞子 12 g，旱莲草 9 g，菟丝子 12 g，熟地黄 12 g，白芍 12 g，紫石英 30 g，淫羊藿 9 g。适用于肝肾阴虚证。

3.补肾化瘀祛痰方

山茱萸 9 g，桑椹子 20 g，枸杞子 20 g，当归 15 g 赤芍 15 g，白芍 15 g，瓦楞子 15 g，皂角刺 15 g，桃仁 6 g，红花 6 g，益母草 12 g。适用于肾虚痰瘀证。

（六）循证参考

1.中医药治疗

观察运脾化痰方加减治疗肥胖型多囊卵巢综合征（PCOS）的临床疗效。方法：将 60 例肥胖型 PCOS 患者随机分为治疗组和对照组各 30 例。治疗组予运脾化痰方加减：苍术 12 g，白术 9 g，茯苓 12 g，桂枝 9 g，甘草 6 g，香附 9 g，陈皮 6 g，泽兰 12 g，泽泻 9 g。根据患者具体情况及月经周期不同时期适当增减药物。水煎，分 3 次服，每天 1 剂，连用 3 个月。对照组于自然月经或撤退性出血第 5 天开始服用盐酸二甲双胍片每次 500 mg，每天 3 次，餐中或餐后服用，连服 3 个月。观察治疗后月经改善情况，性激素水平、体质量指数（BMI）、腰臀比（WHR）及糖脂代谢指标变化。治疗后治疗组月经改善情况明显优于对照组（$P<0.05$），患者黄体生成素（LH）、睾

酮(T)、空腹胰岛素(FINS)、低密度脂蛋白胆固醇(LDL)均显著下降($P<0.01$),BMI、WHR、稳态模型指数(HOMA-IR)、总胆固醇(Tc)明显下降($P<0.05$),其中睾酮下降情况明显优于对照组($P<0.05$)。结论是运脾化痰方加减能很好地改善肥胖型 PCOS 患者月经情况及性激素水平,有效调节糖脂代谢。

2.针灸治疗

观察腹针对多囊卵巢综合征(PCOS)促排卵的临床疗效。方法:收集符合 PCOS 纳入标准的患者60例,随机分为治疗组(腹针组)和对照组(枸橼酸氯米芬组)各30例,治疗组于月经(或黄体酮撤血)第5天开始,开始每天1次,3次,以后隔天1次,3次,留针30分钟,6次为1个疗程。无妊娠者下一周期重复治疗。超过45天,BBT 未上升、月经未来潮者以黄体酮撤血。连续用药3个周期。取穴:引气归元(中脘、下脘、气海、关元)、中极、下风湿点均深刺;外陵中刺。对照组于月经(或黄体酮撤血)第5~9天口服枸橼酸氯米芬,50 mg/d,连服5天,B超监测卵泡直径≥18 mm 时单次肌内注射绒毛膜促性腺激素(HCG)10 000 U。无妊娠则下一周期重复治疗。超过45天 BBT 未上升、月经未来潮者以黄体酮撤血。连续2个周期无排卵,则下一周期枸橼酸氯米芬用量增加到100 mg/d,连续用药3个周期。记录卵泡发育、子宫内膜生长,宫颈黏液性状,基础体温和促排卵治疗后性激素指标。治疗组和对照组排卵率分别为52.78%、62.69%,差别无统计学意义($P>0.05$);治疗组妊娠率为43.33%,略高于对照组的36.67%,但经卡方检验,差异无统计学意义($P>0.05$)。治疗组治疗后 LH、LH/FSH、T 水平下降较对照组明显,差异有显著性意义($P<0.05$)。治疗过程中治疗组的最大子宫内膜厚度和宫颈黏液评分优于对照组,差异有统计学意义($P<0.05$)。

结论:腹针疗法能有效诱导 PCOS 患者排卵,调节内分泌。

3.中西医治疗

观察滋阴补阳中药序贯联合来曲唑(LE)、人绝经期促性腺激素(HMG)对多囊卵巢综合征(PCOS)不孕症患者刺激周期的促排卵效应,为 PCOS 的中西医结合助孕治疗提供思路和方法。

方法:将拟行促排卵治疗的47例 PCOS 不孕症患者随机分为滋阴补阳中药序贯联合LE/HMG组(治疗组26例,34个周期),中药方序贯为月经来潮第五天起服奠基汤(当归、白芍、熟地黄、山药、菟丝子等),助黄汤(续断、杜仲、紫云英、巴戟天等),LE/HMG组(对照组21例,30个周期),观察 HCG 日天数、HCG 注射日子宫内膜厚度、优势卵泡个数、HCG 周期应用支数,比较两组在排卵率、周期妊娠率等方面的效果。结果是治疗组治愈率35.3%,总有效率82.4%;对照组治愈率13.3%,总有效率60.0%($P<0.05$)。治疗组 HCG 日天数与对照组比较无显著差异($P>0.05$)。治疗组 HCG 日子宫内膜厚度与对照组比较有显著差异($P<0.05$)。治疗组单卵泡发育周期70.6%与对照组单卵泡发育周期23.3%比较有显著差异($P<0.05$)。治疗组 HCG 日直径≥14 mm 卵泡数明显少于对照组,HCG 日直径≥18 mm 卵泡数也少于对照组,两组比较有显著差异($P<0.05$)。治疗组 HMG 周期应用支数较对照组明显减少。两组比较具有显著性差异($P<0.05$)。治疗组排卵率82.4%(28/34),周期妊娠率35.5%(12/34);对照组排卵率60.0%(18/30),周期妊娠率13.3%(4/30),两组比较有显著性差异($P<0.05$)。治疗组 OHSS 发生率5.9%;对照组发生率30%,两组比较有显著性差异($P<0.05$)。结论是滋阴补阳中药序贯联合LE/HMG对 PCOS 的刺激周期有较好的促排卵效应。

七、预后与转归

除了不孕,多囊卵巢综合征还合并其他病理改变,常由于不排卵,子宫内膜单纯受雌激素刺激,致使内膜癌发病率较正常人群高,并常有高胰岛素血症,合并代谢改变,血中低密度脂蛋白及甘油三酯增高,高密度脂蛋白降低,导致动脉粥样硬化、冠心病、糖尿病的发生率也正常妇女升高。

八、预防与调护

(一)预防

(1)加强锻炼,改变不良饮食习惯,控制体重。

(2)调节情绪,保持精神愉快,避免情志过激或闷闷不乐。

(二)调护

1.生活调护

培养良好的生活习惯,制订合理的作息表,坚持有氧运动,以增加体内能量消耗和降低血黏度。

2.饮食调养

合理饮食,使能量负平衡,使机体消耗多余的脂肪而达到减肥的目的。具体来说,就是限制食物中的脂肪、糖类的含量,多进纤维素类食物,延长进餐时间,鼓励餐后散步。

3.精神调理

多囊卵巢综合征患者可表现为不孕、月经不调,并常伴有肥胖、多毛、黑棘皮症现象,必然给患者带来精神上的痛苦,患者常有焦虑、自卑等心理反应。而这些不良的心理因素可直接或间接加重病情,影响治疗效果。因此要减轻患者心理负担,向其交代病情,讲述保持良好的心理状态的重要性,避免情志过激或闷闷不乐、忧郁寡欢,保持精神愉快以带来身体健康。

（刘丽莉）

第九节　子宫内膜异位症

子宫内膜异位症是指子宫内膜生长于子宫腔面以外的组织或器官而引起的疾病,临床上分为内在性和外在性两种。当异位的子宫内膜出现在子宫体的肌层时,因其尚在子宫内,称为内在性子宫内膜异位症;而当异位的子宫内膜发生于子宫壁层以外的任何其他部位时,统称为外在性子宫内膜异位症。外在性子宫内膜异位症最常发生于卵巢、子宫骶骨韧带、盆腔腹膜等处。子宫内膜异位症是一种常见的妇科疾病,多见于 30～45 岁的妇女,但 20 岁以下的年轻患者也并不罕见。

本病属中医学痛经、月经不调、不孕等范畴。

一、病因病机

子宫内膜异位症的病因目前尚不完全清楚。多数认为由子宫内膜种植所致,但也有人认为与体腔上皮化生、淋巴静脉播散、免疫因素等有关。主要病理变化是异位内膜周期性出血和周围组织纤维化。

中医认为本病多由气虚、热郁、寒凝而使冲任受阻所致。

（一）气虚血瘀

素体虚弱，或脾失健运，气虚不能行血，经脉不通。

（二）热郁血瘀

素体阳盛，或嗜食辛辣肥甘，湿热内蕴，阻滞胞宫，冲任不调。

（三）寒凝血瘀

素体阳虚，或寒邪侵袭，经脉阻滞，气血不通。

二、辨证

外在性子宫内膜异位症表现为继发性、渐进性痛经，月经不调和原发性或继发性不孕。内在性子宫内膜异位症除了继发性痛经外，还见经量增多、经期延长、子宫增大、继发性不孕等。

（一）气虚血瘀

证候：病程较长，痛经，小腹拒按，经血有瘀块，或月经不调，性交痛，不孕，神疲乏力，便溏，或肛门下坠疼痛感，舌淡胖或紫暗，或舌边有齿印，苔薄，脉沉细弱。

治法：益气化瘀。

（二）热郁血瘀

证候：痛经，小腹拒按，经血有瘀块，或月经不调，性交痛，不孕，经期发热，带下黄臭，口干思饮，大便秘结，舌红有瘀点，苔薄黄，脉弦数。

治法：清热化瘀。

（三）寒凝血瘀

证候：月经不调，行经小腹或脐周疼痛，或有会阴部坠痛，带下清，腹胀便溏，舌青紫，苔白滑，脉弦而沉涩。

治法：散寒化瘀。

三、针灸治疗

（一）刺灸

1.气虚血瘀

取穴：关元、气海、脾俞、足三里、次髎、带脉。

随症配穴：月经不调者，加三阴交。

刺灸方法：针用补法，可加灸。

方义：关元、气海补元气，调冲任。脾俞、足三里能健脾益气。次髎、带脉能通调冲任，活血化瘀。

2.热郁血瘀

取穴：曲池、支沟、三阴交、子宫、血海、行间。

随症配穴：大便秘结者，加天枢。

刺灸方法：针用泻法。

方义：曲池、支沟可通腑泄热。三阴交、子宫调理冲任，疏通胞宫。血海、行间泄热理气。

3.寒凝血瘀

取穴:关元、命门、三阴交、带脉、天枢。

随症配穴:小腹冷痛者,加灸神阙。

刺灸方法:针用平补平泻法,可加灸。

方义:血得寒则凝,寒气散则经通,故取关元、命门以温经散寒,调理冲任。三阴交、带脉以通经活血。天枢能散寒止腹痛。

(二)穴位激光照射

取子宫、中极、气海、血海、三阴交、足三里,每次选 2～4 穴,每穴用氦-氖激光治疗仪照射 10～15 分钟,隔日治疗。

(三)穴位注射

取中极、水道、次髎,可用当归注射液或红花注射液每穴注射 1 mL,每日 1 次,10 次为 1 疗程。

四、推拿治疗

(一)基本治法

取穴:气海、关元、子宫、血海、阴陵泉、三阴交、膈俞、肾俞、肝俞、八髎等。

手法:一指禅推、按、揉、摩、震、颤、擦法。

操作:患者仰卧位,先用一指禅推法推气海、关元、子宫,后用中指按揉气海、关元、中极、子宫。用摩法顺时针方向摩腹,用掌颤法震颤腹部。用一指禅推法推血海、三阴交,用拇指按揉血海、阴陵泉、三阴交。

患者俯卧位,用一指禅推法在背部沿膀胱经第一侧线上下往返操作 2 次,后用拇指按揉膈俞、肝俞、肾俞、八髎。以小鱼际擦法直擦背部两侧膀胱经第一侧线,以透热为度,以小鱼际擦法横擦八髎,以温热为佳。

(二)辨证加减

气虚血瘀者,加按揉脾俞、足三里。热郁血瘀者,加按揉章门、期门、曲池。寒凝血瘀者,加小鱼际擦法横擦肾俞、命门,以透热为度。

五、中药治疗

一般子宫内膜异位症及子宫腺肌症:养肾活血酒 3 支/日,早、中、晚各 1 支;康丽胶囊 3 次/日,每次两粒;桂枝茯苓丸、当归芍药散(或胶囊)加倍用量。

特殊情况按以下方法治疗。

(一)"痛经型"子宫内膜异位症

辨证属气滞血瘀寒凝者。

1.治疗方法

养肾活血酒,3 支/日,早、中、晚各 1 支;康丽胶囊 3 次/日,2 粒/次。

2.配合中药

当归 9 g,丹参 12 g,牛膝 12 g,赤芍 12 g,香附 9 g,川芎 6 g,桂枝 4.5 g,没药 6 g,失笑散 12 g,血竭 3 g,每日 1 剂,水煎服。

失笑散:五灵脂、蒲黄各等份研末。

（二）"崩漏型"子宫内膜异位

症见经量多如注,且夹瘀血块,腹痛剧烈等。

1.治疗方法

养肾活血酒 3 次/日,早、中、晚各 1 支;康丽胶囊 3 次/日,2 粒/次。

2.配合中药

当归 9 g,牛膝 12 g,赤芍 12 g,香附 9 g,熟军炭(熟大黄炭)12 g,生蒲黄 30 g,丹参 12 g,花蕊石 15 g,血竭 3 g,三七 3 g(分吞),茜草 12 g,延胡索 12 g,水煎服。

（三）子宫内膜异位症伴有囊肿

1.治疗方法

养肾活血酒 3 次/日,早、中、晚各 1 支;康丽胶囊 3 次/日,2 粒/次。

2.配合中药

云茯苓 12 g,桂枝 4.5 g,桃仁 10 g,赤芍 10 g,丹皮 10 g,皂角刺 20 g,鬼箭羽 20 g,石见穿 15 g。每日 1 剂,水煎服。

（曲美芹）

第十节 子宫肌瘤

子宫肌瘤是女性生殖器官中最常见的良性肿瘤,由子宫平滑肌细胞增生而成,其中含少量的纤维结缔组织。肌瘤可以生长在子宫任何部位,根据肌瘤生长部位,可分为子宫体肌瘤、子宫颈肌瘤和生长于子宫侧壁的阔韧带肌瘤。子宫体肌瘤根据肌瘤与子宫肌壁的关系,又分肌壁间肌瘤、浆膜下肌瘤和黏膜下肌瘤。子宫肌瘤常见于 30～50 岁妇女,在年龄＞35 岁的妇女中,40％～50％存在子宫肌瘤,这些肌瘤患者常常是无症状的。子宫肌瘤可以是单发的,但多发的更常见。肌瘤短期内迅速增大或绝经后肌瘤不萎缩,反而增大,一般表示有变性,或应警惕肉瘤变性的可能,恶变率约 0.5％。

中医学无"子宫肌瘤"的病名,根据其症状表现,可归属于中医学"癥瘕""石瘕""血瘕""月经过多"等范围。《灵枢·水胀》云:"石瘕生于胞中,寒气客于子门,子门闭塞,气不得通,恶血当泄不泄,衃以留止,日以益大,状如怀子,月事不以时下,皆生于女子"。其症状描述与子宫肌瘤的表现颇为相似。

一、病因病机

（一）中医

中医学认为子宫肌瘤的病因病机主要为内伤七情或素体禀赋不足气血虚弱,经产后感受外邪,致使瘀血内蓄胞宫,日久形成癥瘕。古代多数医家也认为"瘀血内停"是本病的主要病机。《景岳全书·妇人规》云:"瘀血留滞作癥,惟妇人有之……总由血动之时,余血未净,而一有所逆则留滞日积,而渐以成癥矣"。主要病因病机如下。

1.气滞血瘀

内伤七情,肝气郁结,气血运行受阻,气滞则血瘀;或因经期、产后,血室正开,外邪乘虚侵入,凝滞气血;或因余血未净之际,房事不节,与凝血相搏成瘀。瘀久渐成癥瘕。此外亦可因忧思郁怒气机不畅,脏腑气血失调,气滞血瘀渐以成癥。清《妇科玉尺·卷六》云:"妇人积聚之病皆血之所为,盖妇人多郁怒,郁怒则肝伤,而肝藏血者也,妇人多忧思,忧思则心伤,而心主血者也,心肝既伤,其血无所主则妄溢,不能藏则横行",强调情志失调与癥瘕发病的关系。

2.痰湿瘀阻

脾阳不振,饮食内伤,脾失健运,脾虚水湿不化,聚而成痰,痰湿下注,阻滞冲任胞宫,痰凝气血,渐成痰瘀,积聚不散,日久成癥。故《丹溪心法·卷二》云:"痰夹瘀血,遂成巢囊"。武叔卿在《济阴纲目·痞闷》中亦云:"盖痞气之中未尝无饮,而血癥、食癥之内未尝无痰",说明痰瘀互结亦能成癥。

3.湿热瘀结

经行产后,余血未净,血室开放,脉络空虚,或不禁房事,或感染湿热邪毒,与血搏结,瘀阻冲任胞宫,渐成癥积。正如《三因极一病证方论·妇人女子众病论证治法》云:"多因经脉失于将理,产褥不善调护,内伤七情,外感六淫,阴阳劳逸,饮食生冷,遂致荣卫不输,新陈干忤,随经败浊,淋露凝滞,为癥为瘕。"

4.气虚血瘀

素体气虚,过劳或忧思伤脾,脾气虚弱;或久病大病正气受损,或失血过多,气随血泄,气虚血行迟缓,蓄而成瘀,日久渐积,成癥成瘕。

5.肾虚血瘀

素体肾气不足,久病房劳伤肾或感受外邪,肾气亏损,阳气不足,推动无力,血行迟缓;或肾阳虚衰,虚寒内生,血得寒则凝;肾阴亏虚,阴虚内热,血为热灼,血行迟滞,蓄而成瘀,积而成癥瘕。

(二)西医

子宫肌瘤确切的病因尚不明了。目前普遍认为肌瘤是雌激素、孕激素依赖性肿瘤。子宫肌瘤与内分泌的相关性研究实验已经证实,肌瘤组织内具有雌激素受体(ER)与孕激素受体(PR),其密度超过周围正常肌组织,ER、PR随月经周期而变化。目前在细胞遗传学及分子生物学等其他方面研究亦有新的进展。

1.雌激素

子宫肌瘤是一种雌激素依赖性肿瘤。它多发生于生育年龄的妇女,妊娠期肌瘤的增长加快,绝经后肌瘤停止生长,甚至萎缩消失。肌瘤患者又常伴卵巢充血、增大,子宫内膜增生过长等其他雌激素依赖性疾病,均提示本病的发生与雌激素过高有关。有报道应用外源性激素及枸橼酸氯米芬后肌瘤增大,抑制或降低性激素水平可防止肌瘤生长,缩小肌瘤及改善临床症状,均提示肌瘤是性激素依赖性肿瘤,应用拮抗性激素药物可治疗肌瘤。

2.孕激素

孕激素对肌瘤发生发展起重要作用的认识越来越受到重视。以往认为孕激素是肌瘤的抑制因素,而以孕激素治疗肌瘤却引起了肌瘤的增大。此外,临床观察发现肌瘤随月经周期的不同而变化,黄体期肌瘤有丝分裂明显增加,肌瘤变性组织中的 ER 破坏严重,而 PR 变化不大,但变性的肌瘤组织仍能生长。用孕激素拮抗剂米非司酮治疗子宫肌瘤可使肌瘤体积明显缩小,妊娠期肌瘤迅速增大,均说明孕激素在肌瘤发生发展过程中起重要作用。

3.细胞遗传学

25%～50%子宫肌瘤存在细胞遗传学的异常,包括 12 号和 17 号染色体长臂片段相互换位、

12 号染色体长臂重排、7 号染色体长臂部分缺失等。

4.生长因子

目前认为雌、孕激素的促有丝分裂作用是由生长因子所介导的。肌瘤中存在胰岛素样生长因子Ⅰ和Ⅱ型、表皮生长因子、转化生长因子及其相应的受体,雌、孕激素和生长因子在细胞信号传导中调控失常,促使子宫肌细胞异常增殖而发生子宫肌瘤。

5.其他方面

免疫学研究发现,肌瘤患者的自然杀伤细胞活性明显低于正常,且与雌激素的水平呈负相关,提示体内高雌激素环境降低了自然杀伤细胞活性,致使自然杀伤细胞清除变异细胞的功能下降。而微量元素方面的研究发现肌瘤患者肌瘤组织中的微量元素含量不平衡,锌、铁、锰的含量低于正常肌层,而铜的含量明显增高。另有报道显示肌瘤患者对铁的吸收利用存在障碍,提示肌瘤的发生与微量元素的失衡有关。

二、临床表现

(一)症状

子宫肌瘤的不少患者无明显症状,仅于体检时偶被发现。症状与肌瘤的生长部位、大小、有无变性相关。常见症状如下。

1.阴道流血

此为最常见症状。大的肌壁间肌瘤使宫腔及内膜面积增大,子宫收缩不良等致月经、经量增多、经期延长、不规则阴道流血等。黏膜下肌瘤常为月经过多,有时很小的肌瘤也会造成月经过多。一旦肌瘤发生坏死、溃疡、感染时,则有持续性或不规则阴道流血或脓血性排液等。浆膜下肌瘤及肌壁间小肌瘤常无明显月经改变。

2.腹部包块

肌瘤较小时在腹部摸不到肿块,肌瘤生长超出骨盆腔后患者可从腹部扪及。当清晨膀胱充盈将子宫推向上方时更易扪及,质地坚硬,多可活动、无压痛。巨大的黏膜下肌瘤脱出阴道外时,可在外阴触及。

3.腹痛、腰酸、下腹坠胀

肌瘤一般不引起腹痛,当浆膜下肌瘤蒂扭转、肌瘤发生红色变性时,患者出现腹痛,常伴有局部压痛,红色变性时还常伴发热。较大的肌瘤压迫牵拉盆腔结缔组织、神经、血管时,可产生下腹部坠胀及腰骶部酸痛等;或有蒂的黏膜下肌瘤刺激子宫收缩,由宫腔内向外排出而致宫颈管扩张而疼痛;或肌瘤坏死感染引起盆腔炎、粘连牵拉等所致。

4.阴道分泌物增多

肌壁间肌瘤使宫腔面积增大,子宫内膜腺体分泌增多,均可致白带增多。黏膜下肌瘤发生溃烂感染、出血坏死时,则产生大量血性或脓臭性白带,或有腐肉样组织排出。

5.压迫症状

子宫体下段及宫颈部肌瘤多有压迫症状,常可压迫周围脏器产生各种症状,子宫峡部前壁肌瘤或宫颈前唇肌瘤可压迫膀胱引起尿频尿急或排尿困难、尿潴留等。生长在子宫后壁的肌瘤可压迫直肠发生排便困难。盆腔静脉受压可出现双下肢水肿。

6.其他

长期失血而未及时治疗者可致继发性贫血。子宫角部肌瘤压迫输卵管入口或使子宫变形妨碍受精卵着床可导致不孕。肌瘤患者自然流产率高于正常人群。

（二）体征

1.腹部检查

肌瘤较大超出盆腔时,在腹部检查可扪及肿块,若腹壁薄者可清楚摸出肿瘤的轮廓,质硬,表面不规则。

2.盆腔检查

双合诊或三合诊检查扪清子宫大小、轮廓、形态,肌瘤大小、坚硬度及与子宫的关系,并除外其他盆腔疾病。肌瘤的体征根据其不同类型而异。

（1）浆膜下子宫肌瘤:子宫不规则增大,检查时在子宫表面可触及单个或多个不规则硬球形结节,有蒂的浆膜下肌瘤活动自如。阔韧带肌瘤突出在子宫一侧,且常将子宫推向对侧。

（2）肌壁间子宫肌瘤:均匀性增大,如肌瘤较大时腹部可扪及宫体凹凸不平,有突出的结节,质坚硬。肌瘤居子宫前壁或后壁时则前壁或后壁较突出。

（3）黏膜下肌瘤:若肌瘤尚在宫腔内未脱出宫颈口者,只能扪及子宫呈均匀性增大且较硬,而不能扪及瘤体。若宫颈口松弛,肌瘤下降至宫颈口处,伸入手指,往往可触及光滑球形的瘤体,如肌瘤已露出子宫颈口或悬吊于阴道内者则可见到肿瘤表面黯红色、质硬。但如继发感染、溃烂、坏死则易与宫颈恶性肿瘤混淆。

妊娠期由于激素的影响使肌瘤水肿,肌瘤生长较快可发生红色性变。产后由于血运突然减少,则易发生退行性变。

（三）常见并发症

1.感染及粘连

黏膜下肌瘤最易发生感染,常与流产后或产褥期急性子宫内膜炎并存,或由刮宫术或产科手术损伤所引起。浆膜下肌瘤蒂扭转后发生肠粘连,可受肠道细菌感染,感染肌瘤与子宫附件粘连,引起化脓性炎症。

2.扭转

浆膜下肌瘤可在蒂部发生扭转引起急性腹痛。扭转的肌瘤亦可带动整个子宫引起子宫轴性扭转。

3.肌瘤合并子宫体癌

更年期肌瘤患者出现持续性子宫出血,应警惕子宫内膜癌存在的可能。应做诊断性刮宫以确诊。

4.继发性贫血

长期失血而未及时治疗者可致继发性贫血。

5.不孕

黏膜下肌瘤引起宫腔占位、宫腔变形而致不孕。

三、实验室和其他辅助检查

（一）实验室检查

血常规检查:子宫肌瘤出现月经异常者,血常规检查可出现不同程度的贫血。其他常规检查多无异常。

（二）影像学检查

1.B超检查

B超检查为目前国内常用的辅助诊断方法。B超可显示子宫增大,形状是否规则,肌瘤的数目、部位,肌瘤内是否均匀或液化、囊变等,以及周围有无脏器受压等表现。彩色多普勒还可测肌瘤周围的血流信号,是鉴别肌瘤是否变性或恶变的重要依据。

2.MRI检查

能准确地将肌瘤的大小、位置及与周围的关系显示清楚,并能对病灶内部发生的病理改变作出一定的判断,对指导临床制定治疗方案,随访观察肌瘤的变化具有重要的价值。

（三）内镜检查

1.宫腔镜检查

应用宫腔镜在直视下观察宫腔形态有助于对黏膜下肌瘤的诊断。

2.腹腔镜检查

在腹腔镜直视下观察子宫大小、形态及肌瘤生长部位与形态,与卵巢肿瘤或其他盆腔肿块进行鉴别。

四、诊断要点

（一）病史

可有月经失调病史、痛经史、不孕及流产史,或有家族史。

（二）临床表现

1.症状

多数肌瘤患者无明显症状,部分患者有月经量多、经期延长或周期缩短等子宫异常出血现象,或伴腰腹疼痛下坠、白带增多、压迫症状（如尿频尿急、大便改变）、不孕等。浆膜下肌瘤蒂扭转、肌瘤发生红色变性时有剧烈的腹痛,或伴有发热。

2.体征

肌瘤较大,子宫增大超出盆腔者,在腹部检查可扪及肿块。妇科双合诊检查:子宫增大变硬,肌瘤多发时子宫呈不规则增大,表面凹凸不平,黏膜下肌瘤如已脱出颈口或阴道时,可见暗红色光滑肿块,质硬,蒂的基底部常在宫腔内而无法触及。

（三）辅助检查

1.影像学检查

B型超声、CT、MR可检测肌瘤的数目、形态、大小、部位。

2.宫、腹腔镜检查

宫腔镜检查可直接观察子宫黏膜下肌瘤的情况,腹腔镜下可观察子宫浆膜下和肌壁间肌瘤状况。

五、鉴别诊断

（一）卵巢肿瘤

卵巢肿瘤为实性或囊实性或与子宫粘连时,易被误诊为浆膜下子宫肌瘤。若浆膜下肌瘤发生变性或蒂过长时也易被误诊为卵巢肿瘤。多数情况下均可通过B超或MRI显像来鉴别。

（二）妊娠子宫

妊娠前3月，个别孕妇仍按月有少量阴道出血，如误认为月经正常而子宫又增大易被误诊为子宫肌瘤。妊娠有停经史及早孕反应，子宫增大均匀而质软，且随孕月而增大；肌瘤多不伴停经史及早孕反应，可见月经改变，子宫增大不规则，质硬。可借助 B 超、尿 HCG 以进一步鉴别诊断。

（三）子宫腺肌病或腺肌瘤

两者都可见子宫增大，腺肌病患者有继发性、渐进性加重的痛经，程度比较严重。如伴有子宫以外子宫内膜异位症，妇科检查有时可在后穹隆触及痛性结节。子宫肌瘤合并子宫腺肌病也不少见，约占肌瘤的 10%，借助 B 超或 MR 显像可帮助鉴别，但往往需凭借手术切除标本的病理学检查结果得到明确诊断。

（四）子宫恶性肿瘤

1.子宫肉瘤

子宫肉瘤生长迅速，扪之质较子宫肌瘤软。彩色多普勒对瘤内及瘤周血流的测定有助于鉴别，但最终需肿瘤的活组织病理检查而确诊。

2.子宫内膜癌

黏膜下肌瘤应与子宫内膜癌相鉴别。子宫内膜癌好发于老年妇女，以绝经后阴道流血为主要症状。应注意更年期妇女合并子宫内膜癌。宫腔镜和诊断性刮宫有助于鉴别。

3.子宫颈癌

黏膜下肌瘤突出宫颈口时应与外生型宫颈癌鉴别。黏膜下肌瘤表面较光滑，质偏硬，检查时手指应轻轻绕过肿物向内触到扩张的子宫颈口及瘤蒂；而宫颈癌如菜花状，质脆，易坏死脱落，并有触血，最后需根据病理检查确诊。

（五）子宫畸形

双子宫或残角子宫不伴有阴道或宫颈畸形者易被误诊为子宫肌瘤。畸形子宫一般无月经过多的改变。B 超检查、腹腔镜检查、子宫输卵管造影可协助鉴别。

六、治疗

子宫肌瘤的治疗应根据患者年龄，生育要求，症状及肌瘤的部位、大小、数目全面考虑。对于子宫肌瘤小或无明显症状的妇女，只需进行定期随访而不必治疗。

子宫肌瘤就其临床表现属中医"癥瘕"范畴，瘀血内停是本病的病机关键，故治法多遵《素问·至真要大论》提出的"坚者削之，客者除之，结者散之，留者攻之""可使破积，可使溃坚"之法，采用活血化瘀，破积消癥为治疗大法。结合妇女特殊的生理特点，临床多按经期、平时分别论治。经期重在化瘀止血，平时着重活血消癥。用药中应遵循《素问·六正纪元大论篇》"大积大聚，衰其大半而止"的原则，恐过于攻伐伤其气血。由于本病多久积成癥，系顽固之疾，应徐图缓攻，待以时日，古人训示"当以岁月求之"。

（一）内治法

1.辨证治疗

（1）气滞血瘀：小腹部有包块，积块坚硬，固定不移，月经正常，或月经量多、经期延长，或淋漓不净，经色紫暗，有块，面色晦暗，肌肤乏润，口干不欲饮。舌紫暗或边有瘀点，脉沉涩。

治法：行气活血，破瘀消癥。

推荐方剂:膈下逐瘀汤去红花、川芎,加三棱、莪术、鳖甲。

基本处方:当归 10 g,赤芍 15 g,牡丹皮 12 g,五灵脂 10 g(包煎),枳壳 10 g,乌药 10 g,香附 10 g,延胡索 10 g,鳖甲 30 g(先煎),三棱 10 g,莪术 10 g。水煎服,日 1 剂。

加减法:若经量多、经期延长者,经期宜去当归、桃仁、赤芍,加蒲黄 10 g(包煎)、田七 6 g、大蓟 10 g 祛瘀止血。

(2)痰瘀互结:下腹包块胀满时或作痛,触之或硬或略软,月经量少或停闭,或见月经量多,带下量多色白质黏,部分患者经净后阴道排液或血水交融,胸脘痞闷,或见呕恶痰多,或见头眩或见水肿,或困倦,腰酸腿沉,形体多肥胖,舌苔白腻或薄白腻,脉沉滑或弦滑。

治法:化痰理气,活血化瘀消癥。

推荐方剂:开郁二陈汤、消瘰丸。

基本处方:茯苓 12 g,陈皮 10 g,半夏 10 g,苍术 10 g,香附 10 g,当归 10 g,川芎 10 g,莪术 10 g,槟榔 10 g,木香 10 g(后下),浙贝母 12 g,牡蛎 24 g(先煎)。水煎服,日 1 剂。

加减法:为加强化痰软坚散结之效,可加鳖甲 15 g(先煎)、夏枯草 15 g,《神农本草经》云:夏枯草主寒热瘰疬、鼠瘘、头疮,破癥散瘿结气。祛痰利湿可加薏苡仁 15 g,有健脾渗湿之功,以杜生痰之源,且药性平和,使诸药攻不伤正。亦可加山楂 15 g,既可活血消癥,又能开胃消食。

(3)湿热瘀阻:下腹部包块疼痛拒按,带下量多色黄,月经量多,经期延长,有血块,质黏稠,月经排出时有灼热感,头晕目赤,发热咽干,烦躁易怒,便秘,尿少色黄,肌肤甲错,夜寐不安,舌质黯红,舌边有瘀点、瘀斑,苔黄腻,脉弦滑数。

治法:清热利湿,化瘀消癥。

推荐方剂:大黄牡丹汤。

基本处方:大黄 10 g,芒硝 9 g(冲服),牡丹皮 12 g,桃仁 10 g,冬瓜子 12 g。水煎服,日 1 剂。

加减法:若下腹疼痛较重,加制乳香 15 g、没药 15 g 以活血止痛;带下量多,加贯众 15 g、土茯苓 15 g 以清热利湿;发热不退,加蒲公英 15 g、紫花地丁 15 g、马齿苋 15 g 以清热解毒;经量过多时去莪术、三棱、桃仁、赤芍,加贯众炭 15 g、地榆 15 g、槐花 15 g、侧柏叶 15 g、马齿苋 15 g 以清热凉血止血。

(4)气虚血瘀:小腹部有包块,积块坚硬,固定不移,月经正常,或月经量多、经期延长,或淋漓不净,或经间期出血,经色淡,质稀夹血块,面色苍白,疲倦乏力。舌淡暗或边有瘀点,脉沉细涩。

治法:益气活血,化瘀消癥。

推荐方剂:补阳还五汤加党参、莪术。

基本处方:黄芪 30 g,当归尾 10 g,赤芍 15 g,地龙 12 g,川芎 10 g,红花 10 g,桃仁 10 g,党参 20 g,莪术 10 g。水煎服,日 1 剂。

加减法:若经量多、经期宜改服安冲汤(白术 15 g,黄芪 20 g,生龙骨 15 g,生牡蛎 15 g,生地黄 15 g,白芍 10 g,海螵蛸 10 g,茜根 10 g,续断 15 g)以益气止血。

(5)肾虚血瘀:小腹部有包块,积块坚硬,固定不移,月经正常,或月经量多、经期延长,或淋漓不净,或经间期出血,经色淡黯,质稀,腰酸膝软,头晕耳鸣,眼眶黯黑,婚久不孕。舌紫暗或边有瘀点,脉沉细涩。

治法:补肾活血,化瘀消癥。

推荐方剂:归肾丸合桂枝茯苓丸。

基本处方:熟地 20 g,山药 15 g,枸杞子 10 g,山茱萸 10 g,茯苓 20 g,当归 10 g,杜仲 10 g,菟

丝子15 g,桂枝 5 g,赤芍 15 g,牡丹皮 12 g,桃仁 10 g。水煎服,日 1 剂。

加减法:若经量多,经期宜去桂枝、当归、赤芍,加蒲黄 15 g(包煎)、田七 6 g 以化瘀止血。

2.中成药

(1)宫瘤清胶囊:功效活血逐瘀、消癥破积。用于瘀血内停所致的小腹胀痛,经色紫暗有块,以及子宫壁间肌瘤及浆膜下肌瘤见上述症状者。口服,一次 3 粒,一日 3 次。经期停服。

(2)桂枝茯苓胶囊:功效活血、化瘀。用于妇人瘀血阻络所致闭经,痛经,产后恶露不尽,子宫肌瘤,慢性盆腔炎包块,痛经,子宫内膜异位症,卵巢囊肿见上述症状者。一次 3 粒,一日 3 次,饭后服。经期停服。

(3)宫瘤宁片:功效软坚散结,活血化瘀,扶正固本。用于子宫肌瘤(肌壁间、浆膜下)气滞血瘀证,证见经期延长,经量过多,经色紫暗有块,小腹或乳房胀痛等。每天 3 次,每次 6 片,经期停服,3 个月为 1 个疗程。不良反应:偶见服药初期胃脘不适。

(4)大黄䗪虫丸:活血破瘀,通经消癥。用于瘀血内停所致的癥瘕、闭经,症见腹部肿块、肌肤甲错、面色黯黑、潮热羸瘦、经闭不行。每次 3 g,一日 1～2 次。

(二)外治法

1.针灸

(1)体针。

取穴:期门、归来、关元、会阴、足三里、三阴交、太溪、太冲、阳陵泉。

针刺法:每个疗程可根据当时的症状选用不同的穴位组合。第一疗程,每周 2 次,共 10 次。第二疗程每周 1 次,共 20 次,选用 32 号 40 mm 针,留针 30 分钟。

(2)温针灸。

主穴:关元、中极、归来、血海、地机、子宫。

配穴:八髎、秩边、三阴交、阴挺、足三里。

每次选穴 5～6 个为一组,每组可选主穴 3～4 个,配穴 2～3 个,各组穴位轮流选取。

针刺方法:针刺前膀胱排空,针刺时施以苍龟探穴法,施术后留针 20～30 分钟,配合温灸,每天 1 次,10 次为 1 个疗程,休息 1～2 日,继续下 1 个疗程,经期暂停针灸。

(3)电针。

取穴:双侧子宫穴。

针刺方法:针刺前排空膀胱,直刺 0.8～1.5 寸,斜刺 1.5～2.5 寸,待得气感向会阴部放射,然后针柄接 G6805 脉冲电针机,疏密波,通电 20 分钟,经期停电刺激。电针前先用毫针对症作不留针针刺,结合辨证配穴,每天 1 次,10 次为 1 个疗程,一般治疗 2～3 个月。

(4)耳压配合温针灸。

耳穴:内生殖器(子宫)、肾、耳中、内分泌、皮质下、肾上腺、轮 4。

体穴:曲骨、中极、子宫、天枢、足三里、三阴交、太冲、肾俞、次髎、三阴交。

方法:耳穴以王不留行籽作为贴压物,每周 2 次或隔天 1 次,两耳轮换,并嘱患者每天自行按压 4 次。月经量多可加脾、缘中;合并痛经加神门;合并乳腺增生加颈(乳腺)等。3 个月为 1 个疗程,1 个疗程结束后,做 B 超及妇科检查。体针两组穴位交替,腹部及腰骶部穴位进针得气后加温针灸,下肢穴位得气后留针,与温针一起出针,每天或隔天 1 次,3 个月为 1 个疗程。

(5)火针疗法。

主穴:中极、关元、水道、归来、痞根。

配穴:辨证选穴,如肾俞等。

方法:主穴及配穴肾俞用火针法,余用毫针法。主穴每次均取,配穴酌加。火针针刺深度:腹部穴为 3 cm,癥根、肾俞为 1.5 cm。照海、足三里穴行提插捻转补法,余泻法,留针 15～20 分钟。腹部穴位处施用艾盒灸 15 分钟。每周 3 次,12 次为 1 个疗程,一般需 3 个疗程。

2.穴位敷贴

(1)以炒穿山甲、炒桃仁、夏枯草、海藻、莪术、三棱、王不留行、香附、木通、半枝莲、马齿苋研细末,临用时取 10 g 温水调后涂于神阙穴。

(2)水蛭蒲黄贴:水蛭、丹参、蒲黄、赤芍、红花、川芎、姜黄各等分,研为细末备用。用法:取上药末 20 g 加入 60 度的白酒适量,做成饼状,固定于脐部,2 天换药一次,15 次为 1 个疗程。

(3)癥消宫春丹:炒穿山甲 30 g,炒桃仁 30 g,夏枯草 30 g,海藻 30 g,莪术 30 g,三棱 30 g,王不留行 30 g,香附 30 g,半枝莲 25 g,马齿苋 30 g。上药共为细末,瓶装备用。用时取药末 10 g,以温水调和成团,涂于神阙穴,外盖纱布,胶布固定,3 天换药一次,经期必用药(有因势利导之妙)。治疗 6～8 个月。

(三)手术治疗与围术期处理

1.手术治疗的适应证

(1)子宫＞10 周妊娠大小。

(2)月经过多致继发性贫血,药物治疗无效。

(3)子宫肌瘤生长较快,或怀疑有恶变。

(4)有膀胱、直肠压迫症状。

(5)不孕或反复流产排除其他原因。

2.手术的方式

手术方式选择的原则应根据肌瘤的大小、部位,年龄及有无生育要求等因素而定。手术不仅要消除当前疾病,还要注意手术对患者今后健康及生活质量的影响,以及社会、家庭等有关问题。目前术式选择的趋势宜简单,创伤小,术后恢复快,不易产生并发症或后遗症,并力求达到最佳效果。手术途径可经腹,经阴道或宫腔镜及腹腔镜下手术。常用的手术方式如下。

(1)子宫肌瘤剔除术:适用于 40 岁以下希望保留生育功能的患者。多剖腹或腹腔镜下切除;黏膜下肌瘤部分可经阴道或宫腔镜摘除。

(2)子宫切除术:肌瘤大,个数多,症状明显,不要求保留生育功能,或疑有恶变者,可行全子宫(或次全子宫)切除。手术途径可经腹,经阴道或腹腔镜下进行,具体可根据患者的病情,手术者的技术水平,医疗设备情况等作出选择。术前应常规行宫颈细胞学检查以排除宫颈恶性病变。

3.围术期治疗

(1)术前治疗:①对于肌瘤较大而拟行肌瘤剔除术的患者,术前可用促性腺激素释放激素激动剂(GnRH-a)或米非司酮治疗以预处理,使肌瘤的体积迅速缩小,可缩小手术范围,减少术中出血。②对于需手术治疗而合并内科情况的患者,应积极治疗相关疾病。③注重中药辨证治疗,扶正培本,益气养血,调整脏腑功能,增强体质,有利于手术的顺利进行和预防术后并发症的发生。

(2)术后治疗:术后除西医的支持疗法外,应注意预防感染。全子宫切除术后的患者,手术康复后应加强盆底肌肉的锻炼,增强盆底的托力,防止内脏下垂。

术后中医药分阶段治疗:第一阶段,术后未排便(术后 1～3 天),治疗以理气通腑,促进胃肠功能恢复为目的。体虚患者以益气通腑为法,以四磨汤加减用药。正气未亏者以行气通腑为法,以小承气汤加减用药。此阶段还可配合中医外治法,如吴茱萸盐炒热敷下腹部及电针足三里等方法,促进胃肠功能恢复;第二阶段,术后已排便(约术后 3 天),胃肠功能已恢复。中医药治疗扶正培本,改善体质,提高生活质量为目的。对于子宫肌瘤剔除术后的患者,更应注重中医药辨证治疗,扶正祛邪,活血化瘀以防肌瘤复发。

(四)西医治疗

1.期待疗法

肌瘤较小,无症状,无变性及无并发症,围绝经期(45 岁左右)患者无临床症状或已绝经的患者,均可采取期待疗法,即在临床及影像学方面实行定期随访观察,3～6 个月一次,根据复查情况再决定其处理。

2.药物治疗

(1)米非司酮:是目前较常用的治疗子宫肌瘤的一种药物,是人工合成的类似孕激素和肾上腺糖皮质激素的化合物,是孕激素拮抗剂,它是炔诺酮的衍生物,比炔诺酮有更强的与孕激素受体相结合的能力,也能与肾上腺糖皮质激素受体结合。本药能抑制排卵,可诱发黄体溶解,并可使肌瘤细胞 PR 减少,降低血清雌激素。常用量为每天 12.5 mg 口服,从月经第 1～3 天开始服用,连续服用 3 个月,一般在用药后第 1 个月或第 2 个月即发生闭经。本药可用于肌瘤较大或手术困难的患者作为术前预处理,亦可用于提前绝经的治疗。对于年龄较人或近绝经期患者,可采用小剂量(每天 6.25 mg),即可达到治疗目的。米非司酮不宜长期使用,以防其拮抗糖皮质激素的不良反应,及肝功能受损等。

(2)GnRH-a(促性腺激素释放激素激动剂):近年来用于治疗子宫肌瘤获得较好效果。采用大剂量连续或长期非脉冲式给药可产生抑制 FSH、LH 分泌的作用,降低卵巢产生雌、孕激素的能力,以抑制肌瘤生长使其萎缩。一般应用长效制剂,每月皮下注射 1 次。常用药物有亮丙瑞林,每次 3.75 mg,或戈舍瑞林,每次 3.6 mg。此类药物用药 6 个月以上可产生绝经综合征、骨质疏松等不良反应,故长期用药受限。GnRH-a 的作用是短暂而可逆的,停药后随体内激素水平的恢复,肌瘤又可回复至用药前大小。目前临床多用于两种情况:子宫肌瘤剔除术前辅助治疗 3～6 个月,使肌瘤缩小,并借此时机,控制症状,纠正贫血,有利于手术;对近绝经期患者有提前过渡到自然绝经的作用。

(3)雄激素:可对抗雌激素,作用于子宫抑制肌瘤继续生长,减少盆腔充血,使子宫内膜萎缩,使肌层及血管的平滑肌收缩,减少出血,延长月经周期,并使近绝经期妇女提早绝经。常用药物:丙酸睾酮 25 mg,肌内注射,每 5 日 1 次,月经来潮时 25 mg 肌内注射,每天 1 次共 3 次,每月总量不超过 300 mg,以免引起男性化。一般可用 3 个月。因雄激素会使水钠潴留,故对心功能不全、肝硬化、慢性肾炎、水肿等患者应慎用或忌用。值得注意的是,有研究认为肌瘤的发生还可能与雄激素有关,故有学者倾向不用雄激素。

3.其他治疗

(1)子宫动脉栓塞疗法:动脉栓塞疗法已较广泛用于肿瘤治疗中,经皮行股动脉穿刺,可直接将动脉导管插至子宫动脉并注入一种永久性的栓塞微粒,阻断子宫肌瘤的血供,使之发生缺血性改变而逐渐萎缩,甚至完全消失,从而达到治疗目的。该方法治疗子宫肌瘤创伤小,能在短期内控制子宫异常出血症状及改善贫血症状。但亦发生了不少不良反应,如腹痛、恶心、低热等一过性反应,以及引起子宫内膜炎、肿瘤梗死、子宫不可逆坏死等栓塞后综合征、局部血肿、动脉内膜损伤、形成深动脉瘤等并发症。该方法对生育能力及月经周期的影响尚在讨论中,对卵巢功能的长期影响尚不清楚。

(2)凝固刀:又称妇科多功能射频治疗仪。其原理是利用自凝刀微创技术在 B 超观察引导下将射频治疗源通过自凝刀经阴道、宫颈等自然腔道准确定点地介入到瘤变部位,自动精确地控制其治疗功率、时间和治疗范围。在不损坏正常组织的情况下,使局部病变组织产生生物高热效应,使子宫肌瘤组织发生凝固、变性、坏死,使子宫内膜的病变组织得以消融,最后被正常组织吸收或自动排出。适用于肌壁间肌瘤瘤体不超过 5 cm 者及黏膜下肌瘤。

(五)名家名医经验方

1.橘荔散结丸治疗气滞血瘀型子宫肌瘤

橘核、荔枝核、川续断、小茴香、乌药、川楝子、海藻、岗稔根、莪术、制首乌、党参、生牡蛎、风栗壳、益母草各适量。上药共研细末,研蜜为丸如梧桐子大,备用,每天服 3 次,每次 6 g,于半饥半饱时以开水送服。若体质偏热或兼热象者,以温盐水送服,经停后 3 天开始服用,至经前 3～5 天停药。

2.妇科 1 号方治疗瘀热互结型子宫肌瘤

大生地黄 15 g,生白芍 15 g,生甘草 6 g,黄精 15 g,三棱 15 g,石见穿 15 g,蒲公英 15 g(包煎),五灵脂 10 g(包煎),威灵仙 12 g。功效:活血化瘀,软坚消块,佐以扶正。是治疗各型肌瘤的基础方。

3.消坚汤治疗瘀血内停所致的子宫肌瘤

桂枝 5 g,赤芍 10 g,牡丹皮 10 g,茯苓 12 g,桃仁泥 10 g,三棱 10 g,莪术 10 g,鬼箭羽 20 g,水蛭 5 g,夏枯草 12 g,海藻 10 g。经停后口服,经前停用。

4.加味消癥散治疗气虚血瘀型子宫肌瘤

炒当归、赤白芍、石打穿、五灵脂各 10 g,蒲黄 6 g(包),制香附 9 g,花蕊石 15 g(先煎),血竭末、琥珀末各 4 g(吞),黄芪 10 g,党参 15 g。水煎服,每天 1 剂。

5.枯仁消癥汤治疗痰瘀相结所致的子宫肌瘤

夏枯草 15 g,薏苡仁 24 g,鳖甲 30 g(先煎),生牡蛎 30 g(先煎),浙贝母 10 g,丹参 15 g,当归 12 g,山楂肉 15 g。

(六)单方验方

1.活血化滞消瘤汤(内外兼治)

三棱 12 g,莪术 12 g,延胡索 12 g(打),田七粉 8 g(冲),皂角刺 40 g,五灵脂 15 g,白芷 15 g,红藤 30 g,半枝莲 20 g,败酱草 20 g,连翘 12 g,赤芍 24 g,荔枝核 24 g,牡蛎 24 g。每剂留取 100 mL 冲洗阴道或灌肠,余药液分 3～6 次饭后温服。

2.瓦楞棱莪散结汤

瓦楞子 20～30 g,三棱、莪术各 5～10 g,桂枝 3～6 g,茯苓、桃仁、香附、炙鳖甲(先煎)各 6～10 g,牡丹皮、赤芍、益母草各 6～12 g。第 1 个月每天 1 剂,第 2、3 月隔天 1 剂,水煎服,疗程 1～3 个月。

3.瘤必消丸

半枝莲、白花蛇舌草、生牡蛎、海藻、黄芪各两份,黄药子、炒蒲黄、生瓦楞、益母草、山楂、当归、白芍、制香附、三棱各一份,紫石英半份,共研细末,水泛为丸如绿豆大小。每天 3 次,每次 10 g,连服 25 天为 1 个疗程。

4.加味山甲汤

炙穿山甲 10 g(先煎),牡蛎 30 g(先煎),川芎 6 g,当归 10 g,赤芍 10 g,桂枝 5 g,牡丹皮 10 g,紫花地丁草 30 g,制香附 10 g,延胡索 10 g,桑寄生 12 g。体虚者可加用阿胶珠(兑服)、熟地黄、党参、白术、黄芪。每天 1 剂,早晚各 1 次,30 剂为 1 个疗程。

5.消癥方

三棱 30 g,莪术、穿山甲(先煎)、鳖甲(先煎)各 15 g,桃仁、赤芍、枳壳各 12 g,白花蛇舌草、黄芪各 30 g。每天 1 剂,水煎分 2 次服,3 个月为 1 个疗程,连服 3 个疗程。经期停服。

七、预后与转归

子宫肌瘤系女性生殖系统中常见的良性肿瘤,通常病情稳定,发展缓慢,恶变率低,预后尚好。子宫肌瘤患者应定期检查,一般 2～3 个月一次,包括妇科检查和 B 超检查,如发现肌瘤迅速增大,阴道排液增多或不规则阴道出血,腹痛腹胀应警惕肌瘤恶变,若变为肉瘤则预后差,特别是绝经后的患者肌瘤不随子宫萎缩变小反而增大,更应注意,必要时及时手术。

肌瘤有以下几种转归。

(1)肌瘤稳定:至绝经后子宫萎缩,肌瘤随之缩小乃至消失。

(2)肌瘤变性:①良性变性。玻璃样变性,囊性变性,红色性变,脂肪性变,钙化。②恶性变。肉瘤样变,较少见,仅为 0.4%～0.8%。

(3)黏膜下肌瘤容易发生坏死感染。

(4)有蒂的浆膜下子宫肌瘤有时发生扭转。

(5)肌瘤引起出血过多而致继发性贫血,重者会引起贫血性心脏病。

八、预防与调护

(一)预防

1.合理使用激素类药物

避免雌、孕激素的长期和过度刺激,对患有子宫内膜增生过长等雌激素依赖性疾病应积极治疗,改变高雌激素环境可减少肌瘤发生。

2.保持健康稳定乐观的心态

有利于性激素(雌、孕、雄激素)的分泌维持平衡。

3.避孕节育

妊娠可使肌瘤发展加快,故应避孕,减少妊娠次数,肌瘤患者不宜使用口服避孕药,因内源性或外源性雌、孕激素的刺激均可使肌瘤发展,也不宜安放宫内节育器,易造成子宫出血加多,可采用其他避孕方法。

4.加强锻炼

提高身体素质,增强免疫功能及抗病能力。

5.均衡营养

合理进食,避免因微量元素的摄取不足和利用障碍而导致肌瘤的发生。

6.定期检查

争取早发现早治疗,肌瘤患者应定期 B 超检查,注意肌瘤增长的速率及其血运情况,谨防恶变。

（二）调护

1.生活调理

（1）经期及产褥期注意保暖，避免受寒，以防寒凝血瘀。

（2）起居有节，劳逸适度，保持元气充沛。

（3）坚持体育锻炼，强身健体，增强抗病能力。

2.饮食调养

经期前后忌食生冷冰凉肥腻食品，以免寒凝而致血瘀加重；经期月经量多时应少食辛辣香燥之品，以防出血增多；平时忌暴饮暴食伤脾败胃，致使脾失健运，痰湿内生；饮食宜清淡，富于营养，不宜过食肥甘厚味，以免生痰助湿，阻遏气机宣达。多食软坚散结之海带、慈菇等。根据不同病情可选以下食疗方服之。

（1）三七蒸蛋：三七末 3 g，藕汁一小杯，鸡蛋一枚，陈酒半小杯和匀，隔水炖熟食，每天 1～2 次，经常服之。有止血化瘀、补益气血之功。

（2）桃仁粥：桃仁 10 g，粳米 30 g。将桃仁捣烂如泥去渣取汁，以汁煮粳米为稀粥，每天 2 次，空腹食。适用于瘀血停积而成痼疾，本方消瘀散结效果好。

（3）化痰蛇羹：白蛇肉 250 g，青鱼 250 g。上二味洗净加水 1 000 mL，加调料共煮，食肉喝汤，每天1 次。具有益气活血破瘀的功效。用于腹内有痕聚，经行量多，腹胀疲乏，食少便溏等气虚血瘀型。

（4）鲜藕饮：鲜藕切片 20 g，鲜茅根切碎 120 g，用水煮汁，以代茶饮，不拘时，频频饮之。具有滋阴凉血、祛瘀止血的功效。用于血热瘀阻，迫血妄行之证。

3.精神调理

肌瘤的发生与情绪不畅关系密切，保持心情愉快，防止七情过极，畅达气机，宣通血脉十分必要。对肌瘤患者主张治病与养生相结合，鼓励其坚持用药，增强治疗信心；并鼓励其积极参加社会活动，在与人交流中寻找自我，确认自己的价值。

（刘丽莉）

第十一节　卵　巢　肿　瘤

卵巢肿瘤是妇科常见肿瘤，占女性生殖器官肿瘤的 32％。其种类之多为全身各器官肿瘤之首，而且大多发生于生育期，卵巢良性肿瘤约 2/3 发生于 20～44 岁，常引起不孕。

中医学本病属于癥瘕、肠覃范畴。

一、发病机制

卵巢肿瘤的发生可能和环境因素、内分泌、病毒因素、遗传因素等多种因素有关。卵巢肿瘤首先是引起卵巢位置的改变，从而影响了输卵管伞端对卵子的捕获。更重要的是卵巢肿瘤引起内分泌异常，影响排卵而导致不孕。如分泌雌激素过多的多发性卵泡囊肿，可能引起持续性无排卵，导致不孕。

卵巢肿瘤多数为囊性，实质性者较少，在非实质性卵巢肿瘤中，有时与不孕有关。在实质性卵巢肿瘤中,各种能分泌激素的肿瘤与不孕有关。如分泌女性激素的颗粒细胞瘤、卵泡膜细胞瘤;分泌男性激素的睾丸母细胞瘤、类肾上腺皮质瘤、门细胞瘤等。

中医认为,本病的发生主要在于脏腑虚弱,气血劳损,七情太过,风冷寒湿内侵,经产血瘀阻滞,致肾阳不振,寒凝气滞,阴液散布失司,痰饮夹瘀,或痰饮夹气滞内留,或痹而着,阳气日衰,阴凝不化,日益增大。

若病情进一步发展,成痰阻血瘀者,则痰瘀蕴结日甚,阳气日弱,脾肾渐衰,气化不利,已有癥块更大,发展较慢为善证,少数发展较快者则为恶疾。气郁痰结者,常由情志因素导致心肝气郁。卵巢位于少腹部,属厥阴与少阴经络循行之处,心肝气郁日久,必致血行不畅,痰湿滋生,蕴结于此,结为癥瘕。若卵巢处积有痰湿水液,痰气凝结,心肝气郁加重,脾肾阳气虚弱,气化更不利,包块日以益大,酿成恶候。水湿体液凝聚成痰湿,与邪毒相合,必耗气血而导致阴血大耗,肝肾亏损。

二、临床表现

卵巢良性肿瘤发展慢,早期无明显症状,常在妇科检查时发现,待肿瘤增大或发生并发症时才被发现。常见症状为下腹不适感,腹部肿块,肿块多为双侧,大小不一,极少数可达巨大,较大肿块可产生压迫症状,如腹胀、呼吸困难、心慌、下肢水肿、尿频、尿不畅、腹下坠、大便困难等。少数肿瘤可发生疼痛,偶可引起月经失调和闭经。

三、诊断与检查

(一)体格检查

妇科双合诊及(或)三合诊检查在子宫旁一侧或双侧触及肿物。若肿瘤为双侧实性,部分呈囊性,形态不规则,与周围组织粘连固定,于阴道后穹隆部可触及固定结节者多为恶性肿瘤;若肿瘤为圆形、囊性、半囊性、表面光滑可活动者多为良性肿瘤。

(二)理化检查

1.细胞学检查

腹水中寻找癌细胞对 I 期患者的临床分期及治疗有意义。

2.B 型超声检查

B 型超声检查能检测肿块部位、大小、形态及性质,临床符合率达 90%。

3.放射学检查

若为畸胎瘤,腹部平片则可显示牙齿骨骼等,钡剂造影、淋巴造影可了解原发病灶或有无淋巴转移。CT 检查可清晰显示肿块,及肝、肺结节,腹膜后淋巴结转移。

4.腹腔镜检查

腹腔镜检查直接看到肿块大体情况,并对整个盆、腹腔进行观察,在可疑部位活检,抽吸液体行细胞学检查。

5.肿瘤标志物

卵巢上皮性癌患者 CA125 高于正常;AFP 对卵巢内胚窦瘤有特异性价值;HCG 对原发性卵巢绒癌有特异性;颗粒细胞瘤、卵泡细胞瘤产生较高水平的雌激素。

四、鉴别诊断

(一)良性肿瘤的鉴别诊断

1.卵巢瘤样病变

卵巢瘤样病变多为单侧,直径<5 cm,壁薄,2月内自行消失。

2.输卵管卵巢囊肿

输卵管卵巢囊肿为炎性囊块,有不孕或盆腔感染史,附件区形成囊性块物,活动受限。

3.子宫肌瘤

肌瘤与子宫相连,并伴有月经异常,浆膜下肌瘤囊性变易与卵巢实质性肿瘤或囊肿相混淆。

4.妊娠子宫

妊娠妇女有停经史。作 HCG 测定或超声检查即可鉴别。

5.腹水

常有肝病、心脏病史,叩诊移动性浊音阳性;B超检查亦可鉴别。

(二)恶性肿瘤的鉴别诊断

1.子宫内膜异位症

内异症常有进行性痛经、月经过多等,B超、腹腔镜检查是有效的辅助诊断方法。

2.盆腔结缔组织炎

盆腔结缔组织炎表现为发热、下腹痛、妇检附件区组织增厚压痛,用抗生素治疗有效,B超检查有助于鉴别。

3.结核性腹膜炎

结核性腹膜炎常合并腹水、盆、腹腔内粘连性块状物形成,多有肺结核史,全身症状有消瘦、乏力、低热、盗汗、月经稀少或闭经等。B超、X线胃肠检查多可协助诊断,必要时剖腹探查。

4.生殖道以外的肿瘤

腹膜后肿瘤固定不动,位置低者使子宫或直肠移位,肠癌多有消化道症状,B超检查、钡剂灌肠、静脉肾盂造影有助于鉴别。

5.转移性卵巢肿瘤

转移性卵巢肿瘤与卵巢性肿瘤不易鉴别。若附件扪及双侧性、中等大、肾形、活动的实性肿块,应疑为转移性卵巢肿瘤。如若有消化道症状,有消化道癌、乳癌病史,诊断基本成立。

五、中医治疗

(一)辨证论治

1.气滞血瘀

主证:良性肿瘤除腹部有肿块外,一般无明显症状,但巨大肿瘤可产生腹胀、腹痛等症状。舌苔正常,脉弦。

治法:活血化瘀,消癥除结。

方药:蓬莪术丸加味。

莪术 15 g,当归 9 g,肉桂 3 g(后下),赤芍 10 g,炒槟榔、海藻各 9 g,琥珀粉 0.5 g(吞),木香 9 g,炒枳壳 5 g。

方解:方中当归、赤芍、槟榔、木香、枳壳、琥珀行气活血;莪术、鳖甲、山楂、鸡内金化瘀消癥;

肉桂温阳。

加减:大便秘结者加大黄 6 g(后下);舌红苔少加干地黄 9 g,炙龟甲 15 g(先煎);腹胀加大腹皮,青皮;块硬加夏枯草、山慈菇;癌变加白花蛇舌草、铁树叶、七叶一枝花;血瘀重加三棱、穿山甲、虻虫;有腹水加甘遂、大戟、芫花;扶正气加党参、黄芪。

2.痰湿凝聚

主证:腹部肿块,形体肥胖,胸闷泛恶,带下增多,月经不调,或阴道有不规则出血,或闭经、不孕。肿瘤增大时出现腹胀,腹痛行走气急,如为恶性肿瘤则腹痛加剧,有腹水。舌苔白腻,脉弦滑。

治法:除湿化痰,行气散结。

方药:海藻玉壶汤加减。

海藻 15 g,海带、夏枯草各 12 g,石菖蒲、天南星各 9 g,生牡蛎 30 g(先煎),苍术、茯苓各 9 g,陈皮 6 g,莪术、三棱各 9 g,桃仁、赤芍各 10 g,焦楂曲各 10 g,肉桂 3 g(后下),皂角刺 10 g。

方解:方中海藻、海带、夏枯草、皂角刺、牡蛎清热软坚,消肿散结为君药;天南星、苍术、茯苓、陈皮化痰散结为臣药;莪术、三棱、桃仁、赤芍活血化瘀;焦楂曲消食化滞;少佐肉桂温阳。

加减:偏寒者加制附片、白芥子 9 g,肉桂改为 5 g;痰湿剧加青礞石、化橘红;气滞加枳壳、青皮;腹痛剧加延胡索、白芷;有腹水加牵牛子、车前子;恶性变时加白花蛇舌草、石打穿各 15 g,炙鳖甲 30 g(先煎),铁树叶 30 g,黄芪 15 g,墓头回 12 g。

3.湿毒聚结

主证:腹部肿块,多为恶性,带下增多,色黄或夹血,伴有臭味。有时低热,口干咽燥,腹胀腹痛,大便干结,小便热赤。苔薄黄,脉细数。

治法:清热解毒,利湿散结。

方药:金鸡冲剂加味。

金樱根 10 g,十大功劳叶 30 g,鸡血藤 15 g,两面针 9 g,千斤拔 9 g,穿心莲 10 g,知母、黄檗、夏枯草各 10 g,白花蛇舌草 15 g。

方解:方中用金樱根、十大功劳叶、穿心莲、知母、黄檗清热解毒;两面针、千斤拔、夏枯草利湿散结;白花蛇舌草清热散结;鸡血藤养血活血。

加减:带多加椿根皮、薏苡仁;带下夹血加墓头回、炒地榆;癌肿加土茯苓、木馒头、草河车;肿块硬加浙贝母、生牡蛎;低热加败酱草、紫花地丁。

(二)中成药

(1)桂枝茯苓丸:每次 6 g,每天 2 次。适用于痰湿凝聚证卵巢囊肿。

(2)大黄䗪虫丸:每次 1 粒,每天 2 次。适用于气滞血瘀证卵巢囊肿。

(3)化癥回生丹:每次 1 粒,每天 2 次。适用于气滞血瘀证卵巢囊肿。

(4)生水蛭粉:每次 3 g,早晚用黄酒冲服。适用于气滞血瘀证卵巢肿瘤。

(三)秘方验方

1.消囊回春丹

组成:炮山甲 100 g,生水蛭 60 g,三棱、莪术、白芥子各 30 g,肉桂 20 g。

用法:诸药为粉,黄蜡为丸,每次服 4.5～6 g,早晚温开水送服。1月为 1 个疗程,疗程间隔 7 日,再服下 1 个疗程。

适应证:适用于卵巢囊肿性不孕。

2.化瘀筑巢汤

组成:当归、牡丹皮、桃仁、浙贝母、赤芍、焦白术、栀子、五灵脂、延胡索各 10 g,柴胡 8 g,郁金、牡蛎各 25 g。

用法:水煎服,每天 1 剂,分 2 次服。连用 2 个月。

适应证:适用于卵巢囊肿性不孕。

3.散结消囊汤

组成:穿山甲 9 g,皂角刺 12 g,象贝母、赤芍、延胡索各 9 g,川草薢、冰球子各 15 g。

加减:肾阳虚加鹿角胶、葫芦巴各 9 g,淫羊藿 12 g;肾阴虚加熟地 12 g,女贞子 15 g;黄体水平低下加龟甲、肉苁蓉各 12 g。

用法:水煎服,每天 1 剂,分 2 次服。

适应证:适用于卵巢囊肿不孕。

4.消囊孕子汤

组成:白芍 9 g,全当归、丹参、益母草、牡丹皮各 12 g,失笑散 15 g(包),大枣 7 枚,炙䗪虫 9 g,夏枯草 24 g,绿萼梅 9 g,生地、熟地各 12 g,炙甘草 5 g。

用法:水煎服,每天 1 剂,分 2 次服。经期停服。

适应证:适用于卵巢囊肿性不孕。

5.消肿瘤方

组成:丹参 12 g,赤芍 10 g,桃仁 10 g,夏枯草 10 g,乌药 10 g,牡蛎 30 g,昆布 15 g,槟榔 10 g,海藻 12 g,莪术 10 g,炙甘草 3 g。

用法:每天 1 剂,水煎服。

适应证:良性卵巢肿瘤。

6.化瘀消癥汤

组成:桃仁、红花各 9 g,赤芍 15 g,牡丹皮、郁金各 9 g,山楂 12 g,三棱 9 g,川牛膝、香附各 15 g,炮山甲(冲)6 g。

加减:气滞明显者加木香、川楝子各 6 g;血瘀重者加䗪虫 10 g,水蛭 6 g;痰湿重者加半夏、橘皮各 9 g;有热毒征象加金银花 15 g,土茯苓 20 g。

用法:每天 1 剂,10 日为 1 个疗程,每疗程间隔 2 天。

适应证:气滞血瘀型卵巢囊肿。

7.通经斑红丸

组成:斑蝥 10 个(炒,去头足),红娘子 30 个(去头足),干漆 4.5 g(炒去烟),大黄、琥珀各 3 g。

用法:上药共研细末,分 3 次服。用下列汤药送服,月经期忌服。汤药:三棱、莪术、红花、香附、归尾、赤芍、青皮、牡丹皮、生地、川芎各等份。

适应证:适用于卵巢囊肿性不孕。

8.囊肿速消汤

组成:生地 15 g,白芍、赤芍各 6 g,刘寄奴 10 g,半枝莲、红藤、败酱草各 20 g,鸡内金 9 g,当归、黄药子各 10 g,泽泻 12 g,夏枯草 15 g,海藻 20 g,生甘草 6 g。

用法:水煎,每天 1 剂,分 2 次服。本方可迅速消除囊肿。

适应证:适用于卵巢囊肿性不孕。

9.囊肿消散汤

组成:三棱、莪术、当归、葶苈子、车前子各 9 g,血竭、桂枝各 6 g,木香、芫花各 4.5 g,茯苓 30 g,延胡索、炮山甲各 12 g,夏枯草 15 g。

用法:水煎,每天 1 剂,分 2 次服。1 个月为 1 个疗程。经期停服。

加减:腹泻去三棱、莪术,加党参、白术各 30 g。

适应证:适用于卵巢囊肿。

10.卵巢囊肿丸

组成:党参、当归各 45 g,川芎 30 g,桃仁 45 g,石见穿、刘寄奴各 150 g,黄药子、三棱各 75 g,炒黑丑 45 g,海藻 100 g,蛇床子、牡丹皮各 30 g,半枝莲 100 g,天葵子 75 g,生山楂 45 g,青皮、陈皮各 30 g,败酱草 75 g。

用法:上药共研细末,水泛为丸,绿豆大,每次 6 g,每天 2 次,1 个月为 1 个疗程。

适应证:适用于卵巢囊肿性不孕。

11.新加桂枝茯苓丸

组成:桂枝、茯苓、路路通、失笑散(包)、牡丹皮各 9 g,桃仁泥、当归、茯苓各 12 g,红藤、蒲公英各 30 g,车前子 20 g。

用法:水煎,每天 1 剂,分 2 次服。

适应证:适用于卵巢囊肿性不孕。

(四)外治疗法

1.阿魏化痞膏

大蒜、香附、大黄、川乌、草乌、三棱、莪术、当归、穿山甲、使君子、厚朴、白芷、蓖麻子、木鳖子、蜣螂、胡黄连、阿魏各 100 g,乳香、没药、芦荟、血竭各 15 g,樟脑、雄黄、肉桂各 75 g。配制成膏药,贴下腹患处。适用于气滞血瘀型卵巢肿瘤。

2.苏木消癥膏

苏木 18 g,地鳖虫 2 个,干漆、牛膝、牙皂各 15 g,白胡椒,酒三棱、肉桂、酒莪术、木香、鸡骨灰、炒京丹各 30 g,硇砂、细辛各 12 g,香油 1 000 g。上药研成细末,小火熬油至油滴水成珠时加入药末,约煎 20 分钟后再下丹,以油炼成连绵不断为度。摊膏药于布上,每张 60 g 重。用黄酒洗净患处,贴膏药,保留半个月,不愈再贴,效果极佳。

3.消痞狗皮膏

生地黄、枳壳、苍术、五加皮、桃仁、山柰、当归、川乌、陈皮、何首乌、乌药、三棱、川军、何首乌、柴胡、防风、刘寄奴、猪牙皂、川芎、羌活、官桂、赤芍、威灵仙、天南星、香附、荆芥、白芷、海风藤、藁本、续断、高良姜、独活、麻黄、甘松、连翘各 15 g,麻油 2 000 g,净血余 100 g,黄丹 1 500 g。熬制成膏,取膏 750 g 加以下细料:阿魏 50 g,肉桂、丁香各 25 g,木香 20 g,乳香、没药各 30 g,麝香 5 g,搅匀即成。微火溶开贴脐上。适用于卵巢囊肿。

4.薏苡附子败酱散

生薏苡仁 30～60 g,熟附子 5～10 g,败酱草 15～30 g。加水煎 2 次,分 3 次温服。药渣加青葱、食盐各 30 g,加酒炒热,布包乘热敷患处,上加热水袋。每天 2 次,每次熨 1 小时。加减:热象重,附子减半量,加红藤 30 g,蒲公英,紫花地丁各 15 g,制大黄 10 g(后下);发热加柴胡、黄芩各 10 g;湿象重加土茯苓 30 g,泽兰 10 g,苍术 10 g;血瘀重加三棱、莪术、失笑散各 12 g(包);痰湿重加南星 10 g,海藻 15 g,生牡蛎 20 g;包块坚硬加王不留行 10 g,水蛭 5 g,蜈蚣 2 条。

5.莪术灌肠方

桃仁、三棱、莪术、穿山甲、夏枯草、王不留行、生龙牡、昆布、海藻、枳实、青陈皮各15 g,䗪虫12 g,皂角刺、鳖甲各15 g。上药煎液保留灌肠,每天 2 次。适用于卵巢囊肿,质稍硬者。

(五)针灸推拿

1.毫针Ⅰ

取穴:关元、子宫穴、三阴交、血海、归来、大肠俞。

操作:直刺得气后针柄加温 6～7 次。手法强刺激。适用于卵巢囊肿。

2.毫针Ⅱ

取穴:关元、天枢,三阴交。

操作:直刺 1～1.5 寸,提插行泻法。适用于卵巢囊肿。

3.推拿

(1)气滞:掐内关,揉承满,商曲,点胃仓、肓门。分推胸胁,按揉脘腹,拿提腹肌并抖揉,掐揉行间,内庭,泻法。

(2)血瘀:按揉下脘,气海,关元,四满等穴,分推胸胁,拿提腹肌并抖揉,直推脘腹,摩运全腹,揉按三阴交,掐揉行间。

(3)痰湿:点灵墟、步廊、华盖、紫宫、玉堂,掐内关,分推胸胁,掐揉天突,拿提腹肌,直推脘腹,摩运全腹,掐揉丰隆。

(六)饮食疗法

1.山楂酒

组成:干山楂片 200 g,60°白酒 300 mL。

制作方法:将山楂去核置瓶中,加入白酒浸泡 1 周。

服法:每次服 20 mL,每天 2 次。

适应证:适用于卵巢囊肿不孕。

2.益母鳖鱼羹

组成:桃仁 30 g,益母草 50 g,中华鳖 1 只(约 250 g)。

制作方法:前二味装布袋,将鳖宰杀后共煮至烂熟,捞去药袋,加佐料调味。

服法:喝汤食肉,每周 2 剂。

适应证:适用于卵巢肿瘤不孕。

3.益母蛋

组成:玄胡 20 g,益母草 50 g,鸡蛋 2 个。

制作方法:加水同煮,鸡蛋熟后去壳再煮 15 分钟。

服法:吃蛋饮汤,经前服,每天 1 剂,连服 7 日。

适应证:适用于卵巢囊肿不孕。

4.红花黑豆汤

组成:红花 10 g,黑豆 30 g,红糖适量。

制作方法:将红花用纱布包好,放入黑豆,加水同煮至黑豆酥烂,去红花,加红糖搅匀即可。

服法:食豆喝汤,每天 1 剂,早晚分服。

适应证:适用于卵巢囊肿不孕。

六、西医治疗

腹腔镜或剖腹探查,明确诊断,决定手术范围。

一般良性肿瘤,手术时切除肿瘤,尽量保留正常卵巢组织。恶性肿瘤应根据肿瘤分期、病理类型决定手术范围及术后化疗方案。

(刘丽莉)

第十二节 子 宫 颈 癌

子宫颈癌是原发于子宫颈的恶性肿瘤,是妇科常见的恶性肿瘤,也是我国最常见的恶性肿瘤之一。任何年龄妇女都可发生宫颈癌,但 20 岁以前少见。30～60 岁增长较快,40～60 岁为发病高峰,近 10 年 25～34 岁的宫颈癌发病率增加 77％。在古代医籍中,子宫颈癌类似于"五色带下""带下""崩漏"等疾病。

一、病因病机

(一)行为危险因素

绝大多数宫颈癌患者为已婚妇女,在未婚女子,特别是修女中极少见。首次性生活过早及性伴侣过多均与宫颈癌关系密切。根据流行病学调查,患宫颈癌的未产妇仅占 10％。初产年龄早,宫颈癌发病率高。

(二)生物学因素

多种病原体与宫颈癌关系密切,尤其是人乳头状病毒(HPV)、单纯疱疹病毒Ⅱ型、人巨细胞病毒、衣原体及 EB 病毒。HPV 与宫颈癌的关系研究较多。HPV 感染是一种通过性生活传播的疾病,通常没有症状,感染的高峰年龄在 18～28 岁,一般在感染后 8～10 个月左右消失,10％～15％的 35 岁以上的妇女因持续感染增高了患宫颈癌的风险。多宗流行病学研究结果显示 HPV 感染与宫颈癌有明显的相关性,99.7％的宫颈癌患者 HPV 阳性,97％子宫颈上皮内瘤变(CIN)Ⅱ/Ⅲ阳性,61.4％CIN1 阳性。

(三)其他因素

HPV 感染能否发展为宫颈癌除病毒因素外、宿主因素和环境因素的协同作用也很重要,最重要的宿主因素是免疫功能。环境协同因子如阴茎包皮垢、宫颈阴道慢性炎症、吸烟、口服避孕药等为宫颈癌的发生创造了条件。

中医学认为,本病的发病由脾、肝、肾脏腑功能虚损,致冲任失调,督带失约而成。是多种因素的综合结果。七情所伤,肝郁气滞,怒伤肝,忧思伤脾,疏泄失常,五脏气血乘逆而瘀滞;冲任损伤,肝脾肾诸脏虚损为内因,肝藏血主疏泄,疏泄失职,带漏淋漓。肝肾阴虚,虚火妄动而生崩漏;外受湿热,或湿郁化热,或积冷结气,血寒伤络,郁阻胞络所致。也可因先天肾气不足,或后天损伤肾气,导致肾虚而影响冲任功能。故本病病机以正虚冲任失调为本,湿热瘀毒聚而成。

二、临床表现

早期宫颈癌常无明显症状,也无特殊体征,与慢性宫颈炎无明显区别,一旦出现相应的症状者,其病程已发展到中晚期。

(一)症状

(1)阴道出血:早期为少量的接触性阴道出血,常见于性生活后和妇科检查后。

(2)阴道流液:早期为白带增多,是由于宫颈腺体受癌灶刺激或伴有炎症,分泌亢进所致。随着病情发展,流液增多,稀薄似水样,呈腥臭,合并感染时伴有恶臭或呈脓性。

(3)疼痛:多发生于中、晚期患者或合并感染者。常位于下腹、臀部、下肢或骶尾部。主要是由于合并感染或肿瘤压迫或浸润或宫腔积液、积脓所致。

(4)泌尿道症状:常为感染引起,可出现尿频、尿急、尿痛。随着癌的发展,可侵犯膀胱,出现血尿、脓尿,以致形成膀胱阴道瘘。

(5)消化道症状:当宫颈癌灶向主韧带、骶韧带扩展时,可压迫直肠,造成排便困难,肿瘤侵犯直肠,可产生血便,最后可形成直肠阴道瘘。

(6)全身性症状:精神减退,乏力,发热,消瘦,贫血,水肿。

(二)体征

在老年妇女宫颈病灶常位于颈管内,宫颈阴道段光滑,易被漏诊。宫颈原位癌及早期浸润癌时,宫颈上可出现糜烂、小溃疡或乳头状瘤状。随着瘤的发展,肿瘤向外生长,可形成菜花、乳头、息肉状,组织脆,易出血和流液;肿瘤向内生长,可形成结节型病灶,外观呈不规则结节,向深部浸润,表面可呈糜烂状,阴道出血较少;肿瘤合并感染时可形成溃疡灶,可为小溃疡或较深在火山口状溃疡,宫颈癌灶浸润深和癌组织大量坏死脱落,宫颈外形被破坏,形成空洞状。宫颈腺癌的患者,病灶往往位于宫颈管内,早期宫颈外观正常,碰触颈管时有出血,病灶进一步发展,宫颈可均匀性增大、增粗、变硬。晚期时宫颈肿瘤可脱落形成溃疡以致空洞。

三、鉴别诊断

中医学中没有宫颈癌这一病名,但有关"石瘕"的描述与之相似。石瘕之病名源于《灵枢·水胀》曰"石瘕生于胞中,寒气客于子门,子门闭塞,气不得通,恶血当泻不泻,衃以留止,日以益大,状如怀子,月事不以时下"。

而本病应与"肠覃"相鉴别,肠覃在《灵枢·水胀》描述为:"寒气客于肠外,与卫气相搏,气不得营,因有所系,癖而内著,恶气乃起,息肉乃生。其始生也,大如鸡卵,稍以益大,至其成,如怀子之状,久者离岁,按之坚硬,推之则移,月事以时下,此其候也。"两者皆有下腹部包块,按之坚硬。前者包块位于胞中,月事不以时下,后者包块位于胞外,月事以时下。

四、辨证论治

(一)肝郁气滞型

主症:白带量多,阴道流血夹有瘀块,胸胁胀满,情绪郁闷或心烦易怒,少腹胀满,口苦咽干,伴有接触性出血,色鲜无块,舌质黯红,苔薄白或微黄,脉弦。

治则:疏肝理气,凉血解毒。

方药:逍遥散(《和剂局方》)加减。柴胡 10 g,当归 9 g,白芍 15 g,白术 10 g,丹皮 6 g,栀子 10 g,茯苓 25 g,炙甘草 12 g。

方解:宫颈属冲任之脉,冲脉隶属于肝,肝气郁结则见胸胁胀满,情绪郁闷或心烦易怒,少腹胀满;肝木乘脾,湿浊下注则成白带;舌质黯红,苔薄白或微黄,脉弦,为肝郁脾虚,气机失调之候。方中柴胡疏肝解郁,使肝气得以条达为君药;白芍酸苦微寒,养血敛阴柔肝缓急,当归甘辛苦温养血和血,归芍与柴胡同用,补肝体而助肝用,使血和则肝和,共为臣药;白术、茯苓、甘草健脾益气,实土抑木,使营血生化有源,共为佐药。

(二)湿热瘀毒型

主症:带下赤白或赤色,或如米泔,气味腥臭,阴道流血量多色瘀,少腹坠痛,腰胁隐痛,小便短赤,大便秘结,舌黯,舌苔黄腻,脉弦数。

治则:清热利湿,化瘀解毒。

方药:龙胆泻肝汤(《医方集解》)加减。龙胆草 10 g,黄芩 12 g,栀子 12 g,泽泻 15 g,木通 12 g,炙甘草 6 g,车前子 12 g,当归 6 g,茯苓 20 g,生地黄 12 g,柴胡 9 g。

方解:本型为外受湿热邪毒成瘀,损伤冲任,带脉失约,故带下量多色如米泔,污秽腥臭;湿热下注则尿黄便干;督脉失护则腰酸困痛;舌红苔黄或腻,脉滑数为湿热之象。方中以龙胆草、黄芩、栀子清热泻火,利水通淋为君药;木通、泽泻、车前子清热利湿通淋,共为臣药;大黄清热泻火,导湿热下行,当归、生地清热养阴,为佐药;甘草调和诸药而为使药。

(三)肝肾阴虚型

主症:白带量多,头晕目眩,时有阴道流血,量多色红,耳鸣,腰酸,心烦易怒,失眠多梦,手足心热,咽干舌燥,便秘,舌红少苔或光剥,或有裂纹,脉弦细。

治则:滋补肝肾,解毒养阴。

方药:知柏地黄丸(《小儿药证直诀》)加减。熟地 20 g,山药 12 g,山茱萸 12 g,泽泻 15 g,丹皮 12 g,茯苓 25 g,知母 15 g,黄檗 15 g。

方解:冲任受损,肝肾两亏,临床表现为头晕耳鸣,腰背酸痛;湿热瘀毒耗伤阴液,阴虚则生内热,症见手足心热,低热盗汗,舌红少苔,脉细数;热伤冲任,可见带下增多,阴道不规则出血。方中熟地滋肾养阴为君药;山茱萸、山药滋肾补肝健脾为臣药;佐以泽泻泻肾降浊,丹皮配山茱萸泻肝火,茯苓配山药渗脾湿,知母、黄檗滋肾泻火,共奏滋养肝肾,滋阴降火之功。

4.脾肾阳虚型

主症:神疲乏力,腰膝冷痛,白带清稀,阴道流血量多色淡,小腹坠胀,纳差,便溏或先干后溏,舌体胖,边有齿印,苔薄白,脉脉细弱。

治则:健脾温肾,补中益气。

方药:右归丸(《景岳全书》)加减。熟地 25 g,山药 12 g,山茱萸 12 g,枸杞子 12 g,肉桂 12 g,当归 12 g,菟丝子 12 g,鹿角胶 12 g,杜仲 12 g,制附子 9 g。

方解:宫颈癌后期脾肾虚损,阳气受损,脾主运化,肾主水液,脾肾阳虚则水湿潴留致神疲乏力,纳食甚少,大便溏薄,白带清稀;脾主四肢,肾阳不振致腰膝冷痛;命门火衰,固摄无权,故见小腹坠胀;舌体胖,边有齿印,苔薄白,脉脉细弱为阳虚之舌脉。方中以附子大辛大热,与肉桂、鹿角胶共为君药,温补肾阳,填精补髓。臣以熟地黄、枸杞子、山茱萸、山药滋阴益肾,养肝补脾。佐以菟丝子补阳益阴,固精缩尿;杜仲补益肝肾,强筋壮骨;当归补血养肝。诸药配合,共奏温补肾阳,填精止遗之功。

(朱朋朋)

第三篇 产科诊疗

第八章

产科常用手术

第一节 引产术

一、概述

引产术是指因母病或胎儿因素采用人工方法诱发子宫收缩达到终止妊娠的目的,是临床常用的一种处理高危妊娠的方法。按孕周分为中期引产和晚期引产,晚期引产是指妊娠满 28 周以后。这里主要讲述的是晚期引产的处理方法,临床常用的是药物引产。

二、引产前的评估

不论引产原因是什么,引产前一定要对孕妇进行综合评估,首先要检查宫颈是否成熟,如果没有成熟,应先促宫颈成熟,然后再进行引产,以增加引产成功率和安全性。目前公认的评价宫颈成熟度的方法是 Bishop 评分,它是对宫颈管长度、宫颈口扩张程度、宫颈软硬度、宫颈位置以及胎先露位置进行评价,总共 13 分。评分越高,宫颈越成熟,引产越容易成功。如果宫颈评分总分在 6 分以下,应促宫颈成熟。

(一)促宫颈成熟的方法

目前尚无理想的促宫颈成熟方法,临床比较常用的有机械性扩张和药物性方法。然而临床处理过程中很难将促宫颈成熟和引产截然分开,故有的促宫颈成熟的药物也是引产药物。

1.机械性扩张

采用水囊或 Foley 尿管。

水囊或 Foley 尿管促宫颈成熟的方法比较久远,目前临床使用的双球囊装置促宫颈成熟效果较好,放置简单、操作方便、痛苦小、容易被孕妇接受。但这种方法的局限性是有感染、宫颈损伤、出血和胎膜早破的风险。

2.药物性方法

采用前列腺素制剂。

(1)地诺前列酮:引产前将含有 10 mg PGE_2 制剂的地诺前列酮放在阴道后穹隆,它的优点是单次用药,不需严格无菌。

禁忌证:①已临产;②已破膜;③正在使用缩宫素;④瘢痕子宫;⑤可疑胎儿窘迫;⑥三次以上足月妊娠分娩史;⑦多胎妊娠;⑧对前列腺素过敏;⑨有青光眼或哮喘。

注意事项:①放置后,产妇应卧床 2 小时,以保证栓剂固定,避免脱落。②2 小时后检查,如位置正常,产妇可下地。如位置不正常可重新放置。③常规监测宫缩和胎儿情况。④放置后12 小时、临产、破膜、宫缩异常、胎儿窘迫或其他异常情况时应取出栓剂。⑤不要与缩宫素同时使用,可在取出栓剂 30 分钟后给予缩宫素静脉滴注。⑥地诺前列酮仅用于足月妊娠促宫颈成熟,如妊娠不足月者使用,应充分告知。

(2)米索前列醇:为前列腺素 E_1 衍生物,又称米索,也可用来促宫颈成熟。常用方法是阴道放置,合适的剂量为 25 μg,4～6 小时阴道后穹隆放置一次,一般用 4 次(100 μg)。国内主张25 μg阴道放置,6 小时无宫缩者可再放一次,每天总量不超过 50 μg,如需加用缩宫素,应在最后一次放置米索后 4 小时以上。由于药物说明书上没有此项适应证,使用前应充分告知引产者该药促宫颈成熟的利弊,由引产者知情选择。禁忌证和注意事项同地诺前列酮。

3.药物并发症的防治

(1)宫缩过强:取出药物,观察宫缩情况,如仍强可用宫缩抑制剂:如硫酸镁。

(2)胎儿窘迫:阴道检查,取出药物,如短期内不能分娩者,手术终止妊娠。

(3)子宫破裂:注意宫缩,如宫缩过强,及时处理。

(4)药物不良反应:如恶心、呕吐等,情况不严重,可继续观察,情况严重者可停药。

(5)变态反应:任何药物均有变态反应的可能性,需要临床严密观察,一旦出现可按过敏处理。

4.促宫颈成熟相关问题

(1)引产前应查宫颈条件,促成熟可增加引产的成功率。

(2)宫颈成熟后再引产可缩短产程,减少缩宫素的使用。

(3)地诺前列酮在促宫颈成熟中具有重要作用。

(4)最终决定时应充分评估产妇的状态和医院的条件。

(5)必须考虑药物的安全性和有效性。

(二)药物引产方法

小剂量缩宫素静脉滴注是常用的引产法。

三、药物引产适应证和禁忌证

(一)适应证

(1)妊娠期高血压疾病。

(2)各种妊娠并发症,如:妊娠合并肾脏病、妊娠合并心脏病、妊娠合并糖尿病等。

(3)急性羊水过多出现压迫症状者。

(4)胎膜早破。

(5)过期妊娠。

(6)严重的胎儿畸形,如脑积水、无脑儿等。

(7)死胎。

(8)母儿血型不合,胎儿处于高危阶段又无条件宫内换血者。

(二)药物引产禁忌证

(1)明显头盆不称,不能阴道分娩者。

(2)产道阻塞如宫颈肌瘤、阴道肿瘤和宫颈异常者。

(3)胎位异常如横位、初产妇臀位估计经阴道分娩有困难者。

(4)前置胎盘、胎盘血管前置、胎盘功能严重减退者。

(5)子宫有瘢痕如古典式剖宫产或子宫肌瘤剔除术后尤其是剔除肌瘤较大数目多、透过内膜者。一次子宫下段剖宫产史者为相对禁忌证。

(6)宫颈恶性肿瘤。

(7)急性生殖道病毒感染。

(8)对引产药物过敏者。

四、引产方法

(一)人工破膜术

人工破膜术常用于催产,但它也是一种最常用的引产方法,一般破膜后1～2小时内即可出现宫缩,2小时后仍无宫缩应静脉滴注缩宫素。由于单纯人工破膜引产成功率和失败率难以估计,加上破膜时间过长可能会招致感染,目前很少单独使用,多采用人工破膜加小剂量缩宫素静脉滴注以提高成功率。

(二)缩宫素静脉滴注术

1.缩宫素的使用方法及剂量

美国妇产科学会(ACOG)提供了一个使用缩宫素的方案:低剂量时,开始剂量为 $0.5～2 \, \text{mU/min}$,增加浓度 $1～2 \, \text{mU/min}$,间歇时间 $15～40$ 分钟。高剂量时,开始剂量为 $0.5～1 \, \text{mU/min}$ 直至 $6 \, \text{mU/min}$,增加浓度 $1～6 \, \text{mU/min}$,间歇时间 $15～40$ 分钟。出现宫缩过强,要调整剂量。

从安全角度出发,低剂量比较安全。国内目前推荐小剂量、低浓度、静脉滴注给药的方法。

(1)持续性给药法:采用静脉滴注方法,由低浓度(0.5%)开始,即 $500 \, \text{mL}$ 5% 葡萄糖液或葡萄糖盐水中加缩宫素 2.5 个单位,每分钟 8 滴($2.5 \, \text{mU/min}$),密切观察子宫收缩反应,每隔 $10～20$ 分钟调整滴数,至有效子宫收缩,即达到每 3 分钟一次宫缩,持续 $30～60$ 秒。有两种调节方法:等差法即 $2.5 \, \text{mU/min} \rightarrow 5.0 \, \text{mU/min} \rightarrow 7.5 \, \text{mU/min}$。等比法即 $2.5 \, \text{mU/min} \rightarrow 5.0 \, \text{mU/min} \rightarrow 10 \, \text{mU/min}$。若仍无宫缩,可增加缩宫素浓度至 $500 \, \text{mL}$ 5% 葡萄糖液或葡萄糖盐水中加缩宫素 5 个单位,每分钟滴数不能超过 40 滴。

(2)脉冲式给药法:此法符合体内缩宫素释放规律,可减少缩宫素和液体的量,但需要有输液泵才能进行,基层医疗单位缺乏此项设备。故多数仍采用持续性静脉滴注给药。

2.使用缩宫素注意事项

虽然小剂量、低浓度缩宫素静脉滴注引产是一种安全有效的引产方法。但其成功率只有 $69\%～87\%$,缩宫素引产是否成功与宫颈成熟度、孕周、先露高低有关。不可盲目增加剂量,因为使用不当会造成严重后果。

3.缩宫素不良反应及处理

缩宫素最常见的不良反应是宫缩异常,如宫缩过频(10分钟内宫缩≥6次)和过强甚至强直性宫缩(单次宫缩持续2分钟或2分钟以上,伴有或不伴有胎心变化);及由此导致的急产、子宫破裂、胎儿窘迫;少见的有羊水栓塞;恶心和呕吐;药物变态反应;甚至孕产妇死亡。

4.并发症的防治

(1)宫缩过强:一旦发现宫缩异常,应减慢静脉滴注速度,或停止静脉滴注,必要时给硫酸镁缓解子宫收缩。25%硫酸镁 4 g 加入 25%葡萄糖溶液 20 mL 中静脉推注,20 分钟推完,然后,接着用 25%硫酸镁 40 mL 加入 5%葡萄糖 500 mL 中,以 2 g/h 静脉滴注,直至宫缩消失,并取左侧卧位。小剂量给药可以克服宫缩过强、恶心、呕吐等不良反应。

(2)急产:注意宫缩和产程,如进展较快,应调整滴数或停止使用。

(3)子宫破裂:静脉滴注缩宫素应有专人管理,宫缩过频过强,应及时调整。

(4)胎儿窘迫:及时停用,左侧卧位,吸氧,如不能缓解,应手术终止妊娠。

5.手术技巧与难点

(1)缩宫素的半衰期短,呈脉冲式释放,并需要与缩宫素受体结合才能发挥作用。缩宫素一旦被吸收,3~5 分钟起作用,20~30 分钟血浆中药物达到稳定水平。剂量过大或调整间歇时间过短,都会出现并发症,导致宫缩过强,造成胎儿窘迫。用量过大,大部分不能与受体结合,会引起其他不良反应。故应采用小剂量、低浓度、静脉滴注给药,不能肌内注射;不能口腔或鼻腔黏膜滴入。

(2)子宫平滑肌对缩宫素的敏感程度和体内灭活速度个体差异较大。所以缩宫素使用无标准剂量、安全剂量和危险剂量,只能按生物测定原则,以子宫收缩反应来定。有的孕妇使用极小量就可引起强烈宫缩,有的孕妇使用大量也只能引起轻微宫缩。临床使用剂量应以个人子宫收缩反应决定,不可盲目加大剂量。

(3)点滴缩宫素时,应先做静脉穿刺调好输液滴数(8 滴/分),然后再加入缩宫素混匀,根据宫缩情况逐渐调整;或使用输液泵。

(4)滴注时必须有专人密切观察孕妇的血压、脉搏、宫缩频率和持续时间以及胎儿情况,每 15 分钟记录 1 次,有条件的医院可使用产时胎儿监护仪。一旦发现宫缩过强、过频或呈强直性,胎心率高于160 次/分钟,低于 120 次/分钟,应立即减慢滴速,甚至停止滴入以免胎儿发生宫内窘迫或子宫破裂。

6.缩宫素引产术注意事项

缩宫素一定要静脉滴注;从小剂量开始;先调好滴数再加缩宫素,配成合适的浓度;点滴过程中应有人定期观察;根据产程进展随时调整滴数。

(三)前列腺素制剂

普贝生或米索:这两种药物主要用来促宫颈成熟,也可用于引产。一般情况下,宫颈条件不成熟时,应该用前列腺素制剂,宫颈条件成熟时,应使用人工破膜加小剂量缩宫素静脉滴注引产。适应证和禁忌证同促宫颈成熟。

五、引产相关问题探讨

(1)首先要仔细核对孕周,确定胎儿娩出后有存活能力。如当地儿科条件有限,应采取宫内转运到条件较好的医院分娩。

(2)充分了解所采用的引产方法对母儿潜在的危害。

(3)掌握引产的指征和禁忌证,并与引产者充分沟通,交代清楚病情,知情选择引产方法。

(4)引产前应检查阴道、盆腔,了解宫颈条件,胎儿的大小及先露。引产前应行胎心监护。

（5）熟悉引产药物的使用方法和注意事项，了解并能处理药物所造成的不良反应。

（6）引产过程中要做好紧急情况下行急诊剖宫产的条件和医务人员。

（7）对待特殊情况下的引产要结合具体情况，酌情处理。

六、手术难点与技巧

（一）延期妊娠的处理

妊娠满41周是否引产？应结合孕妇的情况和当地的医疗条件，如宫颈条件已经成熟，可考虑引产，条件不成熟者应先促宫颈成熟后再行引产术。美国妇产科学会（ACOG，2004）建议无妊娠并发症、胎儿状况良好的妊娠满41周的孕妇，宫颈条件成熟者给予引产，条件不成熟者加强监测，每周两次监测羊水量、胎心监护，若无异常等待宫颈自然成熟或促宫颈成熟后引产。

（二）有剖宫产史的孕妇能否引产

剖宫产后阴道分娩（VBAC）已成为临床常见问题。由于胎心监护的应用、初产臀位、产妇对产钳助产的顾虑以及剖宫产技术和麻醉方法的改进等原因，使得初次剖宫产率逐渐升高，剖宫产后再次妊娠者增多。对子宫下段横切口剖宫产史，本次妊娠头先露，又无绝对剖宫产指征的孕妇再次分娩问题越来越受到关注。ACOG（2004）关于剖宫产后再次妊娠阴道分娩指南，即一次子宫下段横切口剖宫产者都适合VBAC，应该进行咨询；骨盆合适；没有其他的子宫瘢痕或子宫破裂史；有监测产程或急诊行剖宫产的条件；具备急诊行剖宫产的麻醉医师和有关人员；VBAC时也可使用硬膜外麻醉镇痛。

1.引产禁忌证

（1）前次剖宫产切口的类型不详。

（2）有子宫破裂史。

（3）绝对的头盆不称。

（4）前置胎盘。

（5）严重近视伴有视网膜剥离，或有妨碍阴道分娩的内科并发症。

（6）胎位异常。

（7）两次剖宫产史且未有过阴道分娩者。

（8）没有急诊剖宫产的条件。

2.剖宫产后再次妊娠阴道分娩处理的注意点

（1）充分了解孕妇产科病史，如前次剖宫产的类型、指征、切口恢复情况，以及距离此次妊娠间隔的时间。

（2）本次妊娠孕周：超过40周者，VBAC成功率下降。

（3）估计胎儿体重，巨大胎儿会增加VBAC的危险性。

（4）孕妇是否肥胖，如果孕妇肥胖也会降低VBAC的成功率。

（5）有无VBAC的禁忌证，如有禁忌证则再次剖宫产。

3.引产方法

小剂量缩宫素静脉滴注。

与孕妇探讨VBAC的利弊，孕妇愿意试产，又具备阴道分娩条件，需要引产或改善宫颈条件，最好在严密观察下使用小剂量缩宫素静脉滴注，产程中加强监测。产程进展顺利者阴道分娩，出现并发症经处理改善适合阴道分娩者则阴道分娩，不顺利者则再次剖宫产。如果孕妇自然临产,又无阴道分娩禁忌证,产程中如果出现宫缩乏力可使用小剂量缩宫素催产,严密观察产程进展和子宫下段的情况。

(1)引产前一定要排除头盆不称。

(2)严格掌握适应证、方法和剂量。

(3)要密切观察产程和产妇及胎儿情况。

（王朝娜）

第二节 毁 胎 术

这是一种将死胎或畸形胎儿的体积缩小,以减少分娩困难的手术。毁胎术包括穿颅术、断头术、头臂斜形切断术、锁骨切断术、内脏剜出术等。

一、穿颅术

用器械穿破胎儿头颅,搅碎并排出脑组织,缩小头围,以利胎儿娩出的手术,称之为穿颅术。

(一)适应证

(1)死胎头位,自然分娩可能损伤产妇;死胎需立即结束分娩;或死胎阴道自然分娩有困难。

(2)胎儿被确诊为脑积水者。

(3)臀位后出胎儿头困难,胎儿已死者。

(二)禁忌证

(1)活胎。

(2)正常发育的胎儿。

(3)母体骨盆极度狭窄或变形,胎儿缩小后也无法经阴道娩出者。

(三)必备条件

(1)宫口开全或近开全。

(2)骨盆真结合径＞5.5 cm,估计缩小胎头后能自阴道娩出者。

(四)麻醉

通常不需麻醉,只有初产妇会阴紧者需局部麻醉,个别操作困难者需全麻。

(五)手术步骤

见图 8-1～图 8-4。

(1)产妇取膀胱截石位,常规消毒外阴,铺无菌巾。

(2)导尿。

(3)做阴道检查,了解宫口大小、胎膜是否破裂、胎方位和胎头位置高低、骨盆大小等。

(4)助手在产妇下腹部压紧,固定胎头。另一助手用阔叶拉钩拉开阴道,看到胎头,用头皮钳或宫颈钳夹住胎儿头皮,向下牵拉,进一步固定胎头。

(5)术者左手摸清囟门或颅缝,右手持长剪刀,在左手保护及指引下,剪破囟门处头皮。继之,取人工流产用的负压吸引器吸管,从囟门破口处插入颅腔,吸出脑髓,以缩小头围,可自然娩出。此种方法既简便又安全。

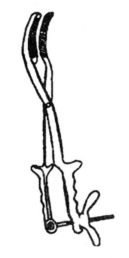

图 8-1 碎颅钳

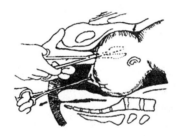

图 8-2 固定胎头后经颅缝穿刺

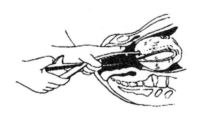

图 8-3 用碎颅钳夹持胎头,循产轴牵出

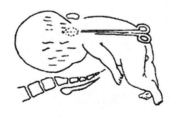

图 8-4 臀位后出胎头时经枕骨大孔穿刺

(6)选用穿颅器时,术者右手持闭合的穿颅器,在左手保护及指引下,经前囟或后囟,或矢状缝刺入颅腔内。面先露时则刺入眼眶部或额缝,臀位时穿刺枕骨大孔或上腭。随后转动穿颅器,做开闭动作以捣碎脑髓,使脑髓流出。然后闭合穿颅器,取出之。

(7)术者右手持双叶碎颅钳的内叶,在左手保护及指引下,通过颅孔,进入颅腔,由助手把持固定在原位。继之,右手持碎颅钳的外叶,在左手保护及指引下,置于颅外的面部。然后将碎颅钳扣合,旋紧。

如无碎颅钳,可用两把宫颈钳,一把夹于颅内与枕部,另一把夹于颅内与面部。

(8)循产轴方向慢慢牵引碎颅钳柄部,牵引时注意保持胎头俯屈姿势,并防止颅骨碎片损伤阴道壁。同时,助手注意保护母体会阴。

(9)胎儿脑积水者,可用长针头刺入囟门,用吸引器将水抽出后,胎体缩小可自然娩出。

(六)注意事项

(1)施术前必须确诊为死胎或畸胎,有 B 超或 X 线片证实。如条件不允许做 B 超或 X 线片,死胎必须由三位以上的妇产科医师仔细听诊后确诊。

(2)用穿颅器时,助手必须在耻骨联合处协助固定胎头。

(3)在直视下剪开头皮。

(4)穿颅时,着力点应恰当,用力应稳,必须在手指引与保护下穿入,以防穿颅器滑脱,损伤产道。

(5)碎颅钳应夹在颅底及面部,切勿将宫颈或阴道组织夹入两叶之间。

(6)术后仔细检查产道,以除外阴道、宫颈及子宫损伤。

(7)术毕,常规给抗生素预防感染。

二、断头术

将横位已死胎儿的头部与躯干断离,逐一娩出,可解决梗阻性难产。自颈部横断者,称断头术。

(一)适应证

(1)忽略性横位,胎儿已死。

(2)双头畸胎。

(3)双胎双头绞锁,第一胎儿已死。

(二)禁忌证

(1)活胎。

(2)发育正常的胎儿。

(三)必备条件

(1)宫口开全或近开全,胎肩进入盆腔,胎颈接近宫口,经阴道能触及胎儿颈部。

(2)无子宫先兆破裂征兆。

(3)骨盆无极度狭窄,估计经阴道能取出胎儿。

(四)麻醉

用乙醚吸入麻醉。麻醉前皮下注射阿托品 0.5 mg,脉快者注射东莨菪碱 10 mg,以制泌解痉。

(五)手术步骤

(1)检查线锯或断头钩:线锯两端最好套塑料管。如无线锯,可用钢丝制成的节育环两只,拉直后中部 1/3 处的绞辫成锯齿状,可当锯用。

(2)产妇取膀胱截石位,常规消毒外阴,铺无菌巾。

(3)导尿。

（4）做阴道检查，确定宫口开大程度、胎头位置，并摸到胎颈，确定有断头术的指征。

（5）开始给乙醚吸入麻醉。

（6）助手向胎头反方向紧拉胎手，使胎颈下降并拉长，胎头、颈、臂成一直线。

（7）选用断头钩时，术者右手持断头钩柄，左手中指扶着钩尖将弯钩横放入阴道，沿着脱出的手臂上行，助手则持续将脱出的胎手向外牵，以便使术者能顺利地将弯钩送入。弯钩由胎颈前方套在胎颈上。术者左手仍扶着弯钩尖，右手握紧柄，上下做拉锯式动作，将胎颈切断，待脊椎截断后，用剪刀将未切断的皮剪开。

（8）如使用线锯。术者一只手的示、中二指夹住线锯一端。经胎儿后面达胎颈上缘，弯曲此二指使线锯绕过胎颈，术者伸另一只手在胎颈前面将线锯端拉出阴道口外，线锯两端套上塑料管，挂上锯柄（图8-5）。

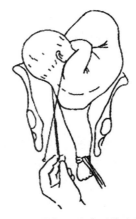

图 8-5　线锯两端套以橡皮管

助手用两把阴道拉钩分别拉开阴道前后壁，以保护之。术者双手持锯柄，将线锯交叉。交叉点应在阴道口外。取与颈椎垂直的方向拉动线锯。待胎儿颈部截断，线锯自行脱出。

（9）当用断头钩或线锯将胎颈截断后，术者左手盖住颈椎断端以免损伤母体，右手牵引已脱出的手臂，即可娩出胎体。

（10）术者伸一只手再入宫腔，拇指抵住颈椎断端，示指伸入胎嘴，勾住下颌骨。另一只手在下腹部压迫胎头，以协助胎头娩出。牵出胎头时应循骨盆径线，动作应迅速，以防子宫收缩，影响胎头娩出（图8-6）。

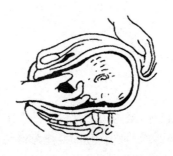

图 8-6　娩出胎头

（六）注意事项

(1)胎儿娩出后,应常规探查宫腔、宫颈及阴道,以除外裂伤。

(2)术毕,及时肌内注射或静脉点滴宫缩药,通常给缩宫素 20 U。

(3)乙醚吸入麻醉者可行徒手剥离胎盘术。

(4)术后常规给抗生素预防感染。

三、头臂斜形切断术

头臂斜形切断术包括头臂斜断、牵出胎头、牵出胎体三个主要步骤。

适应证、禁忌证、麻醉同断头术。

手术步骤基本同断头术,所不同者是线锯置于颈根至对侧腋窝部,线锯放置后助手将脱出的上肢向胎头侧牵拉;故离断线位于颈根至对侧腋窝处。

头臂斜断后,先牵拉脱出的手臂,胎头也随之娩出。继之,伸一只手入宫腔,握住与残留胎体相连的上肢牵出儿体。牵拉时,注意用另一只手盖住胎儿颈断端,以免断骨损伤产道。

注意事项,同断头术。

四、锁骨切断术

锁骨切断术系通过切断胎儿锁骨,以缩短胎儿双肩径,利于胎肩娩出。

（一）适应证

(1)死胎,尤其肩难产的死胎。

(2)严重畸形儿。

（二）禁忌证

(1)活胎。

(2)正常发育的胎儿。

(3)母体骨盆极度狭窄或变形,切断锁骨也无法经阴道娩出胎体者。

（三）必备条件

(1)宫口开全,或近开全。

(2)骨盆真结合径＞5.5 cm,估计缩小胎肩后能经阴道娩出者。

（四）麻醉

通常不需麻醉。

（五）手术步骤

(1)术前准备同断头术。

(2)术者右手持剪刀,在左手示、中二指的保护及指引下,剪断胎儿双侧锁骨,即可牵出胎肩(图 8-7)。

（六）注意事项

(1)锁骨切断前必须确定胎儿已死,或为无存活可能的严重畸形胎儿。

(2)切断锁骨时,切勿伤及母体组织;娩出胎肩时,注意避免锁骨断端扎伤母产道。

五、除脏术

除脏术系将胎儿胸腔或腹腔脏器剜出,缩小胎儿体积,以利分娩。

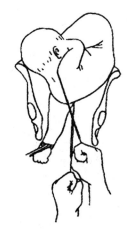

图 8-7　自颈根至对侧腋窝锯断

（一）适应证

（1）忽略性横位,胎儿已死,羊水流尽,宫缩甚紧,胎头位置较高,胸、腹部挤入阴道内,行断头术困难者。

（2）胎儿胸、腹部过大,有畸形或肿瘤阻碍分娩进行者。

（3）某些无存活可能的连体畸胎。

（二）禁忌证

（1）活胎。

（2）发育正常有存活能力的胎儿。

（三）必备条件

（1）宫口开全或近开全,胎儿胸部或腹部置于子宫口上。

（2）无子宫先兆破裂征兆。

（3）骨盆无极度狭窄或变形,估计胎儿可经阴道取出。

（四）麻醉

忽略性横位施除脏术时,通常需氨氟醚或乙醚吸入全麻。麻醉前皮下注射阿托品 0.5 mg;产妇脉快者则注射东莨菪碱 10 mg,以制泌解痉。

（五）手术步骤

（1）产妇取膀胱截石位,常规消毒外阴,铺无菌巾。

（2）导尿。

（3）做阴道检查,确定宫口开大程度。明确胎方位,肯定有经阴道助娩条件时施术。

（4）若忽略性横位,胎胸被挤入阴道内。能直视者。则应在直视下沿肋间隙剪开胸腔,用卵圆钳取出心、肺,必要时剪开横膈达腹腔,夹出腹内脏器(图 8-8)。

如胸腔位置较高,可用一只手伸入阴道做引导,另一只手持剪刀操作。胎儿胸腹腔塌陷后,处理胎身娩出的方法有以下几种。

术者伸手入宫腔,行内倒转术,牵出胎足,按臀牵引方式牵出胎儿。

若脱出于外阴的手经牵拉不能内回转时,可将此手上臂中段皮肤、肌肉切开,并将肌肉向肩上推,继之,从肩关节扭断,必要时用剪刀切断,使骨断端有上臂肌肉遮掩,不致损伤母体软产道。在脱垂手失去牵拉情况下行内倒转术。牵出胎足,娩出胎儿。

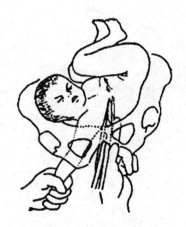

图 8-8 除脏术

切断胎儿脊柱,将胎体两段分别取出。

（六）注意事项

(1)分娩结束后,常规探查宫腔、宫颈及阴道。如果发现裂伤,需及时修补。

(2)术毕,及时肌内注射或静脉点滴缩宫素 20 U,预防产后子宫出血。

(3)全麻者,可行徒手剥离胎盘术。

(4)给抗生素预防感染。

六、脊柱切断术

切断胎儿脊柱,使胎儿分成两部分,各自经阴道娩出的手术,称之为脊柱切断术。

（一）适应证

忽略性横位,胎儿已死,无肢体脱出,以腰椎为先露部。

（二）禁忌证

同断头术。

（三）必备条件

(1)宫口开全或近开全,胎儿脊柱进入盆腔为先露部,无胎手脱出。

(2)无子宫破裂先兆征兆。

(3)骨盆无极度狭窄及变形,经阴道可取出离断的胎体。

（四）麻醉

氨氟醚或乙醚吸入全麻。

麻醉前皮下注射阿托品 0.5 mg;脉快者注射东莨菪碱 10 mg,以制泌解痉。

（五）手术步骤

(1)产妇取膀胱截石位,常规消毒外阴,铺无菌巾。

(2)导尿。

(3)查阴道、宫口、骨盆,证实为腰椎先露,估计可行脊柱切断术。

(4)用线锯绕过胎儿折叠的躯干,横断之,分别取出离断后的两部分胎体。

（王朝娜）

第三节　胎头吸引术

Simpson 在 19 世纪 40 年代提出真空吸引器的设想,后经反复改进,直到 1954 年 Malmstrom 采用了新的原理,即牵引一个吸附在胎头上的金属帽,在金属帽内产生一个人工的产瘤,以此牢固把持抬头,并做适当牵引,协助胎儿娩出,从而使胎头吸引术成为一种成熟的阴道助产术。我国在产科临床上广泛应用该项技术也已有 30 多年历史。

一、胎头吸引器构造

胎头吸引器一般有三种常用的类型。

(一)锥形

其为一锥形杯状金属空筒,杯口直径为 5.5 cm,外套橡皮套,此端扣于胎头。杯底顶端有一可旋转的金属圈,以备持续牵引时用。顶端稍下方有对应的两个短柄,为牵引时的拉手。一侧柄为实心,另一侧柄为空心管与金属空筒内腔相通。空心管末端接橡皮管与吸引器或抽气针管相连接。此型适用于低位胎头。

(二)牛角形

其结构与锥形金属空筒相同,仅外形较锥形长,并弯曲形如牛角。此型适用于低中位胎头。

(三)钟形

胎头吸引器为一钟形厚韧的硅胶罩,固定于金属帽上,连接一带刻度的长金属管,管之远端有一对对称的短柄,作为牵引的拉手。管的远端连接橡皮管与电吸引器相连接。硅胶罩质柔软,不易漏气和滑脱,吸力牢固,且易于放置,对低位和较高位胎头均适用是其优点(图 8-9)。

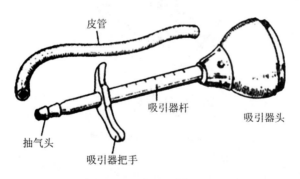

图 8-9　硅橡胶钟式吸引器

在美国,金属杯吸引器通常已被新的硅胶罩软杯吸引器替代。Loghis(1992)和 Kuit(1993)等研究发现,硅胶罩软杯吸引器较金属杯吸引器对新生儿头皮损伤的发生率更小。

二、适应证

(1)因宫缩乏力所致的第二产程延长者。

(2)因产科并发症,需要尽快结束第二产程者,如妊娠期高血压疾病,心脏病心功能Ⅰ~Ⅱ级者等。

（3）胎心律异常或有羊水混浊等胎儿窘迫表现，需要尽快结束分娩者。

（4）瘢痕子宫分娩时不宜用力者，如上次剖宫产史、宫体手术史等。

必须具备的条件：宫口已开全，胎膜已破，高位已达＋4或＋4以下，肯定无明显的头盆不称者，必须是顶先露。

三、禁忌证

胎头吸引术的禁忌证：面先露或其他非顶先露、较早的早产、胎儿凝血功能异常、巨大儿和最近头皮采血者。

四、术前准备

取膀胱截石位，外阴及手术野常规消毒、铺消毒巾，导尿，阴道检查了解宫口扩张情况，胎头先露及高位。宫口应已开全，胎膜已破，必须是顶先露，高位≥＋4。术前先予阴部神经阻滞麻醉及局麻，并行会阴切开。

五、操作方法

（一）放置胎头吸引器

将吸引器杯口边缘涂以润滑油，以左手中、示指扩开阴道后壁，右手持吸引器柄，将吸引器杯口下缘送入阴道触及胎头（图8-10）；再以左手分别推开阴道左、右壁，将吸引器杯口送入阴道，使其杯口缘触及胎头（图8-11）；最后推开阴道前壁，将整个吸引器杯口送入阴道，并使其杯口缘紧密接触胎头皮肤（图8-12）。

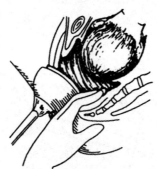

图 8-10　放置吸引器后缘

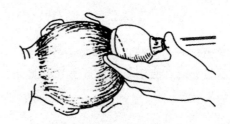

图 8-11　使吸引器触及胎头

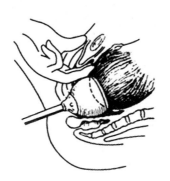

图 8-12 放置吸引器上缘

杯的中心应该在矢状缝后囟前 3 cm 处。放置位置过分靠后,会使胎头过度附屈(图 8-13A);放置位置过分靠前,将会使颈椎伸直,胎头过于仰伸(图 8-13B);放置位置相对于矢状缝偏向一侧时,会加重胎头倾势不均(图 8-13C)。

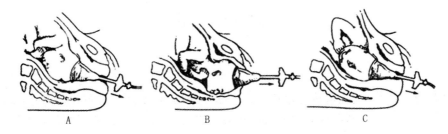

图 8-13 吸引器吸附位置偏移造成胎头姿势异常

A.杯口在后囟,使胎头过渡俯屈;B.杯口前缘在前囟后角,使胎头过渡仰伸;C.杯口偏向一侧,使胎头不均倾

(二)检查放置位置

仔细检查吸引器杯口周边是否完全附着于胎头上,确定无阴道壁或宫颈组织夹在吸引器与胎头之间(图 8-14)。因误带入母体阴道组织易导致阴道壁损伤和出血,并可发生吸引杯的滑脱,因此,在开始抽真空之前、之后及牵拉前,都应仔细检查杯口的全部边缘。

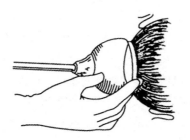

图 8-14 检查吸引器与胎头接触缘

(三)吸附胎头

术者双手固定吸引器头,助手以空针抽吸吸引器抽气口,增加吸引器头内负压,使吸引器牢固地吸附在胎头上,钳夹抽气口的橡皮管。抽气量:杯口直径为 6 cm 者约抽 30 mL;9 cm 者抽 90 mL。杯内负压约 40 kPa(300 mmHg)。有学者建议抽真空时应逐渐增加负压,每 2 分钟增加负压为 0.2 kg/cm^2,逐渐增加到 0.8 kg/cm^2 为止。建议 0.6 kg/cm^2 的负压比较理想,因更高

的负压可能增加胎儿头皮和（或）头颅损伤的风险。

（四）牵引及胎头娩出

宫缩时，单手握持胎头吸引器，按分娩机转，沿产轴先向外稍下方牵引，使胎头着冠后，逐渐向外上方牵引，使胎头仰伸，以最小径线娩出（图 8-15）。胎头矢状缝如未与骨盆前后径一致时，在牵引过程中可助内旋转使胎头矢状缝转向中线。牵引时鼓励产妇向下屏气配合，无宫缩时暂停牵引，下次阵缩时再牵。牵拉应该是间歇性的，并与母体的宫缩相配合。如胎头高位≥＋4时，一般胎头不难牵出。牵引时如有滑脱，应检查胎头下降程度是否在＋3或更高，胎位是否枕前位。如果一切无异常，重新上好吸引器，可稍加大负压力，再次牵引。

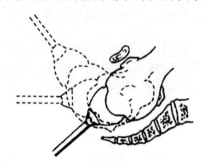

图 8-15　吸引器牵引方向

吸引器理论上的优点：在牵拉力达到可造成胎儿损伤前，通常就会滑脱。因此，如果胎吸手术进展困难或吸杯有两次滑脱应立即改为产钳助产或剖宫产，不要勉强坚持胎头吸引术，而失去胎儿抢救机会。如吸引时间过长或吸引负压过大，则可造成胎儿头皮损伤、血肿，甚至脑损伤等并发症。

行胎头吸引术时，应避免用手扭转吸引杯，也不可用胎吸旋转胎方位，这可导致胎儿头部血肿和胎儿头皮撕裂。

（五）卸除吸引器

胎头娩出后，迅速放开维持负压的止血钳，使负压消失，吸引器自然脱离胎头。继而以阴道接生手法协助娩出前肩、后肩、躯干及下肢，完成胎儿分娩。

（六）胎儿娩出后处理

胎儿娩出后处理基本同正常阴道分娩，但需仔细检查胎儿头皮有无肿块及其大小、部位，如为头皮水肿一般在 2～3 天内消失；血肿则在 1 个月内吸收，嘱产妇及家属不要揉捏肿块，以免出血更多、血肿加大。检查头皮有无撕裂，有则进行缝合，头皮撕裂处伤口做换药处理。如出现裂伤还需注意有无颅骨骨折及颅内出血等，应查头颅 B 超、检眼镜等，并请儿科专家会诊。

检查宫颈、阴道及会阴情况，了解有无宫颈、阴道或会阴裂伤，如有则予以修补。如术前行会阴切开者，进行会阴切开修补术。

六、注意事项

（1）胎头位置的高低是胎头吸引术成败的关键。在使用吸引器前，必须仔细查明胎儿高位、骨盆情况及宫口是否开全。

（2）胎头牵引时总的牵引时间应＜15 分钟，如吸引器有 2 次滑脱即应改用产钳助产术。

（3）吸引器牵引是阴道试产的一种方法，在助产时如果没有明确的胎头下降的证据，应考虑

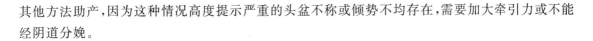

其他方法助产,因为这种情况高度提示严重的头盆不称或倾势不均存在,需要加大牵引力或不能经阴道分娩。

七、手术并发症

胎头吸引术的手术并发症主要有头皮撕裂、头皮挫伤、帽状腱膜下血肿、头皮下血肿、颅内出血、脑膜下出血、新生儿高胆红素血症、锁骨骨折、肩难产、外展神经麻痹、臂丛神经麻痹、视网膜出血、胎儿死亡等。

八、胎头吸引器与产钳助产的比较

许多研究比较了胎头吸引术和产钳助产术。认为胎头吸引术较易掌握,但头皮血肿的发生率较高;产钳助产术牵引力较大,助产适应范围较广,但技术掌握较难,手术所致软产道损伤发生率较高,软产道损伤程度较严重。而两种助产方式对新生儿发病率的影响没有明显差异。

Vacca(1983)等比较了胎头吸引术和产钳助产术,发现产钳助产组的产道损伤和产后出血发生率高,但吸引器组的新生儿黄疸发生率高。两组间的新生儿严重疾病发生率没有明显区别。Bofill(1996)等同样发现产钳组的Ⅲ度和Ⅳ度会阴撕裂明显多于胎吸组(29%和12%),而吸引器组的肩难产和头部血肿的发生率却是产钳组的2倍。其他学者也有同样的发现。

总的来说,除了头皮损伤和高胆红素血症外,胎头吸引术的并发症肯定不多于相近情况下的产钳助产术,使用胎头吸引时,偶可发生视网膜出血,但并无后遗症。而产钳助产如能认真遵循产钳术的指征和注意事项,只行旋转角度≤45°的出口产钳或低位产钳助产术,则对母亲和胎儿都是安全的。

（刘素霞）

第四节 产道损伤修补术

一、会阴切开及其缝合术

会阴切开,是在分娩第2产程中为避免会阴及盆底组织严重裂伤,减轻盆底组织对胎头的压迫,缩短第2产程,加速分娩的手术;也是初产妇臀位助产或施行产钳、胎头吸引术的辅助手术。会阴切开分侧切开和正中切开两种,由于正中切开多并发Ⅲ度会阴裂伤,故临床上多以会阴侧切为主。

（一）体位

取膀胱截石位。

（二）麻醉

1.会阴及外阴局部浸润

一般采用5 mL 0.5%的利多卡因加0.9%生理盐水5 mL。需要3～4分钟麻醉才能起效。两个指头沿着将要进行的切口插入阴道以保护胎头。针插入皮下沿着同样的切口线进入

4~5 cm。在注射前回抽注射器以检查是否穿刺入血管。如果抽出血液应该重新置针直到没有回抽出血液。在针头缓慢退出同时连续注入利多卡因。向预定切开部位扇形区域的皮内及皮下和阴道前庭黏膜下注射麻醉药。

2.会阴阻滞麻醉

一般采用0.5%的利多卡因5 mL加0.9%生理盐水5 mL。阴部神经主要支配阴道、会阴部和外阴,阻滞时的主要解剖标志为坐骨棘和骶棘韧带。用腰椎穿刺针在坐骨结节内侧2 cm处先注一皮丘,阻滞左侧时以手术者左手做向导,阻滞右侧时以手术者右手做向导,先将示指和中指伸入阴道,向外向后摸到坐骨棘,向坐骨棘方向前行,当针尖触及坐骨棘时,后退少许,转向坐骨棘尖端的内侧约1 cm,再进1.5~2 cm,当阻滞针穿过坐骨棘时有一突破感,是穿刺成功的标志,阴部神经就在其前方(图8-16)。回抽如无回血,可注入麻醉药。

(三)术式选择

会阴切开分侧切开和正中切开两种(图8-17)。会阴切开可充分扩大阴道口,适于胎儿较大及辅助难产手术,其缺点为出血多,愈合后瘢痕较大。正中切开出血少,易缝合,愈合后瘢痕小为其优点,但容易并发Ⅲ度会阴裂伤为其缺点,故仅适于会阴体较高、胎儿不大的产妇,不适于难产手术的辅助切开。会阴侧切时切开球海绵体肌,会阴深、浅横肌及部分肛提肌,出血较多。正中切开时切开球海绵体肌及中心腱,出血较少。

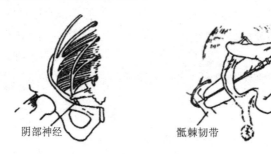

阴部神经　　　　　　　骶棘韧带

图 8-16　会阴阻滞麻醉

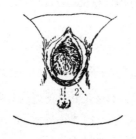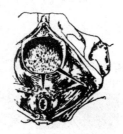

图 8-17　会阴切开方式

1.正中切开;2.左侧切开

(四)手术步骤

1.切开手术

一般行会阴左侧切口,宫缩间歇期,手术时以左手示、中指伸入阴道与胎头之间,撑起阴道左侧壁,用会阴切开剪以阴唇后联合为起点开始向外旁开 45°,向坐骨结节方向,在宫缩开始时剪开会阴 4~5 cm(图8-18),若会阴高度膨隆则需向外旁开 60°~70°。若会阴体短则以阴唇后联合上 0.5 cm 处为切口起点。当胎儿大或需行臀位或产钳助产时,会阴切开宜大,切开后即用纱布压迫止血。

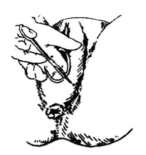

图 8-18 会阴侧切

2.会阴侧切切口缝合

胎儿或胎盘娩出后,用甲硝唑溶液 250 mL 冲洗阴道,在阴道内填入大纱布一块,阻止血流,以免影响手术视野。

(1)阴道黏膜缝合:用 2-0 快薇乔自阴道黏膜顶端上方 1 cm 处开始,连续缝合阴道黏膜及黏膜下组织,左手示指探及黏膜下组织,引导缝合,防止遗留死腔,形成血肿。缝合至处女膜环处,缝线经处女膜下穿到处女膜外,将处女膜创缘对齐,缝合 1 针,再继续至阴道口。黏膜下组织内有丰富的静脉丛,缝合时应注意缝好缝紧,以免术后发生血肿。

(2)缝合皮下脂肪层:用 2-0 快薇乔对深部脂肪层先行 8 字缝合,防止遗留死腔,再间断缝合脂肪层,对齐上下切口端,使切口宽约 1 cm,便于行皮内缝合。

(3)缝合皮肤:用 1-0 丝线间断缝合皮肤现多用 3-0 快薇乔行皮内连续缝合,术后不需拆线,瘢痕小。

(五)注意事项

缝合完毕后,应该仔细检查缝合区域,以确保止血。应进行阴道检查以确保阴道入口没有狭窄。在完成操作时还应该检查直肠,确认缝合没有穿入直肠。任何有穿入直肠的缝合必须拆掉以防止瘘管的形成。确认无误后取出阴道填塞纱布。向产妇说明损伤的性质和缝合状况,并告知是否需要拆线。

二、宫颈裂伤修补术

宫颈裂伤为分娩期并发症,是阴道分娩中最常见的软产道损伤之一,几乎每例病例都有发生轻度宫颈撕裂的可能性,特别是初产妇。较深的宫颈裂伤可延及阴道穹隆部,阴道上 1/3 段甚至子宫下段,损伤严重者发生盆腔血肿,甚至危及生命。当宫颈撕裂超过 1 cm,伴有出血,需要缝合时才称为宫颈撕裂。宫颈撕裂的发生率初产妇约为 10%,经产妇约为 5%。

子宫颈侧壁的肌肉组织成分少,易发生撕裂。根据撕裂的程度可以分为完全性撕裂,隐形黏膜下撕裂和肌肉及纤维撕裂并黏膜外翻三种。撕裂一般多发生在 3 点、9 点钟处,深度常不超过 1 cm,常无明显出血,无须特殊处理。产后可自然愈合而遗留横形的裂口痕迹,临床上常常以此作为辨认妇女是经产妇还是初产妇。但在某些情况下发生的子宫颈撕裂较深,且会引起不同程度的出血。这些较重的撕裂常常发生在子宫颈的两侧 3 点、9 点钟方向处,以全程的纵形撕裂居多,可以是单侧、双侧或多处撕裂。撕裂的程度不等,轻者长度可为 2~3 cm,较重的撕裂可以延至阴道穹隆部,甚至子宫下段,可以引起子宫血管或其大的分支血管的破裂而造成产妇宫血管或其大的分支血管的破裂而造成产妇大出血。还有一类型的宫颈撕裂发生在宫颈前唇,甚至整个子宫颈阴道部的环形撕脱,由于此种横形的撕裂罕有大血管的伤及,且有胎先露的长期压迫、血管栓塞,故出血量不多。

子宫颈撕裂可伴有不同程度的出血。出血多表现为持续性少量的活动性出血,血色鲜红。临床上易被忽略或误诊为子宫收缩乏力而未做处理,致使患者失血过多而发生休克。有时不表现为外出血而是隐性出血,可以形成阔韧带血肿或腹膜后血肿,同样因出血过多,患者出现休克,甚至危及患者的生命。

(一)损伤类型

1.自发性撕裂

常见于急产,或宫缩过强宫颈未充分扩张时胎儿过快娩出;宫口未开全,产妇过早使用腹压向下用力;产程长,特别是第2产程延长,子宫颈长时间受压发生宫颈水肿,局部缺血,严重时可因坏死而造成子宫颈前唇或宫颈阴道部分环状脱落。宫颈瘢痕过硬、先天性发育过长,可发生自发性不完全破裂或撕脱。

2.损伤性撕裂

宫颈未开全即强行施行助产手术。如臀位或足先露分娩时,因后出头困难时而强行牵拉;产钳助产上产钳位置不当夹住宫颈,造成部分宫颈的撕裂。第1产程阴道检查上托扩张宫颈;缩宫素促产速度过快或浓度过高使宫缩过强,造成急产,产生宫颈撕裂。

(二)临床表现

第3产程发现持续阴道流鲜血,但查子宫收缩良好即应考虑产道损伤,特别是宫颈损伤的可能。行阴道检查及宫颈检查时可以发现宫颈撕裂。产程进展不顺利的分娩以及阴道助产后应常规检查宫颈。检查宫颈时应在良好的照明下进行。直视下宫颈检查:用阴道拉钩牵拉开阴道,充分暴露宫颈,再用两把卵圆钳按顺时针方向依次交替钳夹子宫颈,循序检查宫颈1周。检查中如果发现子宫颈有撕裂,应将两把卵圆钳分别夹住撕裂的宫颈,向下牵拉,以暴露撕裂的全貌,直视撕裂的顶端。

(三)修补原则

(1)以往认为宫颈撕裂深度不超过1 cm,无明显出血,无须特殊处理,目前建议均行缝合术。

(2)较深的宫颈撕裂、伴有活动性出血的宫颈撕裂应立即修复。

(3)宫颈撕裂深达穹隆、子宫下段,甚至子宫破裂者,应进行缝合。必要时开腹修补。

(4)腹膜后的撕裂,伤及子宫动静脉或分支,引起严重的出血或阔韧带血肿时,应剖腹探查。

(5)宫颈的环形撕裂或撕脱,即使出血不多,也应进行缝合。

(6)术后填塞阴道纱条压迫止血,应用抗生素防止感染。

(7)发生休克的患者应及时输血补液治疗。

(四)手术操作

阴道拉钩扩开阴道,用两把无齿卵圆钳钳夹裂伤两侧、向下牵拉宫颈暴露撕裂的顶端,用2-0可吸收线间断全层缝合撕裂的宫颈。注意第1针应超出顶端以上0.5~1 cm,以有效缝扎撕裂处已经回缩的断裂血管,达到止血的目的,这是缝合子宫颈撕裂的关键。最末1针应距宫颈外口0.5 cm,不能缝至子宫颈的边缘,以免以后形成宫颈狭窄。延至子宫下段、阔韧带的撕裂,应行剖腹探查术,按子宫破裂处理。

(五)预防

(1)产前及产时向孕妇做产前宣教,宫口未开全时嘱产妇不要过早使用腹压、屏气用力,医务人员不要人为推压子宫底加大腹压。

(2)正确处理第2产程,避免发生滞产。

(3)严格掌握阴道助产指征,强调按操作常规进行阴道助产手术。宫口未开全时不应行阴道助产操作,如产钳、胎吸、臀牵引等。对于宫颈有病变的应适当放宽剖宫产指征。在进行产钳助产时,应由经验丰富的医师谨慎操作。术中为防止损伤,要注意手术技巧。放置产钳时应将引导手放在胎头与子宫颈之间,防止产钳夹住尚未开全的宫颈而造成宫颈的撕脱。牵引产钳时应按分娩机制缓慢牵引,牵引的力量要均匀,产钳不能左右摇晃。阴道助产后应常规检查子宫颈有无裂伤,发现裂伤立即缝合。

(4)正确使用缩宫素,防止宫缩过强,避免发生急产或胎头过快通过子宫颈。

三、会阴、阴道损伤修补术

除最浅表的会阴撕裂外,大部分会阴撕裂伴有阴道下段的撕裂,这种裂伤称为会阴阴道撕裂。在分娩的过程中,由于胎先露对盆底的压迫,肛提肌向下、向外扩展,肌纤维伸长并与肌束分离,使会阴体的厚度由原来的5cm变为数毫米,同时阴道皱襞伸展、变薄、变长,因此会阴与阴道是分娩时最易损伤的部位。该病的提出可以追溯到希波克拉底年代。在过去的一百年,随着医学的进步,在医院分娩常规做会阴侧切术,会阴撕裂的发生率也开始增加。在行会阴正中侧切,胎头吸引或产钳助产时常发生会阴撕裂。

(一)损伤原因

1.胎儿原因

胎儿过大;胎先露异常;胎头以较大的径线通过产道,如持续性枕后位或面先露的胎位娩出;过期妊娠时胎头不易变形等均易导致会阴阴道的撕裂。胎头娩出过速时由于会阴与阴道没有充分地扩张,常导致会阴阴道的撕裂。

2.产妇原因

(1)会阴体过长,或会阴体过于坚硬,缺乏弹性;或阴道狭窄,或会阴阴道有瘢痕等,会阴阴道均可因为在分娩时不能有效地扩张而在分娩的过程中产生撕裂。产妇年龄过小,尤其年龄<20岁的初产妇,阴道较紧,阴道撕裂的可能性较大。

(2)耻骨弓狭窄,伴骨盆的出口横径小,胎头在利用后三角时会阴体受压而过度伸展,也可造成会阴体的严重撕裂。

(3)产道轴方向不正常,如悬垂腹的孕妇的子宫过度前倾;或曾经做过子宫固定术,子宫颈常向后、向上移,这些均可以造成阴道后穹隆过度伸展而撕裂。

3.接产时处理不当

初产、第2产程长、会阴水肿易引起会阴阴道的撕裂;接产时未能很好地保护会阴或保护不当;不恰当的会阴切开,研究发现正中切开造成会阴阴道的撕裂概率大于会阴侧切;阴道助产操作不当,产钳助产撕裂会阴阴道的概率高于胎头吸引术;产时处理医师的经验很重要,如果为了省人员不能准确接产时机,未能在产妇运用腹压时保护会阴,或帮助胎头俯屈不充分,或保护会阴不当,过分用力和连续压迫会阴,或在胎肩娩出前未能继续保护会阴,均能造成会阴阴道的撕裂。宫口未开全使用缩宫素导致宫缩过强,胎儿娩出过快,产道未能充分扩张,可以造成会阴阴道的撕裂。

（二）损伤类型

单纯阴道裂伤,不伴会阴裂伤者很少见。会阴、阴道裂伤常成纵形,且多发生在会阴阴道口的正中。为了有助于评估和讨论损伤的程度,进行适当的修复处理以及研究工作的需要,构建了分类系统。在美国采用四级分类(表 8-1),欧洲则采用三级分类(欧洲的Ⅲ度撕裂与美国的Ⅳ度撕裂相当)。我国第 7 版教科书根据会阴、阴道壁撕裂程度,采用四度分类法。

表 8-1　美国阴道、会阴撕裂伤分类

撕裂程度		损伤特点
Ⅰ度		会阴部皮肤和(或)阴道黏膜撕裂,出血不多
Ⅱ度		撕裂会阴部皮肤及其皮下组织和(或)阴道黏膜撕裂,出血较多
Ⅲ度	不完全撕裂	在Ⅱ度撕裂基础上,肛门括约肌筋膜及部分(不是全部)肛门括约肌撕裂
	完全撕裂	在Ⅱ度撕裂基础上,肛门括约肌完全撕裂
Ⅳ度		撕裂累及直肠黏膜撕裂在内的完全性Ⅲ度撕裂

（三）临床表现

胎儿娩出后,阴道有持续不断的鲜红色的血液流出,而子宫收缩良好者,应考虑软产道损伤的可能。可以通过阴道检查进行准确的诊断,并排除有无宫颈的撕裂。

（四）诊断

分娩后应常规行阴道检查,检查会阴切口上端有无延长、会阴阴道下段有无撕裂,如果有撕裂,应评估损伤程度,并警惕会阴阴道撕裂的同时伴有宫颈撕裂,甚或累及膀胱直肠的撕裂,以便尽早、及时修补。

（五）麻醉

会阴侧切或会阴阴道撕裂修复前应行麻醉,满意的麻醉效果和患者的配合对良好的暴露和正确的修复非常重要。将局部麻醉药注射入阴道黏膜、会阴、直肠括约肌内,可以提供良好的麻醉效果。会阴阻滞麻醉适合大多数的修复手术,是修复Ⅲ度、Ⅳ度会阴阴道撕裂理想的局部麻醉,通过对阴蒂背部神经、阴唇神经和直肠下部神经的阻滞,对会阴正中和阴道下部产生良好的镇痛效果。研究发现,利多卡因可迅速向胎儿传输,应在分娩前限量使用。对不能忍受在会阴阻滞麻醉下行撕裂修复手术者,可以选择静脉或硬膜外麻醉。采用硬膜外麻醉的产妇可以连续给药提供良好的麻醉效果。

（六）治疗原则

会阴阴道撕裂,常使盆底组织受损松弛,出血多、容易发生感染,应及时按解剖层次结构缝合修补。

（七）手术方法

1.Ⅰ度会阴阴道撕裂修复缝合术

Ⅰ度会阴阴道撕裂可能伴有阴蒂、尿道口周围、大小阴唇皮肤黏膜的损伤,处女膜环的断裂。Ⅰ度会阴阴道撕裂一般位置表浅,出血不多。修复时以处女膜缘作为恢复原来解剖关系的标志。处女膜环及阴道内黏膜用 2-0 可吸收线间断缝合,或酌情连续缝合。会阴皮肤用 1-0 丝线间断缝合或 2-0 可吸收线皮内缝合。

2.Ⅱ度会阴阴道撕裂的修复缝合术

Ⅱ度会阴阴道撕裂常致会阴浅横肌、深横肌,甚至达肛提肌及其筋膜受损。Ⅱ度会阴阴道撕裂常沿两侧阴道沟向上延长,导致蹄形裂伤,重则可达阴道穹隆。

(1)暴露撕裂的部位:用阴道纱条上推子宫,填塞阴道上部,达到暴露和止血的目的,探明裂伤部位、深度并进行分度,弄清解剖关系。

(2)缝合阴道黏膜:用 2-0 可吸收线间断缝合撕裂的阴道壁黏膜,或酌情连续扣锁缝合,缝合部位应超过顶端 1 cm。

(3)缝合裂伤的肌层及皮肤黏膜下层:用 2-0 可吸收线间断缝合撕裂的肌层及皮肤黏膜下层。

(4)缝合会阴皮肤:用 1-0 丝线间断缝合皮肤或 2-0 可吸收线皮内缝合。

3.Ⅲ度、Ⅳ度会阴阴道撕裂的修复缝合术

Ⅲ度、Ⅳ度会阴阴道撕裂致肛门括约肌断裂及直肠前壁撕裂,故应仔细检查撕裂的情况,弄清解剖关系。

(1)缝合直肠前壁裂伤:用小圆针、2-0 可吸收线作间断缝合,注意不穿透黏膜层。

(2)缝合断裂的肛门外括约肌:用鼠齿钳将两侧肛门括约肌之断端提出,并向中线牵拉,见肛门周围皮肤呈轮状收缩,即用 7-0 丝线或 2-0 可吸收线“8”字缝合。

(3)2-0 可吸收线间断缝合直肠壁筋膜。

(4)7-0 丝线或 2-0 可吸收线间断缝合会阴体肌层(主要为肛提肌)。应注意不能使阴道口过度狭窄或缝合过紧,否则会导致性交困难。

(5)2-0 可吸收线缝合阴道黏膜。

(6)2-0 可吸收线缝合会阴皮下组织。

(7)缝合皮肤(皮内连续缝合)。

(8)术毕肛诊有无缝穿直肠黏膜,如有应予以拆除,以免发生肠瘘。

(9)置保留尿管,阴道压迫碘伏纱条 24 小时后取出。

(八)注意事项

(1)损伤缝合完后应取出阴道纱条,常规行直肠指检,检查直肠黏膜的完整性,测试肛门应力,肛周外观应为皮肤皱襞紧缩呈轮状。对探及的缺损应即刻进行撕裂的重新探查及二次修复。修补术后应进行完整的手术记录。其内容应包括对撕裂的详细描述,修复的简单步骤,修复术检查后的结论。例如“术后检查表明阴道撕裂修复完好,无活动性出血或血肿。直肠检查表明括约肌对合正常,无缺损及无可触及的缝线和直肠缺损”。术后保持会阴部的清洁,便后局部冲洗。Ⅳ度撕裂者给予肠蠕动抑制剂,3~5 天内进半流食,5 天后服用润肠剂以利大便通畅,保障伤口的愈合。术后 3~5 天拆线,Ⅳ度撕裂者便后拆线。

(2)会阴阴道的撕裂伤是各种类型阴道分娩的常见并发症,适当地止血、良好的组织对合以及防治感染,伤口可以良好愈合。修补术后最常见的并发症是血肿、感染、会阴脓肿、伤口裂开,以及直肠阴道瘘、肛门功能不全、性交困难等。清楚暴露、彻底冲洗消毒、按解剖层次快速对合尽量恢复解剖关系、消除死腔和止血、注意判断肛门括约肌是否断裂并正确缝合断端、避免缝合穿透直肠,以及术后填塞阴道纱条压迫、加强防治感染,是预防各种术后并发症大的关键措施。

(九)预防

(1)产前发现软产道异常,如会阴阴道瘢痕、阴道纵隔、静脉曲张等,并评价阴道分娩风险。

（2）做好产前宣教工作，教会产妇运用腹压和进行深呼吸运动，配合接产者保护会阴。

（3）熟悉分娩机制，重视第 2 产程对会阴的保护。会阴坚硬缺乏弹性、会阴体长或胎头过大、先露异常者应做会阴切开。宫颈前唇长时间被压迫水肿者，高张性宫缩压力致产程进展缓慢者，静脉注射地西泮可加速宫颈扩张速度并消除宫颈水肿。会阴垫保护会阴，用纱布做成的垫盖住会阴，保护会阴时可增加手掌和会阴之间的弹性，不会影响阴体血液循环。当胎头拨露使阴唇后联合紧张时应开始保护会阴，宫缩时手掌大鱼际肌肉应向前上方托压，宫缩间歇手应放松，胎肩娩出后可不保护会阴，让胎体缓慢娩出。手术助产时如胎心无改变，可用一分钟的时间缓慢牵引，使会阴充分扩张，但时间不可过长，以免引起胎儿颅脑损伤。

（4）严格掌握缩宫素引产指征，禁止滥用缩宫素，静脉滴注时应严密观察子宫收缩情况，避免宫缩过强。产程中不用手法扩张宫颈。

（刘素霞）

第九章

优 生 优 育

第一节　产前遗传咨询与预防

一、产前遗传咨询的目的和意义

通过产前咨询,及时发现遗传性疾病的患者和携带者,通过包括产前诊断在内的一系列的预防性措施,避免遗传病患儿的出生,降低出生缺陷的发生率,提高人群遗传素质和人口质量。

二、产前遗传咨询的对象

在受孕前或孕期,通常有以下指征时,应当建议进行遗传咨询:①夫妇双方的任何一方患有遗传病或先天畸形或不明原因的智力低下;②曾孕育过遗传病患儿或先天畸形儿;③家族成员患有遗传病或先天畸形;④生育过不明原因智力发育低下患儿,发生过不明原因死胎者,不明原因的反复流产;⑤母亲属于高龄(母亲预产期年龄>35岁者);⑥母亲产前筛查高风险;⑦近亲婚配;⑧孕前长期接受不良环境或孕早期接受不良环境影响;⑨有某些慢性病的孕妇等。

三、产前遗传咨询遵循的原则

(一)自愿的原则

自愿即完全尊重咨询者自己的意愿。目前普遍实行的原则是当事者必须知情、被检查者和家人有权利自己做出决定,特别是有关遗传学检查和再生育的问题。这种选择不受任何外来压力和暗示的影响。

(二)平等的原则

遗传咨询、遗传病诊断和治疗应该平等地提供给所有需要并且选择遗传学服务的人。

(三)教育咨询者原则

遗传咨询的重要特征是对咨询者的教育。包括以下内容:①疾病特征、病史、疾病变异范围;②遗传或非遗传的基础;③如何诊断和处理;④在不同家庭成员中发生或再发的机会;⑤对经济、社会和心理可能产生的影响;⑥为因疾病带来困难的患者家庭介绍相应的求助机构;⑦改善或预防的策略。

（四）公开信息的原则

在对咨询者进行教育的时候，许多遗传学家和咨询师赞同公开所有有关信息，但就"有关信息"的内容一直存在争议。多数人赞成应该告知咨询者有关遗传病的诊断，包括难以接受的诊断。但也有人认为对于一些诊断，在不涉及风险增加且当事人不要求时，可不告知。为了达到让咨询者知情的目的，咨询师应向咨询者公开所有咨询者能理解和与做出决定有关的信息。

（五）非指导性的咨询原则

在咨询过程中，咨询师必须没有偏好地陈述信息，而不能有任何鼓励采取某种特别措施的目的。坚持非指导性的方式是遗传咨询定义中最基本的特征，咨询中应没有任何优生学的动机。

（六）关注咨询中的心理、社会和情感影响尺度

现在的遗传咨询所采取的心理治疗模式是针对咨询者的焦虑和罪恶感两大心理特点而设立的。咨询师必须了解每一个咨询者的社会地位、文化、受教育程度、经济能力、情感和经历，聆听、理解和运用这些信息。

（七）信任和保护隐私的原则

一方面，有关咨询者本人或后代的家族史、携带者状态、诊断或遗传病风险的信息可能成为潜在的烙印，并可能成为雇主或保险公司歧视当事人而不给予医疗保险的理由。另一方面，知道个体的基因型，有时不仅可以对个体本人，也可以对家庭成员提供重要信息。当风险较严重、且具备有效的预防措施存在的时候，咨询师有责任告知患者家属有关遗传信息。

（八）遗传诊断的伦理、道德问题

随着产前诊断工作的广泛开展，其所带来的道德、伦理问题也日益突出。产前诊断常涉及一个新生命的存亡问题，如从事遗传和产前诊断工作的医务人员完全不懂有关的道德、伦理问题，后果将会很严重。从合乎普遍的伦理、道德标准来讲，产前诊断应该对可以严重影响个体生存质量、缺乏有效治疗方法、给个体和家庭带来巨大痛苦和负担的疾病进行诊断，然后做出相应的正确处理。有些疾病，如单纯唇裂、多指，简单的先天性心脏病等，虽然也痛苦，但并不影响生存及智力，这些胎儿是否有生存的权利？很多国家将 24 周后（国内定为 28 周）的胎儿视为有生机儿，出生后有存活能力，做决定时应考虑胎儿的利益。在孕 24 周后发现胎儿存在不严重影响其生存质量的异常、或出生后可以治愈的疾病时，在检查其未合并染色体异常或其他脏器结构异常后，原则上不应建议终止妊娠。在国内一些大的医疗机构，对于 28 周后涉及终止妊娠的问题都需要通过伦理委员会表决。这一委员会由临床遗传医师、临床遗传检验专家、心理医师、社会工作者、行政领导和法律顾问等组成。其职责是处理与遗传疾病诊断有关的医疗纠纷、遗传歧视、遗传伦理等难题，既保护从事遗传病服务的专业人员，也保证患者的权利和利益。

四、产前遗传咨询的步骤

（一）通过询问病史、临床检查和实验室检查以确定是否是遗传病

应详细询问先证者和咨询者家族中其他患者的发病史的情况，如详细的发病过程、治疗情况等。对于家族中有多例发病的病史，要了解每例发病的共性和个性，必要时还需亲自询问其他发病者的详细情况。收集的家系资料包括有关成员的年龄、性别、健康状况，以及已故成员的病史和死亡原因，还需询问是否近亲婚配等。

然后将收集的信息制成家系图，采用系谱分析法进一步分析。所谓系谱分析是指用规定的符号、按一定的格式，将被调查家系的发病情况绘制成图谱，分析疾病在家族中的传递特征。系

谱中不仅包括患病个体,也包括全部健康的家族成员。

根据需要进行详细的体格检查,特别注意检查是否存在常见的遗传综合征的症状,选择生化、内分泌、染色体核型分析和分子生物学诊断方法进行辅助诊断。如有需要还需对家系的其他患病者进行必要的体格检查和辅助检查。

在确定是否是遗传病的过程中,还要明确遗传病、先天性疾病和家族性疾病这三个概念是有区别的。遗传病是指完全或部分由遗传因素(染色体、致病基因等)决定的疾病。遗传病多表现为先天性,如21-三体综合征、色盲等,但是也可后天发病,例如假肥大型肌营养不良多在儿童期发病。先天性疾病是指胎儿在出生之前就存在或出生后立即发生的疾病。先天性疾病除了包括遗传病,还包括因为母体环境因素引起的胎儿疾病,例如孕期母体感染风疹病毒造成的胎儿多发性出生缺陷等。而家族性疾病是指同一家族中一人以上发病的疾病。家族性疾病常为遗传病,但也可能是相同的不良环境因素所引起的。例如缺碘引起甲状腺功能减退所导致的呆小症,在同一家族中就可能有多人发病的情况,但是只要纠正了不良的环境就可以避免其重复发生,也不是遗传病。也并不是所有的遗传病都具有家族史,例如染色体疾病,其畸变主要发生在亲代生殖细胞的形成过程中,因此临床上很少发现一个家族有两个以上发病者的情况,即使是单基因疾病,先证者的疾病也可能是新的基因突变造成的,也可以没有任何家族史。

(二)确定遗传类型并推算家庭成员的复发风险

从遗传方式看,人类遗传病大致可分单基因遗传病、多基因遗传病、染色体病等几类。

1.单基因遗传病

发生受一对等位基因的控制,其遗传遵循孟德尔遗传定律,而环境因素基本不起作用。根据致病基因的性质和所处的染色体不同,又分为常染色体显性遗传、常染色体隐性遗传、性染色体显性遗传、性染色体隐性遗传等。

(1)常染色体显性遗传:致病基因在常染色体上,呈现显性遗传,也就是说,只要一对等位基因中的一个为致病基因,即发病。其遗传的特点有:男女患病的机会均等。除非是发生新的突变造成的,家系中每代都有患者;先证者的双亲中至少有一位也是患者;先证者的同胞约有一半为患者;先证者的后代中约有一半也是患者。家族中未患病成员的后代中无患者。

所以当夫妻双方有一方为患者时,后代中有1/2的机会发病;当夫妻双方都是患者时,后代中有3/4的机会发病;而夫妻双方都不是患者时,后代不会发病。还有一种特殊的情况,就是父母均正常,但是生育了一个患儿,这种情况是因为新发生的突变,再次生育时再发风险很低。

常见的常染色体显性遗传疾病包括迟发性成骨发育不全症、成年多囊肾病、神经纤维瘤病、多发性家族性结肠息肉症、肌强直性营养不良等。

(2)常染色体隐性遗传:致病基因在常染色体上,呈隐性遗传,只有两个等位基因都是致病基因,该性状才会得到表达,受累患者被称为纯合子。其遗传的特点:男女患病机会均等。在家系中患者的分布是散发的,通常无连续传递的现象。患者的双亲往往表型正常;患者的同胞中有约1/4是患者,在表型正常的同胞中有约2/3为携带者;患者的后代均为携带者。在近亲结婚的家系,常染色体隐性遗传疾病的发病率增高。

所以当夫妻双方一方为患者时,其后代一般不会发病,但是后代均为携带者;而夫妻双方表型均正常,但是生育了一个患儿,其再次生育时,有1/4的概率再次生育患儿;如果夫妻双方均为患者时,其后代全部是患者。但是也有特殊情况,如果夫妇双方的致病基因不在同一位点时,即使双方都是患者,后代也是正常的。

常见的常染色体隐性遗传疾病包括：镰状细胞贫血、β-地中海贫血、苯丙酮尿症、半乳糖血症、肝豆状核变性、先天性肾上腺皮质增生等。

(3)X连锁显性遗传：致病基因在X染色体上，并呈现显性遗传。其遗传的特点：女性患者较男性患者约多一倍，但是症状常较轻。在家系中常可见连续传递的现象。患者的双亲中至少有一名是患者；患者的同胞中有约1/2是患者；女性患者的后代中约1/2为患者；男性患者后代女性均发病，而男性都正常。

所以当丈夫为患者，妻子正常时，女儿全部发病，儿子均正常；当妻子为患者，丈夫正常时，子女有1/2概率发病；当双方都为患者时，女儿全部发病，但是儿子有1/2的机会正常。

X连锁显性遗传的疾病有抗维生素D佝偻病等。

(4)X连锁隐性遗传：致病基因存在于X染色体，为隐性遗传。其遗传的特点是以男性患者为主。男性患者的母亲是携带者，或患者；如其母亲为携带者，则男性患者的兄弟中约1/2发病；如其母亲为患者，则男性患者的兄弟全部发病。如果女性是患者，则其父亲一定是患者，而其母亲至少是携带者，其同胞至少有1/2的机会发病。

所以当丈夫为患者时，儿子全部正常，而女儿全部为携带者；而妻子患病时，儿子全部患病，而女儿全部为携带者。

常见的X连锁隐性遗传的疾病有色盲、睾丸女性化、血友病B等。

(5)Y连锁遗传：致病基因位于Y染色体上。其遗传的特点：所有的患者均为男性；疾病在家族中随Y染色体代代遗传，也就是说患者的父亲一定是患者，其儿子也一定是患者。

外耳道多毛症就是一种Y连锁的遗传病。

2.多基因遗传病

由两对以上致病基因的累计效应，并联合环境因素所导致的疾病称为多基因遗传病。多基因疾病不遵循经典的孟德尔遗传规律遗传，因此对再发风险的估计比较复杂，一般根据该病的群体发病率、遗传度、亲缘关系、亲属中已发患者数及病变严重程度来估算再发风险度。

一般而言，对于某种多基因遗传疾病，与患者的血缘关系越近，发病风险越大；家族中患者数越多，发病风险越大；患者的病情越重，家系中的复发风险越大；此外当某种多基因遗传疾病在人群中存在发病的性别差异时，患者家系中不同性别的人其发病概率也不同。

糖尿病、精神分裂症、哮喘等疾病都是多基因遗传病。

3.染色体病

染色体病是指因染色体数目异常或结构异常所致的遗传病。常染色体病患者一般出生后即可表现出较严重的临床症状，如21-三体综合征、18-三体综合征等。而性染色体病的表现主要在生殖器官或性征，所以常常在发育期或婚育期才被发现。

染色体病形成的原因多是因性细胞成熟的过程中，发生了染色体不分离或染色体丢失所造成的非整倍体，或是父母生殖细胞中心发生的染色体结构畸变造成的。因此大多数染色体病均呈现散发而无家族的聚集性，具体的再发概率需根据不同的情况分析。

以唐氏综合征为例。唐氏综合征有21-三体型、易位型两种类型，而不同型别再发风险是不同的。21-三体型是常见的一种，它的发生与父母的核型无关，系因减数分裂中21号染色体没有分离造成的。生育过21-三体型唐氏综合征患者的夫妻，再次发生的概率增加，一般为1%～2%。易位型则是因为21号染色体与其他的染色体发生了罗伯逊易位造成的。患者的双亲之一往往是易位型的携带者，他们再次生育时，仍有约1/3的机会再次生育唐氏综合征患者。

（三）向咨询者解释遗传信息并讨论可能的选择

在对咨询者的情况明确诊断后,应当进行充分的交谈,告知其疾病发生的可能原因、再次发生的风险、发生的后果,以及目前可以提供的诊断和治疗手段等信息。就产前咨询而言,还可以根据不同时段提供更为详尽的建议。

1.婚前、孕前

对于影响婚育的先天畸形或遗传性疾病,分为四种情况:不能结婚,暂缓结婚,可以结婚但禁止生育,限制生育。这些限定是为我国相关法律明确规定的或者是为多数学者认可的原则,其中法律规定的部分是强制性的,必须执行。

（1）禁止结婚:直系血亲和三代以内的旁系血亲;患有可能严重危害配偶身体健康的疾病,如麻风病、性传播疾病未经治愈前不能结婚;严重精神病,包括精神分裂症与躁狂抑郁性精神病,须经治疗好转并且两年以上没有复发才能考虑结婚;重度智力低下者。

（2）暂缓结婚:急性传染病;心、肝、肾等重要器官疾病,未治愈或疾病未减轻和稳定者;尿道下裂、先天性无阴道等生殖器官发育异常,应先治疗后再结婚。

（3）可以结婚,不宜生育:各种类型的严重的遗传病,只要估测其发生风险＞10％,就被认为是高风险,应建议避免生育,如常染色体显性遗传病（包括强直性肌营养不良、软骨发育不全、成骨发育不全）、多基因遗传病（重症先天性心脏病、精神分裂症等）、染色体病等。

（4）限制生育:严重的性连锁隐性遗传病（指血友病、进行性肌营养不良等）,应限制生育,选择女性胎儿。

2.孕期

应向孕妇介绍各种产前诊断的方法,明确诊断后提出终止妊娠、继续妊娠,或在下次妊娠中接受配子移植、植入前诊断等方法。

（四）孕期其他情况咨询

因为遗传病相对少见,因此进行孕期咨询的大多数孕妇都不是遗传咨询,而是因为在孕前或孕期可能接受过不良环境暴露的咨询,其中又以药物暴露最为常见。其余的不良暴露包括酒精暴露、环境和职业暴露、细菌、病毒感染、电离辐射等。

1.酒精暴露

已经明确认定酒精滥用会导致畸形。宫内接触酒精带来的后遗症包括称为胎儿酒精综合征（FAS）的一系列典型畸形症状,及儿童时代出现的轻微行为障碍。

过量饮酒或者酗酒妇女的后代有可能出现胚胎中毒和畸形等严重后果。美国公共卫生部建议"怀孕妇女或者正在考虑怀孕的妇女不要饮用酒精饮料……"这是一个合理、保守又简单的建议。对于酗酒孕妇,至少在每个场合将饮酒控制在 5 杯以下,并且减少饮酒频率,那么其后代的健康程度会大大增加。而且减的量越大,效果越好。同时还应告知无意间少量饮酒的孕妇,目前证据显示,孕期少量的、不频繁的饮酒并不增加胎儿畸形的发生率。

2.环境和职业暴露

目前已知的职业和环境暴露中,甲基汞、铅和多氯联苯等因素对生殖的毒性作用是明确的,还有更多的因素对于胎儿的作用并不明确。

由于孕妇健康意识增强,越来越多的人关注和担忧孕期毒物暴露的问题,为怀孕妇女提供咨询的人员应当确定不同的毒物是否可以构成危害,以及引发畸形的暴露阈值和暴露时间等信息。对于因资料不够无法做评估者,可以告诉她们评估有不确定性,并提供一些相应的信息有助于她们做出决定。

3.微生物感染

孕期感染微生物的不同结局依赖于微生物的不同特性、感染时的孕周、母体的免疫状态和微生物对胎儿宿主的作用机制。母体感染对胎儿的影响从无明显影响到流产、死产、早产、胎儿畸形、宫内生长障碍等多种表现形式。在宫内感染的微生物中,最常引起注意的就是宫内 TORCH 感染,TORCH 一词是由数种导致孕妇患病,并能引起胎儿感染,甚至造成新生儿出生缺陷的病原微生物英文单词的首字母组成,包括弓形虫、风疹病毒、巨细胞病毒、单纯疱疹病毒和其他的病原微生物。

有关妊娠期微生物感染咨询要根据微生物的种类、感染发生的时间以及对感染诊断的准确程度进行综合的建议。

4.电离辐射

分娩前胎儿暴露于电离辐射是一个令人焦虑且经常产生误解的问题。胎儿的辐射损害可以分为两种主要类型:致畸作用(器官形成时)和致癌作用(中孕期和晚孕期)。对于多数产前诊断影像学检查来说,导致胎儿畸形、生长或智力发育迟缓、死胎或儿童期癌瘤的风险很小。按照目前的知识,大多数放射检查没有基因损害的显著风险。在妊娠的任何阶段,产前接触诊断性辐射通常不是建议治疗性流产的合法理由。

(孟 龙)

第二节 产前筛查和诊断

一、产前筛查

针对不同疾病有不同的产前筛查方法和策略,目前产前用得最多也较成熟的筛查方法有血清学筛查、超声筛查。超声筛查主要针对原卫生部《产前诊断技术管理办法》规定的六大严重结构畸形:无脑儿、严重脑膨出、严重开放性脊柱裂、严重胸腹壁缺损伴内脏外翻、单腔心、致死性软骨发育不良。对于产前超声筛查发现问题的高危孕妇进一步进行超声产前诊断。

(一)唐氏综合征的产前筛查

唐氏综合征(DS)又称 21-三体综合征,是最早被发现的染色体病,发病率为 $1/(600\sim800)$,是由于细胞分裂过程中染色体不分离导致 21 号染色体全部或部分增多引起。分为标准型、易位型及嵌合型三种。大部分 DS 在孕早期即发生流产,存活者有明显的智力落后、特殊面容、生长发育障碍和多发畸形。其发生风险与孕妇年龄有关,随孕妇年龄增大而升高。所以年龄成为 DS 产前筛查发现的第一个指标,以 35 岁作为产前诊断的切割值,但把年龄作为独立筛查指标,检出率很低,目前已不再作为入侵性产前诊断的独立指征,而结合其他非侵入性血清学指标和超声标记综合分析。

1.早孕期唐氏筛查

(1)11~13^{+6}周超声筛查:这个时期筛查的主要指标是颈项透明层(NT)和鼻骨,NT 是在 11~13^{+6}周超声观察到的胎儿颈项后方皮下积液。NT 增厚与胎儿遗传学及结构异常密切相关,如 DS、Turner 综合征、Noonan 综合征、胎儿心脏结构异常等。NT 的厚度在不同孕周有一个切割值范围,因此以往以一个固定切割值,如 2.5 mm、3 mm、3.5 mm 作为判断是否需要进一步侵入性诊断已不再精确。数项研究显示,在 $11 \sim 13^{+6}$ 周鼻骨缺失与 DS 以及其他染色体异常有很高的相关性,DS 胎儿中 69% 有鼻骨缺失,缺乏鼻骨的发生率随头臀长增长而下降,随 NT 厚度增加。这个时期还可以观察其他指标,如三尖瓣反流、静脉导管缺失或倒置,这些都可以增加胎儿唐氏综合征和先心病的风险。

(2)早孕期母体血清学筛查:早孕期母体血清学筛查指标有两项,即人绒毛膜促性腺激素(HCG)和妊娠相关蛋白 A(PAPP-A)。对 DS 病例的母体血清学进行研究后发现,游离 β-HCG 值高于同孕周游离 β-HCG 中位数倍数(MOM)2 倍,而 PAPPA 值低于同孕周 PAPP-A 中位数倍数(MOM)0.5 倍。当假阳性率为 5% 时,该两项指标对 DS 的检出率为 67%。

(3)早孕期联合筛查:由于不论在 DS 或染色体正常的妊娠中,胎儿 NT 与母体血清游离 β-HCG 或 PAPP-A 均无显著相关性,因此可以合并 NT 与这两个生化标记,以提供比单独使用其一更有效的筛查,有研究表明,在假阳性率为 5% 时,DS 的检出率达到 86.3%。

2.中孕期筛查

(1)血清学筛查:研究发现孕中期 DS 胎儿的孕妇血清中甲胎蛋白(AFP)值及游离雌三醇值降低(μE_3),HCG 值升高。AFP、HCG 及 μE_3 均不随母亲年龄的变化而变化,即没有相关性。况且彼此之间关联也较少,因此可以联合作为筛查的标志物。这三项指标联合筛查 DS 的检出率为 61% ~ 70%。当上述三项指标结合抑制素 A 时(四联筛查),对 DS 的检出率可达到 80%(假阳性率为 5%)。

(2)超声筛查:中孕期超声"软标记物"有以下几种。颈项皱褶增厚、轻度肾盂扩张、轻度脑室扩张、心室内强光点、单脐动脉、肠管强回声、鼻骨缺失或发育不良、脉络膜囊肿等。NF 厚度若 ≥6 mm,胎儿患有 21-三体综合征的风险将增加 17 倍。孤立肾盂分离相对于 21-三体综合征的似然比为 1.9。肠回声增强相对于 21-三体综合征的似然比为 6.1。

3.早中孕期联合筛查

(1)早中孕期整合筛查:包括 11 ~ 14 周的胎儿 NT、血清学分析及 15 ~ 20 周的四联筛查。由这 7 个指标整合分析得出胎儿的染色体非整倍体风险。当假阳性率为 5% 时,DS 的检出率为 94% ~ 96%。

(2)早中孕期序贯筛查。①独立的序贯筛查:可以立即提供孕早期联合筛查的结果,因此高风险的患者可以做绒毛取样或羊水穿刺。低风险的孕妇再做四联筛查,其结果可以不根据孕早期的结果进行分析,检出率 88% ~ 94%。②逐步的序贯筛查:在孕早期结果为高风险时也会把结果提供给患者,在孕中期进行最后风险评估时,它同时考虑孕中期和孕早期的测量结果,检出率约为 95%。

4.胎儿无创产前检测

胎儿无创产前检测(NIPT)也称为无创 DNA 检测。研究发现胎儿遗传物质存在于母体外周血中,早至妊娠 10 周便可通过高通量测序技术从母体外周血中捕获胎儿游离 DNA,用于检测唐氏综合征及其他常染色体三体。在高风险人群中,应用这一技术对 21-三体、18-三体、13-三体的检出率可高达 98%,且假阳性率低,目前已有取代唐氏筛查之势。尽管检出率较高,该检测方法目前在临床上仍作为筛查方案,并不能取代传统的产前诊断方法。对于检测结果阳性者,需提供遗传咨询及入侵性产前诊断以明确。无创 DNA 的适用人群:分娩时孕妇年龄≥35 岁;超声提示胎儿非整倍体异常的风险增加者;前次妊娠分娩 21-三体,18-三体或 13-三体者;孕妇或配偶为 21 号或 13 号染色体的罗伯逊易位携带者;早孕期筛查/中孕期筛查或早中孕期联合筛查结果异常者。

（二）18-三体综合征的产前筛查

18-三体综合征又称 Edwards 综合征,活产儿发病率约为 1/6 000,是由于细胞分裂过程中染色体不分离导致,分为标准型、易位型及嵌合型三种。其产前血清学筛查和唐氏筛查一起,中孕期母亲血清三项生化标志物 AFP、HCG 和 μE_3 呈现"三低"。超声筛查可发现草莓头、脉络膜囊肿、小脑小、Dandy-walker 畸形、小下颌、心脏畸形、重叠指、摇椅足及单脐动脉等表现,协助诊断。

（三）神经管缺陷的产前筛查

神经管缺陷(neural tube defect,NTD)是指先天性的大脑和脊柱的结构异常,是由于在胚胎发育时期受某些原因影响而造成神经管不能闭合所致。发生率为(1.4~2)/1 000,包括无脑儿、脑膨出、脊柱裂等畸形。母亲血清 AFP 检测是筛查 NTD 有效手段,当阳性切割值定为 2.5 MOM,大约可筛查出 85%的单胎和 80%双胎。这里需要强调的是血清 AFP 只能筛查开放性 NTD,像隐性脊柱裂等不能筛查,因为其血清 AFP 并不增高。以前超声筛查和诊断开放性脊柱裂胎儿大多在中晚孕期,最近大量文献报道在孕 $11\sim13^{+6}$ 周可通过评估颅内透明层(IT)早期筛查开放性脊柱裂。IT 即在标准 NT 测量切面上,脑干和脉络丛之间的第四脑室,由于第四脑室回声与颈项透明层相似,故命名。正常胎儿 IT 清晰可见。而开放性脊柱裂胎儿脑组织向尾侧移位,IT 受压变小甚至消失。

（四）地中海贫血的产前筛查

地中海贫血是世界上最常见的单基因遗传病之一,最早在地中海区域的民族中发现而得名。我国广东、广西、海南和四川等地是该病的高发地区,分为 α-地中海贫血和 β-地中海贫血两种。目前产前筛查方法有检查夫妻双方血常规和血红蛋白电泳。地中海贫血一个重要的特征是小细胞低色素性贫血,因此红细胞平均体积(MCV)≤80 fL 和(或)红细胞平均血红蛋白(MCH) <27 pg 即为血液学参数阳性,再进一步血红蛋白电泳检查,通过血红蛋白电泳,不但可以发现大部分氨基酸组分异常或分子结构异常的血红蛋白,还可以根据各区带染色强度,计算出 HbA、HbA2、HbF 等的含量,对血红蛋白病的筛查有重要价值,并进一步做基因诊断。

二、产前诊断

（一）产前诊断的对象

(1)高龄孕妇(年龄≥35 岁)。

(2)产前筛查高风险者。

(3)生育过染色体异常儿的孕妇或夫妇一方有染色体异常者。

(4)曾有不良孕产史者,包括自然流产、死产、新生儿死亡、畸胎等或特殊致畸因子(如大剂量化学毒剂、辐射或严重病毒感染)接触史。

(5)曾生育过或者家族中有某些单基因病,并且这些疾病的产前诊断条件已经具备。

（二）产前诊断的内容

1.胎儿结构异常的产前诊断

胎儿结构异常的产前诊断方法主要包括超声和 MRI。

(1)产前超声检查:超声是目前筛查、诊断胎儿结构异常最常用、安全、可重复的方法。我国把超声用于产前诊断的时间不长,全国各地产前超声技术规范、技术水平有很大差异,还处于经验积累阶段,随着《产前超声检查指南》的发布,产前超声培训的广泛开展、超声医师经验的不断积累、超声仪器设备的不断更新,中国产前超声诊断水平已经有了相当大的提高。

目前我国产前超声分为早孕期超声检查和中晚孕期超声检查,早孕期超声检查又分为早孕期普通超声检查和孕 $11\sim13^{+6}$ 周 NT 超声检查,以往胎儿结构的产前超声筛查需要到孕 $20\sim24$ 周,而随着仪器和技术的提高,对于有经验的产前诊断超声医师,胎儿结构的产前筛查已可以推前至早孕期 NT 检查时期,尤其是经阴道超声检查,可显著提高胎儿结构图像分辨率,对发现早孕期胎儿结构异常有很大帮助。可发现如无脑儿、严重脑膨出、严重开放性脊柱裂、严重胸腹壁缺损伴内脏外翻、单腔心、巨膀胱、脐膨出等胎儿结构异常,让孕妇在孕早期做出选择,降低中期引产对母体的伤害。目前中晚孕期超声检查采取分级检查,分为Ⅰ、Ⅱ、Ⅲ、Ⅳ级产前超声检查,Ⅰ级产前超声检查为一般产前超声检查,主要进行胎儿主要生长参数的检查,不进行胎儿解剖结构的检查,不进行胎儿畸形的筛查。Ⅱ级产前超声检查是常规产前超声检查,按原卫生部《产前诊断技术管理办法》规定,初步筛查六大类畸形:无脑儿、严重脑膨出、严重开放性脊柱裂、严重胸腹壁缺损伴内脏外翻、单腔心、致死性软骨发育不良。Ⅲ级产前超声检查为系统产前超声检查,通过对胎儿解剖结构的详细检查,提高胎儿畸形检出率。以上是根据不同医院级别、不同医师水平、不同检查孕周而选择不同胎儿产前超声筛查级别,属于产前超声筛查。而Ⅳ级产前超声检查即针对性产前超声检查属于产前超声诊断,是针对产前超声筛查发现的胎儿异常进行有针对性的检查并诊断,如胎儿心脏超声、颅脑超声、泌尿生殖系统超声、骨骼系统超声、遗传学超声等。这对超声医师的思维与技术要求相当高,因为涉及胎儿预后评估及临床下一步处理,需要超声医师与胎儿医学专家、遗传学家、相关领域儿科专家配合,对胎儿异常做出全面、正确的评估。

产前超声检查有其局限性,需要告知孕妇,超声诊断不能等同于临床诊断,更不能替代病理诊断。胎儿异常是一个动态形成的过程,有些胎儿异常随着孕周的增加才逐渐表现出来。产前超声不能检出所有胎儿异常,亦不能检测胎儿的智力、评价胎儿的生理功能及代谢异常。目前国内外文献报道部分胎儿畸形产前超声检出率如下:无脑儿产前超声检出率为 87% 以上;严重脑膨出产前超声检出率为 77% 以上;开放性脊柱裂检出率为 $61\%\sim95\%$;严重胸腹壁缺损伴内脏外翻产前超声检出率为 $60\%\sim86\%$;胎儿唇腭裂产前超声总检出率为 $26.6\%\sim92.5\%$;单纯腭裂产前超声检出率为 $0\sim1.4\%$;膈疝产前超声检出率为 60% 左右;房间隔缺损产前超声检出率为 $0\sim5\%$;室间隔缺损产前超声检出率为 $0\sim66\%$;左心发育不良综合征的产前超声检出率为 $28\%\sim95\%$;法洛四联症产前超声检出率为 $14\%\sim65\%$;右心室双出口产前超声检出率约为 70%;单一动脉干产前超声检出率约为 67%;消化道畸形产前超声诊断率为 $9.2\%\sim57.1\%$;胎儿肢体畸形产前超声检出率为 $22.9\%\sim87.2\%$。

(2)磁共振成像(MRI):随着磁共振技术的发展,因其具有较高软组织对比性、高分辨率、多方位成像能力和成像视野大等优点,使 MRI 技术成为产前诊断胎儿畸形的有效补充手段,而且越来越多地被产科临床应用。目前,MRI 不作为筛查的方法,只有在超声检查发现异常,但不能明确诊断的患儿,或者通过 MRI 检查发现是否存在其他异常。可运用 MRI 扫描进行鉴别诊断的主要结构异常有:中枢神经系统异常,如侧脑室扩张、后颅窝病变、胼胝体发育不全、神经元移行异常、缺血性或出血性脑损伤等;颈部结构异常,如淋巴管瘤及先天性颈部畸胎瘤等;胸部病变,如先天性膈疝、先天性肺发育不全和先天性囊腺瘤样畸形;腹部结构异常,包括脐部异常、肠管异常及泌尿生殖系异常等。对于羊水过少、孕妇肠道气体过多或过于肥胖者,超声检查显示胎儿解剖结构较差,此时应用 MRI 检查较理想。MRI 检查没有电离辐射,安全性较高,目前尚未发现有磁场对胎儿造成危害的报道。为进一步确保胎儿安全,对妊娠 3 个月以内的胎儿不做MRI 检查。

2.胎儿遗传学异常的产前诊断

(1)染色体病:包括数目异常和结构异常两类。常见的常染色体数目异常疾病有 21-三体综合征、18-三体综合征和 13-三体综合征等。常见的性染色体数目异常疾病有特纳综合征(45,XO)、克氏综合征(47,XXY)等。染色体结构异常以缺失、重复、倒位、易位较常见。传统的细胞遗传学方法亦称染色体核型分析是确诊染色体病的主要方法。通过分析胎儿细胞的染色体核型,可及时诊断染色体数目异常和有明显染色体结构异常的胎儿。但有一些染色体畸变难以发现或确诊,如标志染色体、微缺失综合征和其他一些染色体隐蔽性重排等,还需结合一些分子细胞遗传学技术如荧光原位杂交技术(FISH)、光谱核型分析(SKY)、荧光定量 PCR、巢式 PCR、多重 PCR、Southern 印迹杂交、比较基因组杂交、限制性片段长度多态性(RFLP)、基因芯片等技术等。传统的核型分析方法需要大量人力,要 2 周以上或 3 周才能得到结果。分子诊断学的进步可以在 1～2 天内诊断常见的染色体数目异常疾病,方法包括使用染色体特异性 DNA 探针的FISH 和使用染色体特异性短重复序列标记物的 QF-PCR,统称为快速染色体异常检测技术(RAD)。与核型分析不同,这些技术只用于特定染色体异常的检出。目前,产前诊断运用 FISH或 PCR 技术主要用来检测 13、18、21、X 和 Y 等染色体数目异常。

(2)单基因病:是指单一基因突变引起的疾病,这些改变包括 DNA 中一个或多个核苷酸的置换(点突变),DNA 中核苷酸的插入或缺失而导致蛋白质的移码和一些三核苷酸重复顺序的扩展。目前已开展针对地中海贫血、血友病、脆性 X 综合征等疾病的基因诊断。产前基因诊断的适用范围:遗传性疾病由单一基因缺陷造成;患者家族中的突变基因已被确认,或突变基因所在的染色体能用遗传标记所识别;胎儿父母以及家庭中先证者的标本均可获得。另外,检测必须由经临床验证有资质的基因诊断实验室进行。常用的方法主要是 PCR 与内切酶等联合应用以及遗传标记连锁分析法。基因诊断分直接诊断和间接诊断两种。

直接基因诊断方法:直接检测致病基因本身的异常。通常使用基因本身或邻近 DNA 序列作为探针,进行 Southern 杂交,或通过 PCR 扩增产物,以检测基因点突变、缺失、插入等异常及性质。主要适用于已知基因异常疾病的诊断。如脆性 X 综合征,是一种常见的遗传性智力发育不全的综合征。95%以上的脆性 X 综合征是*FMR1* 基因(CGG)n 结构扩增的动态突变引起的,5%以下是由于*FMR1* 基因的错义突变和缺失型突变影响了 FMR 蛋白的正常结构导致的。对该疾病的诊断主要是脆性 X 染色体检查以及用 PCR、RT-PCR 的方法扩增*FMR1* 序列。

间接基因诊断方法:当致病基因虽然已知,但其异常性质未知时,或疾病基因本身尚未知时,主要通过基因和 DNA 多态的连锁分析间接地作出诊断。连锁分析基于遗传标记与基因在染色体上连锁,通过对受检者及其家系进行连锁分析,分析子代获得某种遗传标记与疾病的关系,间接推断受检子代是否获得带有致病基因的染色体。

3.双胎妊娠的产前筛查和诊断

随着辅助生殖技术的发展及高龄孕妇的增多,双胎妊娠的发生率逐年上升。双胎妊娠已成为导致流产、早产、出生缺陷及围产儿病率和死亡率增加的重要原因。双胎的产前筛查和诊断方面很多与单胎相同,但也有其独特性。

(1)双胎妊娠的产前超声筛查和诊断:双胎按卵性分为单卵双胎和双卵双胎,但孕期更关注其绒毛膜性,因为它和双胎并发症、预后密切相关。绝大多数双卵双胎为双绒毛膜双羊膜囊双胎;而单卵双胎则根据发生分裂时间的不同,分别演变成为双绒毛膜双羊膜囊双胎或单绒毛膜双羊膜囊双胎;若分裂发生的更晚,则形成单绒毛膜单羊膜囊双胎、甚至联体双胎。故单绒毛膜双胎均为单卵双胎,而双绒毛膜双胎不一定是双卵双胎。单绒毛膜双胎可能会发生一系列并发症,如双胎输血综合征(TTTS)、选择性胎儿生长受限(sIUGR)、双胎动脉反向灌注序列征(TRAPS)及双胎贫血多血质序列征(TAPS)等,且由于胎盘存在血管交通吻合支的特点,如果其中之一发生胎死宫内,对存活胎儿存在发生脑损伤的风险。单绒毛膜双胎妊娠胎死宫内的风险是双绒毛膜双胎的3.6倍,在妊娠24周前发生流产的风险是后者的9.18倍,因此,早孕期超声诊断绒毛膜性对双胎的评估及妊娠期管理至关重要。在妊娠6~9周,可通过孕囊数目判断绒毛膜性。妊娠10~14周,可以通过双胎间的羊膜与胎盘交界的形态判断绒毛膜性。单绒毛膜双胎羊膜分隔与胎盘呈"T"征,而双绒毛膜双胎胎膜融合处夹有胎盘组织,所以胎盘融合处表现为"双胎峰"(或"λ"征)。妊娠中期"双胎峰"或"T"征不容易判断,只能通过分离的胎盘个数或胎儿性别判断绒毛膜性。如为2个胎盘或性别不同,则为双绒毛膜双胎;如2个胎儿共用一个胎盘,性别相同,缺乏妊娠早期超声检查资料,绒毛膜性判定会很困难。以往通过羊膜分隔的厚度判断绒毛膜性,但准确性不佳。如绒毛膜性诊断不清,建议按单绒毛膜双胎处理。

由于双胎妊娠的妊娠期并发症发生率高于单胎妊娠,所以需要进行更多次的产前超声监测。双绒毛膜双胎至少每月进行1次胎儿生长发育的超声评估和脐血流多普勒检测,妊娠晚期酌情增加对胎儿的超声评估次数,便于进一步发现双胎生长发育可能存在的差异,并准确评估胎儿宫内健康状况。单绒毛膜双羊膜囊双胎由于存在较高的围产儿病率和死亡率,建议自妊娠16周开始,至少每2周进行1次超声检查。由有经验的超声医师进行检查,评估内容包括双胎的生长发育、羊水分布、胎儿脐动脉血流、胎儿大脑中动脉血流、静脉导管血流和宫颈长度,并预测和诊断单绒毛膜双胎严重并发症,如TTTS、sIUGR、TAPS、TRAPS和双胎之一畸形等,由于双胎容易因胎儿体位的关系影响结构筛查质量,建议在妊娠18~24周进行超声双胎结构筛查,有条件的医院可根据孕周分次进行包括胎儿心脏在内的结构筛查。

(2)双胎妊娠的遗传学筛查和诊断:双胎的唐氏筛查有其特殊性。对于双绒毛膜双胎妊娠,双胎NT检测并结合胎儿鼻骨、静脉导管、三尖瓣反流情况,对唐氏综合征的检出率可达80%,与单胎妊娠的筛查结果相似。对于单绒毛膜双胎,应按1个胎儿的唐氏综合征发生风险计算(使用头臀长最大值和NT的平均值)。对于双绒毛膜双胎,因多数为双卵双胎,则应独立计算各个胎儿的唐氏综合征发生风险。唐氏综合征在单胎与双胎妊娠的妊娠孕中期血清学筛查的检出率分别为60%~70%和45%,其假阳性率分别为5%和10%。由于双胎妊娠筛查检出率较低,而且假阳性率较高,目前并不推荐单独使用血清学指标进行双胎的非整倍体筛查。

双胎染色体检查的指征与单胎妊娠相似。需要注意,单卵双胎的唐氏综合征发生概率与单胎相似,而双卵双胎其中1个胎儿发生染色体异常的概率为同年龄组单胎妊娠的2倍。有学者提出,双卵双胎妊娠孕妇年龄32岁时发生唐氏综合征的风险与单胎妊娠孕妇年龄35岁时相似。双胎妊娠产前诊断咨询需个体化,并由夫妇双方做出决定。双胎妊娠可以进行绒毛穿刺取样或羊膜腔穿刺。有研究显示,羊膜腔穿刺操作导致妊娠24周前双胎胎儿丢失率为1.6%,绒毛穿刺操作导致妊娠22周前双胎胎儿丢失率为3.1%。由于涉及发现1胎异常后的后续处理(如选择性减胎),双胎的细胞遗传学检查应在有能力进行胎儿宫内干预的产前诊断中心进行。在羊膜腔穿刺或绒毛穿刺取样前,要对每个胎儿做好标记(如胎盘位置、胎儿性别、脐带插入点、胎儿大小、是否存在畸形特征等)。不建议采用羊膜腔内注射靛胭脂的方法鉴别某个胎儿所在的羊膜腔。对于早期绒毛膜性不清,或者单绒毛膜双胎其中 1 个胎儿结构异常、2 个胎儿体质量相差较大者,均建议行 2 个羊膜腔的取样。

4.产前诊断取材技术

目前常用的产前诊断取材技术包括羊膜腔穿刺术、绒毛取样术和脐静脉穿刺术等,需在规范的较大型医疗机构,由经培训的技术熟练的产前诊断医师操作实施。

(1)羊膜腔穿刺术:羊水中含有从胎儿皮肤、消化道、呼吸道、泌尿道以及羊膜腔脱落下来的细胞,可用于染色体分析、DNA 分析、生化酶学分析。羊膜腔穿刺术一般在 18～24 周进行,此时羊水相对较多,羊水细胞中有活力的细胞比例大,培养成功率也高。也有研究者主张早期羊膜腔穿刺,即在妊娠 12～14 周进行,有助于早诊断、早处理。不过多数研究指出此方法安全性较差,此时羊膜绒毛膜尚未融合,增加了发生假羊膜带综合征的风险。羊膜腔穿刺术抽取羊水用于培养的最晚时间根据各医院遗传实验室技术水平,如用于 DNA 分析则无最晚时期限制。羊水穿刺存在发生羊水渗漏,阴道出血和流产等的风险,流产率为 0.2%～0.5%。

(2)绒毛取样术(CVS):绒毛组织是从受精卵发育而来,绒毛以活细胞为主,可直接制备染色体,1～3 天便可出结果。由于取绒毛在妊娠早期,所以发现胎儿异常可在早期终止妊娠,避免中期引产对母体的伤害。绒毛主要用于胎儿染色体及基因检查。取样时间以妊娠 10～14 周为宜,此时绒毛正处于生长旺盛时期,较易吸取。绒毛取样的风险一直是引人注目的问题。加拿大、美国的多个研究中心报告显示,CVS 的流产率与羊膜腔穿刺术比较,没有统计学差异。20 世纪 90 年代初期的一些研究认为,CVS 会增加胎儿肢体短缩畸形(LRDs)风险。近年来,多数报道倾向认为 LRDs 的发生与取样时间有关。孕 9 周前取样可以导致 LRDs,如果在孕 10 周后经熟练、有经验的操作者取样,其发生率不会增加。还有要注意的是绒毛取样无法回避限制性胎盘嵌合的问题,如发现嵌合体,需进一步明确诊断。

(3)脐静脉穿刺术:在妊娠 18 周之后,此时胎儿的凝血机制已成熟,比较安全,但胎儿丢失率高于羊水穿刺和绒毛取样,可出现胎儿心动过缓、胎死宫内,心动过缓可能与脐带动脉破损和缺氧(如胎儿贫血或心功能衰竭)有关,尚无合适的方法治疗脐带穿刺术后的心率缓慢。适当的人为刺激或者应用阿托品等药物复苏也许有效。建议谨慎选择脐静脉穿刺术。

(4)胎儿镜:胎儿镜以观察胎儿体表、五官等方面有无畸形,取脐血进行染色体分析或酶学分析,也可以取胎儿皮肤进行活检,但技术要求较高、合并症较多,随着超声检查技术和分子生物学技术的发展,目前不作为常规操作,仅作为某些胎儿疾病如双胎输血综合征、羊膜索带综合征等的宫内治疗用。

(三)产前诊断与胎儿医学

产前诊断主要针对的是胎儿疾病的诊断,而胎儿医学涵盖的内容远远超过产前诊断,除了包括产前诊断以外,更侧重胎儿疾病的预后评估及宫内治疗。产前诊断是胎儿医学的基础,没有正确的产前诊断就无法开展胎儿医学,胎儿医学则秉承的是"胎儿也是患者,也有权获得治疗"的理念,为异常胎儿提供宫内治疗的选择,是产前诊断的下一步。胎儿医学是一个多学科交叉的新兴学科,涉及妇产科学、遗传学、影像学、儿科学等。

(孟 龙)

第三节 孕 期 用 药

一、妊娠期药物选择需要考虑的因素

（一）妊娠期药物代谢特点

妊娠期药物在母体、胎盘和胎儿的体内代谢受到很多因素影响，这些因素或者导致药物被更多的吸收，或者可能导致药物作用降低。了解这些特点，将有助于在必须使用某种不确定的药物时，根据药物的特点，权衡选择用药。这些代谢的特点也揭示，妊娠期用药是个累及母、儿、胎盘三方面，多个脏器器官的复杂变化，因此妊娠期用药应持慎重态度。

妊娠期受到孕激素的影响，胃肠道的蠕动变慢，致使口服药物在胃肠道停留的时间延长，增加药物的吸收；由于胃酸分泌减少，碱性药物吸收尤其会明显增加。妊娠期大量雌激素需要在肝脏中代谢，肝内胆汁淤积，使药物在肝脏中的代谢减慢。妊娠中晚期血容量明显增加，血液稀释，血液中药物浓度降低，在和妊娠前相同的用量下，可能达不到治疗剂量；但是另一方面，由于血浆蛋白的浓度降低，使药物和蛋白结合的比例减少，游离药物浓度增加，达到组织和通过胎盘的药物增多。妊娠期肾脏血流增加、肾小球滤过率增加，药物从肾脏的排出加快，半衰期发生改变。

几乎所有的药物都能通过胎盘转运到胎儿体内。分子量小、脂溶性高、血浆蛋白结合性高的药物更加容易通过胎盘转运到胎儿体内。胎盘上某些受体高度表达，例如糖皮质激素和肾上腺激素，使这些药物更加容易通过胎盘。胎盘还具有生物转化的作用，某些药物因此获得了致畸的活性，例如苯妥英、利福平和己烯雌酚。

胎儿主要通过脐静脉吸收药物，也可以通过吞咽羊水、经消化道吸收药物。受到胎儿血循环特点的影响，药物在胎儿体内主要分布于胎儿脑部和肝脏。胎儿血浆蛋白与药物的结合能力较低，使胎儿体内游离型的药物浓度增高。肝脏功能和肾脏功能发育不全，使药物代谢和排泄均减慢，药物易在胎儿体内蓄积。

（二）药物的剂量和疗程

药物的药理效应和毒性反应通常都是剂量依赖性的，剂量越大，其对胎儿产生的不良作用也越大。用药疗程的延长，增加了胎儿暴露的时间和剂量，也会增加不良反应的风险。例如，硫酸镁用于解痉治疗或预防脑瘫治疗，但长期应用，会因为其拮抗钙的作用，导致胎儿骨发育受到影响。

有关药物不良反应的绝大多数研究都是在处方剂量和推荐疗程下的应用结果，针对药物对胎儿不良作用的权衡时应考虑到上述因素。

（三）药物的暴露时间

不同孕周由于胚胎和胎儿发育的不同特点，对药物的敏感性存在不同。妊娠被分为以下几个阶段。

1.妊娠前期

从女性发育成熟到卵子受精时期。这一时期使用药物一般比较安全，但要注意半衰期长的药物，它可能会影响胚胎的正常生长。

2.围着床期

从受精到着床的2个星期。围着床期被称为"全"或"无"时期。这一发育时期合子进行分裂,细胞被分成外细胞团和内细胞团。此期如果暴露于致畸因子通常会破坏大量细胞,引起胚胎死亡。如果只有一些细胞受损,通常可在此后的发育过程中进行弥补,而不造成任何影响。

3.胚胎期

从第2周至第8周。胚胎期是发生结构畸形的最关键时期,因为胎儿在该阶段完成器官发生。

4.胎儿期

从第9周至足月。胎儿期是系统发育时期,此时虽然胎儿的器官已经基本形成,但很多器官的发育是贯穿整个孕期的,依然可能受到影响。药物对各器官结构和功能的影响是变化的,有些因素会持续作用于整个胎儿期,如大量酒精暴露。

二、妊娠期常用药物选择和其 FDA 分类

(一)抗感染药物

1.抗生素

(1)青霉素类:FDA 风险等级均属 B 类。可能为妊娠期最安全的抗生素,是孕妇的首选药物。能够迅速通过胎盘,是治疗妊娠期梅毒和预防先天性梅毒的一线药物。研究表明,青霉素类药物的使用并不增加胎儿先天畸形的发生率。常用的包括青霉素、苄星青霉素、阿莫西林、氨苄西林及羧苄西林。近年新研制的广谱青霉素类药物对孕妇的安全性尚没有证实,需要进一步研究,临床上还没有发现相关的严重不良反应。

(2)头孢菌素类:FDA 风险等级为 B 类。是除青霉素外孕期最常用的抗生素,常用于治疗孕期的严重感染。分第一代、第二代、第三代及第四代,能迅速通过胎盘。2001 年在匈牙利进行的一个大样本研究表明,头孢类抗生素与畸形无关。但根据动物实验结果,第二、三代头孢类抗生素由于含有 N-甲基硫四氮唑链,理论上可导致动物子代睾丸发育不良,但临床上并没有发现,尚需进一步证实,故有学者建议,孕期若使用头孢类抗生素,应首选不含此链的药物——头孢西丁。常用者还包括头孢拉定、头孢呋辛、头孢他啶、头孢曲松等,第四代头孢类抗生素如头孢吡肟已逐渐在临床使用,虽然资料较少,但通常认为孕期使用是安全的。

(3)大环内酯类:常用者包括红霉素、阿奇霉素和螺旋霉素。红霉素 FDA 风险等级为 B 类,不能通过胎盘,目前尚无证据证实其与胎儿或新生儿畸形有关,故孕期可用。红霉素抗菌谱和青霉素相似,并可对支原体、衣原体、螺旋体和放线菌素有抑制作用。阿奇霉素 FDA 风险等级为 B 级,可通过胎盘。有限的人类资料提示阿奇霉素与先天性畸形无关,在孕期适用。其作用与红霉素相似,常用于治疗细菌和支原体感染。螺旋霉素 FDA 风险等级为 C 类,可通过胎盘。在孕期很少将其作为治疗感染的一线广谱抗生素使用,常用于治疗弓形虫感染,目前尚没有有关的致畸报道,但资料有限,尚有待进一步证实。

(4)克林霉素:FDA 风险等级为 B 类,可通过胎盘。目前尚没有人类孕早期使用的资料,虽然动物实验没有发现其与先天性畸形有关,但孕早期很少使用此类药物。

(5)氯霉素:FDA 风险等级为 C 类,可通过胎盘。目前尚没有氯霉素与出生缺陷相关的报道。但已经证实的是新生儿直接大量使用氯霉素可导致灰婴综合征的发生(表现为发绀、血管塌陷和死亡)。鉴于该药的风险,其使用还存在争议,故孕期慎用,甚至有学者主张孕期禁用。

(6)喹诺酮类:FDA 风险等级均属 C 类,可通过胎盘。是一类广谱的抗生素,常用于治疗泌尿系统感染,包括环丙沙星、诺氟沙星、氧氟沙星等。对孕期暴露于喹诺酮类药物的妇女进行随访,发现孕期使用喹诺酮类药物,可能与某些畸形有关,但畸形为非特异性,且常常和严重的先天性畸形无关。孕期使用环丙沙星的资料是有限的,但总体认为,治疗剂量的环丙沙星不太可能是致畸源,与严重先天性畸形可能无关,但由于人类资料有限,并不能证明环丙沙星没有风险。由于孕期抗生素有更好的选择,有学者建议在孕期禁忌使用喹诺酮类药物。但妊娠期使用此类药物并不是终止妊娠的指征。

(7)抗结核药:常用者包括利福平、异烟肼、乙胺丁醇。利福平 FDA 风险等级为 C 类,可通过胎盘。人类研究的资料有限,目前尚没有引起先天性畸形的证据。异烟肼 FDA 风险等级C 级,可通过胎盘。目前的研究并未提示异烟肼是一种致畸物。美国胸科协会推荐对妊娠合并结核的妇女使用异烟肼,母体获益远远大于胚胎及胎儿风险。乙胺丁醇 FDA 风险等级为 B 类,可通过胎盘。目前没有乙胺丁醇与先天性缺陷有关的报道,孕期适用。有学者认为孕期乙胺丁醇联合使用异烟肼、利福平对治疗疾病是比较安全的,但似乎有视觉方面的损害,故目前并不首选这种联合疗法。

(8)呋喃妥因:FDA 风险等级为 B 级。常用于治疗妊娠期泌尿系统感染。目前尚没有发现呋喃妥因对动物有致畸作用,也没有研究提示该药对人类是致畸剂。但小样本的研究提示,在近分娩期使用此药,新生儿有发生溶血性贫血的风险。由于呋喃妥因应用普遍,而发生新生儿溶血性贫血的报道很少,故 FDA 将其风险归为 B 类,孕期可用,但为安全起见,近分娩期应避免使用此药。

(9)氨基糖苷类:常用者为链霉素和庆大霉素,可迅速通过胎盘。链霉素 FDA 风险等级为D 类,已经明确孕妇使用大剂量链霉素可损伤胎儿第 8 对脑神经,诱导耳毒性,虽然发生率较低,但孕期已经不用。庆大霉素 FDA 风险等级为 C 级,虽然宫内暴露于庆大霉素导致先天性耳聋的风险很低,许多研究并没有发现庆大霉素与先天性缺陷的相关性,但考虑到氨基糖苷类药物的耳毒性,故孕期慎用。

(10)四环素类:已明确其致畸性,故孕期禁用。包括四环素、土霉素及多西环素,均归为D 级。由于四环素类药物可通过胎盘引起胎儿损害:牙齿呈黄褐色,另外还可抑制胎儿骨骼生长及牙釉质发育不良,并有罕见的肝坏死的报道,因此孕期禁用。

2.抗真菌药

被用于治疗阴道念珠菌病,常用者包括克霉唑、制霉菌素、咪康唑、两性霉素 B、酮康唑。目前尚没有阴道或局部使用克霉唑致先天性缺陷的报道,且阴道和皮肤吸收的药物量少,故 FDA将其风险等级归为 B 类,孕期可用。关于制霉菌素,没有孕期使用可致先天性缺陷的报道,也没有相关的动物实验,证据不足,FDA 将其归为 C 级,孕期可用。咪康唑也是局部抗真菌药,虽然孕期使用咪康唑与先天性缺陷的关系尚不清楚,但有的研究认为并不能排除其相关性可能,故FDA 将其归为 C 类,适合局部使用。两性霉素的风险等级为 B 级,动物研究及许多研究都没有发现孕期使用两性霉素对胎儿有不良影响,故在孕期由于需要而应用两性霉素是有益的。酮康唑是一种人工合成的广谱抗真菌药,动物实验证明,大剂量口服该药,对胚胎有毒性并有致畸性,而局部应用该药,似乎没有危害,可能适用于局部应用。FDA 将其风险等级归为 C 类。

3.抗病毒药

抗病毒药种类很多,均是通过对 RNA 和 DNA 的作用来抑制病毒的复制,理论上可以干扰胎儿的生长,孕期使用应慎重。

(1)齐多夫定:为核苷反转录酶抑制剂,是胸腺嘧啶脱氧核苷的类似物,用于治疗人类免疫缺陷病毒疾病(HIV)。已有多项研究证实,齐多夫定可有效降低母婴 HIV-1 垂直传播,WHO 建议采取更有效的抗反转录病毒的措施以增强阻断母婴垂直传播的风险。对于孕期 HIV 感染者,2006 年指南推荐三联药物进行抗病毒治疗,齐多夫定、拉米夫定和单剂量的奈韦拉平。总之,在必要时使用,母体获益还是远远大于对胎儿或胚胎带来的风险,FDA 将其风险等级归为 C 类。

(2)替比夫定和替诺福韦酯:都是用于抗肝炎病毒的抗病毒药物。孕期使用,可以有效地阻断乙肝病毒的母婴传播风险。现有的研究发现,孕期使用不增加胎儿畸形的风险。我国 2015 年版慢性乙型肝炎的指南中建议,对于 HBV DNA 拷贝数较高的孕妇,推荐在孕期应用以上两种药物阻断母婴传播。这两种药物在 FDA 的分类中均属于 B 类。

(3)阿昔洛韦:FDA 风险等级为 B 类。临床上常作为治疗疱疹病毒和水痘的药物,尤其是生殖器原发性 2 型单纯疱疹病毒(HSV)感染,但不能用于治疗妊娠期复发的生殖器疱疹。美国疾病控制预防中心(CDC)制定的性传播疾病治疗指南指出:妊娠期间首发的生殖器疱疹可以口服阿昔洛韦治疗。存在威胁生命的母体 HSV 感染时(如播散性感染、脑炎、肺炎或肝炎)可以经静脉给药。关于孕妇使用阿昔洛韦的研究提示接近足月使用阿昔洛韦,在那些反复发作或新近感染生殖器疱疹的孕妇中可以降低疾病的复发,由此可能降低剖宫产率。

(4)利巴韦林:FDA 风险等级为 X 类。孕期禁忌使用。动物实验证实,利巴韦林是潜在的致畸因子,对动物后代引起的畸形涉及颅面部、神经系统、眼、四肢、骨骼及胃肠。厂商建议,育龄期男性应避免使用此药,若已经使用,则应有效避孕 6 个月再考虑妊娠。但也有争议,认为可能夸大了男性通过精液传递有潜在中毒量的利巴韦林给妊娠妇女及其后代的风险。由于尚缺乏人类妊娠期使用该药的报道,故无法得出确切结论。

4.抗寄生虫药

(1)甲硝唑:FDA 风险等级为 B 类,可通过胎盘,主要用于治疗滴虫性阴道炎、细菌性阴道病及抗阿米巴感染。目前已有多项研究对孕期使用甲硝唑的安全性进行研究和评估,结果都没有发现其导致胎儿或新生儿发生畸形的危险性增加。但目前关于孕早期使用甲硝唑仍有争议,原因为动物实验证明甲硝唑对细菌有致突变作用,对啮齿类动物有致癌作用,虽然在人类没有发现这种致癌性,但也很难进一步在人类证实。所以,目前对甲硝唑的使用,多数人包括生产厂商建议,在孕早期禁用甲硝唑,在中、晚孕期使用甲硝唑治疗厌氧菌感染、滴虫、细菌性阴道病等是安全的。

(2)氯喹:是在妊娠各期应用最广泛的一线抗疟药,FDA 分类属 C 类。动物实验证实大剂量应用氯喹可致畸,但多数人类资料表明孕期使用治疗剂量的氯喹,并不增加流产、死产或先天性畸形的风险,当然,也会出现一些轻度并发症,如瘙痒、头昏及一些不适主诉症状。但孕期大剂量、长时间使用氯喹可增加流产率,对合并系统性红斑狼疮的患者尤其如此。很久以前,曾将氯喹作为一种堕胎药使用,但这种剂量是非常大的,非常危险,甚至危及患者的生命,这种使用已经被摒弃。也有学者认为孕期氯喹的使用可能导致新生儿出生缺陷的轻度增加。但总的来说,孕期使用氯喹是安全的。而且妊娠期感染疟疾后,会导致母儿出现严重并发症,包括贫血、流产、死产、低出生体重、胎儿窘迫以及先天性疟疾。故大多数学者支持在妊娠合并疟疾时使用氯喹,因为获益远远大于药物对胚胎和胎儿的风险。

(二)心血管药物

1.降压药

(1)肼屈嗪:为妊娠期高血压疾病首选药物,常于妊娠后半期使用,FDA风险等级为C类,可通过胎盘。目前尚无肼屈嗪致先天性畸形的报道,诸多涉及单独使用和联合使用其他抗高血压药物的研究发现,孕期使用肼屈嗪是相对安全的。但也有小样本的研究报道该药物的使用可能与一些畸形有关,但不排除是由于母亲患有严重的疾病而引起。

(2)拉贝洛尔:为β受体阻滞剂,是国内治疗妊娠期高血压最常使用的药物之一,FDA风险等级为C类,可通过胎盘。目前尚没有致畸的报道。除非在孕早期使用拉贝洛尔,该药并不增加胚胎及胎儿的风险,不影响子宫胎盘的血流。但也有报道称拉贝洛尔可致胎儿生长受限和胎盘重量减轻,但无法排除是药物作用所致还是疾病本身子痫前期所致。

(3)硝苯地平:是一种钙通道阻滞剂,FDA风险等级为C类。作为治疗早产的药物或者用于降压治疗。动物研究提示孕期使用硝苯地平可减少子宫血流量,可致轻度出生缺陷,但缺乏有说服力的人类数据。但要注意的是,与硫酸镁联合应用时,由于硝苯地平可增强硫酸镁对神经肌肉的阻滞作用,可出现严重不良反应,如四肢痉挛、吞咽困难及反常呼吸。

(4)硝普钠:是一种起效快的血管扩张剂,FDA分类为C类。长期应用可使氰化物在胎儿肝内积蓄。仅用于治疗严重高血压时。目前尚未发现硝普钠与先天缺陷有关。

(5)利尿剂:常用的药物为呋塞米,可通过胎盘。动物实验证实呋塞米可致畸,但临床上尚未发现该药引起的严重不良反应或畸形。常用于治疗肺水肿、严重高血压或充血性心力衰竭,紧急使用并不增加胎儿的风险,故风险等级为C类。由于利尿剂可能引起母体低血容量,降低胎盘血流灌注量,而并不改善妊娠结局,故现在并不主张使用呋塞米治疗妊娠期高血压疾病,若使用利尿剂治疗妊娠期高血压疾病,则风险等级为D类。

2.心脏药物

洋地黄、地高辛及洋地黄毒苷均属强心苷类药物,常用于治疗充血性心力衰竭和室上性心动过速,风险等级为C类。目前动物实验和有限的人类资料均未发现洋地黄或各种洋地黄糖苷类药物与先天性缺陷有关,孕期适用。

3.抗凝药

肝素是妊娠期首选的抗凝药,由于分子量大,不能通过胎盘,因此与先天性畸形无关,风险等级为C类,孕期适用。但长期使用可致母亲骨质疏松和血小板减少,故应同时补钙。20世纪70年代发展起来的新药达那肝素、依诺肝素及那屈肝素均为自猪黏膜提取的低分子肝素产物,分子量4 000~6 500 kD,为普通肝素的1/3~1/2。由于其分子量相对较大,也不能通过胎盘。相对于普通肝素,低分子肝素抗凝作用强,生物半衰期长,不良反应小,骨质丢失减少,出血可能性小。

(三)中枢神经系统药物

1.解热镇痛药

(1)阿司匹林:为非甾体类抗感染药物。低剂量使用FDA风险等级为C类,若妊娠早期或妊娠晚期全程使用,则风险增加为D类。妊娠期使用阿司匹林可影响母亲凝血功能,致贫血、产前和产后出血、过期妊娠和产程延长。研究已经证实,大剂量使用可能与围产儿死亡增加,胎儿生长受限和致畸作用有关;小剂量使用对妊娠期高血压疾病和胎儿生长受限可能有益,目前作为预防早发型子痫前期的标准治疗方案受到推荐。

(2)对乙酰氨基酚:常用于妊娠各期的镇痛和退热。药物可通过胎盘,风险等级为 B 类。治疗剂量下,短期应用比较安全,大量使用,可导致母亲严重贫血、胎儿肝毒性和新生儿肾脏疾病。与阿司匹林不同,该药不影响母亲的凝血功能,孕期适用。

2.抗惊厥药

(1)硫酸镁:可用于预防子痫,保护胎儿脑神经和治疗早产,风险等级为 D 类。诸多研究表明,硫酸镁与先天性缺陷无关,规范治疗剂量的硫酸镁不良反应小,但长期、大剂量使用可以导致胎儿持续性低钙水平、骨量减少甚至骨折。故建议硫酸镁有指征的、<48 小时的短期使用,不建议连续使用超过 5~7 天。

(2)卡马西平:是一种三环类抗癫痫药,可通过胎盘,风险等级为 D 类。动物研究证实,卡马西平具有致畸性。人类资料也表明该药物与先天性缺陷的风险增加有关,包括神经管缺陷。2001 年发表的一项前瞻性研究得出的结论为,从妊娠期暴露于抗癫痫药的婴儿中观察到的结构畸形,是由药物而非癫痫本身引起。但孕期应用卡马西平治疗或预防癫痫,母亲的获益远远大于对胚胎或胎儿带来的风险。

3.镇静药

(1)吗啡:风险等级为 C 类,但若于分娩时大剂量长期使用,则风险等级为 D 类。动物实验证明吗啡没有致畸性,人类资料亦提示其与出生缺陷也无相关性,但其成瘾性强,且可迅速通过胎盘,对新生儿的呼吸有抑制作用,因此,在孕期慎用。

(2)哌替啶:目前无致畸性证据,风险等级为 B 类。但正如所有的麻醉药品一样,应用不当如大剂量长时间应用会增加母儿风险,风险等级则为 D 类。若产程中不当使用该药,则新生儿呼吸可被抑制,甚至致命。故应估计产程结束的时间,若估计 4 小时内新生儿即将娩出,则不建议使用该药。

(3)氯丙嗪及异丙嗪:为吩噻嗪类药物,风险等级均为 C 类。常用于加强镇静和镇痛,与哌替啶合用,称为冬眠合剂。多数研究认为,妊娠早期使用氯丙嗪和异丙嗪并不增加先天性畸形的发生。故目前认为小剂量、偶然使用该药是相对安全的,但不建议产时使用,以防对新生儿产生不良影响。

(4)地西泮:风险等级为 D 类。动物实验证明地西泮有致畸性,虽然人类资料的证据不足,尚有很大争议,认为即使它可以引起出生缺陷,发生率也较低,但许多学者仍认为在孕早期和孕晚期使用均有风险。

(四)降糖药

胰岛素是治疗妊娠合并糖尿病的首选药物,风险等级为 B 类,不易通过胎盘。是妊娠期降糖的首选药物。有越来越多的证据证明,二甲双胍和格列本脲等口服降糖药在孕期可以安全使用,它们的 FDA 风险等级分别为 B 类和 C 类。但它们使用后对后代的远期安全性还需要进一步证实。

(五)消化道用药

孕期呕吐是常见的现象,甲氧氯普胺是常见的止吐药,其 FDA 的分类为 B 级,新近的研究结果也证实其可以在孕期安全使用。

西咪替丁是一种 H_2 受体拮抗药,用于治疗消化性溃疡及预防分娩前胃酸吸入。虽然尚无西咪替丁致畸的相关报道,但人类宫内暴露于西咪替丁的潜在毒性尚没有进行系统研究,无法确定。目前认为孕期可用。奥美拉唑常用于治疗十二指肠和胃溃疡等,风险等级 C 类。动物实验证明奥美拉唑不是一种严重的致畸剂,但人类资料有限,故建议孕早期尽量避免使用该类药物,若一旦使用,则告知对胚胎或胎儿的风险低,但要随访其后代。

（六）抗肿瘤药物

环磷酰胺是一种烷化剂的细胞毒性药物,FDA 将其风险等级归为 D 级。研究已证实,妊娠早期使用可致多种畸形,是一种致畸原。但在妊娠晚期使用环磷酰胺似乎与胎儿发生先天性畸形的风险无关,许多个案报道和小样本的研究结论支持这一观点。对于职业接触的药师与护理人员,虽然证据不足,仍建议在准备怀孕前应尽量避免接触,孕前暴露于这些药物可能有致畸、致流产和致突变作用。甲氨蝶呤是一种叶酸对抗药,FDA 风险等级为 X 类。妊娠早期暴露可致甲氨蝶呤综合征,主要表现为生长受限、颅骨不能骨化、颅缝早闭、眼眶发育不全、小的低位耳、智力发育迟缓,危险暴露时间为受孕后 6～8 周。妊娠中晚期使用可致胎儿毒性和死亡。故孕期禁用,妊娠母亲尽量避免职业暴露该药物。

（孟　龙）

第十章

异 常 妊 娠

第一节 流　产

一、概述

妊娠不足 28 周、胎儿体重不足 1 000 g 而终止者，称为流产。妊娠 12 周前终止者，称为早期流产，妊娠 12 周至不足 28 周终止者，称为晚期流产。流产分为自然流产和人工流产。自然流产占妊娠总数的 10%～15%，其中早期流产占 80% 以上。

二、病因

（一）胚胎因素

染色体异常是早期流产最常见的原因。半数以上与胚胎染色体异常有关。染色体异常包括数目异常和结构异常。数目异常以三体居首位，其次为 X 单体，三倍体及四倍体少见。结构异常主要是染色体易位、嵌合体等，染色体倒置、缺失和重叠也有报道。除遗传因素外，感染、药物等因素也可引起胚胎染色体异常。若发生流产，多为空孕囊或已退化的胚胎。少数至妊娠足月可能娩出畸形儿，或有代谢及功能缺陷。

（二）母体因素

1.全身性疾病

孕妇患全身性疾病（如严重感染、高热等）刺激子宫强烈收缩导致流产；引发胎儿缺氧（如严重贫血或心力衰竭）、胎儿死亡（如细菌毒素和某些病毒，如巨细胞病毒、单纯疱疹病毒经胎盘进入胎儿血循环）或胎盘梗死（如孕妇患慢性肾炎或高血压）均可导致流产。

2.生殖器官异常

子宫畸形（如子宫发育不良、双子宫、子宫纵隔等）、子宫肿瘤（如黏膜下肌瘤等），均可影响胚胎着床发育而导致流产。宫颈重度裂伤、宫颈内口松弛引发胎膜早破而发生晚期自然流产。

3.内分泌异常

黄体功能不足、甲状腺功能减退、严重糖尿病血糖未能控制等，均可导致流产。

4.强烈应激与不良习惯

妊娠期无论严重的躯体（如手术、直接撞击腹部、性交过频）或心理（过度紧张、焦虑、恐惧、忧伤等精神创伤)的不良刺激均可导致流产。孕妇过量吸烟、酗酒、饮咖啡、吸食二醋吗啡(海洛因)等毒品,均可导致流产。

（三）免疫功能异常

胚胎及胎儿属于同种异体移生物。母体对胚胎及胎儿的免疫耐受是使胎儿在母体内得以生存的基础。若孕妇于妊娠期间对胎儿免疫耐受降低可致流产,如父方的人白细胞抗原(HLA)、胎儿抗原、母胎血型抗原不合、母体抗磷脂抗体过多、抗精子抗体存在、封闭抗体不足等,均可引发流产。已知调节性 T 细胞(Tr)与效应性 T 细胞(Te)的平衡是维系免疫反应的关键所在。某些特发性流产与调节性 T 细胞功能相对或绝对低下存在明显的相关性,可能是导致孕妇对胎儿免疫耐受性降低的主要原因。

（四）环境因素

过多地接触放射线和砷、铅、甲醛、苯、氯丁二烯、氧化乙烯等化学物质,均可能引起流产。

三、临床表现

临床表现主要是停经后阴道流血和腹痛。

（一）孕 12 周前的早期流产

开始时绒毛与蜕膜剥离,血窦开放,出现阴道流血,剥离的胚胎和血液刺激子宫收缩,排出胚胎或胎儿,产生阵发性下腹部疼痛。胚胎或胎儿及其附属物完全排出后,子宫收缩,血窦闭合,出血停止。

（二）孕 12 周后的晚期流产

晚期流产的临床过程与早产和足月产相似,胎儿娩出后胎盘娩出,出血不多。

可以看出,早期流产的临床全过程表现为先出现阴道流血,而后出现腹痛。晚期流产的临床全过程表现为先出现腹痛(阵发性子宫收缩),而后出现阴道流血。

四、实验室检查

（一）血、尿绒毛膜促性腺激素含量测定

低于正常参考值表示未孕或胚胎死亡。

（二）尿中雌激素含量测定

先兆流产、不可避免流产和习惯性流产,黄体酮、雌二醇低于正常,雌三醇仍在正常范围,先兆流产和习惯性流产,雌二醇排出量一般在参考值低限,但必须连续测定才有诊断价值,一般认为,雌二醇 24 小时尿值低于 15.6 $\mu mol/L$,则可能有 95％的孕妇将流产。

（三）胎盘泌乳素(HPL)测定

测定孕妇血中 HPL 含量,可迅速反映胎盘功能状态,在血浆 HPL 连续测定时,若发现 HPL 急剧上升,预示胎儿即将死亡,如下降为 4 $\mu g/L$ 以下,则常有胎儿宫内窒息,可能导致流产。

五、治疗

（一）先兆流产

卧床休息,禁性生活,必要时给予对胎儿危害小的镇静剂。黄体功能不足者可给予黄体酮 10～20 mg,每日或隔日肌内注射 1 次,或 HCG 2 000～3 000 U 隔日肌内注射 1 次。其次,维生素 E 及小剂量甲状腺片也可应用。经过治疗,如阴道流血停止,B 超提示胚胎存活,可继续妊娠。

若临床症状加重,B超发现胚胎发育不良,HCG持续不长或下降表明流产不可避免,应终止妊娠。

(二)难免流产

一旦确诊,应尽早使胚胎及胎盘组织完全排出。早期流产应及时行刮宫并对刮出物仔细检查,并送病理检查。晚期流产时,子宫较大,出血较多,可用缩宫素10～20 U加入5%葡萄糖液500 mL中静脉滴注,促进子宫收缩。当胎儿及胎盘排出后检查是否完全,必要时刮宫清除宫腔内残留的妊娠物。

(三)不全流产

一经确诊,应及时行刮宫术或钳刮术,以清除宫腔内残留组织。出血多或伴有休克者应同时输血输液,并给予抗生素预防感染。

(四)完全流产

症状消失,B超检查宫腔内无残留物,如无感染、一般不需特殊处理。

(五)稽留流产

处理较困难。处理前应检查血常规、出凝血时间、血小板计数、血纤维蛋白原、凝血酶原时间、凝血块收缩试验及血浆鱼精蛋白副凝试验等,并做好输血准备。口服炔雌醇1 mg每日2次,或己烯雌酚5 mg每日3次,连用5天以提高子宫肌对缩宫素的敏感性。子宫<12周者,可行刮宫术,术中肌内注射缩宫素,若胎盘机化并与宫壁粘连较紧,手术应特别小心,防止子宫穿孔,一次不能刮净,可于5～7天后再次刮宫。如凝血功能障碍,应尽早使用肝素、纤维蛋白原及输新鲜血等,待凝血功能好转后,再行引产或刮宫。

(六)习惯性流产

染色体异常夫妇应于孕前进行遗传咨询,确定是否可以妊娠,在孕前应进行卵巢功能检查、夫妇双方染色体检查与血型鉴定及其丈夫的精液检查,女方尚需进行生殖道检查,包括有无肿瘤、宫腔粘连,并作子宫输卵管造影或(及)宫腔镜检查,以确定子宫有无畸形与病变,有无宫颈内口松弛等。子宫有纵隔的患者,可于宫腔镜下行子宫纵隔切除术;有宫腔粘连者可用探针横向钝性分离粘连;宫颈内口松弛者应在妊娠前行宫颈内口修补术,或于孕14～18周行宫颈内口环扎术,术后定期随诊,提前住院,待分娩发动前拆除缝线,若环扎术后有流产征象,应及时拆除缝线,以免造成宫颈撕裂;黄体功能不足或原因不明的习惯性流产妇女当有怀孕征兆时,可按黄体功能不足给以黄体酮治疗,每日10～20 mg肌内注射,或HCG 3 000 U,隔日肌内注射1次,确诊妊娠后继续给药直至妊娠10周或超过以往发生流产的月份,并嘱其卧床休息,禁性生活,补充维生素E,注意心理疏导,安定患者情绪。对不明原因的习惯性流产患者,可予免疫治疗。

(七)流产感染

治疗原则为积极控制感染,尽快清除宫内残留物。若阴道流血不多,应用广谱抗生素2～3天,待控制感染后再刮宫。若阴道流血量多,静脉滴注抗生素及输血的同时,用卵圆钳将宫腔内残留组织夹出,使出血减少,切不可用刮匙全面搔刮宫腔,以免造成感染扩散,术后应继续给予广谱抗生素,待感染控制后再行彻底刮宫。若已合并感染性休克者,在抗感染同时,应积极抢救休克。若感染严重或腹盆腔有脓肿形成。应予手术引流,必要时切除子宫。

(刘素霞)

第二节 早 产

一、定义及分类

妊娠满 28 周而不足 37 周分娩或新生儿出生体重大于 1 000 g,很多发达国家或地区妊娠孕周下限采用满 20 周,与其新生儿治疗水平有关。根据病因不同,分为自发性早产和治疗性早产,前者包括早产和胎膜早破后早产;后者是指因妊娠合并症或者并发症,为保障母儿安全而提前终止者。

二、高危因素

(1)晚期流产和(或)早产史者:有此类病史者再发风险是普通孕妇的 2 倍,前次早产孕周越小,再发早产风险越高。

(2)子宫异常:子宫畸形、宫颈手术史等。

(3)孕妇年龄:小于 17 岁或者大于 35 岁者。

(4)多胎妊娠:双胎早产率近 50%,三胎高达 90%。

(5)辅助生殖技术助孕者。

(6)妊娠合并症或者并发症者:如重度子痫前期、子痫、严重感染等。

(7)其他:孕妇烟酒嗜好、吸毒、营养不良者。

三、诊断

(一)早产临产

妊娠满 28 周且不足 37 周者,出现规律宫缩(每 20 分钟 4 次或者 60 分钟 8 次),同时伴有宫颈进行性缩短(消退 80%),伴有宫口扩张。

(二)先兆早产

妊娠满 28 周且不足 37 周者,孕妇虽有规律宫缩,但宫口未扩张,经阴道超声测量宫颈管 ≤2 cm 者。

四、治疗

(一)宫缩抑制剂

1.钙通道阻滞剂

通过抑制钙离子通过平滑肌细胞膜上的钙通道重吸收,从而抑制子宫平滑肌兴奋性收缩。当前常用为硝苯吡啶,起始剂量 20 mg 口服,然后每次 10～20 mg,每天 3～4 次,根据宫缩情况调整,可持续 48 小时,注意血压情况,防止血压过低。

2.前列腺素抑制剂

通过抑制环氧合酶,减少花生四烯酸转化为前列腺素,从而抑制子宫收缩。主要用于 32 周之前的早产,吲哚美辛起始剂量 50～100 mg 口服或经阴道或经直肠给药,然后 25 mg 每 6 小时 1 次,可维持 48 小时。

3.β₂肾上腺素能受体兴奋剂

主要是利托君,起始剂量 $50\sim100~\mu g/min$ 静脉滴注,每 10 分钟可增加剂量 $50~\mu g/mL$,共 48 小时,应用过程中应密切观察心率和主诉,若心率大于 120 次/分钟或者出现胸前区疼痛应停止使用。

4.缩宫素受体拮抗剂

主要是阿托西班,选择性缩宫素受体拮抗剂,不良反应轻微,无明确禁忌,但价格较昂贵。用法:起始剂量 6.75 mg,静脉滴注 1 分钟,继而 18 mg/h 维持 3 小时,接着 6 mg/h 维持 45 小时。

（二）硫酸镁的应用

推荐妊娠 32 周之前早产者常规应用硫酸镁作为胎儿中枢神经系统保护剂治疗,硫酸镁不但能降低早产儿脑瘫风险,而且能减轻妊娠 32 周早产儿脑瘫严重程度,但是长期应用可引起胎儿骨骼脱钙,造成新生儿骨折,建议使用不超过 48 小时。

（三）糖皮质激素促胎肺成熟

所有妊娠 $28\sim34^{+6}$ 周的先兆早产都应给予 1 个疗程的糖皮质激素。倍他米松 12 mg,肌内注射,24 小时重复 1 次,共 2 次;地塞米松 6 mg,肌内注射,12 小时重复 1 次,共 4 次。若早产临产,来不及完成疗程者也应给药。

（四）抗生素

除非胎膜早破、分娩在即而下生殖道 β 溶血性链球菌阳性者,不推荐应用抗生素。

五、分娩处理

孕 28 周之前选择阴道分娩;孕 28 周之后根据产科指征选择分娩方式,应转运至有早产儿救治能力的医院分娩,分娩时新生儿科医师到场,做好抢救准备工作,适当延长断脐时间（30～120 秒）,可减少新生儿输血需求,降低新生儿脑室出血发生率。

六、预防

（一）一般预防

加强孕前宣教,避免低龄或者高龄妊娠;合适的妊娠间隔时间（18～23 月）;均衡营养摄入,戒烟酒,控制好原发病,停用致畸药物;孕期注意事项,加强妊娠管理,详细了解高危因素。

（二）孕酮应用

无症状早产者,常用孕酮 3 种:微粒化孕酮胶囊、阴道孕酮凝胶、17α 羟己酸孕酮酯。对于孕晚期流产史或者早产史者,无论宫颈长短,均可使用 17α 羟己酸孕酮酯;对有早产病史,此次 24 周前开始出现宫颈缩短,宫颈长度＜25 mm 者,可阴道给予阴道孕酮凝胶至 34 周;对无早产史,但 24 周之前超声发现宫颈缩短者,宫颈长度＜20 mm,建议使用微粒化孕酮胶囊。

（三）宫颈环扎术

有经阴道宫颈环扎术和经腹宫颈环扎术,适用于宫颈机能不全者,但对于子宫发育异常、宫颈锥切术后,宫颈环扎术无预防早产作用,双胎妊娠实施宫颈环扎术可能增加早产和胎膜早破风险。

（四）其他

卧床休息;口服阿司匹林;筛查易栓症等。

（张秀娟）

第三节　胎膜早破

在临产前绒毛膜及羊膜破裂称为胎膜早破。它是常见的分娩并发症。我国的流行病学研究表明,胎膜早破的发生率为 3.0%～21.9%,是早产及围产儿死亡的常见原因之一。

一、胎膜早破的原因

目前胎膜早破的病因尚不清楚,一般认为胎膜早破的病因与下述因素有关。

（一）感染

妊娠期阴道内的致病菌并非都引起胎膜早破,其感染条件为菌量增加和局部防御能力低下。宫颈黏液中的溶菌酶、局部抗体等抗菌物质是局部防御屏障的首要环节,如其抗菌活性低下,则细菌易感染胎膜。研究表明,细菌感染和细胞因子参与前列腺素的合成,细菌感染后,胎膜变性、坏死、张力低下,各种细胞因子及多形核白细胞产生的溶酶体酶使绒毛膜、羊膜组织破坏,引起胎膜早破。

（二）胎膜异常

正常胎膜的绒毛膜与羊膜之间有一层较疏松的组织,二者之间有错动的余地,以增加胎膜的抗拉力及韧性,当二层膜之间的组织较致密时,可致胎膜早破;支撑组织弹性的成分是胶原蛋白和弹性蛋白,羊膜中缺乏弹性蛋白,其韧性主要由胶原蛋白决定,当构成胎膜的胶原结缔组织缺乏时,胎膜抗拉力下降;存在于人体中的颗粒性弹性蛋白酶和胰蛋白酶能选择性地分解胶原蛋白,使胎膜弹性降低,脆性增加,易发生胎膜早破。

（三）羊膜囊内压力不均或增大

胎位不正及头盆不称、臀位、横位及骨盆狭窄时常因先露部不能与骨盆入口衔接,使羊膜囊内压力不均;羊水过多、双胎、过重的活动等各种原因造成的腹内压升高,可使宫腔内压力长时间或短暂的升高,引起胎膜早破。

（四）宫颈病变

宫颈松弛可使前羊膜囊受长时间牵拉、张力增高,且容易受阴道内病原体的感染,导致羊膜早破,子宫颈的重度裂伤,瘢痕等可使胎膜所受压力及拉力不均,造成胎膜早破。

（五）创伤

腹部受外力撞击或摔倒,阴道检查或性交时,胎膜受外力作用,可发生破裂。

（六）其他

孕妇年龄较大及产次较多,孕妇营养不良时,胎膜也易发生破裂。

二、对孕产妇和胎儿的影响

若无头盆不称及胎位异常,且妊娠已足月,胎膜早破对母体及胎儿一般无不良影响,反而有利于产程的进展。但如果妊娠未达足月时,往往会出现严重的并发症。

（一）对孕产妇的影响

1.感染

子宫内膜有急性炎症,肌层有细胞损伤,病变程度与破膜时间有关。而临床并非都有感染表现。破膜时间越长,感染发生率越高。

2.脐带脱垂

胎膜早破时羊水流出的冲力可将脐带滑入阴道内,使脐带脱垂的发生率增高,尤其表现在未足月和胎头浮动的胎膜早破孕妇中,可严重威胁胎儿生命。

3.难产

胎膜早破是难产最早出现的一个并发症,因为胎膜早破常有胎位不正或头盆不称。羊水流尽时宫壁紧裹胎体,继发不协调宫缩或阻碍胎头正常机转,使产程延长,手术率增加。

4.产后出血

胎膜早破时产后出血的发生率升高。

(二)对胎儿的影响

1.早产

早产是胎膜早破的常见并发症。

2.胎儿窘迫

胎膜早破,羊水流出,宫缩直接作用于胎儿,压迫脐带,影响胎盘血液循环以及胎膜破裂时间较长,出现绒毛膜炎时组织缺氧均可造成胎儿窘迫。

3.臀位与围产儿死亡

越是早产,臀位发生率越高,围产儿死亡率亦越高。

4.新生儿感染

新生儿肺炎、败血症、硬肿症发生率升高,破膜时间越长,感染机会越大。

三、临床表现及诊断

(一)病史

孕妇可突感液体自阴道流出,并有阵发性或持续性阴道流液,时多时少,无其他不适。

(二)体检

肛查时触不到胎囊,如上推胎头可有羊水流出,即可诊断。但对需保守治疗者,应禁肛查和阴道检查,以减少感染机会。

(三)辅助检查

当胎膜破口较小或较高(高位破膜)时,破口被肢体压迫,往往阴道流液较少,且时有时无,肛查时仍有羊膜囊感觉,上推先露也无羊水流出增多。不易与尿失禁、宫颈黏液相鉴别,难于诊断时,可做如下特殊检查。

1.阴道酸碱度检查

常用pH试纸阴道内的酸碱度。胎膜未破时阴道内环境为酸性(pH 4.5～5.5),破膜后羊水流入阴道,由于羊水呈碱性(pH 7～7.5),试纸变色,但尿液、血液某些消毒液及肥皂水等都呈碱性,所以易造成检查的假阳性。

2.阴道窥器或羊膜镜检查

严格消毒下观察,胎膜早破时可见有液体自宫颈口流出或见阴道后穹隆有液池,或配合pH试纸检查,其阳性率可达95%以上。

3.羊水内容物检查

吸取后穹隆液体,镜下观察胎膜早破时可找到胎脂、毳毛、胎儿上皮细胞等;液体涂片镜检可见有羊齿植物状结晶,也可见少量十字状透明结晶;苏丹Ⅲ染色可将胎脂滴及羊膜细胞染成橘黄色,5%的尼罗蓝染色可将胎儿上皮细胞染成橘黄色。

4.棉球吸羊水法

用消毒纱布将棉球裹成直径 4 cm 左右的球形,置于后穹隆,3 小时后取出,若挤出液体>2 mL,pH>7,涂片镜检有羊水结晶。三项均阳性时诊断符合率 100%。

5.早孕试条法

用无菌棉拭子从阴道后穹隆蘸取阴道液,将棉拭子全部浸湿后取出,投入盛有 1 mL 生理盐水的干净小试管中,用力振荡 1 分钟后,取其混合液。持早孕试条将有标志线。3 分钟后取出平放,若 5 分钟内出现两条明显红色带者为阳性,即为胎膜早破。

6.其他

经上述步骤均不能确诊,可行下列检查:如流水数天,B超检查可以发生羊水平段下降,同时可确定胎龄及胎盘定位;B超羊水穿刺检查后,注射靛胭脂或亚甲蓝于羊膜腔内,在阴道外 1/3 处放纱布一块,如有蓝色液体污染纱布则可确诊;会阴放置消毒垫,观察 24 小时变化。

四、处理

(一)绝对卧床休息

取臀高位,抬高床脚 30°,防止脐带脱垂。放置外阴消毒垫,尽量避免肛诊,以减少感染发生的机会。

(二)注意听胎心音,加强胎心监护

未临产时每 2~4 小时听 1 次,每日试体温及数脉 3 次,注意感染迹象。

(三)破膜 12 小时未临产者

给抗生素预防感染。

(四)妊娠足月破水 24 小时未临产者

静脉滴注缩宫素引产。

(五)妊娠近足月者

估计胎儿体重,如在 2 500 g 以上测定胎肺成熟度(羊水泡沫试验或 L/S 试验),如提示胎肺成熟,则处理同足月妊娠。

(六)妊娠未足月者

如孕周<35 周,胎肺不成熟处理如下。

(1)体温正常,积极保胎。

(2)每日检查白细胞计数及分类 3 天,如正常改为每周查 2 次。

(3)给予抗生素预防感染,用药 3~4 天后无感染迹象可停药观察。

(4)如正式临产,宫口已开大 3 cm,不应继续保胎。羊水化验胎肺未成熟时,给产妇肌内注射地塞米松 6 mg,2 次/日,共 2 天。

(5)保胎过程中有感染表现时应及时终止妊娠。在临床上对宫腔内感染的诊断可根据以下几项:①母体体温>38 ℃或是 37.5 ℃持续 12 小时以上。②羊水有味。③下腹部子宫壁压痛。④母体脉率≥120 次/分钟,胎心率≥160 次/分钟。⑤母体白细胞计数≥15×10⁹/L,或在有宫缩时≥18×10⁹/L。⑥母体血中 C 反应蛋白的测定≥0.02 g/L(2 mg/dL)。⑦血沉≥50 mm,IgG、IgM 值异常上升。⑧羊水或胎儿血的培养阳性。⑨胎盘组织病理所见炎性反应阳性。

（七）终止妊娠

取决于对感染的控制,对胎儿成熟度的判定,分娩方式则与足月妊娠处理方法相同,原则是经阴道分娩。为了预防早产儿的低氧血症,头颅产伤,颅内出血等发生,早产儿分娩以选择性剖宫产为宜,尤其是臀位早产儿更应首选此种方法。

胎膜早破行剖宫产术时应注意:由于胎膜早破病例绝大多数都存在着绒毛膜羊膜炎,故行剖宫产术时应用碘酒涂宫腔,为避免病原体进入腹腔,术式应选择腹膜外剖宫产术,取胎儿前尽量吸尽羊水以减少羊水栓塞的发生率,另外,胎膜早破多伴有胎位异常或早产,所以子宫壁切口两端斜向上剪成弧形,以利胎头娩出。

由于早产时胎膜早破的发生率明显高于足月产,在处理时要考虑到立即分娩围产儿死亡率高,而保胎治疗又可增加羊膜腔及胎儿感染的危险性,因此其具体处理比较复杂,应予以重视。

妊娠达到或超过 36 周,按足月妊娠处理。妊娠 33～36 周胎膜早破,应促进胎儿肺成熟,如予以地塞米松,可明显降低新生儿肺透明膜病的发生。

妊娠 28～33 周,若促胎儿肺成熟并等待 16～72 小时,虽然新生儿肺透明膜病的发生率降低,但是围生儿死亡率仍很高。若孕妇要求保胎,而患者又无羊膜腔感染的证据且羊水流出较慢较少、无胎儿宫内窘迫的表现,则可行保守治疗,包括预防感染,促进胎儿生长及胎儿成熟。对于羊水偏少且要求保守治疗的孕妇,可经腹腔穿刺羊膜腔内注入生理盐水或平衡液,可减轻脐带受压,改善胎儿在宫腔内的环境,有利于胎儿的生长与成熟,但应注意严格无菌操作,防止感染发生。保守治疗过程中,应定期检查胎儿肺成熟度及胎儿的生长情况,若胎儿治疗后无明显增长或有羊膜腔感染可能时应终止妊娠。不足 28 周,估计胎儿体重不足 750 g 者应及时终止妊娠。

（王玉青）

第四节　多胎妊娠

一次妊娠宫腔内同时有两个或两个以上胎儿时,称为多胎妊娠。多胎妊娠与家族史及辅助生育技术有关。近年来多胎妊娠发生率升高可能与人工辅助生殖技术广泛使用有关,多胎妊娠较易出现妊娠期高血压疾病等并发症,孕产妇及围生儿死亡率增高。多胎妊娠以双胎最常见,本节主要讨论双胎妊娠。

一、分类

（一）双卵双胎

两个卵子分别受精而成,约占单卵双胎的 70%。胎儿的遗传基因不完全相同,性别和血型可以不同,外貌和指纹等表型不同。胎盘可为两个或一个,但胎盘的血液循环各自独立,胎儿分别位于自己的胎囊中,两胎囊之间的中隔由两层羊膜和两层绒毛膜组成,两层绒毛膜有时融合为一层。

（二）单卵双胎

一个受精卵分裂而成,约占单卵双胎的 30%。原因不明。胎儿的遗传基因完全相同,性别、血型、表型等也完全相同。根据受精卵分裂时间不同而形成双羊膜囊单绒毛膜单卵双胎、双羊膜囊双绒毛膜单卵双胎、单羊膜囊单绒毛膜单卵双胎以及极罕见的连体双胎四种类型:胎儿畸形儿发生率相对较高。

二、临床表现及诊断

(一)病史及临床表现

多有双胎妊娠家族史或人工助孕史(如使用促排卵药、移植多个胚胎等),临床表现主要为早孕反应较重,中期妊娠后体重及腹部迅速增加、下肢水肿等压迫症状明显,妊娠晚期常有呼吸困难、心悸、行动不便等。

(二)产科检查

子宫大小超过同孕龄的单胎妊娠子宫:妊娠中晚期腹部可触及多个肢体和两个胎头。在子宫不同部位听到两个节律不同的胎心,两个胎心音之间间隔一个无音区或两个胎心率差异>10 次/分钟,产后检查胎盘胎膜有助于判断双胎类型。

(三)超声检查

(1)妊娠早期在子宫内见到两个孕囊、两个原始心管搏动。

(2)判断双胎类型:胎儿性别不同可确诊双卵双胎。胎儿性别相同,应测量两个羊膜囊间隔厚度,间隔厚度达到或超过 2 mm,尤其是两个胎盘部位不同,提示双绒毛膜;间隔厚度<2 mm则提示单绒毛膜。妊娠早期超声检测有助于确定绒毛膜性。

(3)筛查胎儿结构畸形。

(4)确定胎位。

三、并发症

(一)孕产妇并发症

(1)妊娠期高血压疾病:发病率 40%以上发病早、程度重、易出现主要器官并发症。

(2)妊娠期肝内胆汁淤积综合征:发生率高于单胎妊娠。常伴随胎盘功能不良而导致围生儿死亡率升高。

(3)贫血:发生率 40%以上,与机体对铁及叶酸的需求量增加有关,可引起孕妇多系统损害以及胎儿生长发育障碍等。

(4)羊水过多:羊水过多发生率约 12%,多见于单卵双胎,尤其是双胎输血综合征、胎儿畸形胎膜早破。

(5)胎膜早破发生率约 14%,可能与宫腔压力增高有关。

(6)胎盘早剥:是双胎妊娠产前出血的主要原因,可能与妊娠期高血压疾病、羊水过多突然破膜、双胎之第一胎娩出后宫腔压力骤减相关。

(7)宫缩乏力:与子宫肌纤维过度伸展有关。

(8)产后出血:与宫缩乏力及胎盘附着面积增大有关。

(9)流产:发生率高于单胎妊娠,可能与畸形、胎盘发育异常、胎盘血供障碍、宫内溶剂相对狭窄有关。

(二)围生儿并发症

(1)早产:发生率约 50%,与胎膜早破、宫腔压力过高以及严重母儿并发症相关。

(2)胎儿生长受限:一般认为,胎儿数量越多,胎儿生长受限越严重。胎儿生长受限可能与胎儿拥挤、胎盘占蜕膜面积相对较小有关。两胎儿大小不一致可能与胎盘血液灌注不均衡、双胎输血综合征以及一些胎儿畸形有关。应建立多胎妊娠胎儿生长发育生理曲线。

(3)双胎输血综合征:见于双羊膜囊单绒毛膜单卵双胎,发生率10%～20%。两个胎儿体重差别＞20%、血红蛋白差别＞50 g/L提示双胎输血综合征可能。

(4)脐带异常:主要是脐带脱垂和脐带互相缠绕、扭转,后者常见于单羊膜囊双胎。

(5)胎头碰撞和胎头交锁:胎头碰撞发生于两个胎儿均为头先露且同时入盆。胎头交锁发生于第一胎儿臀先露头未娩出、第二胎儿头先露头已入盆。

(6)胎儿畸形:是单胎的2倍,联体双胎、无心畸形等为单卵双胎特有畸形。

四、处理

(一)妊娠期处理

1.一般处理

注意休息和营养,预防贫血及妊娠期高血压疾病等。

2.预防早产

孕龄34周前出现产兆者应测量阴道后穹隆分泌物中的胎儿纤维连接蛋白及宫颈长度,胎儿纤维连接蛋白阳性且超声测量宫颈长度＜3 cm者近期早产可能性较大,应预防性使用宫缩抑制剂及糖皮质激素。

3.及时防治妊娠期并发症

注意血压及尿蛋白、血胆汁酸、肝功能等。

4.监护胎儿发育状况及胎位

动态超声及胎儿电子监测观察胎儿生长发育状况、宫内安危及胎位,发现胎儿致死性畸形应及时人工终止妊娠,发现 TTTS 可在胎儿镜下激光凝固胎盘表面可见血管吻合支,胎位异常一般不予处理。

5.终止妊娠指征

合并急性羊水过多伴随明显的压迫症状、胎儿致死性畸形、孕妇严重并发症、预产期已到尚未临产、胎盘功能减退等。

(二)分娩期处理

1.阴道分娩注意事项

(1)保持体力。

(2)观察胎心变化。

(3)注意宫缩和产程进展。

(4)必要时行会阴后,侧切开术。

(5)第一个胎儿娩出后由助手扶正并固定第二个胎儿为纵产式。

(6)第一个胎儿娩出后立即钳夹脐带以预防胎儿失血或继续受血。

(7)第一胎儿娩出后15分钟仍无宫缩可行人工破膜并静脉滴注缩宫素。

(8)一旦出现脐带脱垂、胎盘早剥等严重并发症应立即行阴道助产结束快速娩出第二胎儿。

2.剖宫产指征

(1)第一胎儿为肩先露或臀先露。

(2)孕龄26周以上的联体双胎。

(3)其他:同单胎妊娠。

3.积极防治产后出血

临产时备血,其余见产后出血。

(曲美芹)

第五节 过 期 妊 娠

凡平时月经周期规则,妊娠达到或超过 42 周尚未临产者,称为过期妊娠。其发生率占妊娠总数的 3%～15%。

一、诊断要点

(一)计算预产期,准确核实孕周

(1)据末次月经推算预产期,详细询问平时月经变异情况,如果末次月经记不清楚或难以确定可根据:①基础体温推算出排卵日,再加 256～270 天。②根据早孕反应(孕 6 周时出现)时间加以估计。③妊娠早期曾做妇科检查者,按当时子宫大小推算。④孕妇初感胎动的周数×2,为预计可达足月分娩的周数(达 37 周)为足月。

(2)辅助检查:①连续 B 超下胎儿双顶径的测量及股骨长度以推测孕周。②宫颈黏液增多时间等。③妊娠初期血、尿 HCG 增高的时间推算孕周。

(二)胎儿情况及胎盘功能检查

1.胎儿储备里检查

(1)胎动计数:胎动计数＞30 次/12 小时为正常,12 小时内胎动次数累计少于 10 次或逐日下降超过 50%,提示胎儿缺氧。

(2)胎儿电子监护仪检测:NST 或 OCT 实验。若胎心基线伴有轻度加速、早期减速、偶发变异减速,表示宫内缺氧,但胎儿有一定储备,如出现重度以上的加速表示宫内缺氢严重,低储备。

2.胎盘功能检查

(1)尿雌三醇(E_3)的连续测定:24 小时尿雌三醇的值为 25 mg,即使过期仍可继续妊娠;＞15 mg,胎儿多数健康;＜10 mg,胎盘功能减退;2～6 mg,胎儿濒临死亡。

(2)B 超检查:观察胎动、胎儿肌张力、胎儿呼吸运动及羊水量。胎盘成熟度Ⅲ级,羊水指数＜8 mm,胎儿活动呈现保护性抑制。

(3)羊水形状检查:羊水量少,羊水指数＜8 mm,羊水浑浊,羊水脂肪细胞计数＜50%。阴道细胞涂片出现核致密的表层细胞。临产时胎儿头皮血 pH、PCO_2、PO_2、BE 的测定。

(4)胎盘病理检查:25%～30%绒毛和血管正常,15%～20%仅有血管形成不足,但无缺血影响,另有 40%血液灌注不足而导致缺血,供氧不足。

3.了解宫颈成熟

对预测引产能否成功起重要作用。

二、治疗要点

应力求避免过期妊娠的发生,争取在妊娠足月时处理。确诊过期妊娠后要及时终止妊娠。

终止妊娠的方法应酌情而定。

孕妇妊娠 41 周应入院,严密观察胎心、胎动,检查胎盘功能,若无异常情况,待促宫颈成熟后引产。

(一)引产

对确诊过期妊娠而无胎儿窘迫、无明显头盆不称、无妊娠并发症者,可引产。

(1)促宫颈成熟:妊娠满 41 周后,应常规行阴道检查进行 Bishop 评分,如<7 分,可用缩宫素2.5 U+5%葡萄糖注射液 500 mL 静脉点滴,每日 1 次,连用 3 天,从 6~8 滴开始,逐渐增加滴速,调至10 分钟内有 3 次宫缩;或用普拉睾酮 200 mg 溶于 5%葡萄糖注射液 20 mL,静脉缓慢注射,每日1 次,连用 3 天,促宫颈成熟。

(2)引产:对宫颈成熟,Bishop 评分>7 分者引产成功率高。宫口未开或<2 cm 可人工破膜,形成前羊膜囊刺激宫缩。

(3)进入产程后,应间断吸氧、左侧卧休息。行胎心监护,注意羊水性状,如有胎儿窘迫,应及时做相应处理。

(二)剖宫产

剖宫产指征如下。

(1)胎盘功能不良,胎儿储备力差,不能耐受宫缩者;引产失败。

(2)产程长,胎先露下降不满意或胎头定位异常。

(3)产程中出现胎儿窘迫。

(4)头盆不称。

(5)巨大胎儿。

(6)臀先露伴骨盆轻度狭窄。

(7)破膜后羊水少、黏稠、粪染,不能在短时间内结束分娩者。

(8)高龄初产妇。

(9)存在妊娠并发症及合并症,如糖尿病、重度子痫前期、慢性肾炎等。

(三)新生儿抢救

过期妊娠时,由于胎儿在宫内排出胎粪的概率较高。因此,在分娩时要做好抢救准备,胎儿娩出后立即在直接喉镜指引下行气管插管吸出气管内容物,以减少胎儿胎粪吸入综合征的发生。过期儿病率和死亡率均增高,应及时发现和处理新生儿窒息、脱水、低血容量及代谢性酸中毒等并发症,因此,在分娩时,必须要求新生儿科医师一同行新生儿复苏抢救。

(曲美芹)

第六节　腹　腔　妊　娠

一、概述

腹腔妊娠是指位于输卵管、卵巢及阔韧带以外的腹腔内妊娠,是极为罕见的一种异位妊娠,据报道发生率为 1∶15 000 至 1∶30 000,占异位妊娠的 0.003%,孕产妇的死亡率极高,为 5%~

20%。围生儿死亡率75%～95%,先天畸形率高达50%。腹腔妊娠的早期诊断和及时干预有助于降低孕产妇死亡率。

二、病因与分类

腹腔妊娠受精卵可以种植在腹膜、肠系膜、大网膜、盆壁、肠管、子宫直肠凹陷等处,少有种植在肝脏、脾脏及横结肠脾曲的报道。腹腔妊娠好发于既往有不孕史、人工流产史、盆腔炎症史、子宫内膜异位症、吸毒的患者,或是IVF-ET患者。

腹腔妊娠分为原发性和继发性两种类型,以后者多见。原发性腹腔妊娠是指卵子在腹腔内受精、种植及生长发育。

原发性腹腔妊娠诊断需要符合3个条件。

(1)双侧输卵管、卵巢正常,无近期妊娠的表现。

(2)无子宫腹膜瘘。

(3)妊娠只存在腹腔内,而且妊娠期短,足以排除输卵管妊娠。但第三点常不易鉴别。

继发性腹腔妊娠绝大部分是输卵管妊娠破裂或流产后,孕囊落入腹腔种植在某一部位继续发育,小部分是来源于卵巢妊娠;或宫内妊娠而子宫存在缺陷导致子宫破裂后孕囊落入腹腔中继续发育造成的,如子宫瘢痕处破裂、子宫憩室自然破裂、宫角妊娠破裂后等。

三、病理生理

促使受精卵原发种植于腹膜的因素有2种。

(1)体腔上皮具有转化的能力,可以发展为类似副中肾管上皮的组织,子宫后腹膜表面常可见蜕膜反应是证明体腔上皮有转化可能的依据。

(2)子宫内膜种植在腹膜表面有利于受精卵的种植。继发性腹腔妊娠较原发性为多见。指输卵管妊娠流产或破裂,妊娠物流入腹腔内,种植在腹膜或其他脏器表面,或未完全脱离输卵管而继续得以血供在腹腔内生长发育。继发性腹腔妊娠也可继发于卵巢内或子宫内的妊娠。因子宫上有缺损(如剖宫产、剖宫取胎、子宫肌瘤剥除术之瘢痕)而自发破裂或子宫腹膜瘘,子宫憩室或始基子宫发育欠佳等自然破裂,妊娠物经破口或瘘口被挤压流入腹腔内。继续生长发育为腹腔妊娠。

四、临床表现

腹腔妊娠一般无特异性的临床表现。

早期腹腔妊娠多数有停经史、腹痛、阴道流血等一般异位妊娠表现,也可能伴有恶心、呕吐、嗳气、便秘等非特异性症状,难以与输卵管妊娠鉴别。有资料显示约50%的误诊率,多是在手术中确诊。若胚胎早期死亡,与腹腔组织粘连形成包块,则有可能误诊为卵巢肿瘤、附件包块等。

中晚期腹腔妊娠患者常感到腹部不适、腹痛,尤其是在胎动时,无伴有阴道流血,有部分患者有嗳气、便秘,随着孕周增加、胎儿长大,症状逐渐加重。腹部体查:子宫轮廓不清,但易触及胎儿肢体,胎先露高浮,位于骨盆入口上方,胎位异常(以肩先露多见),可以在患者下腹听到母体血管杂音,胎心音清晰。阴道检查:宫颈位置高,腹部触及胎儿外,触及另一实性包块,实为子宫,较妊娠周数小,但有时不易触及。接近孕足月时则不规律宫缩,假临产表现,但宫颈条件不改善,宫颈口不扩张,经宫颈管不能触及胎儿先露部。

若胎儿死亡,妊娠反应消失,粘连的脏器及大网膜包裹死胎,软组织吸收,仅遗留胎儿骨骼,形成石胎或干尸化,有可能误诊为腹部包块。若继发感染,形成脓肿,胎儿骨骼有可能向腹壁、肠管、阴道、膀胱形成窦道排出体外。胎儿死亡后长期稽留体内,有可能引起凝血功能障碍的表现。

若孕囊或胎盘种植引起大出血或母体脏器破裂,则出现剧烈腹痛、腹腔内出血、贫血、休克等症状。

五、诊断

符合上述的临床表现,另外,孕期反复或持续腹痛,多种方法引产失败,应警惕腹腔妊娠存在。结合辅助检查,有助于诊断。越早诊断,越有利于治疗,将危害减低。

B超是目前诊断腹腔妊娠的较为广泛的应用方法,可以较清晰地显示子宫大小、宫外孕囊、胎儿及胎盘及它们与腹腔周围脏器的关系,而且费用低,可以重复进行。约30%的术前诊断由B超诊断,但是仍有较高漏诊率。建议早孕期使用阴道B超,因子宫后倾、肥胖、腹部瘢痕可能影响经腹B超的准确性。阴道B超分辨率高,距离近,可以更清晰地显示宫内内容物和其与宫颈/阴道的关系。

B超显示:①子宫均匀增大,宫腔回声线条状,居中,无孕囊或胎体的反射。②羊水无回声区,液性暗区接近体表,若宫内放置一探条更有助于诊断。③胎儿发育受限,胎位异常,伴有羊水过少,部分合并先天畸形注意排除腹腔妊娠,另外正常妊娠患者一般无腹水,合并腹水的患者也要注意。也有报道提出由于腹腔妊娠诊断有一定的难度,但可根据其发生特点,对腹痛者在超声检查时除观察胎儿及附属物外应仔细扫查子宫轮廓,观察有无浆膜层中断,有剖宫产史者还应仔细观察切口处情况。

腹部X线光片:未见正常增大的子宫及胎盘阴影。胎儿紧贴母体的脊柱部位。

MRI检查:目前诊断腹腔妊娠的新方法。无CT电离辐射影响,与B检查相比对软组织分辨率更高,不受母体结构中骨骼、脂肪、气体的影响,可以多方位成像,除了显示胎儿位于腹腔内增大的子宫外,还可见胎儿的脏器发育情况,有无畸形,胎盘的位置、血供、发育情况,与周围什么脏器粘连,可以准确评估子宫、胎儿、胎盘与盆腹腔脏器的关系,为明确诊断与制订手术方案提供依据。而且它快速成像,使患者可以短时间内屏气,图像不受干扰,同时时间短不受胎动的影响,但是在胎儿器官发生期使用仍需谨慎。另外,其费用高昂及设备有限,限制了它的应用。

有研究发现腹腔妊娠的患者血清中甲胎蛋白升高。

六、鉴别诊断

输卵管妊娠:同样有停经史、腹痛、阴道流血等表现,孕早期两者术前难以鉴别,多在术中发现。

卵巢囊肿:一般胎儿死亡,粘连的脏器及大网膜包裹死胎,形成类似卵巢囊肿包块,手术探查时确诊。

七、治疗

对于腹腔妊娠的处理,没有绝对一致的意见,但原则上一旦确诊,应立即手术治疗终止妊娠。具体手术方式因孕期长短、胎盘情况而异。

（一）早孕期的处理

早期的腹腔妊娠有妊娠组织物小，胎盘尚未形成，附着部位较容易止血，但附着部位具有多样化。处理与一般异位妊娠相似。以往手术方式多为开腹手术，但现在腹腔妊娠不再是腹腔镜的手术禁忌证，并具有优势。腹腔镜可以将腹腔妊娠周围组织放大数倍，彻底地清除残留的绒毛组织。创面出血采用双极电凝止血，尽可能地减少对周围组织的损伤。手术的关键是依据探查的情况以及孕周、孕囊或绒毛种植部位和面积等决定手术方式。有报道认为。

（1）如孕囊或绒毛种植面积小，仅种植在子宫后壁或阔韧带表面、宫骶韧带、大网膜上，而子宫动脉及卵巢未被波及，且能结扎止血，则可以行电凝切除法或内套圈套扎后切除法完整切除孕囊或绒毛（电凝法系电凝腹腔妊娠的基底部后用腹腔镜组织剪沿电凝部位剪除腹腔妊娠；内套圈套扎后切除法系用腹腔镜内套圈沿腹腔妊娠的周围组织套扎，然后在套扎线以上 0.5 cm 处用腹腔镜组织剪除腹腔妊娠组织）。若创面渗血，则加用巴曲酶与生物纤维蛋白原喷涂在创面上止血，避免过度损伤腹腔妊娠覆着的组织。

（2）如孕囊或绒毛种植面积宽、种植部位特殊、无法完全切除时，可适当在靠近孕囊或绒毛处结扎后电凝切除，术后辅助化疗，以便杀灭残留的绒毛组织。

（3）若切除孕囊或绒毛可能引起大出血或被迫切除孕囊或绒毛附着器官时（例如肠管），则应慎重选择术式，必要时与腔镜外科合作共同完成相应器官的手术。

（二）中期腹腔妊娠（孕 12～28 周）处理

不考虑胎儿情况，一旦确诊尽快手术终止妊娠。

（三）晚期腹腔妊娠处理

（1）孕 28～34 周胎儿存活者，无腹痛及其他不适，胎儿发育良好，无明显畸形，胎盘位于下腹部，母亲一般情况良好，如患者及家属强烈要求保留胎儿，充分知情同意，有在医院内严密监护及随时手术、输血的医疗条件下，可适当延长孕周，促胎肺成熟后终止妊娠，可改善新生儿预后。但期待治疗对母胎有风险，胎儿突然死亡以及腹腔大出血概率增加。

（2）孕周＞34 周胎儿存活者，尽快剖腹取胎。术前必须准备充足的血源，开放中心静脉，取纵切口，手术前请相关科室会诊，评估手术风险。若条件不足，应转上级医院处理。未娩出胎儿前尽量避免触动胎盘导致大出血。

中晚期腹腔妊娠的手术治疗中的关键是对胎盘的处理。这必须根据胎盘种植部位、胎儿是否死亡及死亡时间长短来个体化决定。注意切除胎盘有可能引起大出血、脏器穿孔而被迫切除胎盘附着器官，尤其胎盘长入脏器中或者广泛影响脏器无法切除时，有可能导致患者休克甚至死亡。如果胎盘种植面积小，仅种植于子宫后壁、输卵管、阔韧带或大网膜等表面，子宫动脉及卵巢未被波及，且能结扎止血，则可以考虑一期切除胎盘。胎盘附着于腹膜、肠系膜等血管丰富处，胎儿存活或死亡不久（＜4 周），则不能触动胎盘，在紧贴胎盘处结扎切断脐带取出胎儿，将胎盘留在腹腔内，约需半年逐渐自行吸收。若术中发现胎儿死亡已久，胎盘循环停止，胎盘与腹腔脏器粘连不牢固时则可以尝试剥离胎盘，有困难时仍建议胎盘留于腹腔内，一般不做胎盘部分切除，以免造成严重失血性休克。若术中发现胎盘已经部分剥离，出血多，此时无论保留或剥离胎盘都有困难，压迫止血是唯一选择。对于胎盘已有剥离的腹腔妊娠，如果胎盘面积小，应迅速取出胎盘后立即压迫出血部位，出血可能会减少。而对于胎盘较大的腹腔妊娠，一般保留胎盘。

术中保留胎盘者，术后发生腹腔感染、肠梗阻、迟发性的出血以及凝血功能障碍等并发症的概率增加。

目前,对腹腔妊娠术中保留胎盘者,多数文献建议术后使用甲氨蝶呤治疗,但仍存争议。甲氨蝶呤可以破坏滋养细胞,减少胎盘血供和促进胎盘吸收。但也有学者认为使用甲氨蝶呤后可以导致胎盘大面积坏死,可能成为细菌的良好培养基而诱发严重腹腔感染,甚至脓毒血症导致患者死亡,选择不使用甲氨蝶呤待胎盘自行吸收萎缩。

保留胎盘术后预防感染治疗,定期复查血 HCG 水平、血常规及凝血功能,注意体温、腹部体征并动态 B 超监测及时发现异常。若胎盘未吸收而发生感染、肠梗阻、迟发性的出血等,则再度剖腹探查酌情切除胎盘或做引流处理。

围生儿预后:围生儿先天畸形率高,常见畸形包括面部两侧不对称、斜颈、肘或膝蹼化关节变形、肺发育不全,因羊水过少、长期压迫所致。

八、预防

对公众进行性传播疾病危害的教育,严格规范辅助生育技术的使用有助于降低其发生率。

(曲美芹)

第七节 羊 水 过 多

一、要点

(1)羊水量超过 2 000 mL 者,称为羊水过多。
(2)与胎儿疾病尤其是胎儿畸形、多胎妊娠、妊娠期糖尿病等因素有关。
(3)B 型超声检查 AFV≥8 cm 或 AFI≥25 cm 可诊断为羊水过多。

二、病因

(1)包括:胎儿结构畸形、胎儿肿瘤、神经肌肉发育不良、代谢性疾病、染色体或遗传基因异常。
(2)胎儿结构畸形以神经系统和消化道畸形最常见。

三、急性羊水过多

(1)急性羊水过多较少见,多发生在妊娠 20~24 周。
(2)压迫症状:呼吸困难、发绀、皮下静脉显露、下肢及外阴部水肿、静脉曲张。

四、慢性羊水过多

(1)慢性羊水过多较多见,多发生在妊娠晚期。
(2)无明显不适或仅出现轻微压迫症状。
(3)子宫底高度及腹围大于同期孕周。
(4)子宫张力大,有液体震颤感,胎位不清,胎心遥远或听不清。
(5)腹壁皮肤紧绷发亮、变薄。

五、B型超声检查

(1)羊水最大暗区垂直深度(AFV)≥8 cm。①轻度:8~10 cm。②中度:12~15 cm。③重度:>15 cm。

(2)羊水指数(AFI)≥25 cm。①轻度:25~35 cm。②中度:36~45 cm。③重度:>45 cm。

(3)部分学者认为以 AFI 大于该孕周的 3 个标准差或大于第 97.5 百分位较为恰当。

六、胎儿疾病检查

(1)染色体核型分析。

(2)羊水生化检查。

(3)胎儿血型。

(4)病毒感染。

七、其他检查

(1)母体糖耐量试验。

(2)母儿血型检查抗体滴定度。

八、对母体的影响

(1)妊娠期高血压疾病、胎膜早破、早产。

(2)胎盘早剥。

(3)产后出血。

九、对胎儿的影响

(1)胎位异常及早产。

(2)胎儿窘迫、脐带脱垂。

十、羊水过多合并畸形的处理

(1)及时终止妊娠。

(2)方法:人工破膜引产,经羊膜腔穿刺放出适量羊水后,注入依沙吖啶等方法引产。

(3)高位破膜,用穿刺针刺破胎膜一个小孔,使羊水缓慢流出,避免宫腔内压力骤然下降,以免发生胎盘早剥、血压骤降与休克。密切观察孕妇血压、心率变化。

十一、羊水过多合并正常胎儿的处理

(1)寻找病因,积极治疗妊娠期合并症。

(2)前列腺素合成酶抑制剂:如吲哚美辛。

(3)羊膜腔穿刺放出适量羊水,缓解压迫症状。

十二、羊膜腔穿刺

(1)孕周<34 周,胎肺不成熟,自觉症状严重者,B超监测下,避开胎盘部位以 15~18 号腰

椎穿刺针,经腹羊膜腔穿刺放羊水,每小时约 500 mL,一次放羊水量不超过 1 500 mL。必要时 3～4 周后再次放羊水。

(2)可通过放出的羊水做卵磷脂/鞘磷脂(L/S)值、羊水泡沫试验等确定胎肺成熟度。

(3)严格消毒预防感染,密切观察孕妇血压、心率、呼吸变化,监测胎心,酌情给予镇静剂,预防早产。

(4)羊水量反复增长,自觉症状严重者,妊娠>134 周,胎肺已成熟,可终止妊娠。

(5)如胎肺未成熟,可在羊膜腔内注入地塞米松 10 mg 促胎肺成熟,24～48 小时后再考虑引产。

十三、分娩期处理

(1)警惕脐带脱垂和胎盘早剥的发生。

(2)若破膜后子宫收缩乏力,静脉滴注低浓度缩宫素加强宫缩。

(3)胎儿娩出后及时应用缩宫素,预防产后出血发生。

(张秀娟)

第八节 羊 水 过 少

一、定义

羊水量少于 300 mL 者,称为羊水过少。

二、病因

(一)胎儿畸形
胎儿泌尿系统畸形为主。

(二)胎盘功能减退
过期妊娠、胎儿生长受限、胎盘退行性变。

(三)羊膜病变
羊膜通透性改变、炎症、宫内感染、胎膜破裂。

(四)母体因素
妊娠期高血压疾病、孕妇脱水、血容量不足、药物。

三、症状

(1)临床症状多不典型。

(2)胎动时感到腹痛,胎盘功能减退时胎动减少。

四、体征

(1)宫高腹同小于孕周,有子宫紧裹胎儿感。

（2）子宫敏感，易引发宫缩。

（3）临产后阵痛明显，宫缩多不协调。

（4）前羊膜囊不明显，胎膜紧贴胎儿先露部。

（5）人工破膜时羊水流出量极少。

五、辅助检查

（一）B 型超声检查

B 型是最重要的辅助检查。

（1）AFV≤2 cm 为羊水过少，≤1 cm 为严重羊水过少。

（2）有无胎儿生长受限、胎儿畸形等。

（二）羊水量直接测量

（1）破膜或剖宫产时收集羊水量＜300 mL。

（2）缺点：不能早期诊断。

（三）电子胎儿监护

（1）胎盘储备功能减低，无应激试验（NST）呈无反应型。

（2）分娩时宫缩致脐带受压加重，出现胎心变异减速和晚期减速。

（四）胎儿染色体检查

羊水细胞培养、胎儿脐带血细胞培养。

六、对母儿的影响

（一）对胎儿的影响

（1）同生儿发病率和病死率明显增高。

（2）胎儿畸形、肢体短缺。

（3）胎儿肌肉骨骼畸形，如斜颈、曲背、手足畸形等。

（4）先天性无肾所致的羊水过少可引起 Potter 综合征。

（二）对孕妇的影响

手术分娩率和引产率增加。

七、羊水过少合并胎儿畸形的处理

（1）尽早终止妊娠。

（2）B 型超声引导下经腹羊膜腔穿刺注入依沙吖啶引产。

八、羊水过少合并正常胎儿的处理

（1）寻找与去除病因。

（2）增加补液量，改善胎盘功能，抗感染。

（3）自数胎动，B 型超声动态监测羊水量，胎儿生物物理评分，S/D 值，电子胎儿监护。

（4）终止妊娠：适用于妊娠已足月或胎儿可以宫外存活者。

（5）剖宫产：合并胎盘功能不良、胎儿窘迫，或破膜时羊水少且胎粪严重污染者，估计短时间不能结束分娩者。

(6)阴道试产:胎儿储备功能尚好,无明显宫内缺氧,人工破膜羊水清亮者。阴道试产过程中需密切观察产程进展,连续监测胎心变化。

(7)期待治疗:适用于妊娠未足月,胎肺不成熟者。

(王玉青)

第九节 死 胎

死胎是指妊娠20周后胎儿在子宫内死亡。胎儿在分娩过程中死亡称为死产,亦是死胎的一种。如死胎滞留过久,可引起母体凝血功能障碍,分娩时发生不易控制的产后出血,对产妇危害极大,在临床上及时诊断、处理是非常必要的。

一、病因

胎儿缺氧是造成胎儿宫内死亡最常见的原因,半数以上死胎为胎儿宫内缺氧所致。引起胎儿缺氧的因素有母体因素、胎盘因素、脐带因素、胎儿因素,具体情况如下。

(一)母体因素

1.严重的妊娠合并症致胎盘供血不足

妊娠期高血压疾病、妊娠合并慢性肾炎的孕妇可由于全身小动脉血管痉挛,引起子宫胎盘血流量减少,绒毛缺血缺氧导致胎儿死亡。

2.红细胞携氧量不足

妊娠合并重度贫血,妊娠合并肺部疾病如肺炎、支气管哮喘、肺源性心脏病,各种原因导致的心功能不全,可导致母体红细胞携氧量不足引起胎儿宫内缺氧死亡。

3.出血性疾病

母体产前出血性疾病如前置胎盘、胎盘早剥、子宫破裂、创伤等引起母体失血性休克,导致胎死宫内。

4.妊娠并发症

妊娠期肝内胆汁淤积症患者由于胎盘胆汁淤积,绒毛水肿、绒毛间隙变窄,胎盘循环血流量减少,导致胎儿缺氧死亡;妊娠期的溶血性疾病和母儿血型不合(ABO血型和Rh血型)可发生胎儿水肿死亡;糖尿病合并妊娠和妊娠期糖尿病孕妇发生不明原因的胎儿死亡。

5.妊娠合并感染性疾病

细菌感染如B型链球菌致急性羊膜绒毛膜炎所致的感染性发热,导致机体氧气需要量迅速增加,供不应求而缺氧引起胎儿死亡;病毒性感染如风疹病毒、巨细胞病毒、单纯疱疹病毒等宫内病毒感染可导致胎死宫内;弓形体病在妊娠中期感染胎儿可发生广泛性病变,引起死亡。

6.子宫局部因素

子宫张力过大或子宫收缩过强、子宫肌瘤、子宫畸形、子宫过度旋转等均可影响胎盘的血流供应,引起胎儿死亡。

7.妊娠期生活不良行为

妊娠期吸烟、酗酒、吸毒等不良行为可以导致胎盘循环血流量减少,胎儿缺氧死亡;妊娠期应用对胎儿有致畸作用的药物可使遗传基因发生突变,致染色体畸变,导致胎儿死亡。

（二）胎盘因素

胎盘因素是引起胎儿宫内缺氧死胎的重要因素,可表现为胎盘功能异常和胎盘结构异常。

1.胎盘功能异常

过期妊娠使胎盘组织老化、胎盘功能减退,对胎儿的氧气和营养物质供应减少,特别是过度成熟胎儿对缺氧的耐受能力明显下降,容易发生胎儿宫内窘迫和胎死宫内;妊娠期严重的合并症和并发症亦常导致胎盘功能减退,胎盘循环血流量减少。胎盘感染炎性渗出增多、组织水肿,影响母胎间的血液交换导致胎死宫内。

2.胎盘结构异常

轮状胎盘、膜状胎盘、胎盘过小,胎盘梗死使母胎间的营养物质交换面积减少;胎盘早剥时剥离面积达 1/2 时可导致胎儿宫内死亡。

（三）脐带因素

脐带异常可使胎儿与母体间的血流交换中断,导致胎儿急性缺氧死亡。脐带扭转、脐带先露、脐带脱垂、脐带打结、脐带缠绕、脐带根部过细、脐带过短是临床引起死胎最常见的原因;单脐动脉亦可导致死胎。

（四）胎儿因素

如严重的胎儿心血管系统功能障碍、胎儿严重畸形、胎儿生长受限、胎儿宫内感染、严重的遗传性疾病、母儿血型不合等。

二、病理改变

（一）浸软胎

胎儿皮肤变软,触之脱皮,皮肤色素沉着而呈暗红色,内脏器官亦变软而脆,头颅的结缔组织失去弹性而重叠。

（二）压扁胎

胎儿死亡后,羊水被吸收,胎盘循环消失发生退化,身体结构相互压迫,形成干枯现象。

（三）纸样胎

常见于多胎妊娠,其中一个胎儿死亡,另外的胎儿继续妊娠生长,已经死亡的胎儿枯干受压似纸质。纸样胎是压扁胎的进一步变化。

（四）凝血功能障碍

胎儿宫内死亡 3 周以上仍未排出,退变的胎盘组织释放促凝物质和羊水释放凝血活酶进入母体血循环,激活母体凝血系统而引起弥散性血管内凝血,导致血液中的纤维蛋白原和血小板降低,发生难以控制的大出血。

三、临床表现及诊断

（1）孕妇自觉胎动停止,乳房胀感消失、乳房变软缩小,子宫不继续增大。

（2）腹部检查宫底高度及腹围小于停经月份,无胎动及胎心音。

（3）死胎在宫内停留时间过久,可有全身疲乏,食欲不振,腹部下坠,产后大出血或致弥漫性血管内凝血(DIC)。

（4）超声检查是诊断死胎最常用、方便、准确的方法。超声可显示胎动和胎心搏动消失。胎儿死亡时间不同,其超声检查显像亦不同。死亡时间较短,仅见胎心搏动消失,胎儿体内各器官血流、脐带血流停止、身体张力及骨骼、皮下组织回声正常,羊水无回声区、无异常改变。死亡时间较长超声反映的为胎儿浸软现象,显示胎儿颅骨强回声环形变、颅骨重叠变形;胎儿皮下液体积聚造成头皮水肿和全身水肿表现;液体积聚在浆膜腔如胸腔、腹腔;腹腔内肠管扩张并可见不规则的强回声显示;少量气体积聚也可能不产生声像阴影。如果死胎稽留宫内,进一步浸软变形,其轮廓变得模糊,可能会难以辨认,此时须谨防孕妇弥散性血管内凝血的发生。偶尔超声检查也可发现胎儿的死因如多发畸形等。

四、临床处理

死胎一经诊断且尚未排出者,无论胎儿死亡时间长短均应积极处理、尽快引产。引产处理前应详细询问病史,判断是否合并存在肝炎、血液系统疾病等能引起产后出血和产褥感染的疾病,并及时处理;同时常规检查凝血功能;死胎引产仔细检查胎盘、脐带和胎儿,寻找死胎发生的原因。

(1)胎儿死亡时间短:可直接采用羊膜腔内注入依沙吖啶引产或前列腺素制剂引产;宫颈条件成熟亦可采用缩宫素静脉滴注引产。

(2)胎儿死亡4周尚未排出,凝血功能监测显示凝血功能异常者,引产术前时准备新鲜冰冻血浆、血小板、纤维蛋白原。若纤维蛋白原<1.5 g/L,血小板$<100\times10^9$/L,应先抗凝治疗,待纤维蛋白原恢复正常再引产清除死胎。首选肝素,肝素可阻止病理性凝血过程又保护凝血成分不再被消耗。肝素剂量一般为0.5 mg/kg,每6小时给药一次。一般用药24~48小时后血小板和纤维蛋白原可恢复到有效止血水平。

引产方法:①缩宫素静脉滴注引产。在使用缩宫素前先口服己烯雌酚5 mg,3次/天,连用5天,以提高子宫平滑肌对缩宫素的敏感性。②羊膜腔内注射药物引产。临床常用药物为依沙吖啶。依沙吖啶在妊娠晚期可引起子宫强烈收缩,导致子宫破裂,故对有剖宫产史者应慎用。肝肾功能不全者禁用。③米非司酮配伍前列腺素引产。此法可用于妊娠24周前,亦可采用前列腺素E2阴道栓剂终止28周内死胎。

若死胎接近足月且胎位异常,在宫口开大后予以毁胎,以保护母体免受损伤;若在引产过程中出现先兆子宫破裂需及时行剖腹探查术,胎盘娩出后应详细检查胎盘、脐带,以明确胎儿死亡原因。产后应注意严密子宫收缩和产后出血情况,应用抗生素预防感染和退乳处理。

(张秀娟)

第十节 胎 儿 窘 迫

胎儿在宫内有缺氧征象危及胎儿健康和生命者,称为胎儿窘迫。胎儿窘迫是一种由于胎儿缺氧而表现的呼吸、循环功能不全综合征,是当前剖宫产的主要适应证之一。胎儿窘迫主要发生在临产过程,以第一产程末及第二产程多见,也可发生在妊娠后期。发病率各家报道不一,一般在10.0%~20.5%。产前及产时胎儿窘迫是围产儿死亡的主要原因。

一、病因

通过子宫胎盘循环,母体将氧输送给胎儿,CO_2从胎儿排入母体,在输送交换过程中某一环节出现障碍,均可引起胎儿窘迫。

(一)母体血氧含量不足

母体血氧含量不足:如产妇患严重心肺疾病或心肺功能不全、妊娠期高血压疾病、高热、重度贫血、失血性休克、仰卧位低血压综合征等,均使母体血氧含量降低,影响对胎儿的供氧。导致胎儿缺氧的母体因素。①微小动脉供血不足:如妊娠期高血压疾病等。②红细胞携氧量不足:如重度贫血、一氧化碳中毒等。③急性失血:如前置胎盘、胎盘早剥等。④各种原因引起的休克与急性感染发热。⑤子宫胎盘血运受阻:急产或不协调性子宫收缩乏力等,缩宫素使用不当引起过强宫缩;产程延长,特别是第二产程延长;子宫过度膨胀,如羊水过多和多胎妊娠;胎膜早破等。

(二)胎盘、脐带因素

脐带和胎盘是母体与胎儿间氧及营养物质的输送传递通道,其功能障碍必然影响胎儿获得所需氧及营养物质。常见胎盘功能低下:妊娠期高血压疾病、慢性肾炎、过期妊娠、胎盘发育障碍(过小或过大)、胎盘形状异常(膜状胎盘、轮廓胎盘等)和胎盘感染、胎盘早剥等。常见有脐带血运受阻:如脐带脱垂、脐带绕颈、脐带打结引起母儿间循环受阻。

(三)胎儿因素

严重的心血管疾病,呼吸系统疾病,胎儿畸形,母儿血型不合,胎儿宫内感染,颅内出血,颅脑损伤等。

二、病理生理

胎儿血氧降低、二氧化碳蓄积出现呼吸性酸中毒。初期通过自主神经反射,兴奋交感神经,肾上腺儿茶酚胺及皮质醇分泌增多,血压上升及心率加快。若继续缺氧,则转为兴奋迷走神经,胎心率减慢。缺氧继续发展,刺激肾上腺增加分泌,再次兴奋交感神经,胎心由慢变快,说明胎儿已处于代偿功能极限,提示为病情严重。无氧糖酵解增加,导致丙酮酸、乳酸等有机酸增加,转为代谢性酸中毒,胎儿血 pH 下降,细胞膜通透性加大,胎儿血钾增加,胎儿在宫内呼吸运动加强,导致混有胎粪的羊水吸入,出生后延续为新生儿窒息及吸入性肺炎。肠蠕动亢进,肛门括约肌松弛,胎粪排出。若在孕期慢性缺氧情况下,可出现胎儿发育及营养不正常,形成胎儿宫内发育迟缓,临产后易发生进一步缺氧。

三、临床表现

根据胎儿窘迫发生速度可分为急性胎儿窘迫及慢性胎儿窘迫两类。

(一)慢性胎儿窘迫

慢性胎儿窘迫多发生在妊娠末期,往往延续至临产并加重。其原因多因孕妇全身性疾病或妊娠期疾病引起胎盘功能不全或胎儿因素所致。临床上除可发现母体存在引起胎盘供血不足的疾病外,还发生胎儿宫内发育受限。孕妇体重、宫高、腹围持续不长或增长很慢。

(二)急性胎儿窘迫

主要发生在分娩期,多因脐带因素(如脐带脱垂、脐带绕颈、脐带打结)、胎盘早剥、宫缩强且持续时间长及产妇低血压,休克引起。

四、诊断

根据病史、胎动变化以及有关检查可以做出诊断。

五、辅助检查

（一）胎心率变化

胎心率是了解胎儿是否正常的一个重要标志,胎心率的改变是急性胎儿窘迫最明显的临床征象。①胎心率＞160 次/分钟,尤其是＞180 次/分钟,为胎儿缺氧的初期表现(孕妇心率不快的情况下);②随后胎心率减慢,胎心率＜120 次/分钟,尤其是＜100 次/分钟,为胎儿危险征;③胎心监护仪图像出现以下变化,应诊断为胎儿窘迫:出现频繁的晚期减速,多为胎盘功能不良。重度可变减速的出现,多为脐带血运受阻表现,若同时伴有晚期减速,表示胎儿缺氧严重,情况紧急。

（二）胎动计数

胎动减少是胎儿窘迫的一个重要指标,每天监测胎动可预知胎儿的安危。妊娠近足月时,胎动＞20 次/24 小时。胎动消失后,胎心在 24 小时内也会消失。急性胎儿窘迫初期,表现为胎动过频,继而转弱及次数减少,直至消失,也应予以重视。

（三）胎心监护

首先进行无负荷试验(NST),NST 无反应型需进一步行宫缩应激试验(CST)或缩宫素激惹试验(OCT),CST 或 OCT 阳性高度提示存在胎儿宫内窘迫。

（四）胎儿脐动脉血流测定

胎儿脐动脉血流速度波形测定是一项胎盘功能试验,对怀疑有慢性胎儿窘迫者可行此监测。通过测定收缩期最大血流速度与舒张末期血流速度的比值(S/D)表示胎儿胎盘循环的阻力情况,反映胎盘的血流灌注。脐动脉舒张期血流缺失或倒置,提示胎儿严重胎儿窘迫,应该立即终止妊娠。

（五）胎盘功能检查

测定血浆 E_3 测定并动态连续观察,若急骤减少 30%～40%,表示胎儿胎盘功能减退,胎儿可能存在慢性缺氧。

（六）生物物理象监测

在 NST 监测的基础上应用 B 型超声仪监测胎动、胎儿呼吸、胎儿张力及羊水量,综合评分了解胎儿在宫内的安危状况。Manning 评分 10 分为正常;≤8 分可能有缺氧;≤6 分可疑有缺氧;≤4 分可以有缺氧;≤2 分为缺氧。

（七）羊水胎粪污染

胎儿缺氧,兴奋迷走神经,肠蠕动亢进,肛门括约肌松弛,胎粪排入羊水中,羊水呈绿色、黄绿色、浑浊棕黄色,即羊水Ⅰ度、Ⅱ度、Ⅲ度污染。破膜可直接观察羊水性状及粪染程度。未破膜经羊膜镜窥检,透过胎膜了解羊水性状。羊水Ⅰ度污染无肯定的临床意义;羊水Ⅱ度污染,胎心音好者,应密切监测胎心,不一定是胎儿窘迫;羊水Ⅲ度污染,应及早结束分娩。

（八）胎儿头皮血测定

头皮血气测定应在电子胎心监护异常的基础上进行。头皮血 pH 7.20～7.24 为病理前期,可能存在胎儿窘迫,应立即进行宫内复苏,间隔 15 分钟复查血气值;pH 7.15～7.19 提示胎儿酸中毒及窘迫,应立即复查,如仍≤7.19,除外母体酸中毒后应在1小时内结束分娩;pH<7.15是严重胎儿窘迫的危险信号,须迅速结束分娩。

六、鉴别诊断

对于胎儿窘迫,主要是综合考虑判断是否确实存在胎儿窘迫。

七、治疗

(一)慢性胎儿窘迫

应针对病因处理,视孕周、有无胎儿畸形、胎儿成熟度和窘迫的严重程度决定处理。

(1)定期做产前检查者,估计胎儿情况尚可,应嘱孕妇取侧卧位减少下腔静脉受压,增加回心血流量,使胎盘灌注量增加,改善胎盘血供应,延长孕周数。每天吸氧提高母血氧分压;静脉注射50%葡萄糖40 mL加维生素 C 2 g,每天2次;根据情况做 NST 检查;每天胎动计数。

(2)情况难以改善:接近足月妊娠,估计在娩出后胎儿生存机会极大者,为减少宫缩对胎儿的影响,可考虑行剖宫产。如胎肺尚未成熟,可在分娩前48小时静脉注射地塞米松 10 mg 促进胎儿肺泡表面活性物质的合成,预防呼吸窘迫综合征的发生。如果孕周小,胎儿娩出后生存可能性小,将情况向家属说明,做到知情选择。

(二)急性胎儿窘迫

(1)若宫内窘迫达严重阶段必须尽快结束分娩,其指征是:①胎心率低于120次/分钟或高于180次/分钟,伴羊水Ⅱ～Ⅲ度污染;②羊水Ⅲ度污染,B型超声显示羊水池<2 cm;③持续胎心缓慢达100次/分钟以下;④胎心监护反复出现晚期减速或出现重度可变减速,胎心 60 次/分钟以下持续60秒以上;⑤胎心图基线变异消失伴晚期减速。

(2)积极寻找原因并排除如心力衰竭、呼吸困难、贫血、脐带脱垂等。改变体位左或右侧卧位,以改变胎儿脐带的关系,增加子宫胎盘灌注量。①持续吸氧提高母体血氧含量,以提高胎儿的氧分压。静脉注射50%葡萄糖40 mL加维生素 C 2 g。②宫颈尚未完全扩张,胎儿窘迫情况不严重,可吸氧、左侧卧位,观察10分钟,若胎心率变为正常,可继续观察。若因使用缩宫素宫缩过强造成胎心率异常减缓者,应立即停止滴注或用抑制宫缩的药物,继续观察是否能转为正常。若无显效,应行剖宫产术。施术前做好新生儿窒息的抢救准备。③宫口开全,胎先露已达坐骨棘平面以下 3 cm,吸氧同时尽快助产经阴道娩出胎儿。

（刘素霞）

第十一节　胎 儿 畸 形

广义的胎儿畸形指胎儿先天异常,包括胎儿各种结构畸形、功能缺陷、代谢以及行为发育的异常。又细分为代谢障碍异常、组织发生障碍异常、先天畸形和先天变形。

狭义的胎儿畸形,即胎儿先天畸形,是指由于内在的异常发育而引起的器官或身体某部位的形态学缺陷,又称为出生缺陷。

据美国 2006 年全球出生缺陷报告,全球每年大约有 790 万的出生缺陷儿出生,约占出生总人口的 6%。已被确认的出生缺陷有 7 000 多种,其中全球前五位的常见严重出生缺陷占所有出生缺陷的 25%,依次为先天性心脏病(104 万)、神经管缺陷(32.4 万)、血红蛋白病(地中海贫血,30.8 万)、唐氏综合征(21.7 万)和 G-6PD(17.7 万)。我国每年有 20 万～30 万肉眼可见的先天畸形儿出生,加上出生后数月和数年才显现的缺陷,先天残疾儿童总数高达 80 万～120 万,占每年出生人口总数的 4%～6%。据全国妇幼卫生监测办公室和中国出生缺陷监测中心调查,我国主要出生缺陷 2007 年排前五位的是先天性心脏病、多指(趾)、总唇裂、神经管缺陷和脑积水。

一、病因

导致胎儿畸形的因素目前认为主要由遗传、环境因素,以及遗传和环境因素共同作用所致。遗传原因(包括染色体异常和基因遗传病)占 25%;环境因素(包括放射、感染、母体代谢失调、药物及环境化学物质等)占 10%;两种原因相互作用及原因不明占 65%。

(一)遗传因素

目前已经发现有 5 000 多种遗传病,究其病因,主要分为单基因遗传病、多基因遗传病和染色体病。

单基因病是由于一个或一对基因异常引起,可表现为单个畸形或多个畸形。按遗传方式分为常见常染色体显性遗传病[多指(趾)、并指(趾)、珠蛋白生成障碍性贫血、多发性家族性结肠息肉、多囊肾、先天性软骨发育不全、先天性成骨发育不全、视网膜母细胞瘤等]、常染色体隐性遗传病(白化病、苯丙酮尿症、半乳糖血症、黏多糖病、先天性肾上腺皮质增生症等)、X 连锁显性遗传病(抗维生素 D 佝偻病、家族性遗传性肾炎等)和 X 连锁隐性遗传病(血友病、色盲、进行性肌营养不良等)。

多基因遗传病是由于两对以上基因变化,通常仅表现为单个畸形。多基因遗传病的特点是:基因之间没有显、隐性的区别,而是共显性,每个基因对表型的影响很小,称为微效基因,微效基因具有累加效应,常常是遗传因素与环境因素共同作用。常见多基因遗传病有先天性心脏病、小儿精神分裂症、家族性智力低下、脊柱裂、无脑儿、少年型糖尿病、先天性肥大性幽门狭窄、重度肌无力、先天性巨结肠、气道食管瘘、先天性腭裂、先天性髋脱位、先天性食管闭锁、马蹄内翻足、原发性癫痫、躁狂抑郁精神病、尿道下裂、先天性哮喘、睾丸下降不全、脑积水等。

染色体数目或结构异常(包括常染色体和性染色体)均可导致胎儿畸形,又称染色体病,如21-三体综合征、18-三体综合征、13-三体综合征、TURNER 综合征等。

(二)环境因素

一般包括放射、感染、母体代谢失调、药物及环境化学物质、毒品等环境中可接触的物质。环境因素致畸与其剂量-效应、临界作用以及个体敏感性吸收、代谢、胎盘转运、接触程度等有关。20 世纪 40 年代广岛长崎上空爆炸原子弹诱发胎儿畸形,50 年代甲基汞污染水体引起先天性水俣病,以及 60 年代反应停在短期内诱发近万例海豹畸形以来,环境因素引起先天性发育缺陷受到了医学界的高度重视。风疹病毒可引起胎儿先天性白内障、心脏异常,梅毒也可引起胎儿畸形。另外,环境因素常常参与多基因遗传病的发生。

二、胎儿畸形的发生易感期

在卵子受精后 2 周,孕卵着床前后,药物及周围环境毒物对胎儿的影响表现为"全"或"无"效应。"全"表示胚胎受损严重而死亡,最终流产;"无"指无影响或影响很小,可以经其他早期的胚胎细胞的完全分裂代偿受损细胞,胚胎继续发育,不出现异常。"致畸高度敏感期"在受精后3～8周,亦即停经后的5～10周,胎儿各部开始定向发育,主要器官均在此时期内初步形成。如神经在受精后15～25天初步形成,心脏在20～40天,肢体在24～26天。该段时间内受到环境因素影响,特别是感染或药物影响,可能对将发育成特定器官的细胞发生伤害,胚胎停育或畸变。8周后进入胎儿阶段,致畸因素作用后仅表现为细胞生长异常或死亡,极少导致胎儿结构畸形。

三、常见胎儿畸形

(一)先天性心脏病

由多基因遗传及环境因素综合致病。发病率为8‰左右,妊娠糖尿病孕妇胎儿患先天性心脏病的概率升高。环境因素中妊娠早期感染,特别是风疹病毒感染容易引起发病。

先天性心脏病种类繁多,有法络四联症、室间隔缺损、左心室发育不良、大血管转位、心内膜垫缺损、Ebstein畸形、心律失常等。由于医学超声技术水平的提高,绝大多数先天性心脏病可以在妊娠中期发现。

(1)法络四联症:指胎儿心脏同时出现以下四种发育异常室间隔缺损、右心室肥大、主动脉骑跨和肺动脉狭窄。占胎儿心脏畸形的6%～8%,属于致死性畸形,一旦确诊,建议终止妊娠。

(2)室间隔缺损:是最常见的先天性心脏病,占20%～30%,可分为三种类型。①漏斗部:又称圆锥间隔,约占室间隔的1/3;②膜部室间隔:面积甚小,直径不足1.0 cm;③肌部间隔:面积约占2/3。膜部间隔为缺损好发部位,肌部间隔缺损最少见。

各部分缺损又分若干亚型:①漏斗部缺损分干下型(缺损位于肺动脉瓣环下,主动脉右与左冠状瓣交界处之前),嵴上(内)型缺损(位于室上嵴之内或左上方);②膜部缺损分嵴下型(位于室上嵴右下方),单纯膜部缺损,隔瓣下缺损(位于三尖瓣隔叶左下方);③肌部缺损可发生在任何部位,可单发或多发。大部分室间隔缺损出生后需要手术修补。

(3)左心室发育不良:占胎儿心脏畸形的2%～3%,左心室狭小,常合并有二尖瓣狭窄或闭锁、主动脉发育不良。属致死性心脏畸形。

(4)大血管转位:占胎儿心脏畸形的4%～6%,发生于孕4～5周左右,表现为主动脉从右心室发出,肺动脉从左心室发出,属复杂先天畸形。出生后需要手术治疗。首选手术方式是动脉调转术动脉调转术,但因需冠状动脉移植、肺动脉瓣重建为主动脉瓣、血管转位时远段肺动脉扭曲、使用停循环技术等,术后随访发现患儿存在冠状动脉病变、主动脉瓣反流、神经发育缺陷、肺动脉狭窄等并发症。

(5)心内膜垫缺损:占胎儿心脏畸形的5%左右,其中60%合并有其他染色体异常。心内膜垫是胚胎的结缔组织,参与形成心房间隔、心室间隔的膜部,以及二尖瓣和三尖瓣的瓣叶和腱索。心内膜垫缺损又称房室管畸形,主要病变是房室环上、下方心房和心室间隔组织部分缺失,且可伴有不同程度的房室瓣畸形。出生后需手术治疗,合并染色体异常时,预后不良。

(6)Ebstein畸形:占胎儿心脏畸形的0.3%左右,属致死性心脏畸形。1866年Ebstein首次报道,又名三尖瓣下移畸形。三尖瓣隔瓣和(或)后瓣偶尔连同前瓣下移附着于近心尖的右室壁上,将右室分为房化右室和功能右室,异位的瓣膜绝大多数关闭不全,也可有狭窄。巨大的房化右室和严重的三尖瓣关闭不全影响患者心功能,有报道48%胎死宫内,35%出生后虽经及时治疗仍死亡。

(7)胎儿心律失常:占胎儿的10%～20%,主要表现为期外收缩(70%～88%)、心动过速

(10%～15%)和心动过缓(8%～12%)。胎儿超声心动图是产前检查胎儿心律失常的可靠的无创性影像技术,其应用有助于早期检出并指导心律失常胎儿的处理。大多数心律失常的胎儿预后良好,不需要特殊治疗,少部分合并胎儿畸形或出现胎儿水肿,则预后不良,可采用宫内药物(如地高辛)治疗改善预后。

除上述胎儿心脏畸形外,还有永存动脉干、心室双流出道、心肌病、心脏肿瘤等。必须提出的是,心脏畸形常常不是单独存在,有的是某种遗传病的一种表现,需要排查。

(二)多指(趾)

临床分为3种类型:①单纯多余的软组织块或称浮指;②具有骨和关节正常成分的部分多指;③具有完全的多指。超过100多种异常或遗传综合征合并有多指(趾)表现,预后也与是否合并有其他异常或遗传综合征有关。单纯多指(趾)具有家族遗传性,手术效果良好。目前国内很多医院没有将胎儿指(趾)形状和数量观察作为常规筛查项目。

(三)总唇裂

总唇裂包括唇裂和腭裂。发病率为1‰,再发危险为4%。父为患者,后代发生率3%;母为患者,后代发生率14%。单纯小唇裂出生后手术修补效果良好,但严重唇裂同时合并有腭裂时,影响哺乳。B型超声妊娠中期筛查有助诊断,但可能漏诊部分腭裂,新生儿预后与唇腭裂种类、部位、程度,以及是否合并有其他畸形或染色体异常有关。孕前3个月开始补充含有一定叶酸的多种维生素可减少唇腭裂的发生。

(四)神经管缺陷

神经管在胚胎发育的4周前闭合。孕早期叶酸缺乏可引起神经管关闭缺陷。神经管缺陷包括无脑儿、枕骨裂、露脑与脊椎裂。各地区的发病率差异较大,我国北方地区高达6‰～7‰,占胎儿畸形总数的40%～50%,而南方地区的发病率仅为1‰左右。

(1)无脑儿:颅骨与脑组织缺失,偶见脑组织残基,常伴肾上腺发育不良及羊水过多。属致死性胎儿畸形。孕妇血清甲胎蛋白(AFP)异常升高,B型超声检查可以确诊,表现为颅骨不显像,双顶径无法测量。一旦确诊,建议终止妊娠。即使妊娠足月,约75%在产程中死亡,其他则于产后数小时或数日死亡。无脑儿外观颅骨缺失、双眼暴突、颈短。

(2)脊柱裂:脊柱裂是指由于先天性的椎管闭合不全,在脊柱的背或腹侧形成裂口,可伴或不伴有脊膜、神经成分突出的畸形。可分为囊性脊柱裂和隐性脊柱裂,前者根据膨出物与神经、脊髓组织的病理关系分为脊膜膨出、脊髓脊膜膨出和脊髓裂。囊性脊柱裂的病儿于出生后即见在脊椎后纵轴线上有囊性包块突起,呈圆形或椭圆形,大小不等,有的有细颈或蒂,有的基底部较大无颈。脊髓脊膜膨出均有不同程度神经系统症状和体征,患儿下肢无力或足畸形,大小便失禁或双下肢呈完全弛缓性瘫痪。脊髓裂生后即可看到脊髓外露,局部无包块,有脑脊液漏出,常并有严重神经功能障碍,不能存活。囊性脊柱裂几乎均须手术治疗。隐性脊柱裂为单纯骨性裂隙,常见于腰骶部第五腰椎和第一骶椎。病变区域皮肤大多正常,少数显示色素沉着、毛细血管扩张、皮肤凹陷、局部多毛现象。在婴幼儿无明显症状;长大以后可出现腰腿痛或排尿排便困难。

孕期孕妇血清甲胎蛋白(AFP)异常升高,B型超声排畸筛查可发现部分脊柱排列不规则或有不规则囊性物膨出,常伴有Lemon征(双顶径测定断面颅骨轮廓呈柠檬状)和Banana征(小脑测定断面小脑呈香蕉状)。孕前3个月起至孕后3个月补充叶酸,可有效预防脊柱裂发生。

(五)脑积水

脑积水与胎儿畸形、感染、遗传综合征、脑肿瘤等有关。最初表现为轻度脑室扩张,处于动态变化过程。单纯轻度脑室扩张无严重后果,但当脑脊液大量蓄积,引起颅压升高、脑室扩张、脑组织收受压,颅腔体积增大、颅缝变宽、囟门增大时,则会引起胎儿神经系统后遗症,特别是合并其他畸形或遗传综合征时,则预后不良。孕期动态 B 型超声检查有助于诊断。对于严重脑室扩张伴有头围增大时,或合并有 Dandy-Walker 综合征等其他异常时,建议终止妊娠。

（六）唐氏综合征

唐氏综合征又称 21-三体综合征或先天愚型,是最常见的染色体异常。发病率为 1/800。根据染色体核型的不同,唐氏综合征分为三种类型,即单纯 21-三体型、嵌合型和易位型。唐氏综合征的发生起源于卵子或精子发生的减数分裂过程中随机发生的染色体的不分离现象,导致 21 号染色体多了一条,破坏了正常基因组遗传物质间的平衡,造成患儿智力低下,颅面部畸形及特殊面容,肌张力低下,多并发先天性心脏病,患者白血病的发病率增高,为普通人群的 10～20 倍。生活难以自理,患者预后一般较差,50% 左右于 5 岁前死亡。目前对唐氏综合征缺乏有效的治疗方法。

通过妊娠早、中期唐氏综合征母体血清学检测（早期 PAPP-A、游离 β-HCG,中期 AFP、β-HCG 和 μE_3 等）,结合 B 超检查,可检测 90% 以上的唐氏综合征。对高风险胎儿,通过绒毛活检或羊水穿刺或脐血穿刺等技术作染色体核型分析可以确诊。一旦确诊,建议终止妊娠。

多数单纯 21-三体型唐氏综合征患者的产生是由于配子形成中随机发生的,其父母多正常,没有家族史,与高龄密切相关。因此,即使夫妇双方均不是唐氏综合征患者,仍有可能怀有唐氏综合征的胎儿。易位型患者通常由父母遗传而来,对于父母一方为染色体平衡易位时,所生子女中,1/3 正常,1/3 为易位型患者,1/3 为平衡易位型携带者。如果父母之一为 21/21 平衡易位携带者,其活婴中全部为 21/21 易位型患者。

四、辅助检查

随着母胎医学的发展,现在很多胎儿畸形可以在产前发现或干预。采用的手段有以下几方面。

（一）产科 B 超检查

除早期 B 超确定宫内妊娠、明确孕周、了解胚胎存活发育情况外,早期妊娠和中期妊娠遗传学超声筛查,可以发现 70% 以上的胎儿畸形。

（二）母体血清学筛查

可用于胎儿染色体病特别是唐氏综合征的筛查。早孕期检测 PAPPA 和 β-HCG,中孕期检测 AFP、β-HCG 和 μE_3,是广泛应用的组合。优点是无创伤性,缺点是只能提供风险率,不能确诊。

（三）侵入性检查

孕早期绒毛吸取术,孕中期羊膜腔穿刺术和孕中晚期脐带穿刺术可以直接取样,进行胎儿细胞染色体诊断。

（四）胎儿镜

有创、直观,对发现胎儿外部畸形（包括一些 B 超不能发现的小畸形）优势明显,但胎儿高流失率阻碍其临床广泛应用。

（五）孕前及孕期母血 TORCH 检测

有助于了解胎儿畸形的风险与病因。

（六）分子生物学技术

从孕妇外周血中富集胎儿来源的细胞或遗传物质,联合应用流式细胞仪、单克隆抗体技术、聚合酶链反应技术进行基因诊断,是胎儿遗传疾病产前诊断的发展方向。

五、预防和治疗

预防出生缺陷应实施三级预防。一级预防是通过健康教育、选择最佳生育时机、遗传咨询、孕前保健、合理营养、避免接触放射线和有毒有害物质、预防感染、谨慎用药、戒烟戒酒等孕前阶段综合干预,减少出生缺陷的发生。二级预防是通过孕期筛查和产前诊断识别胎儿严重先天缺陷,早期发现,早期干预,减少缺陷儿的出生。三级预防是指对新生儿疾病的早期筛查、早期诊断、及时治疗,避免或减轻致残,提高患儿生活质量和生存概率。

建立、健全围生期保健网,向社会广泛宣传优生知识,避免近亲婚配或严重的遗传病患者婚配,同时提倡适龄生育,加强遗传咨询和产前诊断,注意环境保护,减少各种环境致畸因素的危害,可有效地降低各种先天畸形儿的出生率。

对于无脑儿、严重脑积水、法络四联症、唐氏综合征等致死性或严重畸形,一经确诊应行引产术终止妊娠;对于有存活机会且能通过手术矫正的先天畸形,分娩后转有条件的儿科医院进一步诊治。宫内治疗胎儿畸形国内外有一些探索并取得疗效,如双胎输血综合征的宫内激光治疗,胎儿心律失常的宫内药物治疗等。对于胎儿畸形的宫内外科治疗,争议较大,需要进一步研究探索。

（刘素霞）

第十二节　胎儿生长受限

胎儿生长受限(fetal growth restriction,FGR)指胎儿体重低于其孕龄平均体重第10百分位数或低于其平均体重的2个标准差。

将新生儿的出生体重按孕龄列出百分位数,取10百分位数及90百分位数二根曲线,在10百分位以下者称小于胎龄儿(small for gestational age,SGA),在90百分位以上称大于胎龄儿(large for gestational age,LGA),在90和10百分位之间称适于胎龄儿(appropriate for gestational age,AGA)。20世纪60年代后上海地区将小于胎龄儿统称为小样儿,分为早产小样儿、足月小样儿及过期小样儿。但并不是出生体重低于第10百分位数的婴儿都是病理性生长受限,有些偏小是因为体质因素,仅仅是小个子。1992年Gardosi等认为,有25%～60%婴儿诊断为小于胎龄儿,但如果排除如母体的种族、孕产次及身高等影响出生体重的因素,这些婴儿实际上是适于胎龄儿。1969年Usher等提出胎儿生长的标准定义应基于正常范围平均值的±2标准差,与第10百分位数相比,此定义将SGA儿限定在3%,后一种定义更有临床意义,因为这部分婴儿中预后最差的是出生体重低于第3百分位数。国外报道宫内生长受限儿的发生率为全部活产的4.5%～10.0%,上海新华医院资料小样儿的发生率为3.1%。

一、病因学

胎儿生长受限的病因迄今尚未完全阐明。约有40%发生于正常妊娠,30%～40%发生于母体有各种妊娠并发症或合并症者,10%由于多胎妊娠,10%由于胎儿感染或畸形。下列各因素可能与胎儿生长受限的发生有关。

（一）孕妇因素

1.妊娠并发症和合并症

妊娠期高血压疾病、慢性肾炎、糖尿病血管病变的孕妇由于子宫胎盘灌注不够易引起胎儿生长受限。自身免疫性疾病、发绀型心脏病、严重遗传型贫血等均引起 FGR。

2.遗传因素

胎儿出生体重差异,40%来自父母的遗传基因,又以母亲的影响较大,如孕妇身高、孕前体重、妊娠时年龄以及孕产次等。

3.营养不良

孕妇偏食、妊娠剧吐以及摄入蛋白质、维生素、微量元素和热量不足的,容易产生小样儿,胎儿出生体重与母体血糖水平呈正相关。

4.烟、酒和某些药物的影响

吸烟、喝酒、麻醉剂及相关药品均与 FGR 相关。某些降压药由于降低动脉压,降低子宫胎盘的血流量,也影响胎儿宫内生长。

（二）胎儿因素

1.染色体异常

21-三体综合征、18-三体综合征或 13-三体综合征、Turner 综合征、猫叫综合征常伴发 FGR。超声没有发现明显畸形的FGR胎儿中,近 20%可发现核型异常,当生长受限和胎儿畸形同时存在时,染色体异常的概率明显增加。21-三体综合征胎儿生长受限一般是轻度的,18-三体综合征胎儿常有明显的生长受限。

2.胎儿畸形

如先天性成骨不全和各类软骨营养障碍等可伴发 FGR,严重畸形的婴儿有 1/4 伴随生长受限,畸形越严重,婴儿越可能是小于胎龄儿。许多遗传性综合征也与 FGR 有关。

3.胎儿感染

在胎儿生长受限病例中,多达 10%的人发生病毒、细菌、原虫和螺旋体感染。宫内感染如风疹病毒、巨细胞病毒、弓形虫、梅毒螺旋体等均可引起 FGR。

4.多胎

与正常单胎相比,双胎或更多胎妊娠更容易发生其中一个或多个胎儿生长受限。

（三）胎盘因素

胎盘结构和功能异常是发生 FGR 的病因,在 FGR 中孕 36 周后胎盘增长缓慢、胎盘绒毛膜面积和毛细血管面积均减少。慢性部分胎盘早剥、广泛性梗死或绒毛膜血管瘤均可造成胎儿生长受限。脐带帆状附着也可导致胎儿生长受限。

二、分类和临床表现

（一）内因性均称型 FGR

少见,属于早发性胎儿生长受限,在受孕时或在胚胎早期,不良因素即发生作用,使胎儿生长、发育严重受限。其原因包括染色体异常、病毒感染、接触放射性物质及其他有毒物质。因胎儿在体重、头围和身长三方面均受限,头围与腹围均小,故称均称型。

特点：①体重、身长、头径相称，但均小于该孕龄正常值。②外表无营养不良表现，器官分化或成熟度与孕龄相符，但各器官的细胞数量均减少，脑重量轻，神经元功能不全和髓鞘形成迟缓。③胎盘体积重量小，但组织结构无异常，胎儿无缺氧表现。④胎儿出生缺陷发生率高，围生儿病死率高，预后不良。产后新生儿多有脑神经发育障碍，伴小儿智力障碍。

（二）外因性不匀称型 FGR

常见，属于继发性生长发育不良，胚胎发育早期正常，至妊娠中晚期受到有害因素的影响，常见于妊娠期高血压疾病、慢性高血压、糖尿病、过期妊娠，导致胎盘功能不全。

特点：①新生儿外表呈营养不良或过熟儿状态，发育不匀称，身长、头径与孕龄相符而体重偏低。②胎儿常有宫内慢性缺氧及代谢障碍，各器官细胞数量正常，但细胞体积缩小，以肝脏为著。③胎盘体积正常，但功能下降，伴有缺血缺氧的病理改变，常有梗死、钙化、胎膜黄染等。④新生儿在出生以后躯体发育正常，易发生低血糖。

（三）外因性均称型 FGR

为上述两型的混合型，其病因有母儿双方的因素，常因营养不良、缺乏叶酸、氨基酸等微量元素，或有害药物的影响所致。有害因素在整个妊娠期间均产生影响。

特点：①新生儿身长、体重、头径均小于该孕龄正常值，外表有营养不良表现。②各器官细胞数目减少，导致器官体积均缩小，肝脾严重受累，脑细胞数也明显减少。③胎盘小，外观正常。胎儿少有宫内缺氧，但存在代谢不良。④新生儿的生长与智力发育常受到影响。

三、诊断

（一）产前检查

准确判断孕龄，详细询问孕产史及有无高血压、慢性肾病、严重贫血等疾病史，有无接触有毒有害物质及不良嗜好，判断是否存在导致 FGR 的高危因素。

（二）宫高及体重的测量

根据宫高推测胎儿的大小和增长速度，确定末次月经和孕周后，产前检查测量子宫底高度，在孕 28 周后如连续 2 次宫底高度小于正常的第 10 百分位数时，则有 FGR 的可能。另外从孕13 周起体重平均每周增加 350 g 直至足月，孕 28 周后如孕妇体重连续 3 周未增加，要注意是否有胎儿生长受限。

（三）定期 B 超监测

（1）头臀径：是孕早期胎儿生长发育的敏感指标。

（2）双顶径：对疑有胎儿生长受限者，应系统测量胎头双顶径，每 2 周 1 次观察胎头双顶径增长情况。正常胎儿在孕 36 周前其双顶径增长较快，如胎头双顶径每 2 周增长＜2 mm，则为胎儿生长受限，若增长＞4 mm，则可排除胎儿生长受限。

（3）腹围：胎儿腹围的测量是估计胎儿大小最可靠的指标。妊娠 36 周前腹围值小于头围值，36 周时相等，以后腹围大于头围，计算腹围/头围，若比值小于同孕周第 10 百分位，有 FGR可能。

（四）多普勒测速

与胎儿生长受限密切相关的多普勒异常特征是脐动脉、子宫动脉舒张末期血流消失或反流，胎儿静脉导管反流等，说明脐血管阻力增加。

（五）出生后诊断

（1）出生体重：胎儿出生后测量其出生体重，参照出生孕周，若低于该孕周应有的体重的第10百分位数，即可做出诊断。

（2）胎龄估计：对出生体重<2 500 g的新生儿进行胎龄判断非常重要。由于约15%的孕妇没有正确的月经史加上妊娠早期的阴道流血与月经混淆，FGR儿与早产儿的鉴别就很重要。外表观察对胎龄估计较为重要，对于胎龄未明的低体重儿可从神态、皮肤耳壳、乳腺跖纹、外生殖器等方面加以鉴定是FGR儿还是早产儿。临床上往往可以发现一些低体重儿肢体无水肿躯体缺毳毛，但耳壳软而不成形，乳房结节和大阴唇发育差的矛盾现象，则提示为早产FGR儿的可能。

四、治疗

（一）一般处理

（1）卧床休息：左侧卧位可使肾血流量和肾功能恢复正常，从而改善子宫胎盘的供血。

（2）吸氧：胎盘交换功能障碍是导致FGR的原因之一，吸氧能够改善胎儿的内环境。

（3）补充营养物质：FGR的病因众多，其中包括母血中营养物质利用度的降低，或胎盘物质交换受到影响，所以FGR治疗的理论基础有补充治疗，包括增加营养物质糖类和蛋白质的供应。治疗越早效果越好，小于孕32周开始治疗效果好，孕36周后治疗效果差。

（4）积极治疗引起FGR的高危因素：对于妊娠期高血压病、慢性肾炎可以用抗高血压药物、肝素治疗。

（5）口服小剂量阿司匹林：抑制血栓素A_2合成，提高前列环素与血栓素A_2比值，扩张血管，改善子宫胎盘血供，但不改变围产儿死亡率。

（6）钙离子拮抗剂：扩张血管，改善子宫动脉血流，在吸烟者中可增加胎儿体重，对非吸烟者尚无证据。

（二）产科处理

适时分娩：胎儿确定为FGR后，决定分娩时间较困难，必须在胎儿死亡的危险和早产的危害之间权衡利弊。

（1）近足月：足月或近足月的FGR，应积极终止妊娠，可取得较好的胎儿预后。孕龄达到或超过34周时，如果有明显羊水过少应考虑终止妊娠。胎心率正常者可经阴道分娩，但这些胎儿与适于胎龄儿相比，多数不能耐受产程与宫缩，故应采取剖宫产。如果FGR的诊断尚未确立，应期待处理，加强胎儿监护，等待胎肺成熟后终止妊娠。

（2）孕34周前：确诊FGR时如果羊水量及胎儿监护正常继续观察，每周B超检查1次，如果胎儿正常并继续长大时，可继续妊娠等待胎儿成熟，否则考虑终止妊娠。须考虑终止妊娠时，酌行羊膜腔穿刺，测定羊水中L/S比值、肌酐等，了解胎儿成熟度，有助于临床处理决定。为促使胎儿肺表面活性物质产生，可用地塞米松5 mg肌内注射，每8小时1次或10 mg肌内注射2次/天，共2天。

（三）新生儿处理

FGR儿存在缺氧容易发生胎粪吸入，故应即时处理新生儿，清理声带下的呼吸道吸出胎粪，并做好新生儿复苏抢救。及早喂养糖水以防止低血糖，并注意低血钙、防止感染及纠正红细胞增多症等并发症。

五、预后

FGR 近期和远期并发症发生均较高。

(1)FGR 儿出生后的个体生长发育很难预测,一般对称性或全身性 FGR 在出生后生长发育缓慢,相反,不对称型 FGR 儿出生后生长发育可以很快赶上。

(2)FGR 儿的神经系统及智力发育也不能准确预测,1992 年 Low 等在 9～11 年长期随访研究,发现有一半的 FGR 存在学习问题,有报道 FGR 儿易发生脑瘫。

(3)FGR 儿成年后高血压、糖尿病和冠心病等心血管和代谢性疾病发病率较高。

(4)再次妊娠 FGR 的发生率 有过 FGR 的妇女,再发生 FGR 的危险性增加。有 FGR 史及持续存在内科合并症的妇女,更易发生 FGR。

(刘素霞)

第十三节 脐带异常

脐带是胎儿与母体进行物质和气体交换的唯一通道。若脐带发生异常(包括脐带过短、缠绕、打结、扭转及脱垂等),可使胎儿血供受限或受阻,导致胎儿窘迫,甚至胎儿死亡。

一、脐带长度异常

脐带的长度个体间略有变化,足月时平均长度为 55～60 cm,特殊的脐带长度异常病例,长度最小几乎为无脐带,最长为 300 cm。正常长度为 30～100 cm。脐带过长经常会出现脐带血管栓塞及脐带真结,同时脐带过长也容易出现脐带脱垂。短于 30 cm 为脐带过短。妊娠期间脐带过短并无临床征象。进入产程后,由于胎先露部下降,脐带被拉紧使胎儿血循环受阻出现胎儿窘迫或造成胎盘早剥和子宫内翻,也可引起产程延长。若临产后疑有脐带过短,应抬高床脚改变体位并吸氧,胎心无改善应尽快行剖宫产术。

通过动物实验以及人类自然分娩的研究,似乎支持这样一个论点:脐带的长度及羊水的量和胎儿的运动呈正相关,并受其影响。Miller 等证实:当羊水过少造成胎儿活动受限或因胎儿肢体功能障碍导致活动减少时会使得脐带的长度略微缩短。脐带过长似乎是胎儿运动时牵拉脐带以及脐带缠绕的结果。Soernes 和 Bakke 报道臀位先露者脐带长度较头位者短大约 5 cm。

二、脐带缠绕

脐带围绕胎儿颈部、四肢或躯干者称为脐带缠绕。约 90% 为脐带绕颈,Kan 及 Eastman 等研究发现脐带绕颈一周者居多,占分娩总数的 21%,而脐带绕颈三周发生率为 0.2%。其发生原因和脐带过长、胎儿过小、羊水过多及胎动过频等有关。脐带绕颈一周需脐带 20 cm 左右。对胎儿的影响与脐带缠绕松紧、缠绕周数及脐带长短有关。脐带缠绕可出现以下临床特点。①胎先露部下降受阻:由于脐带缠绕使脐带相对变短,影响胎先露部入盆,或可使产程延长或停滞;②胎儿宫内窘迫:当缠绕周数过多、过紧时或宫缩时,脐带受到牵拉,可使胎儿血循环受阻,导致胎儿宫内窘迫;③胎心监护:胎心监护出现频繁的变异减速;④彩色超声多普勒检查:可在胎儿颈部找到脐带血流信号;⑤B型超声检查:脐带缠绕处的皮肤有明显的压迹,脐带缠绕1周者为U形压迫,内含一小圆形衰减包块,并可见其中小短光条;脐带缠绕2周者,皮肤压迹为"W"形,其上含一带壳花生样衰减包块,内见小光条;脐带缠绕3周或3周以上,皮肤压迹为锯齿状,其上为一条衰减带状回声。当产程中出现上述情况,应高度警惕脐带缠绕,尤其当胎心监护出现异常,经吸氧、改变体位不能缓解时,应及时终止妊娠。临产前B型超声诊断脐带缠绕,应在分娩过程中加强监护,一旦出现胎儿宫内窘迫,及时处理。值得庆幸的是,脐带绕颈不是胎儿死亡的主要原因。Hankins等研究发现脐带绕颈的胎儿与对照胎儿对比出现更多的轻度或严重的胎心变异减速,他们的脐带血pH也偏低,但是并没有发现新生儿病理性酸中毒。

三、脐带打结

脐带打结分为假结和真结两种。脐带假结是指脐静脉较脐动脉长,形成迂曲似结或由于脐血管较脐带长,血管卷曲似结。假结一般不影响胎儿血液循环,对胎儿危害不大。脐带真结是由于脐带缠绕胎体,随后胎儿又穿过脐带套环而成真结,Spellacy等研究发现,真结的发生率为1.1%。真结在单羊膜囊双胎中发生率更高。真结一旦影响胎儿血液循环,在妊娠过程中出现胎儿宫内生长受限,真结过紧可造成胎儿血循环受阻,严重者导致胎死宫内,多数在分娩后确诊。围生期伴发脐带真结的产妇其胎儿死亡率为6%。

四、脐带扭转

胎儿活动可使脐带顺其纵轴扭转呈螺旋状,生理性扭转可达6~11周。若脐带过度扭转呈绳索样,使胎儿血循环缓慢,导致胎儿宫内缺氧,严重者可致胎儿血循环中断造成胎死宫内。已有研究发现脐带高度螺旋化与早产发生率的增加有关。妇女滥用可卡因与脐带高度螺旋化有关。

五、脐带附着异常

脐带通常附着于胎盘胎儿面的中心或其邻近部位。脐带附着在胎盘边缘者,称为球拍状胎盘,发现存在于7%的足月胎盘中。胎盘分娩过程中牵拉可能断裂,其临床意义不大。

脐带附着在胎膜上,脐带血管如船帆的缆绳通过羊膜及绒毛膜之间进入胎盘者,称为脐带帆状附着。因为脐带血管在距离胎盘边缘一定距离的胎膜上分离,它们与胎盘接触部位仅靠羊膜的折叠包裹,如胎膜上的血管经宫颈内口位于胎先露前方时,称为前置血管。在分娩过程中,脐带边缘附着一般不影响母体和胎儿生命,多在产后胎盘检查时始被发现。前置血管对于胎儿存在明显的潜在危险性,若前置血管发生破裂,胎儿血液外流,出血量达200~300 mL,即可导致胎儿死亡。阴道检查可触及有搏动的血管。产前或产时任何阶段的出血都可能存在前置血管及胎儿血管破裂。若怀疑前置血管破裂,一个快速、敏感的方法是取流出的血液做涂片,找到有核红细胞或幼红细胞并有胎儿血红蛋白,即可确诊。因此,产前做B型超声检查时,应注意脐带和胎盘附着的关系。

六、脐带先露和脐带脱垂

胎膜未破时脐带位于胎先露部前方或一侧称为脐带先露,也称隐性脐带脱垂。胎膜破裂后,脐带脱出于宫颈口外,降至阴道甚至外阴,称为脐带脱垂。脐带脱垂是一种严重威胁胎儿生命的并发症,须积极预防。

七、单脐动脉

正常脐带有两条脐动脉,一条脐静脉。如只有一条脐动脉,称为单脐动脉。Bryan 和 Kohler 通过对 20 000 个病例研究发现,143 例婴儿为单脐动脉,发生率为 0.72%,单脐动脉婴儿重要器官畸形率为 18%,生长受限发生率为 34%,早产儿发生率为 17%。他们随后又发现在 90 例单脐动脉婴儿中先前未认识的畸形有 10 例。Leung 和 Robson 发现在合并糖尿病、癫痫、子痫前期、产前出血、羊水过少、羊水过多的孕妇其新生儿中单脐动脉发生率相对较高。在自发性流产胎儿中更易发现单脐动脉。Pavlopoulos 等发现在这些胎儿中,肾发育不全、肢体短小畸形、空腔脏器闭锁畸形发生率增高,提示有血管因素参与其中。

(刘素霞)

第十四节　巨大胎儿

巨大胎儿是一个描述胎儿过大的非常不精确的术语。国内外尚无统一的标准,有多种不同的域值标准,如 3.8 kg、4 kg、4.5 kg、5.0 kg。1991 年,美国妇产科协会提出新生儿出生体重≥4 500 g 者为巨大胎儿,我国以≥4 000 g 为巨大胎儿。生活水平提高,更加重视孕期营养,巨大儿的出生率越来越高。上海市普陀区 1989 年巨大儿的发生率为 5.05%,1999 年增加到 8.62%。有学者报道山东地区 1995—1999 年巨大儿发生率为 7.46%。Stotland 等报道美国 1995—1999 年巨大儿发生率为 13.6%。20 世纪 90 年代比 70 年代的巨大儿增加一倍。若产道、产力及胎位均正常,仅胎儿巨大,即可出现头盆不称而发生分娩困难,如肩难产。

一、高危因素

巨大胎儿是多种因素综合作用的结果,很难用单一的因素解释。临床资料表明仅有 40% 的巨大胎儿存在各种高危因素,其他 60% 的巨大胎儿无明显的高危因素存在。根据 Williams 产科学的描述,巨大胎儿常见的因素有糖尿病、父母肥胖(尤其是母亲肥胖)、经产妇、过期妊娠、孕妇年龄、男胎、上胎巨大胎儿、种族和环境等。

(一)孕妇糖尿病

孕妇糖尿病包括妊娠合并糖尿病和妊娠糖尿病,甚至糖耐量受损,巨大胎儿的发病率均明显升高。在胎盘功能正常的情况下,孕妇血糖升高,通过胎盘进入胎儿血循环,使胎儿的血糖浓度升高,刺激胎儿胰岛 β 细胞增生,导致胎儿胰岛素分泌反应性升高,胎儿高糖血症和高胰岛素血症,促进糖原、脂肪和蛋白质合成,使胎儿脂肪堆积,脏器增大,体重增加,故胎儿巨大。糖尿病孕妇巨大胎儿的发病率可达 26%,而正常孕妇中巨大胎儿的发生率仅为 5%。但是,并不是所有糖尿病孕妇的巨大胎儿的发病率升高。当糖尿病合并妊娠的 White 分级在 B 级以上时,由于胎盘血管的硬化,胎盘功能降低,反而使胎儿生长受限的发病率升高。

(二)孕前肥胖及孕期体重增加过快

当孕前体重指数>30 kg/m²、孕期营养过剩、孕期体重增加过快时,巨大胎儿发生率均明显升高。有学者对 588 例体重＞113.4 kg(250 磅)及 588 例体重＜90.7 kg(200 磅)妇女的妊娠并发症比较,发现前者的妊娠糖尿病、巨大胎儿以及肩难产的发病率分别为 10％、24％和 5％,明显高于后者的 0.7％、7％和0.6％。当孕妇体重＞136 kg(300 磅)时,巨大胎儿的发生率高达 30％。可见孕妇肥胖与妊娠糖尿病、巨大胎儿和肩难产等均有密切的相关性。这可能与能量摄入大于能量消耗导致孕妇和胎儿内分泌代谢平衡失调有关。

（三）经产妇

有资料报道胎儿体重随分娩次数增加而增加,妊娠 5 次以上者胎儿平均体重增加 80～120 g。

（四）过期妊娠

与巨大胎儿有明显的相关性。孕晚期是胎儿生长发育最快时期,过期妊娠而胎盘功能正常者,子宫胎盘血供良好,持续供给胎儿营养物质和氧气,胎儿不断生长,以至孕期越长,胎儿体重越大,过期妊娠巨大胎儿的发生率是足月儿的 3～7 倍,肩难产的发生率比足月儿增加 2 倍。有学者报道＞41 周巨大胎儿的发生率是 33.3％。也有学者报道孕 40～42 周时,巨大胎儿的发生率是 20％,而孕 42～42 周末时发生率升高到 43％。

（五）孕妇年龄

高龄孕妇并发肥胖和糖尿病的机会增多,因此分娩巨大胎儿的可能性增大。Stotland 等报道孕妇30～39 岁巨大儿发生率最高,为 15.3％;而 20 岁以下发生率最低,为 8.4％。

（六）上胎巨大胎儿

曾经分娩过超过 4 000 g 新生儿的妇女与无此病史的妇女相比,再次分娩超过 4 500 g 新生儿的概率增加 5～10 倍。

（七）羊水过多

巨大胎儿往往与羊水过多同时存在,两者的因果关系尚不清楚。

（八）遗传因素

遗传基因是决定胎儿生长的前提条件,它控制细胞的生长和组织分化。但详细机制还不清楚。遗传因素包括胎儿性别、种族及民族等。在所有有关巨大胎儿的资料中都有男性胎儿发生率增加的报道,通常占 60％～65％。这是因为在妊娠晚期的每一孕周男性胎儿的体重比相应的女性胎儿重 150 g。身材高大的父母其子女为巨大胎儿的发生率高;不同种族、不同民族巨大胎儿的发生率各不相同。有学者报道排除其他因素的影响,原为加拿大民族的巨大胎儿发生率明显高于加拿大籍的外民族人群的发生率。也有学者报道美国白种人巨大胎儿发生率为 16％,而非白种人(包括黑色人种、西班牙裔和亚裔)为 11％。

（九）环境因素

高原地区由于空气中氧分压低,巨大胎儿的发生率较平原地区低。

二、对母儿的影响

分娩困难是巨大胎儿主要的并发症。由于胎儿体积的增大,胎头和胎肩是分娩困难主要部位。难产率明显增高,带来母儿的一系列并发症。

（一）对母体的影响

有学者报道新生儿体重＞3 500 g 母体并发症开始增加,且随出生体重增加而增加,在新生儿重 4 000 g 时肩难产和剖宫产率明显增加,4 500 g 时再次增加。其他并发症增加缓慢而平稳(图 10-1)。

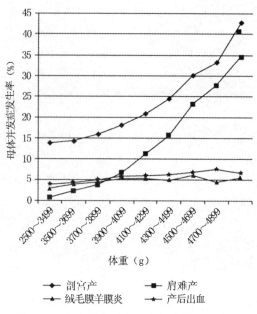

图 10-1　母体并发症与胎儿出生体重的关系

1.产程延长或停滞

由于巨大胎儿的胎头较大,造成孕妇的骨盆相对狭窄,头盆不称的发生率增加。在胎头双顶径较大者,直至临产后胎头始终不入盆,若胎头搁置在骨盆入口平面以上,称为骑跨征阳性,表现为第一产程延长;若双顶径相对小于胸腹径,胎头下降受阻,易发生活跃期延长、停滞或第二产程延长。由于产程延长易导致继发性宫缩乏力;同时巨大胎儿的子宫容积较大,子宫肌纤维的张力较高,肌纤维的过度牵拉,易发生原发性宫缩乏力;宫缩乏力反过来又导致胎位异常、产程延长。巨大胎儿双肩径大于双顶径,尤其是糖尿病孕妇的胎儿,若经阴道分娩,易发生肩难产。

2.手术产发生率增加

巨大儿头盆不称的发生率增加,容易产程异常,因此手术产概率增加,剖宫产率增加。

3.软产道损伤

由于胎儿大,胎儿通过软产道时可造成宫颈、阴道、会阴裂伤,严重者可裂至阴道穹隆、子宫下段甚至盆壁,形成腹膜后血肿或阔韧带内血肿。如果梗阻性难产未及时发现和处理,可以导致子宫破裂。

4.尾骨骨折

由于胎儿大、儿头硬,当通过骨盆出口时,为克服阻力或阴道助产时可能发生尾骨骨折。

5.产后出血及感染

巨大胎儿子宫肌纤维过度牵拉,易发生产后宫缩乏力,或因软产道损伤引起产后出血,甚至出血性休克。上述各种因素造成产褥感染率增加。

6.生殖道瘘

由于产程长甚至滞产,胎儿头长时间压于阴道前壁、膀胱、尿道和耻骨联合之间,导致局部组织缺血坏死形成尿瘘,或直肠受压坏死形成粪瘘;或因手术助产直接损伤所致。

7.盆腔器官脱垂

产后可因分娩时盆底组织过度伸长或裂伤,发生子宫脱垂或阴道前后壁膨出。

（二）对新生儿的影响

1.新生儿产伤

巨大胎儿肩难产率增高,据统计肩难产的发生率为 0.15%～0.60%,体重≥4 000 g 巨大儿肩难产的发生为 3%～12%,≥4 500 g 者为 8.4%～22.6%。有学者报道当出生体重＞4 000 g,肩难产发生率为 13%。加上巨大儿手术产发生率增加,新生儿产伤发生率高。如臂丛神经损伤及麻痹、颅内出血、锁骨骨折、胸锁乳突肌血肿等。

2.胎儿窘迫、新生儿窒息

胎头娩出后胎肩以下部分嵌顿在阴道内,胎儿不能自主呼吸导致胎儿窘迫、新生儿窒息,如脐带停止搏动或胎盘早剥可引起死胎。

三、诊断

（一）病史及临床表现

多有巨大胎儿分娩史、糖尿病史。产次较多的经产妇。在妊娠后期出现呼吸困难,自觉腹部沉重及两胁部胀痛。

（二）腹部检查

视诊腹部明显膨隆,宫高＞35 cm。触诊胎体大,先露部高浮,胎心正常但位置稍高,当子宫高加腹围≥140 cm 时,巨大胎儿的可能性较大。

（三）B 型超声检查

胎头双顶径长 98～100 mm,股骨长 78～80 mm,腹围＞330 mm,应考虑巨大胎儿,同时排除双胎、羊水过多及胎儿畸形。

四、处理

（一）妊娠期

检查发现胎儿大或既往分娩巨大儿者,应检查孕妇有无糖尿病。若为糖尿病孕妇,应积极治疗,必要时予以胰岛素治疗控制胎儿的体重增长,并于妊娠 36 周后,根据胎儿成熟度、胎盘功能检查及糖尿病控制情况,择期引产或剖宫产。不管是否存在妊娠糖尿病,有巨大胎儿可能的孕妇均要进行营养咨询合理调节膳食结构,每天摄入的总能量以 8 790～9 210 kJ（2 100～2 200 kcal）为宜,适当降低脂肪的摄入量。同时适当的运动可以降低巨大胎儿的发病率。

（二）分娩期

估计非糖尿病孕妇胎儿体重≥4 500 g,糖尿病孕妇胎儿体重≥4 000 g,即使骨盆正常,为防止母儿产时损伤应行剖宫产。临产后,不宜试产过久。若产程延长,估计胎儿体重＞4 000 g,胎头停滞在中骨盆也应剖宫产。若胎头双顶径已达坐骨棘下 3 cm,宫口已开全者,应作较大的会阴后侧切开,予产钳助产,同时做好处理肩难产的准备工作。分娩后应行宫颈及阴道检查,了解有无软产道损伤,并预防产后出血。若胎儿已死,行穿颅术或碎胎术。

（三）新生儿处理

新生儿应预防低血糖发生,生后 1～2 小时开始喂糖水,及早开奶;积极治疗高胆红素血症,多选用蓝光治疗;新生儿易发生低钙血症,多用 10% 葡萄糖酸钙 1 mL/kg 加入葡萄糖液中静脉滴注补充钙剂。

（刘素霞）

第十五节 子宫翻出

子宫翻出又称子宫内翻是指子宫底部向宫腔内陷入，甚至自宫颈翻出的病变，这是一种分娩期少见而严重的并发症。多数发生在第三产程，如处理不及时，往往因休克、出血，产妇可在3～4小时内死亡。国内报道子宫翻出病死率可达62％左右。

一、发生率

子宫翻出是一种罕见的并发症，其发生率各家报道不一，Shan-Hosseini等（1989年）报道子宫翻出发生率约为1：6400次分娩，Platt等（1981年）报道发生率约为1：2100次分娩。陈晨等报道北京市红十字会朝阳医院1982－1996年间子宫翻出发生率为1：16473；湖南株洲市二院1961－1981年间发生率为1：4682；山东淄博市妇幼保健院1984—1986年间发生率为1：1666；广州市白云区妇幼保健院2004－2009年间发生率为1：10359。

二、病因

引起急性子宫翻出的病因较多，常常是多种因素共同作用的结果，但其先决条件必须有子宫壁松弛和子宫颈扩张，其中第三产程处理不当（约占60％），胎儿娩出后，过早干预，按压子宫底的手法不正确，强行牵拉脐带等，导致子宫底陷入宫腔，黏膜面翻出甚至脱垂于阴道口外。其促成子宫翻出的因素有以下几点。

（1）胎盘严重粘连、植入子宫底部，同时伴有子宫收缩乏力或先天性子宫发育不良，助产者在第三产程处理时，强拉附着于子宫底的胎盘脐带的结果，此时如脐带坚韧不从胎盘上断裂，加上用力挤压松弛的子宫底就可能发生子宫翻出。

（2）脐带过短或缠绕：胎儿娩出过程中由于脐带过短或脐带缠绕长度相对过短，过度牵拉脐带也会造成子宫翻出。

（3）急产宫腔突然排空：由于产程时间短，子宫肌肉尚处于松弛状态，在产程中因咳嗽或第二产程用力屏气，腹压升高，也会导致子宫翻出。

（4）产妇站立分娩：因胎儿体重对胎盘脐带的牵拉作用而引起子宫翻出。

（5）妊娠高血压疾病时：使用硫酸镁时使子宫松弛，也会促使子宫翻出；有人报道植入性胎盘也会促使子宫翻出。

三、分类

（一）按发病时间分类

1.急性子宫翻出

子宫翻出后宫颈尚未缩紧，占75％左右。

2.亚急性子宫翻出

子宫翻出后宫颈已缩紧，占15％左右。

3.慢性子宫翻出

子宫翻出宫颈回缩已经超过4周，子宫在翻出位置已经缩复但仍停留在阴道内，占10％

左右。

（二）按子宫翻出程度分类

1.不完全子宫翻出

子宫底向下内陷,可接近宫颈口或越过但还存在部分子宫腔。

2.完全性子宫翻出

子宫底下降于子宫颈外,但还在阴道内。

3.子宫翻出脱垂

整个子宫翻出暴露于阴道口外。

四、临床表现

子宫翻出可引起迅速的阴道大量流血,处理不及时,可致产妇死亡。子宫翻出产妇突觉下腹剧痛,尤其胎盘未剥离牵拉脐带更加重腹痛,遂即产妇进入严重休克状态,有时休克与出血量不成正比,出现上述现象时,应考虑到有子宫翻出的可能。而慢性子宫翻出多因急性子宫翻出时未能及时发现,而后就诊的,此时的症状多表现如下。

（1）产后下腹坠痛,或阴道坠胀感。

（2）大小便不畅。

（3）产后流血史或月经过多。

（4）因子宫翻出感染,出现白带多而有臭味,甚至流脓液,严重者有全身感染症状,发热、白细胞升高等。

（5）因阴道流血而致继发性贫血。

五、诊断与鉴别诊断

在分娩第三产程有用手在下腹部推压子宫底或用手牵拉脐带的经过,产妇在分娩后突然下腹剧痛,出现休克,尤其与出血量不相称时,因考虑有子宫翻出的可能。当翻出子宫已脱垂于阴道口外时,诊断并不困难,但当胎盘未剥离已发生子宫翻出时有时会误诊为娩出的胎盘,再次牵拉脐带时即引起剧痛,此时应及时做阴道、腹部双合诊。

（一）诊断

1.腹部检查

下腹部摸不到宫底,或在耻骨联合后可触及一个凹陷。

2.阴道检查

在阴道内可触及一球形包块,表面为暗红色、粗糙的子宫内膜,在包块的根部可触及宫颈环。如胎盘尚未剥离而完全黏附于翻出的宫体时,常易误诊为胎儿面娩出的胎盘,牵引脐带时可引起疼痛。

根据病史及检查可做出子宫翻出的诊断。

（二）鉴别诊断

子宫翻出应与子宫黏膜下肌瘤以及产后子宫脱垂相鉴别。

1.子宫黏膜下肌瘤

其系子宫肌瘤向子宫黏膜面发展,突出于子宫腔,如黏膜下肌瘤蒂长,经子宫收缩可将肌瘤排出宫颈而脱出于阴道内。妇科检查时,盆腔内有均匀增大的子宫,如子宫肌瘤达到宫颈口处并且宫口较松,手指进入宫颈管可触及肿瘤;已经排出宫颈外者则可看见到肌瘤,表面为充血暗红色的黏膜所包裹,有时有溃疡及感染。如用子宫探针自瘤体周围可探入宫腔,其长短与检查的子宫大小相符,急性子宫翻出往往发生在分娩期,患者有疼痛、阴道流血及休克等临床表现。认真仔细观察鉴别并无困难。

2.子宫脱垂

患者一般情况良好,妇科检查时可见脱出的包块表面光滑,并可见子宫颈口,加腹压时子宫脱出更加明显,内诊检查时可触摸到子宫体。

六、治疗

明确诊断后应立即开放静脉通路、备血及麻醉医师配合下进行抢救,延迟处理可增加子宫出血、坏死和感染机会,给产妇带来极大的危险和痛苦。处理的原则为积极加强支持治疗,纠正休克,尽早实施手法复位或手术,其具体处理应视患者的全身情况、翻出的时间长短和翻出部分的病变情况、感染程度等而决定。

(一)阴道手法复位

子宫翻出早期,宫颈尚未收缩,子宫尚无淤血、肿胀,如果胎盘尚未剥离,不要急于剥离,因为此时先做胎盘剥离会大大增加出血量,加速患者进入严重休克状态;如果胎盘已经大部分剥离,则先剥离胎盘,然后进行复位,此外翻出子宫及胎盘体积过大,不能通过狭窄的宫颈环,需先剥离胎盘。应首先开放两条静脉通路,输液、备血,镇痛及预防休克。给予乙醚、氟烷、恩氟烷、芬太尼及异丙酚等麻醉下,同时给以子宫松弛剂,β-肾上腺素能药物,如利托君、特布他林或硫酸镁。待全身情况得以改善,立即行手法子宫还纳术。方法:产妇取平卧位,双腿外展并屈曲,术者左手向上托起刚刚翻出的子宫体,右手伸入阴道触摸宫颈与翻出宫体间的环状沟,用手指及手掌沿阴道长轴方向徐徐向上向宫底部推送翻出的子宫,操作过程用力要均匀一致,进入子宫腔后,用手拳压迫宫底,使其翻出的子宫完全复位。子宫恢复正常形态后立即停止使用子宫松弛剂,并开始使用宫缩剂收缩子宫,同时使子宫保持在正常位置,注意观察宫缩及阴道流血情况,直至子宫张力恢复正常,子宫收缩良好时术者仍应继续经阴道监控子宫,以免子宫再度翻出。

(二)阴道手术复位

Kuctnne法,即经阴道将宫颈环的后侧切开,将子宫还纳复位,然后缝合宫颈切口。但必须注意不能损伤直肠。

(三)经腹手术复位

Huntington法:在麻醉下,切开腹壁进入腹腔后,先用卵圆钳或手指扩大宫颈环,再用组织钳夹宫颈环下方2~3 cm处的子宫壁,并向上牵引,助手同时在阴道内将子宫体向上托,这样,一边牵引,一边向上托使子宫逐渐全部复位,复位后,在阴道内填塞纱布条,并给予缩宫素,预防子宫再度翻出,若宫颈环紧而且不易扩张情况下,可先切开宫颈环后,将翻出的子宫体逐渐向上牵引,使其慢慢复位,完成复位后缝合宫颈切口(Noltain复位法)。

(四)经腹或经阴道子宫次(全)切除术

经各种方法复位不成功、复位以后宫缩乏力伴有大出血、胎盘粘连严重或有植入、翻出时间较长合并严重感染者,视其病情程度,选择阴道或腹式手术切除子宫。

(五)其他方法

阴道热盐水高压灌注复位法:用热盐水可使宫颈环放松,盐水压力作用于翻出的子宫壁,促使其翻出的子宫逐渐复位,此方法简单易行,适用于病程短、病情较轻、局部病变小的患者。

七、预防

预防子宫翻出的关键是加强助产人员的培训,正确处理好第三产程,在娩出胎盘的过程中,仔细观察胎盘剥离的临床症状,当确认胎盘已经完全剥离时,于子宫收缩时以左手握住宫底,拇指置于子宫前壁,其余四指放在子宫后壁并按压,同时右手轻拉脐带,协助胎盘娩出。胎盘粘连时正确手法剥离,且不能粗暴按压子宫底或强行牵拉脐带。

(刘素霞)

第十六节　母儿血型不合

母儿血型不合指孕妇与胎儿之间血型不合。胎儿红细胞携带的来自父体的血型抗原母体恰好缺乏,胎儿红细胞通过胎盘进入母体循环系统后诱导母体免疫系统产生特异性抗体,该抗体通过胎盘进入胎儿循环系统后与胎儿红细胞结合,发生免疫反应破坏胎儿红细胞,导致胎儿或新生儿溶血性疾病。

Rh 血型不合及 ABO 血型不合是常见的两种类型,我国约 96% 的病例为 ABO 血型不合,因此本节主要阐述 ABO 血型不合。

一、疾病特点

(一)血型特点

1.ABO 血型不合

(1)母亲血型主要为 O 型,父亲血型主要为 A 型、B 型或 AB 型。若父母血型相同、父亲血型为 O 型或母亲血型为 AB 型则不会发病。

(2)肠道寄生菌、某些疫苗、植物或动物含有 ABO 血型抗原物质,所以第一胎可以发病。ABO 血型抗原主要是 IgM 抗原,在胎儿红细胞上表达较弱,所以新生儿溶血症状较轻。

2.Rh 血型不合

(1)母亲 Rh 血型为阴性、经产妇或有输血史。

(2)Rh 血型抗原的抗原性较强,新生儿溶血症状较重。

(二)临床表现

ABO 血型不合胎儿期一般无明显表现,新生儿期主要表现为高胆红素血症和贫血。Rh 血型不合临床表现较重,可出现严重的胎儿水肿、贫血、肝脾大及新生儿高胆红素血症,且高胆红素血症出现早、上升快,部分患儿可出现胆红素性脑病或心力衰竭,甚至胎死宫内。

二、诊断

(一)产前诊断

1.病史

(1)高胆红素血症患儿分娩史。

(2)流产、早产、死胎等异常孕产史。

(3)输血或血液制品使用史。

2.夫妇血型检查

孕妇血型为 O 型,配偶血型为 A 型、B 型、AB 型。或孕妇为 Rh 阴性血型,配偶为 Rh 阳性血型。

3.血型抗体滴度测定

孕妇外周血抗 A 或抗 B 抗体滴度水平并不总是与胎儿溶血程度成正比,但仍应动态监测。妊娠16 周检查结果可作为抗体基础水平,以后间隔 2～4 周复查,抗 A 或抗 B 抗体滴度高于1∶64、Rh 血型抗体滴度高于 1∶16 应高度重视,抗体效价进行性升高可能胎儿受累。

4.羊水穿刺检测

超声引导下穿刺采集羊水,用分光光度计分析羊水中胆红素吸光度值(△OD450),结果位于Ⅰ区提示无溶血或轻度溶血,位于Ⅱ区提示中度溶血,位于Ⅲ区提示严重溶血。属创伤性诊断技术。

5.超声诊断

胎儿肝脾大、水肿、腹水、羊水过多等征象往往提示严重溶血。

6.胎儿电子监测

孕龄 32 周始定期行胎儿电子监测。

7.脐血穿刺检测

在超声引导下穿刺采集脐带血,检测胎儿血型以及有无溶血反应如抗人球蛋白试验(间接法)、抗体释放试验、游离抗体试验等,属创伤性诊断技术,我国较少使用。

(二)出生后诊断

1.新生儿溶血或严重贫血临床表现

如皮肤苍白并迅速变黄,心率快加、呼吸急促、口周青紫,甚至明显的心衰征象,全身皮肤水肿、肝大、脾大、腹水等。

2.脐血或新生儿外周血检测

血型为 A 型、B 型、AB 型或 Rh 阳性,间接胆红素水平升高,血红蛋白及红细胞容积下降,网织红细胞及有核红细胞增高,Coombs 试验、抗体释放试验或游离抗体试验阳性。

三、治疗

(一)妊娠期治疗

(1)早期中期晚期妊娠各 10 天综合治疗,可使用 25％葡萄糖、维生素 C、维生素 K、维生素 E等,间断吸氧,也可服用茵陈汤等中药。

(2)严重的 Rh 血型不合病例可考虑孕妇血浆置换或宫内输血。

(3)有死胎史或本胎 Rh 抗体滴度升高到 1∶(32～64)或出现较严重的胎儿溶血征象,可提前终止妊娠,胎肺不成熟者可先应用。肾上腺皮质激素促胎肺成熟在终止妊娠。

(二)新生儿期治疗

重点是防治贫血、心力衰竭和胆红素性脑病。蓝光疗法及苯巴比妥、清蛋白等药物治疗对大多数病例的高胆红素血症具有较好的治疗效果。当新生儿出生时血红蛋白低于 120 g/L。伴水肿、肝脾大、充血性心力衰竭者,或血清胆红素达 342 μmol/L(20 mg/dL),或出现胆红素脑病症状者可选择换血治疗。

（刘素霞）

第十一章

妊娠合并症

第一节 妊娠期高血压

妊娠期高血压疾病（hypertensive disorders of pregnancy,HDP）是妊娠与血压升高并存的一组疾病,发生率5%～12%。该组疾病包括妊娠期高血压、子痫前期、子痫,以及慢性高血压并发子痫前期和妊娠合并慢性高血压,严重影响母婴健康,是孕产妇和围产儿病死率升高的主要原因。

分类与临床表现:妊娠期高血压疾病的分类与临床表现见表11-1。

表 11-1　妊娠期高血压疾病分类与临床表现

分类	临床表现
妊娠期高血压	妊娠20周后出现高血压,收缩压≥18.67 kPa(140 mmHg)和(或)舒张压≥12.00 kPa(90 mmHg),于产后12周内恢复正常;尿蛋白(一);产后方可确诊
子痫前期	妊娠20周后出现收缩压≥18.67 kPa(140 mmHg)和(或)舒张压≥12.00 kPa(90 mmHg),伴有尿蛋白≥0.3 g/24 h,或随机尿蛋白(＋)
	或虽无蛋白尿,但合并下列任何一项者:
	血小板减少(血小板<100×10⁹/L)
	肝功能损害(血清转氨酶水平为正常值2倍以上)
	肾功能损害(血肌酐水平>1.1 mg/dL 或为正常值2倍以上)
	肺水肿
	新发生的中枢神经系统异常或视觉障碍
子痫	子痫前期基础上发生不能用其他原因解释的抽搐
慢性高血压并发子痫前期	慢性高血压妇女妊娠前无蛋白尿,妊娠20周后出现蛋白尿;或妊娠前有蛋白尿,妊娠后蛋白尿明显增加,或血压进一步升高,或出现血小板减少<100×10⁹/L,或出现其他肝肾功能损害、肺水肿、神经系统异常或视觉障碍等严重表现
妊娠合并慢性高血压	妊娠20周前收缩压≥18.67 kPa(140 mmHg)和(或)舒张压≥12.00 kPa(90 mmHg)(除外滋养细胞疾病),妊娠期无明显加重;或妊娠20周后首次诊断高血压并持续到产后12周以后

注:(1)普遍认为<34周发病者为早发型子痫前期;
(2)大量蛋白尿(24小时蛋白尿>5 g)既不作为评判子痫前期严重程度的标准,亦不作为终止妊娠的指征,但需严密监测;
(3)1 mmHg=0.133 kPa

315

妊娠期高血压、子痫前期和子痫与慢性高血压在发病机制及临床处理上均不同,本节重点阐述前三种疾病。

子痫前期子痫是妊娠期特有的疾病,在妊娠 20 周之后发生。本病是一种动态性疾病,病情可呈持续性进展,这就是子痫前期-子痫严重程度的延续性。"轻度"子痫前期只代表诊断时的状态,任何程度的子痫前期都可能导致严重不良预后,因此不再诊断"轻度"子痫前期,而诊断为子痫前期,以免造成对病情的忽视,将伴有严重表现的子痫前期诊断为"重度"子痫前期,以引起临床重视(表 11-2)。

表 11-2　重度子痫前期的诊断标准

子痫前期伴有下面任何一种表现:

收缩压≥21.33 kPa(160 mmHg),或舒张压≥1.33 kPa(10 mmHg)(卧床休息,两次测量间隔至少 4 小时)

血小板减少(血小板<100×10⁹/L)

肝功能损害(血清转氨酶水平为正常值 2 倍以上),严重持续性右上腹或上腹疼痛,不能用其他疾病解释,或二者均存在

肾功能损害(血肌酐水平>1.1 mg/dL 或无其他肾脏疾病时肌酐浓度为正常值 2 倍以上)

肺水肿

新发生的中枢神经系统异常或视觉障碍

一、子痫前期

(一)诊断

根据病史、临床表现及辅助检查即可作出诊断,由于该病临床表现的多样性,应注意评估有无多脏器损害。

1.病史

注意询问妊娠前有无高血压、肾病、糖尿病、系统性红斑狼疮、血栓性疾病等病史,有无妊娠期高血压疾病家族史,了解患者此次妊娠后高血压蛋白尿、头痛视力模糊、上腹疼痛、少尿、抽搐等症状出现的时间和严重程度。

2.高血压

同一手臂至少 2 次测量,收缩压≥18.67 kPa(140 mmHg)和(或)舒张压≥12.00 kPa(90 mmHg)定义为高血压。若血压较基础血压升高 4.00/2.00 kPa(30/15 mmHg),但低于18.67/12.00 kPa(140/90 mmHg)时,不作为诊断依据,但需严密观察。对首次发现血压升高者,应间隔 4 小时或以上复测血压。对于收缩压≥21.33 kPa(160 mmHg)和(或)舒张压≥14.67 kPa(110 mmHg)的严重高血压,为观察病情指导治疗,应密切观察血压。为确保测量准确性,应选择型号合适的袖带(袖带长度应该是上臂围的 1.5 倍)。

3.尿蛋白

高危孕妇每次产检均应检测尿蛋白,尿蛋白检查应选中段尿,对可疑子痫前期孕妇应测24 小时尿蛋白定量。尿蛋白的诊断标准有 2 个:①尿蛋白≥0.3 g/24 h;②尿蛋白定性≥(＋)。随机尿蛋白定性不准确,只有定量方法不可用时才考虑使用。要注意避免阴道分泌物或羊水污染尿液。当泌尿系统感染、严重贫血、心力衰竭和难产时,可导致蛋白尿。

4.辅助检查

应进行以下常规检查:①血常规;②尿常规;③肝功能;④肾功能、尿酸;⑤凝血功能;⑥心电

图;⑦电子胎心监护;⑧超声检查胎儿、胎盘和羊水等。

视病情发展、诊治需要应酌情增加以下有关检查项目:①眼底检查;②超声等影像学检查肝胆胰、脾、肾等脏器;③电解质;④动脉血气分析;⑤心脏彩超及心功能检查;⑥脐动脉血流子宫动脉等多普勒血流监测;⑦头颅 CT 或磁共振检查;⑧有条件的单位可检查自身免疫性疾病相关指标。

(二)鉴别诊断

妊娠期高血压子痫前期主要与慢性肾炎相鉴别,妊娠期发生急性肾炎者较少见。妊娠前已存在慢性肾炎病变者,妊娠期常可发现蛋白尿,重者可发现管型及肾功能损害,伴有持续性血压升高,眼底可有肾炎性视网膜病变。隐匿型肾炎较难鉴别,需仔细询问相关病史,应进一步做肾小球及肾小管功能检查。本病还应与妊娠合并慢性高血,压相鉴别,后者在妊娠前已存在高血压疾病。

(三)病因及发病机制

至今病因和发病机制尚未完全阐明。子痫前期是一种多因素、多机制及多通路致病的疾病,无法以"一元论"来解释,这就是子痫前期病因的异质性,有学者提出子痫前期发病机制"两阶段"学说。第一阶段为临床前期,即子宫螺旋动脉滋养细胞重铸障碍,导致胎盘缺血、缺氧,释放多种胎盘因子;第二阶段胎盘因子进入母体血液循环,促进系统性炎症反应的激活及血管内皮损伤,引起子痫前期-子痫多样化的临床表现。有关病因和发病机制的主要学说有以下几种。

1.子宫螺旋小动脉重铸不足

正常妊娠时,细胞滋养层细胞分化为绒毛滋养细胞和绒毛外滋养细胞(EVT)。EVT 包括间质绒毛外滋养细胞(iEVT)和血管内绒毛外滋养层细胞(enEVT)。iEVT 负责浸润子宫内膜基质直至子宫肌层的内 1/3 处,enEVT 则进入子宫螺旋小动脉管腔并逐渐替代血管壁平滑肌细胞、内皮细胞,使动脉由高阻力低容量血管转变为低阻力高容量血管以提高胎盘的血流量、确保母胎之间物质交换正常进行和胎儿发育。但子痫前期时绒毛外滋养细胞浸润能力受损,造成"胎盘浅着床"和子宫螺旋动脉重铸极其不足,仅蜕膜层血管重铸,子宫螺旋动脉的管腔径为正常妊娠的 1/2,血管阻力增大,胎盘灌注减少,从而引发子痫前期的一系列症状。但造成子宫螺旋小动脉重铸不足的机制尚待研究。

2.炎症免疫过度激活

子痫前期患者无论是母胎界面局部还是全身均存在炎症免疫反应过度激活现象。现有证据显示,母胎界面局部处于主导地位的天然免疫系统在子痫前期发病中起重要作用,Toll 样受体家族蜕膜自然杀伤细胞(dNK)、巨噬细胞等的数量、表型和功能异常均可影响子宫螺旋小动脉重铸,造成胎盘浅着床。特异性免疫研究集中在 T 细胞,正常妊娠时母体 Th1/Th2 免疫状态向 Th2 漂移,但子痫前期患者蜕膜局部 T 淋巴细胞向 Th1 型漂移。近年发现,CD4$^+$CD25$^+$调节性 T 细胞(Treg 细胞)参与 Th1/Th2 免疫状态的调控。当 Treg 细胞显著减少时,促进 Th1 占优势,使母体对胚胎免疫耐受降低,引发子痫前期。

3.血管内皮细胞受损

血管内皮细胞损伤是子痫前期的基本病理变化之一,它使扩血管物质如一氧化氮(NO)、前列环素 I_2 合成减少,而缩血管物质如内皮素(ET)、血栓素 A_2 等合成增加,从而促进血管痉挛。此外血管内皮损伤还可激活血小板及凝血因子,加重子痫前期的高凝状态。引起子痫前期血管内皮损伤的因素很多,如炎性介质:肿瘤坏死因子、白细胞介素-6、极低密度脂蛋白等,还有氧化应激反应。

4.遗传因素

子痫前期具有家族倾向性,提示遗传因素与该病发生有关,但遗传方式尚不明确。由于子痫前期的异质性,尤其是遗传和环境因素的交互作用产生了复杂的表型。在子痫前期遗传易感性研究中,尽管目前已定位了十几个子痫前期染色体易感区域,但在该区域内进一步寻找易感基因仍面临很大的挑战。

5.营养缺乏

已发现多种营养因素如低清蛋白血症、钙、镁、锌、硒等缺乏与子痫前期发生发展可能有关,但是这些证据需要更多的临床研究进一步证实。

(四)病理生理变化及对母儿影响

基本病理生理变化是全身小血管痉挛和血管内皮损伤。全身各脏器各系统灌注减少,对母儿造成危害,甚至导致母儿死亡。由于该病表现为多脏器和系统损害,故有学者提出子痫前期-子痫综合征的概念。

1.脑

脑血管痉挛,通透性增加,导致脑水肿、充血、局部缺血、血栓形成及出血等。CT检查脑皮质呈现低密度区,并有相应的局部缺血和点状出血,提示脑梗死,并与昏迷及视力下降、失明相关。大范围脑水肿主要表现为感觉迟钝和思维混乱,个别患者可出现昏迷,甚至脑疝。子痫前期脑血管阻力和脑灌注压均增加,高灌注压可致明显头痛。而子痫的发生与脑血管自身调节功能丧失相关。

2.肾脏

肾小球扩张,内皮细胞肿胀,纤维索沉积于内皮细胞。血浆蛋白自肾小球漏出形成蛋白尿。肾血流量及肾小球滤过量下降,导致血尿酸和肌酐水平升高。肾脏功能严重损害可致少尿及肾衰竭。

3.肝脏

肝脏损害常表现为血清转氨酶水平升高。肝脏的特征性损伤是门静脉周围出血,严重时门静脉周围坏死和肝包膜下血肿形成,甚至发生肝破裂危及母儿生命。

4.心血管

血管痉挛,血压升高,外周阻力增加,心肌收缩力受损和射血阻力(即心脏后负荷)增加,心排血量明显减少,心血管系统处于低排高阻状态,加之内皮细胞活化使血管通透性增加,血管内液进入心,肌细胞间质,导致心肌缺血、间质水肿、心肌点状出血或坏死、肺水肿,严重时导致心力衰竭。

5.血液

由于全身小动脉痉挛,血管壁渗透性增加,血液浓缩,血细胞比容上升。当血细胞比容下降时,多合并贫血或红细胞受损或溶血。

6.内分泌及代谢

由于血管紧张素转化酶增加,妊娠晚期盐皮质激素、去氧皮质酮升高可致钠潴留,血浆胶体渗透压降低,细胞外液可超过正常妊娠,但水肿与子痫前期的严重程度及预后关系不大。通常其电解质水平与正常妊娠无明显差异。子痫抽搐后,可出现乳酸性酸中毒及呼吸代偿性的二氧化碳丢失,可致血中碳酸盐依度降低。

7.子宫胎盘血流灌注

子宫螺旋动脉重铸不足导致胎盘灌注下降,螺旋动脉平均直径仅为正常孕妇螺旋动脉直径的1/2,加之伴有内皮损害及胎盘血管急性动脉粥样硬化,使胎盘功能下降,胎儿生长受限,胎儿窘迫。若胎盘床血管破裂可致胎盘早剥,严重时母儿死亡。

(五)预测与预防

子痫前期的预测对于早期预防和早期治疗,降低母婴死亡率有重要意义,但目前尚无特别有效、可靠和经济的预测方法。首次产前检查应进行风险评估,主张联合多项指标综合评估预测,尤其要联合高危因素。

1.高危因素

流行病学调查发现孕妇年龄≥40岁、子痫前期病史、抗磷脂抗体阳性、高血压慢性肾炎糖尿病或遗传性血栓形成倾向、初次产检时BMI≥35 kg/m²、子痫前期家族史(母亲或姐妹)、本次妊娠为多胎妊娠、首次怀孕、妊娠间隔时间≥10年以及早孕期收缩压≥17.33 kPa(130 mmHg)或舒张压≥10.67 kPa(80 mmHg)等均与子痫前期密切相关。

2.生化指标

生化指标包括可溶性酪氨酸激酶-1(sFlt-1)、胎盘生长因子(PLGF)、胎盘蛋白13(PP13)、可溶性内皮因子(sEng)等。生化指标联合高危因素,有一定预测价值。

3.子宫动脉多普勒血流检测

妊娠20～24周时进行,如子宫动脉搏动指数和阻力指数持续升高或出现子宫动脉舒张早期切迹等病理波形,有助于预测子痫前期的发生。

对低危人群目前尚无有效的预防方法。对预测发现的高危人群,可能有效的预防措施如下。

(1)适度锻炼:妊娠期应适度锻炼,合理安排休息,以保持妊娠期身体健康。

(2)合理饮食:妊娠期不推荐严格限制盐的摄入,也不推荐肥胖孕妇限制热量摄入。

(3)补钙:低钙摄入(摄入量<600 mg/d)的孕妇建议补钙,每日口服1.5～2.0 g。

(4)阿司匹林抗凝治疗:主要针对有特定子痫前期高危因素者。用法:可从妊娠11～13^{+6}周,最晚不超过妊娠20周开始使用,每晚睡前口服低剂量阿司匹林100～150 mg至36周,或者至终止妊娠前5～10日停用。

(六)治疗

治疗目的是控制病情、延长孕周、尽可能保障母儿安全。治疗原则主要为降压、解痉、镇静等;密切监测母儿情况;适时终止妊娠是最有效的处理措施。

1.评估和监测

子痫前期病情复杂、变化快,分娩和产后生理变化及各种不良刺激均可能导致病情变化。因此,对产前、产时和产后的病情进行密切评估和监测十分重要,以便了解病情进展情况,及时合理干预,避免不良临床结局发生。评估和监测的内容及频率需根据病情严重程度决定。评估和监测的内容如下。①症状:血压、有无头痛、眼花胸闷腹部疼痛胎动阴道流血、尿量、孕妇体重变化等;②辅助检查:血常规、尿常规、随机尿蛋白/肌酐、24小时尿蛋白定量、肝肾功能凝血功能、电子胎心监护、产科超声检查、脐动脉血流孕妇超声心动图检查等。

2.一般处理

(1)妊娠期高血压和子痫前期患者可门诊治疗,重度子痫前期患者应住院治疗。

(2)应注意适当休息,保证充足的蛋白质和热量,不建议限制食盐摄入。

（3）保证充足睡眠，必要时可睡前口服地西泮 2.5～5 mg。

3.降压

降压治疗的目的：预防子痫、心脑血管意外和胎盘早剥等严重母儿并发症。收缩压≥21.33 kPa(160 mmHg)和(或)舒张压≥14.67 kPa(110 mmHg)的严重高血压必须降压治疗；收缩压≥150 mmHg 和(或)舒张压≥100 mmHg 的非严重高血压建议降压治疗；收缩压18.67～20.00 kPa(140～150 mmHg)和(或)舒张压 20～13.33 kPa(90～100 mmHg)不建议治疗，但对并发脏器功能损伤者可考虑降压治疗。妊娠前已用降压药治疗的孕妇应继续降压治疗。

目标血压：未并发脏器功能损伤者，收缩压应控制在 17.33～20.67 kPa(130～155 mmHg)，舒张压应控制在 10.67～14.00 kPa(80～105 mmHg)；并发脏器功能损伤者，则收缩压应控制在130～139 mmHg，舒张压应控制在80～89 mmHg。降压过程力求下降平稳，不可波动过大。为保证子宫胎盘血流灌注，血压不建议低于 17.33/10.67 kPa(130/80 mmHg)。

常用口服降压药物降压，若口服药物控制血压不理想，可静脉用药。为防止血液浓缩有效循环血量减少和高凝倾向，妊娠期一般不使用利尿剂降压。不推荐使用阿替洛尔和哌唑嗪，禁止使用血管紧张素转换酶抑制剂（ACEI）和血管紧张素Ⅱ受体拮抗剂（ARB）。常用的降压药物如下。

（1）拉贝洛尔：为 α、β 肾上腺素受体阻滞剂，降低血压但不影响肾及胎盘血流量，并可对抗血小板凝集，促进胎儿肺成熟。该药显效快，不引起血压过低或反射性心动过速。用法：50～150 mg口服，3～4 次/日。静脉注射：初始剂量 20 mg，10 分钟后若无有效降压则剂量加倍，最大单次剂量 80 mg，直至血压控制，每日最大总剂量 220 mg。静脉滴注：50～100 mg 加入 5% 葡萄糖 250～500 mL，根据血压调整滴速，待血压稳定后改口服。

（2）硝苯地平：为钙通道阻滞剂，可解除外周血管痉挛，使全身血管扩张，血压下降，由于其降压作用迅速，一般不主张舌下含化。用法：口服 10 mg，3～4 次/日，必要时可以加量，一般一天30～90 mg，24 小时总量不超过 120 mg。其不良反应为心悸、头痛，使用时需监测血压变化，警惕血压太低而造成的严重并发症。因其与硫酸镁有协同作用，故不建议联合使用。

（3）尼莫地平：为钙通道阻滞剂，其优点在于选择性的扩张脑血管。用法：20～60 mg 口服，2～3 次/日；静脉滴注：20～40 mg 加入 5% 葡萄糖溶液 250 mL，每日总量不超过 360 mg，该药不良反应为头痛、恶心、心悸及颜面潮红。

（4）尼卡地平：二氢吡啶类钙通道阻滞剂。用法：口服初始剂量 20～40 mg，3 次/日。静脉滴注每小时 1 mg 起，根据血压变化每 10 分钟调整剂量。

（5）酚妥拉明：α 肾上腺素能受体阻滞剂。用法：10～20 mg 溶入 5% 葡萄糖 100～200 mL，以 10 μg/min 静脉滴注。

（6）甲基多巴：可兴奋血管运动中枢的 α 受体，抑制外周交感神经而降低血压，妊娠期使用效果较好。用法：250 mg 口服，3～4 次/日。根据病情酌情增减，最高不超过每天 2 g。其不良反应为嗜睡便秘、口干、心动过缓。

（7）硝酸甘油：作用于氧化亚氮合酶，可同时扩张动脉和静脉，降低前后负荷，主要用于合并心力衰竭和急性冠脉综合征时高血压急症的降压治疗。起始剂量 5～10 μg/min 静脉滴注，每5～10 分钟增加滴速至维持剂量 20～50 μg/min。

（8）硝普钠：强效血管扩张剂，扩张周围血管使血压下降。由于药物能迅速通过胎盘进入胎儿体内，并保持较高浓度，其代谢产物（氰化物）对胎儿有毒性作用，不宜在妊娠期使用。分娩期或产后血压过高，应用其他降压药效果不佳时，方考虑使用。用法：50 mg 加入 5% 葡萄糖溶液

500 mL,以 0.5～0.8 μg/(kg·min)静脉缓慢滴注。妊娠期应用仅适用于其他降压药物无效的高血压危象孕妇。用药期间,应严密监测血压及心率。

4.解痉

硫酸镁是子痫治疗的一线药物,也是重度子痫前期预防子痫发作的关键药物。硫酸镁控制子痫再次发作的效果优于地西泮、苯巴比妥和冬眠合剂等镇静药物。除非存在硫酸镁应用禁忌或硫酸镁治疗效果不佳,否则不推荐使用地西泮和苯妥英钠等用于子痫的预防或治疗。

(1)作用机制:镁离子可通过下列机制解痉。①抑制运动神经末梢释放乙酰胆碱,阻断神经肌肉接头间的信息传导,使骨骼肌松弛;②刺激血管内皮细胞合成前列环素,抑制内皮素合成,降低机体对血管紧张素Ⅱ的反应,从而缓解血管痉挛状态;③通过阻断谷氨酸通道阻止钙离子内流,解除血管痉挛减少血管内皮损伤;④提高孕妇和胎儿血红蛋白的亲和力,改善氧代谢。

(2)用药指征:①控制子痫抽搐及防止再抽搐;②预防重度子痫前期发展成为子痫;③重度子痫

前期患者临产前用药,预防产时子痫或产后子痫。硫酸镁不可作为降压药使用。

(3)用药原则:①预防和治疗子痫的硫酸镁用药方案相同;②分娩前未使用硫酸镁者,分娩过程中可使用硫酸镁,并持续至产后至少 24～48 小时;③注意保持硫酸镁血药浓度的稳定性。

(4)用药方案。静脉用药:负荷剂量硫酸镁 4～6 g,溶于 25％葡萄糖 20 mL 静脉推注(15～20 分钟),或者溶于 5％葡萄糖 100 mL 快速静脉滴注(15～20 分钟),继而硫酸镁 1～2 g/h 静脉滴注维持。为了夜间更好的睡眠,可在睡眠前停用静脉给药,改为肌内注射一次。用法:25％硫酸镁 20 mL＋2％利多卡因 2 mL 深部臀肌内注射。硫酸镁 24 小时用药总量一般不超过 25 g,用药时限一般不超过 5 日。

(5)注意事项:血清镁离子有效治疗浓度为 1.8～3.0 mmol/L,超过 3.5 mmol/L 可能出现中毒症大。使用硫酸镁必备条件:①膝腱反射存在;②呼吸≥16 次/分钟;③尿量≥17 mL/h 或≥400 mL/24 h;④备有 10％葡萄糖酸钙。镁离子中毒时停用硫酸镁并静脉缓慢推注(5～10 分钟)10％葡萄糖酸钙 10 mL。如患者同时合并肾功能不全、心肌病、重症肌无力等,则硫酸镁应慎用或减量使用。条件许可,用药期间可监测血清镁离子浓度。

5.镇静

镇静药物可缓解孕产妇精神紧张、焦虑症状,改善睡眠,当应用硫酸镁无效或有禁忌时,可使用镇静药物来预防并控制子痫。

(1)地西泮:具有较强的镇静、抗惊厥、肌肉松弛作用,对胎儿及新生儿的影响较小。用法:2.5～5 mg 口服,3 次/日或睡前服用;10 mg 肌内注射或静脉缓慢推人(>2 分钟)可用于预防子痫发作。1 小时内用药超过 30 mg 可能发生呼吸抑制,24 小时总量不超过 100 mg。

(2)冬眠药物:可广泛抑制神经系统,有助于解痉降压,控制子痫抽搐。冬眠合剂由哌替啶100 mg、氯丙嗪 50 mg 异丙嗪 50 mg 组成,通常以 1/3 或 1/2 量肌内注射,或加入 5％葡萄糖250 mL 内静脉缓慢滴注。由于氯丙嗪可使血压急剧下降,使肾及子宫胎盘血供减少,导致胎儿缺氧,且对母儿肝脏有一定的损害,现仅用于硫酸镁治疗效果不佳者。

(3)苯巴比妥钠:具有较好的镇静、抗惊厥控制抽搐作用,子痫发作时给予 0.1 g 肌内注射,预防子痫发作时给予每次 30 mg 口服,3 次/日。由于该药可致胎儿呼吸抑制,分娩前 6 小时慎用。

6.利尿

不主张常规应用利尿剂,仅当患者出现全身性水肿、肺水肿、脑水肿、肾功能不全、急性心力衰竭时,可酌情使用呋塞米等快速利尿剂。甘露醇主要用于脑水肿,该药属高渗性利尿剂,患者心衰或潜在心衰时禁用。甘油果糖适用于肾功能有损伤的患者。严重低蛋白血症有腹水者,可补充清蛋白后再给予利尿剂。

7.促胎肺成熟

孕周<35周的子痫前期患者,预计1周内可能分娩者均应给予糖皮质激素促胎肺成熟治疗。

8.分娩时机和方式

子痫前期患者经积极治疗母儿状况无改善或者病情持续进展时,终止妊娠是唯一有效的治疗措施。

(1)终止妊娠时机:①妊娠期高血压、子痫前期患者可期待治疗至37周终止妊娠。②重度子痫前期患者:妊娠<24周经治疗病情不稳定者建议终止妊娠;孕24~28周根据母儿情况及当地医疗条件和医疗水平决定是否期待治疗;孕28~34周,若病情不稳定,经积极治疗24~48小时病情仍加重,促胎肺成熟后应终止妊娠;若病情稳定,可考虑继续期待治疗,并建议提前转至早产儿救治能力较强的医疗机构;妊娠≥34周患者应考虑终止妊娠。

(2)终止妊娠的方式:如无产科剖宫产指征,原则上考虑阴道试产。但如果不能短时间内阴道分娩,病情有可能加重,可放宽剖宫产指征。

(3)分娩期间注意事项:注意观察自觉症状变化,监测血压并继续降压治疗,应将血压控制在≤21.33/14.67 kPa(160/110 mmHg);监测胎心变化;积极预防产后出血;产时不可使用任何麦角新碱类药物。

9.产后处理

妊娠期高血压可延续至产后,但也可在产后首次发生高血压、子痫前期甚至子痫。产后新生的高血压称为产后高血压,虽然其未被归类为妊娠期高血压疾病,但仍需重视。当血压持续≥20.00/13.33 kPa(150/100 mmHg)时建议降压治疗,当出现重度子痫前期和子痫时,降压的同时应使用硫酸镁。

10.早发型重度子痫前期的处理

重度子痫前期发生于妊娠34周之前者称为早发型,发生于妊娠34周及之后者为晚发型。对于早发型重度子痫前期,建议住院治疗,解痉降压治疗并给予糖皮质激素促胎肺成熟,严密监测母儿情况,充分评估病情以明确有无严重的脏器损害,从而决定是否终止妊娠。当出现以下情况时建议终止妊娠:①患者出现持续不适症状或严重高血压;②子痫肺水肿、HELLP综合征;③发生严重肾功能不全或凝血功能障碍;④胎盘早剥;⑤孕周太小无法存活的胎儿;⑥胎儿窘迫。

二、子痫

子痫是子痫前期-子痫最严重的阶段,发作前可有不断加重的严重表现,也可发生于无血压升高或升高不显著,尿蛋白阴性的病例。通常产前子痫较多,产后48小时约占25%。子痫抽搐进展迅速,是造成母儿死亡的最主要原因,应积极处理。

(一)临床表现

前驱症状短暂,表现为抽搐、面部充血、口吐白沫、深昏迷;随之深部肌肉僵硬,很快发展成典型的全身高张阵挛惊厥、有节律的肌肉收缩和紧张,持续 1～1.5 分钟,其间患者无呼吸动作;此后抽搐停止,呼吸恢复,但患者仍昏迷,最后意识恢复,但易激惹、烦躁。

（二）诊断与鉴别诊断

子痫通常在子痫前期的基础上发生抽搐但应与癫痫、脑炎、脑肿瘤、脑血管畸形破裂出血、糖尿病高渗性昏迷低血糖昏迷相鉴别,通过询问病史及检查,一般不难鉴别。

（三）治疗

1.一般急诊处理

子痫发作时需保持气道通畅,维持呼吸、循环功能稳定,密切观察生命体征,留置导尿管监测尿量等。避免声、光等刺激。预防坠地外伤、唇舌咬伤。

2.控制抽搐

硫酸镁是治疗子痫及预防复发的首选药物。当患者存在硫酸镁应用禁忌或硫酸镁治疗无效时,可考虑应用地西泮、苯安英钠或冬眠合剂控制抽搐。子痫患者产后需继续应用硫酸镁 24～48 小时。

3.降低颅压

可以用 20％甘露醇 250 mL 快速静脉滴注降低颅压。

4.控制血压

脑血管意外是子痫患者死亡的最常见原因。当收缩压持续≥21.33 kPa(160 mmHg),舒张压≥14.67 kPa(110 mmHg)时要积极降压以预防脑血管并发症。

5.纠正缺氧和酸中毒

面罩和气囊吸氧,根据动脉血气 pH、二氧化碳分压、碳酸氢根浓度等,给予适量 4％碳酸氢钠纠正酸中毒。

6.终止妊娠

一旦抽搐控制后即可考虑终止妊娠。

三、其他类型的高血压

除了妊娠期高血压、子痫前期子痫,妊娠期高血压疾病还包括妊娠合并慢性高血压及慢性高血压并发子痫前期。在此主要阐述该两种高血压的评估和处理原则。

（一）妊娠合并慢性高血压

1.评估与监测

慢性高血压患者发生胎盘早剥胎儿生长受限等母儿风险增加,且 13％～40％可能发展为慢性高血压并发子痫前期。因此,孕期应加强母儿监测和评估:①对已知或疑有慢性高血压的孕妇进行初步评估。②若出现顽固性高血压、血钾水平＜3.0 mmol/L、血清肌酐水平＞97.2 μmol/L或有肾脏疾病家族史,建议转诊至高血压疾病专科门诊。③对于血压控制不佳者,应加强血压监测;对疑有"白大衣高血压"者,建议动态监测血压后再开始降压治疗。④监测胎儿生长发育和宫内状况,及时发现胎儿生长受限并进行临床干预。

2.治疗

(1)治疗目标主要是为了预防高血压对母儿带来的风险,尽可能延长妊娠时间。

(2)治疗原则:①降压目标和降压药物的选择原则同子痫前期;②终止妊娠的时机取决于有无其他并发症,若无其他并发症,妊娠 38～39 周应终止妊娠。

（二）慢性高血压并发子痫前期

1.评估与监测

慢性高血压容易并发子痫前期,同时对母儿带来更高的风险,因此,慢性高血压患者应严密监测是否并发重度子痫前期,一旦并发重度子痫前期则按照子痫前期进行管理。

2.治疗

慢性高血压并发子痫前期的患者,母儿情况稳定,可在严密监测下期待至 37 周终止妊娠;若慢性高血压并发重度子痫前期,则按照前述的重度子痫前期的处理方案进行。

（孟　龙）

第二节　妊娠合并风湿性心脏病

风湿性心脏病简称风心病。据统计,风湿性心脏病是妊娠妇女获得性心脏病中最常见的一种。妊娠后对血流动力学改变的耐受性与瓣膜性心脏病的分型有显著的关系。临床的处理也因瓣膜病变本身的严重程度而需小心的个体化处理。同样患者的耐受性也与妊娠的时期相关。药物及介入性治疗的风险性需谨慎考虑母亲及胎儿的并发症。

近十年,西方国家由于风湿热发病率的显著下降使慢性风湿性瓣膜病的流行情况也同步地减少。然而,在很多发展中国家风湿热仍然是地方性的主要流行性疾病。2004 年报道的一项巴基斯坦农村调查其发病率为 5.7‰;而在生育期妇女其发病率在 8‰～12‰。在西方国家,瓣膜性心脏病是继先天性心脏病居第二位的最常见的妊娠合并心脏病,而在大多数发展中国家为位居第一的最常见的妊娠合并心脏病。在中国,已有一些发达地区的医院报道先天性心脏病已跃居妊娠合并心脏病的首位。

一、二尖瓣狭窄

（一）病理生理

妊娠血流动力学的改变使狭窄瓣膜的血流增加,心排血量增加,妊娠后心动过速使舒张充盈期缩短,跨瓣压差显著的增加,狭窄瓣膜上方的房室腔压力负荷增加。因此,二尖瓣狭窄患者对妊娠期血流动力学改变的耐受性较差。特别自妊娠的中期(第二个孕季)开始,妊娠生理的改变可使心排血量增加30％～50％。分娩后下腔静脉压力的减低,继发性的胎盘血流改变和子宫的收缩,均使心脏的前负荷增加。在妊娠期,二尖瓣狭窄的患者在瓣膜性疾病中耐受性最差。

（二）临床表现

1.症状

（1）呼吸困难:妊娠期间最常出现的早期症状为劳力性呼吸困难,端坐呼吸和阵发性夜间呼吸困难,甚至出现肺水肿。

（2）咯血:二尖瓣狭窄妊娠患者的常见症状,咯血后肺静脉压减低,咯血可自止。

（3）咳嗽:平卧时干咳较常见,妊娠中、晚期症状明显。

2.体征

重度二尖瓣狭窄的妊娠患者常有"二尖瓣面容",心尖搏动点和心界向左上外移,心率增快,心尖区可闻第一心音亢进和开瓣音,心尖区有低调的隆隆样舒张中晚期杂音。

（三）超声心动图检查

二尖瓣狭窄严重程度的参考值采用二维超声心动图平面法测量二尖瓣的面积。多普勒二尖瓣面积测量采用的压力半时间法容易受负荷的情况影响,因此,在妊娠期特别容易受到影响。新近的临床报道提示压力半时间法仍可在妊娠妇女中应用。

超声心动图检查中应同时关注其他瓣膜的损害。功能性的三尖瓣反流、主动脉瓣关闭不全是二尖瓣狭窄常合并的病变,通常不需特殊的处理。相反风湿性的主动脉狭窄会加重血流动力学的影响,降低患者的耐受性。

经食管心脏超声心动图检查应避免作为妊娠患者的首选方法,而主要应用在经皮二尖瓣成形术前的评估,判别有否左房反流和血栓的存在。

（四）治疗原则

1.药物治疗

已出现症状或根据超声多普勒检查收缩期肺动脉压＞6.67 kPa(50 mmHg)的重度二尖瓣狭窄的女性建议使用β受体阻滞剂。选择性的β受体阻滞剂例如阿替洛尔或美托洛尔应优先选择使用,因其更能降低因子宫收缩作用造成的危险。β受体阻滞剂的剂量应根据心率、心功能及超声多普勒二尖瓣平均跨瓣压差,收缩期肺动脉压而进行调节。通常胎儿对β受体阻滞剂的耐受性较好,然而产科和儿科的人员应了解在分娩期间使用β受体阻滞剂具有新生儿心动过缓危险的可能性。β受体阻滞剂同时具有降低房性心律失常的危险性。电转复可作为选择性的治疗措施,对胎儿也是安全的。

地高辛对仍然为窦性心律的二尖瓣狭窄患者无益处,除非合并左室或右室心功能不全。重度二尖瓣狭窄的患者可突发急性肺水肿和快速心房纤颤,特别在妊娠的中、晚期更易发生。静脉使用洋地黄(地高辛)可以减慢房室结的传导作用。如果β受体阻滞剂或钙拮抗剂使用受限制可选择静脉或口服胺碘酮。

对阵发性或持续性的房颤患者,不论二尖瓣狭窄的严重程度,抗凝治疗都是需要的。维生素 K 拮抗剂在妊娠中、晚期的使用是安全的。在孕 36 周或计划终止妊娠(分娩)期应给予肝素作为替代,在第一孕季使用维生素 K 拮抗剂可致胚胎病理改变或胎儿出血。

β受体阻滞剂使用后仍出现气促和充血性心力衰竭时,应加用襻利尿剂。剂量应逐渐增加以避免血容量的过度减少。

对二尖瓣狭窄耐受性较好,心功能在 NYHA Ⅰ～Ⅱ级,收缩期肺动脉压持续低于 6.67 kPa(50 mmHg)的孕妇,经阴道分娩通常是安全的。硬膜外麻醉通常可减轻分娩时固有的血流动力学负荷。β受体阻滞剂的剂量应根据分娩和产后早期的心率合理地调整。在分娩期间,最好选择半衰期短的β受体阻滞剂。心脏病学专家,产科医师和麻醉师应共同紧密合作为患者设定一个安全的分娩模式。

2.瓣膜的介入治疗

尽管已进行了药物的治疗仍持续明显气促,有充血性心力衰竭的体征和伴有肺水肿高度危险的患者,在分娩过程中或产后早期,存在对母亲和新生儿生命的威胁;根据国外的报道和指南应考虑在妊娠期间对瓣膜做介入性的干预,在分娩前减轻二尖瓣狭窄的程度。在行经皮二尖瓣成形术的过程中,胎儿的心脏监测无胎儿宫内窘迫的体征,放射量保持在非常低的水平,不可能对胎儿造成短期甚至长期的后果。

经皮二尖瓣成形术存在血栓性栓塞的风险,但罕有发生;瓣叶撕裂的创伤性二尖瓣反流是最严重的并发症,发生率约为 5%,其后果对妊娠患者特别严重。重度的、急性的二尖瓣关闭不全造成血容量和心排血量的增加,患者不能耐受,需行紧急的瓣膜外科手术。但又必然对胎儿造成很大的风险。经药物治疗后症状不能缓解的妊娠患者的预后不良,但经皮二尖瓣成形术对妊娠患者带来的益处超越了它的风险。

二、主动脉瓣狭窄

(一)临床表现

1.症状

呼吸困难、心绞痛和昏厥为典型主动脉瓣狭窄常见的三联征。

(1)呼吸困难:劳力性呼吸困难为常见首发症状;进而可发生阵发性夜间呼吸困难、端坐呼吸和急性肺水肿。

(2)心绞痛:常由运动诱发,休息后缓解。

(3)昏厥:多发生于直立、运动中或运动后。

2.体征

在主动脉瓣区可听到响亮粗糙的收缩期杂音,向颈动脉及锁骨下动脉传导,主动脉瓣区第二音减弱。

重度的风湿性主动脉瓣狭窄在年轻的患者中不多见。妊娠前没有症状的患者在妊娠中发生严重症状的情况也不多。相反,伴有症状的重度主动脉瓣狭窄患者则面临母亲与胎儿的高风险。

(二)超声心动图检查

主动脉瓣狭窄的严重程度可使用连续多普勒测定方式计算主动脉瓣的面积。瓣膜的面积<$1.0 \, cm^2$ 为重度或最好采用<$0.6 \, cm^2/m^2$ 体表面积。用主动脉瓣平均跨瓣压差判断主动脉瓣狭窄程度不太可靠,因为容易受心排血量的影响。在妊娠的特殊情况下,用主动脉瓣平均跨瓣压差容易过高估计主动脉瓣狭窄的程度。然而平均跨瓣压差的估算是非常重要的,因为它与预后的评价相关。

(三)治疗原则

平均主动脉跨瓣压差持续<$6.67 \, kPa$($50 \, mmHg$)妊娠期无症状的患者通常预后较好,只需密切随访。无论主动脉瓣狭窄的病因是什么,通常在经阴道分娩的过程中需要密切的监护。因为周围血管阻力减低对患者存在危害,硬膜下麻醉必须小心,诱导麻醉过程要慢,应避免行蛛网膜下隙阻滞麻醉。有些作者建议,对重度主动脉瓣狭窄的病例实施剖宫产以避免突然增加动脉压和心排血量,并缩短分娩的间期。

对严重呼吸困难的患者应给予利尿剂,重度主动脉瓣狭窄的患者尽管经积极的药物治疗,但症状显著(心功能在 NYHA Ⅲ 至 Ⅳ 级)或存在充血性心力衰竭的体征,在妊娠期间应考虑介入治疗以减轻主动脉狭窄。PBAV 可以使主动脉瓣的功能获得暂时的改善,使患者安全地度过围生期,把主动脉瓣置换的时间延迟至分娩以后。如果在妊娠期间必须行主动脉瓣球囊成形术,应参照妊娠期经皮二尖瓣成形术采取保护措施以减少放射线的影响。这个手术应严格限制在有丰富经验的医学中心进行。

三、左室反流性心瓣膜病

（一）病理生理

妊娠期间血容量和心排血量进行性地增加，使主动脉瓣或二尖瓣关闭不全患者瓣膜的反流量增加。然而，由于其他的生理性改变，例如，心动过速和系统动脉阻力的减少都可以增加前向的射血容积，是部分地代偿瓣膜反流的后果。

能较好耐受妊娠的重度瓣膜反流的患者证实多为慢性、左心室扩张但仍保留左心室功能的患者，但急性的反流患者不能耐受。但风湿性瓣膜病的患者很少发生急性的反流。（除外风湿性瓣膜病并感染性心内膜炎，或经皮二尖瓣成形术瓣叶撕裂的创伤性二尖瓣反流。）

（二）临床表现

应注意慢性主动脉或二尖瓣关闭不全妊娠患者的充血性心力衰竭症状或体征。既往已发现反流性杂音的妊娠患者在产前的随访中最常见。二尖瓣关闭不全患者在妊娠期间房性期前收缩会增加，每搏输出量增加使脉搏波增大，主动脉瓣反流的体征不典型。

（三）超声心动图检查

超声心动图检查原理在各种反流性心脏瓣膜病都是一样的。由于妊娠期间的血流动力学的特殊性，应用定量多普勒超声心动图评估瓣膜反流量和有效反流面积优于其他的定量方法。妊娠期间血容量的增加使左心室轻度扩大，要计算左心室的直径时应给予考虑。

（四）治疗原则

大多数无症状的重度二尖瓣或主动脉关闭不全者可不需使用药物治疗。当出现严重充血性心力衰竭的症状或体征时，特别在妊娠的晚期，使用利尿剂和血管扩张剂可以改善患者在妊娠期间的耐受性。但血管紧张素转换酶抑制剂和血管紧张素受体拮抗剂在整个妊娠期间都是禁用的。妊娠期间最常用的血管扩张剂是硝酸酯类。

有进行性气促或心力衰竭症状体征的患者，应给予药物治疗。但是妊娠期间应尽量避免外科治疗。人工心肺体外循环对胎儿有高度的风险性。在妊娠期间，包括产后的围生期，反流性心瓣膜病患者的预后是良好的，心脏外科对患者显然是不合适的。

大多数合并反流性瓣膜病甚至出现过心脏衰竭症状的患者都可以行阴道分娩。治疗的方法同样适用于产后的患者。分娩后如需要行瓣膜的置换术，瓣膜物质的选择应重点衡量机械瓣的使用年限而不需考虑抗凝治疗对妊娠结果的风险。

极少数瓣膜反流合并重度左室功能不全（EF＜40％）且不能耐受妊娠的患者，应尽早考虑终止妊娠。

四、三尖瓣疾病

（一）病理生理

风湿性三尖瓣疾病不会独立存在，通常合并二尖瓣狭窄。根据反流本身的程度和肺动脉压的水平，三尖瓣的反流可导致右房及静脉压的增加。据统计，三尖瓣关闭不全的患者较三尖瓣狭窄多见。三尖瓣狭窄可形成三尖瓣的跨瓣压差，使右房压力增加，心排血量减少。

（二）临床表现

三尖瓣反流性收缩期杂音通常可在二尖瓣狭窄的患者中同时听到，但大多数的患者是功能性的相对性的反流。依靠听诊做出三尖瓣狭窄的诊断通常较困难。具有右心衰竭的典型体征而左心衰竭的体征相对较轻的患者应高度警惕三尖瓣疾病的存在。

（三）超声心动图检查

二维超声心动图可以显示瓣叶增厚,通常还伴有运动减弱,腱索增粗。根据这些改变,可以使风湿性的三尖瓣与功能性的三尖瓣反流相鉴别,功能性的三尖瓣反流通常更加常见。其瓣叶与腱索都是正常的。

反流或狭窄的程度依据心脏的负荷情况,如果平均跨瓣压差超过 0.67 kPa(5 mmHg),三尖瓣狭窄的程度被认为是显著的。如果血容量和心排血量增加,三尖瓣反流的程度可能会被过度估计,因此在妊娠期间要准确评估右心瓣膜病的程度会比较困难。血流动力学的评估只能根据右心衰竭的临床特征表现。

（四）治疗的原则

利尿剂适用于具有充血性心力衰竭临床体征的患者。与二尖瓣狭窄相同,β 受体阻滞剂对三尖瓣狭窄的患者同样有效。然而,在充分的药物治疗下,心力衰竭的症状体征仍然存在的患者应考虑行瓣膜介入治疗,其处理与单纯二尖瓣狭窄的治疗方法相同。

对于非妊娠的伴有重度风湿性三尖瓣疾病的患者,不宜单行经皮穿刺二尖瓣成形术,而应行二尖瓣及三尖瓣联合瓣膜外科手术。然而,在这些妊娠特殊患者,相对外科手术期间心肺体外循环对胎儿的风险,经皮穿刺瓣膜成形术可给予考虑。当合并重度三尖瓣狭窄时,可以考虑行单纯二尖瓣或联合二尖瓣和三尖瓣经皮球束成形术。

五、胎儿的预后

妊娠合并风湿性心脏病已有大量的报道,发病率相对较高的新生儿并发症有:胎儿发育迟缓,早产,低体重儿。母亲心功能分级在新生儿并发症的风险中有决定性的意义。这些并发症主要见于心功能(NYHA)Ⅲ级或Ⅳ级的妊娠患者中。

（秦丽莉）

第三节　妊娠合并心律失常

妇女怀孕以后,随着胎儿的发育心血管系统可发生相应的变化。在妊娠中晚期心功能不同程度受到影响,如活动后出现心悸、气短、心率增快,容易疲倦甚至发生昏厥等症状。一些妊娠妇女心电图可能出现各种期前收缩、心动过速,严重者或原有心脏病者可出现心房颤动、心房扑动甚至心室颤动等心律失常。

由于绝大多数生育年龄的妇女并不存在心血管系统的疾病,故这些心律失常多数是短暂的变化,且程度较轻,对整个妊娠和分娩过程不构成危害,多不需要特殊治疗。妊娠本身可以诱发并加重心律失常,有较严重的心血管系统疾病的妇女不宜妊娠,所以在临床上真正较严重的心律失常并不多见。

一、房性期前收缩

（一）临床表现

房性期前收缩是一种常见现象,可没有不适感觉,部分患者可感到心悸,在疲劳、精神紧张或是在饮酒、吸烟、喝浓茶及咖啡时症状明显。

(二)治疗

对于没有症状,没有器质性心脏病的患者,多不需要药物治疗,通过病情解释,消除患者的紧张情绪,保持良好的生活方式,不要饮酒/吸烟,不饮用含有咖啡因的饮料,预防和减少房性期前收缩的发生。有明显症状或是有器质性心脏病的患者需要药物治疗。

(三)注意事项

(1)在分娩以前要对患者进行详细检查,仔细追问病史,了解患者是否有器质性心脏病。

(2)对于无症状,无器质性心脏病的患者,多不需要药物治疗;而有症状,有器质性心脏病的患者,应于分娩前行药物治疗,控制病情。分娩后应注意患者的心率变化,尽量减少可能诱发期前收缩的诱因。

二、阵发性室上性心动过速(PSVT)

阵发性室上性心动过速(PSVT)简称室上速。

(一)临床表现

阵发性室上性心动过速可表现突然发作的心悸、焦虑、气短、乏力,多在情绪激动、疲劳、剧烈运动时出现,症状严重者可出现明显的心肌缺血症状,如心绞痛、昏厥、气短等症状。

(二)治疗

对有些患者来讲,镇静和休息就可以帮助恢复正常节律,但是多数患者需要通过减慢房室传导来达到目的。

1.非药物疗法

通过各种方式刺激兴奋迷走神经,如屏气、压迫眼球、按压颈动脉窦,刺激咽喉部诱发恶心呕吐等方法。通过此类方法可以使75%的阵发性室上性心动过速患者恢复正常心律或是心室率明显下降。

2.药物疗法

(1)维拉帕米:5～10 mg 稀释于 20 mL 5%葡萄糖溶液中缓慢静脉注射,在 2～5 分钟内静脉注射,约90%的患者可恢复正常心律,之后口服维拉帕米 40～80 mg,每日 3 次维持。

(2)普罗帕酮:70 mg,在 5 分钟静脉注射,如果无效 20 分钟后可重复使用。一日内应用总量不可超过 350 mg。心律恢复正常以后,可口服 100～150 mg,每日 3 次维持。

(3)反复发作的患者可应用洋地黄类药物和普萘洛尔,具体用法如下。①地高辛:0.5～1.0 mg稀释于 20 mL 5%葡萄糖溶液中静脉注射,在 15 分钟内静脉注射,以后每2～4 小时静脉注射 0.25 mg,24 小时总量不超过 1.5 mg。②普萘洛尔:可先试用 0.5 mg 静脉注射,然后1 mg/3 min静脉注射,总剂量不超过 3.0 mg。

3.直流电复律

在心功能较差、血液动力发生较严重改变时可使用直流电回复心律,10～50 J 的能量就可以使心律恢复正常。孕期使用直流电复律是安全的,不对母儿构成威胁。

(三)注意事项

在孕期,阵发性室上性心动过速的发生率要高于非孕期,它一般不增加围生儿病死率。但是如果患者有器质性心脏病,且心动过速持续时间较长,程度较严重而引起心力衰竭时,就会造成胎儿宫内缺血缺氧。所以在孕期应及时发现并治疗阵发性室上性心动过速,对于反复发作,特别是有器质性心脏病的患者,在控制症状以后还应该口服药物,以防止阵发性室上心动过速的再次发生。

三、心房颤动

(一)临床表现

心房颤动的主要临床症状是心悸和焦虑。由于心房不能起到有效的收缩作用,使得心室得不到有效的充盈。对于妊娠期妇女来讲,如果不伴有器质性心脏病,发生心房颤动时多数能较好地耐受可能发生的症状。如果伴有器质性心脏病,临床症状就较为严重,心室得不到充盈造成心肌缺血,心排血量减少就会诱发肺水肿、心绞痛、心力衰竭、昏厥。

心房颤动的患者心率一般在 350～600 次/分钟,心室率快慢不一,在 100～180 次/分钟。在妊娠期妇女,心房颤动并不多见,主要发生于一些有器质性心脏病的患者。如风湿性心脏病,特别是有二尖瓣病变者,高血压性心脏病、冠心病。在其他一些疾病中心房颤动有时也会发生,如肺栓塞、心肌病、心包炎、先天性心脏病和较严重的甲状腺功能亢进。

(二)治疗

心房颤动的治疗目的在于降低心室率和恢复心房的正常收缩功能,对于血流动力学失代偿程度不同的患者,处理方式亦不一样。如果患者心功能很差,应首先考虑使用直流电复律。如果患者的心功能尚可,可使用药物治疗。治疗方案的选择主要取决于患者血流动力学失代偿的程度,心室率和心房颤动的持续时间。

(1)急性心房颤动,心功能严重失代偿应首先考虑选用直流电复律,能量为 50～100 J,约 91% 的患者经治疗后病情好转,恢复正常的窦性心律。如房颤伴有洋地黄中毒,则不宜用电复律,因为容易引起难以恢复的室性心动过速或室颤而导致患者死亡。

(2)慢性心房颤动的治疗主要是以控制心室率为主,首选的药物是洋地黄类药物,如地高辛 0.125～0.25 mg/d。一般单用洋地黄类药物即可,如果治疗效果不满意,可加用 β 受体阻滞剂(普萘洛尔)或钙通道阻滞剂(维拉帕米),心室率一般控制在休息时为 60～80 次/分钟,轻度适度运动时不超过110 次/分钟为宜。在治疗慢性房颤时还应注意识别和纠正其他一些影响心室率的病变因素,否则就会容易造成药物中毒或导致错误的治疗。

(3)抗凝治疗由于电复律时和随后的两周有发生血栓的可能性,所以对于一些可能发生血栓的高危患者,如二尖瓣狭窄、肥厚性心肌病、左心房内有明显的血栓附壁、既往有体循环栓塞史、严重心力衰竭以及人工心脏瓣膜置换术后等,应于心脏电复律之前行抗凝治疗。对于妊娠期妇女来讲。最适宜的抗凝剂是肝素,可以静脉滴注或小剂量皮下注射,使凝血酶原时间维持在正常的 1～5 倍。

(4)预防复发心房颤动复律以后维持窦性心律比较困难,只有 30%～50% 的心房颤动患者在一年以后仍能保持窦性心律。窦性心律的维持与左心房的直径和心房颤动持续时间的长短有关。维持窦律的首选药物为奎尼丁,0.2～0.3 g 每日 4 次口服,还可选用普鲁卡因胺或丙吡胺。

(三)注意事项

(1)积极治疗,恢复窦性心律。

(2)除非十分必要,在即将分娩前和分娩后用抗凝治疗。一般在分娩前一天停用肝素,改用作用较温和的阿司匹林。

(3)孕期抗凝治疗应首选肝素,因肝素不能通过胎盘,不会对胎儿造成危害。孕期应避免使

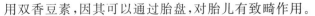

用双香豆素,因其可以通过胎盘,对胎儿有致畸作用。

(4)由于奎尼丁能通过胎盘,长期或大量使用能引起宫缩造成流产或早产,所以孕期使用应较谨慎。

四、心房扑动

(一)临床表现

心房扑动的主要表现是心悸和焦虑、气短以及低血压等一系列症状,病情严重时还会出现脑缺血与心肌缺血症状。生育年龄的妇女一般很少发生房扑。

阵发性房扑的患者多数没有器质性心脏病,持续性房扑多发生于器质性心脏病的患者,特别是有左心房或右心房扩大的患者,心包炎、低氧血症、心肌缺血、贫血、肺栓塞、严重的甲状腺功能亢进患者或酗酒者均容易发生房扑。发生房扑时由于心室率较快,使得左心室舒张期快速充盈期缩短,导致心室搏出量减少。心房扑动患者的心房率一般在250～350次/分钟,通常伴发2∶1的房室传导,心室率为心房率的一半,一般为150次/分钟。

(二)治疗

(1)房扑的首选治疗方法为直流电复律,一般来讲<50 J的能量即可以成功转复心律,心律转为窦性心律或心室率较慢的房扑。如果第一次电击复律不成功或是心律转为房颤,可用较大的能量进行第二次电击复律。

(2)在房扑伴极快速的心室率时,应以控制心室率为主要治疗目的,可应用维拉帕米 5～10 mg稀释于20 mL 5%葡萄糖溶液中,在 2 分钟内静脉推注,如果无效可以于 20 分钟后重复应用一次。用药以后心室率可以明显减慢,有时可以使房扑转为窦性心律。除了维拉帕米,还可以应用洋地黄类药物或普萘洛尔控制心室率。在心室率得到控制以后,可服奎尼丁 300 mg,每日三次以复转心律,其作用是恢复房室1∶1的传导。

预防用药可以使用维拉帕米、洋地黄类药物、普萘洛尔、奎尼丁或普鲁卡因酰胺。

(三)注意事项

及时发现并治疗房扑,防止脑缺血及心肌缺血的发生,以避免发生胎儿宫内缺血缺氧。

ESC 2004 会议关于心房颤动/心房扑动控制节律的建议。

(1)年轻患者、体力活动多的患者。

(2)患者要求有一个好的生活质量。

(3)有症状的 AF 患者,快速 AF 者。

(4)无病因可查者(特发性)。

(5)复律无栓塞危险者。

(6)有栓塞高危因素者(AF 后易发生脑卒中)。

(7)能接受抗心律失常药治疗及随访。

(8)AF 诱导心肌病者。

(9)所有第一次发作 AF 患者,应该给一次复律机会(排除禁忌因素)。

五、室性期前收缩

(一)临床表现

室性期前收缩是最常见的心律失常之一,可以发生在完全健康的个体或是有器质性心脏病的患者,在孕期其发生率有所增加。一般根据 Lown 的分级,把频发的、多形的或多源性的、连发的和"R-on-T"的室早称为"复杂性室早"。如果没有器质性心脏病,室性期前收缩本身并没有大的临床意义,但是如果同时存在器质性心脏病,就会有发生室性心动过速、心室颤动和猝死的危险。

发生室性期前收缩时,患者可以没有症状,也可以有心悸的表现。由于室性期前收缩的发生可造成心房血液反流至颈静脉,不规则地产生大炮波。

(二)治疗

室性期前收缩可以由吸烟、饮酒、喝咖啡、茶或是过度劳累、焦虑所引起,在药物治疗以前应首先去除这些影响因素,然后根据患者情况确定是否用药。

治疗的目的是去除复杂性室性期前收缩,防止室性心动过速,心室颤动和猝死的发生。

(1)在孕期,无症状、无器质性心脏病的妇女一般不需要药物治疗,消除顾虑以及温和的镇静剂在多数情况下已经足够。

(2)如果期前收缩频发,伴有器质性心脏病,应及时进行药物治疗,以免发生更严重的心律失常,造成孕妇死亡。可单用或联合应用奎尼丁、普萘洛尔和普鲁卡因酰胺治疗。①奎尼丁:0.25～0.6 g,每日 4 次口服。②普萘洛尔:30～100 mg,每日 3 次口服。③普鲁卡因酰胺:250～500 mg,每日 4 次口服。

(三)注意事项

(1)孕期一旦发现室性期前收缩,应明确诊断,了解患者是否有器质性心脏病,做动态心电图,评价患者室性期前收缩的类型和频度,并根据情况予以治疗。

(2)如无产科指征,一般可选择阴道分娩,对于复杂性室性期前收缩,除了予以常规药物治疗以外,分娩过程中应予以心电监护,随时了解患者病情的变化,必要时可行剖宫产术。

六、室性心动过速

(一)临床表现

发生室性心动过速时,由于心率过快,心室充盈减少,心排出量下降。患者可出现气短,心绞痛、低血压、少尿和昏厥。心脏听诊时出现第一心音和第二心音有宽的分裂,颈静脉有大炮波出现。

室性心动过速是一种严重的心律失常,大多发生在器质性心脏病变时,主要是缺血性心脏病和扩张性心肌病,其次是高血压性心脏病和风湿性心脏病,诱发室性心动过速的主要原因是心肌缺血、心力衰竭、电解质紊乱、洋地黄中毒等。发生室性心动过速以后,如不及时治疗,可发生室颤并导致死亡。

室性心动过速的平均室率为 150～200 次/分钟。由于其速率和室上性心动过速相似,故单凭速率难以进行鉴别诊断。由于室性心动过速多发生于有较严重的器质性心脏病的孕妇,故在孕期少见,即使是无器质性心脏病的孕妇,一旦发生室性心动过速,如不能及时治疗也会导致死亡。

(二)治疗

(1)如病情危急,可先静脉注射利多卡因 50～100 mg,然后行直流电复律,能量一般为 25～50 J。多数患者可以恢复窦性心律。

(2)如患者一般情况尚可,可用以下药物治疗。①利多卡因:50～100 mg 静脉注射,起始剂量为1~1.4 mg/kg,然后以1~4 mg/min持续静脉滴注维持,如不能终止心律失常,可于10分钟后再给负荷量一半静脉注射。②普鲁卡因酰胺:100 mg,每5分钟肌内注射一次,直到心律失常控制或发生了严重不良反应或总量达500 mg。③奎尼丁:0.2~0.4 g,每日4次口服。

(3)预防复发:直流电复律以后应静脉滴注利多卡因1~4 mg/min,无效时加用奎尼丁0.2~0.6 g每日四次口服或是普鲁卡因胺250~500 mg。每4小时口服一次。应注意避免长期应用利多卡因或是奎尼丁,以防止严重不良反应的出现。

(三)注意事项

(1)经治疗以后如果恢复窦性心律,在宫颈条件良好的前提下,可经阴道分娩,分娩过程中应加强心电监护,以防止复发。

(2)如心律失常较严重,应首先控制心律失常,然后再考虑分娩方式。经正规治疗以后仍不能完全恢复窦性心律,宫颈条件较差的患者,可在心电监护下行剖宫产结束妊娠,避免阴道分娩时过度劳累而诱发室颤,导致患者死亡。

(3)如果心律失常较严重,且有指征需要即刻结束妊娠时,可先静脉注射利多卡因50~100 mg。随后以1~2 mg/min的速度静脉滴注,待病情稳定以后即刻行剖宫产手术。

七、心室颤动

(一)临床表现

心室颤动是最可怕的心律失常,患者出现一系列的急性心脑缺血症状,如3~5分钟内得不到及时治疗,心脑的灌注基本停顿,就会造成猝死。来自多个折返区的不协调的心室冲动,经过大小、方向各异的途径,经心室迅速传播。其结果是心脏正常的顺序收缩消失,发生心室颤动。由于没有有效的心脏排血,心室内无压力的上升,结果心脏处于与停顿相同的状态,周围组织得不到血液灌注。

(二)治疗

(1)一旦发生心室颤动,首选电除颤,常用的能量为200~400 J。

(2)药物可应用利多卡因2 mg/kg体重,静脉注射;或是溴苄铵5 mg/kg体重,静脉注射。

(三)注意事项

由于一旦发生室颤,患者的死亡率很高。即使是抢救成功者,亦常伴有轻度的心力衰竭和肺部并发症,所以患者经治疗以后除了一般情况很好,且宫颈条件好时可以阴道试产以外,多数患者需行剖宫产结束妊娠。心律失常是极危急重症,在诊断治疗方面必须有内科,特别是心血管内科参与,所用抗心律失常药物必须小心谨慎,控制剂量,严密观察,避免不良反应产生。

(刘素霞)

第四节　妊娠合并心肌病

一、肥厚性心肌病和妊娠

肥厚性心肌病(HCM)是一个以心室肌呈非对称性肥厚,心室内腔变小为特征,以心肌细胞和心肌纤维排列紊乱为基本改变的心肌疾病。肥厚性心肌病与遗传的因素相关。成人中发病的比例约为 1/500。发病原因主要是心肌的肌小节蛋白质编码的 10 个基因中至少一个发生错义突变。

过去认为,肥厚性心肌病是罕见的病例且伴恶性的预后。新近来自非相关多中心的研究显示,肥厚性心肌病并非不常见,大量的患者的总预后相对良性。然而,有一些亚型的患者,有较高的猝死或心力衰竭的风险,需要做进一步的危险分层。虽然肥厚性心肌病的大多数患者能够安全地经历妊娠,但重要的是,当我们处理这些患者的时候要了解 HCM 这个疾病并能确定妊娠过程中出现的风险。

(一)解剖和病理生理

肥厚性心肌病必须具备的条件是排除了继发性因素如高血压,浸润性或糖原积累异常的心肌肥厚。虽然,早年认为心肌肥厚多开始于室间隔。然而肥厚的心肌也可以位于室间隔的基底部、游离壁或心室的心尖部。在肥厚性心肌病中,中央型的肥厚可影响所有的心室壁。目前有证据表明伴家族性肥厚性心肌病的某些患者中可有基因的突变,为不完全性的外显率,在初期筛查的患者中不一定具有肥厚的表现。肥厚可以为后期疾病的表现,可能在生命的最后十年才具有临床表现。

虽然大部分患者无症状,但仍有一部分患者因为肥厚性心肌病而有显著的症状,左室流出道梗阻的患者运动后可出现胸痛、气促、疲倦、心悸和昏厥。猝死可以是患者疾病的首次表现。病理生理主要由流出道梗阻造成血流动力学改变的联合作用所构成。包括舒张功能不全、心肌缺血、二尖瓣反流和心律失常。舒张功能不全是由于心室的松弛减慢和心室顺应性减低的结果。由于氧供需失衡,动脉血管床内的管腔增厚,冠状动脉血流储备减少而造成心肌缺血,可产生缺血性的症状。

左室流出道梗阻是由于基底间隔部的心肌严重肥厚并突向左室流出道,二尖瓣于收缩期相继产生前向运动而形成。二尖瓣异常运动的产生一方面是由于流出道血流速度加快吸引二尖瓣叶移向流出道的流速效应或由于牵引力的作用推动冗余的二尖瓣叶移向流出道。二尖瓣关闭不全可继发于二尖瓣附属结构的异常。如乳头肌前移进一步加重流出道的梗阻。重度流出道梗阻的患者妊娠期间可由于血流动力学的后果而处于极高的风险。

(二)孕龄妇女肥厚性心肌病的诊断

肥厚性心肌病的临床诊断依据显著非对称性左心室肥厚的二维超声心动图表现,以排除其他疾病继发的心肌肥厚。

肥厚性心肌病的年轻患者通常无症状,患者主要通过家族的筛查或听诊发现心脏杂音或异常心电图表现并通过常规医学检查而做出初步的诊断。肥厚性心肌病患者有时在妊娠期间可因收缩期杂音而受到关注。左室流出道梗阻的杂音可有变化,应建议患者分别做下蹲、站立的姿势。患者采用站立位时,收缩后期喷射性杂音的持续时间和响度都可显著增加。

肥厚性心肌病患者通常的心电图特征:心房扩大,心室肥厚,心电图改变伴继发性的 ST 和 T 波异常。具异常心电图的患者应给予超声心动图检查,以了解左心室壁增厚的情况。超声心动图被认为是肥厚性心肌病诊断的"金标准"。如果心电图的异常表现不能够被通常的诊断方法所解析,应采用对比剂增强超声心动图和磁共振成像(MRI)检查协助诊断。

二尖瓣收缩期前向运动伴左室流出道多普勒信号峰值延迟、速率增高是诊断动力性左室流出道梗阻的诊断标准。梗阻的程度可通过多普勒速率峰值确定,并应在休息和激发状态下分别进行测量(一个室性期前收缩后,Valsava 的紧张期或在吸入亚硝酸异戊酯期间)。

(三)遗传学和家族的筛查

肥厚性心肌病通常是肌节蛋白基因错义突变的结果,并以常染色体显性遗传的方式传递。目前已确定 10 个不同的肌节蛋白基因有超过 200 个错义突变。一旦诊断肥厚性心肌病,即使完全无症状,所有的患者都应进行遗传咨询和家族筛查。最先被诊断的先证者第一级亲属应给予体格检查,心电图和超声心动图的筛查。青少年应在生长发育的全过程每年筛查一次。成年人应每 5 年筛查一次,因为有些基因突变致心肌肥厚的表现会出现较晚。将来对已证实肥厚性心肌病患者一级亲属的筛查应增加遗传学的分析以进一步筛查肥厚性心肌病的存在或阙如。

准备妊娠的患者必须进行遗传咨询。因为其后代获得肥厚性心肌病的机会是 50%。如果肥厚性心肌病的表现在非常早的儿童期出现,患者的病情严重。预后不良。围生期超声筛查的应用价值仍有争论。将来,分子学的诊断将会在围生期的筛查中应用。

(四)妊娠的风险

妊娠的风险与血流动力学的恶化、心律失常和猝死相关。大多数肥厚性心肌病的年轻女性,能顺利经历妊娠。妊娠期血容量和射血容积的增加均有利于改善动力性左室流出道梗阻。大多数妊娠前无症状或只有轻微症状的女性患者在妊娠期症状不会加重。有些患者可因血容量的增加而气促加重,但症状可经使用低剂量的利尿剂而改善。

妊娠前已有中至重度症状的患者有 10%~30% 的症状会加重,特别是已存在左室流出道梗阻的患者。左室流出道压力梯度越高,症状越有恶化的可能。重度左室流出道梗阻的患者(压力梯度>13.33 kPa(100 mmHg))在妊娠和分娩期间血流动力学恶化的风险最高。

妊娠期间,肥厚性心肌病患者发生猝死和心室颤动心肺复苏的情况不常见,但也可见于报道。

(五)妊娠的处理

虽然妊娠的结果通常良好,但有些患者在妊娠期间可首次出现症状或原已存在的症状会加重。当症状出现后,β 受体阻滞剂应开始应用。β 受体阻滞剂的剂量应调整到心率<70 次/分钟。β 受体阻滞剂具有潜在致胎儿发育迟缓,Apgar 新生儿评分降低,或新生儿低血糖的可能,但都非常罕见。母乳喂养无禁忌证,但 atenolol、nadolol 和 sotalol 经乳汁分泌的量要大于其他的 β 受体阻滞剂。如果 β 受体阻滞剂不能耐受,维拉帕米在妊娠中使用也是安全的,但如果用于重度左室流出道梗阻的患者,可能会引起血流动力学的恶化和猝死,患者应住院并给予密切监护。

妊娠期间由于容量超负荷而发生肺动脉充血症状时可使用低剂量的利尿剂。然而,应注意不要导致前负荷过低而加重左室流出道的梗阻,所有肥厚性心肌病的妊娠患者,即使症状很轻也应建议患者卧床休息时周期性地保持左侧卧位。

伴严重症状和重度流出道梗阻的患者,在计划妊娠前应建议行室间隔肥厚心肌减缓性治疗。妊娠期间施行外科部分心肌切除术较罕见,只限于症状严重、难治性的压力梯度显著增高的患者(表 11-3)。

室间隔的射频治疗已被考虑用于替代肥厚性心肌病伴左室流出道梗阻患者室间隔心肌成形切除术。重症患者也可考虑植入双腔 DDD 型起搏器。

妊娠的肥厚性心肌病患者如常发生心房颤动或心房扑动伴快速心室率,应考虑心脏复律。β 受体阻滞剂常用于预防进一步的心脏事件。如果反复发生恶性心律失常事件,应考虑使用低剂量的胺碘酮。妊娠期间使用胺碘酮通常是安全的,新生儿甲状腺功能低下偶可发生。因此,分娩后应给予新生儿甲状腺功能评估。目前没有先天性致畸的报道。

表 11-3　妊娠期间肥厚性心肌病的治疗建议

确定左室流出道梗阻的程度和危险分层

猝死的危险分层

有症状者要使用 β 受体阻滞剂

避免减少前负荷(脱水,多度利尿)

避免使用正性收缩性药物(多巴胺或多巴酚丁胺)和血管扩张剂(硝苯地平)

低血压的患者,保持体液平衡和使用血管收缩性药物

所有肥厚性心肌病的患者都应进行猝死风险的危险分层,预测猝死等主要危险因素包括,既往有院外心搏骤停发生的历史或已被证实有持续性的室性心动过速的发生,有强烈的肥厚性心肌病猝死的家族史。其他轻微的致猝死的危险因素包括重度的肥厚(心室厚度>3 cm),在 24 小时动态心电图无持续性室速的发生,运动后血压下降,MRI 心肌灌注缺损。如果存在多个危险因子,应推荐患者接受植入自动除颤器。

(六)分娩

分娩应在有经验的高危妊产妇中心进行,并给予持续的心电和血压的监测。有动力学流出道梗阻表现的患者必须给予持续的 β 受体阻滞剂和补充液体。常规阴道分娩是安全的。剖宫产通常只适用于产科的目的。因为前列腺素有扩张血管的作用,故不推荐用于分娩的诱导,但能较好耐受催产性药物。应避免应用硬膜外麻醉,因可产生低血压。如丢失血液,应迅速补充。完成第三产程后,患者应保持坐立的位置,以避免肺动脉充血或可能需要静脉内应用呋塞米(表 11-4)。

分娩后如果有左室流出道梗阻伴血流动力学恶化的证据,应推荐使用补液和血管收缩性药物——脱羟肾上腺素。应避免使用 β-肾上腺素,例如,多巴胺或多巴酚丁胺以避免增强心脏收缩力,加重流出道的压力梯度,加重低血压。对某些合适的患者需要给予右心导管的持续监测和经食管超声心动图做血流动力学的评价。妊娠期间如需要做牙科的处理或行外科分娩,应给予预防性使用抗生素。

表 11-4　肥厚性心肌病患者分娩的处理

分娩过程必须在医院给予心电和血压的检测

常规可经阴道分娩

不能使用前列腺素引产

迅速补充丢失的血液

第三产程结束后应保持坐位姿势

预防性使用抗生素

二、克山病

克山病是在中国发现的一种原因不明的心脏病,1935 年在黑龙江省克山县发现此病而命名为克山病。本病发病范围较广,涉及我国黑、吉、辽、蒙、晋、鲁、豫、陕、甘、川、滇、藏、黔、鄂 15 个

省和自治区,好发于山区及丘陵地带的农业区。以农业人口为主,有家庭发病趋势,多见于妊娠及哺乳期妇女及学龄前儿童。20 世纪 70 年代后发病率和病死率已明显下降。急重型发病率大幅下降。2007 年全国克山病情监测汇总分析,全国 15 个病定省(区、市)24 个监测点居民潜在型、慢型克山检出率分别为 2.4%(465/19 280),0.6%(119/19 280)。按检出率区间估计,全国病区有 235 万例(216 万~254 万例)克山患者,其中慢型(48 万例)(39 万~57 万例),2007 年监测新检出潜在型克山病 85 例,慢型克山病 9 例。2006 年四川省报道检出 6 例亚急型克山病。6 例患者最小的 4 岁,最大的 18 岁,3 男 3 女,无性别差异。1990—2007 的年度检测报道,全国无急型克山病的检出报道。

病因迄今尚未明确,其中硒缺乏是克山病发病的重要因素,但不是唯一因素,可能与蛋白质及其他营养要素缺乏有关。在克山病死亡病例的尸检心肌标本及患者心肌活检标本中,经病毒分离或病毒核酸监测多发现与肠道病毒感染有关。

病理变化以心肌实质细胞变性、坏死和瘢痕形成相互交织存在。心肌均有不同程度扩张,心肌变薄。

根据起病急缓和心功能可分为四型,分别为急型、亚急型、慢型和潜在型。①急型克山病:起病急骤,以心源性休克为主要表现,患者突感头晕、心悸、胸闷乏力,且伴有恶心、呕吐。呈急性肺水肿表现者,可出现咳嗽、气促。患者可伴有严重心律失常,或心脑缺血综合征。体格检查,患者焦虑不安,发绀,四肢湿冷,心尖区第一心音减弱。或可闻Ⅰ~Ⅱ/6 级收缩期杂音,舒张期奔马律及心律失常,心脏扩大或扩大不显著,双肺可闻及干湿啰音,病情进展迅速。②亚急型克山病:起病及进展较急型缓和,多发于断奶后及学龄前儿童。常在 1 周内发展为急性心力衰竭。③慢型克山病:部分由急型或亚急性迁延转化为慢型,病程多超过 3 个月,以慢性充血性心力衰竭为主要表现,但常伴有急性发作。④潜在型克山病:呈隐匿性发展,无明确起病时间,心肌病变较轻,心功能代偿较好,可无自觉症状。半数以上患者是流行地区普查中检出的。

克山病的检出和诊断依据临床表现、X 线、心电图、超声心动图的检查和流行病学的情况。

在克山病病区还应长期坚持对机体内、外环境硒水平进行监测,对低硒地区人样采取补硒措施,预防和控制亚急型病例的发生。

目前治疗的对象主要为慢型克山病患者。治疗原则是去除诱发因素,控制心力衰竭,纠正心律失常,改善心肌代谢。克山病有心力衰竭的患者治疗可应用利尿剂,正性肌力药物,血管紧张素转换酶抑制剂(ACEI),血管紧张素Ⅱ受体拮抗剂(ARB)、β 受体阻滞剂、血管扩张剂、心肌能量及抗心律失常药物。克山病患者,妊娠期心力衰竭的治疗应参照妊娠期扩张型心肌病治疗用药的原则。血管紧张素转换酶抑制剂和血管紧张素Ⅱ受体拮抗剂在整个妊娠期间都是禁用的。

妊娠和分娩:慢型患者一般不应怀孕,如果已经怀孕,小月份应终止妊娠,大月份要严密观察病情变化,在心脏监护下分娩。

三、围生期心肌病

围生期心肌病是指原无器质性心脏病的孕产妇于妊娠最后 3 个月或产后 6 个月内首次发生以气急、心悸、咳嗽、心前区不适,心脏增大、肝大、下肢水肿等一系列原因不明的以扩张型心肌病为主要表现的心力衰竭症状。发病率在不同国家存在巨大差异,占活产婴儿孕产妇的 0.01%~0.3%,死亡率在18.0%~56.0%,可见本病是产科和内科领域里的重要问题,不可忽视。

围生期的心肌病病因、发病机制尚不明,诊断仍是以排除为方法,治疗方面采用纠正心力衰竭的方法,用血管扩张剂、抗凝治疗。

（一）病因和发病机制

围生期心肌病的病因和发病机制迄今未明,可能是下面多种因素作用的结果。

1.感染

（1）病毒及原虫的感染:Silwa 等在对围生期心肌病者的众多研究中检测出其血液中的炎性细胞肿瘤坏死因子 α（TNFα）、C 炎性细胞因子、C 反应蛋白（CRP）、白细胞介素-6（IL-6）和表面 Fas/APO-1（抗细胞凋亡标志物）的浓度不断升高,C 反应蛋白的浓度与左心室舒张末期和收缩末期的直径成正比和左室的射血分数成反比,C 反应蛋白的浓度在不同种族间差异大,高达 40％的变异是由遗传因素决定的。白细胞介素-6,表面 Fas/APO-1 柯萨奇病毒 B 在 Bultman 及 Kuhl 研究组的围生期心肌患者心内膜心肌活检组织中测出病毒遗传物质,诸俊仁等认为心肌炎亦可能同原虫的感染有关,非洲冈比亚 29 例围生期心肌病统计中 100％孕妇有感染疟疾史,疟原虫寄生在红细胞内,大量红细胞被破坏引起进行性贫血及缺氧,疟原虫的裂殖体增殖在内脏的血管进行,使内皮增厚可致栓塞,疟原虫可能导致心肌炎的一系列改变。故可假想炎症反应强度的增加是诱发围生期心肌病的众多因素之一。

（2）与持久性肺衣原体感染可能有关。

2.心肌细胞的凋亡

新近研究围生期心肌病的血浆细胞凋亡标志物 Fas/APO-1 的浓度不断升高,显著高于健康对照组也是死亡率的一个预测指标。已有报道,去除心脏的特异性信号传导和转录激活因子 3（STAT3）可致小鼠产后的高死亡率,死亡前雌性突变性小鼠表现出心力衰竭,心功能障碍与细胞凋亡的症状相似,心肌细胞的凋亡对围生期心肌病有致病作用,以半胱天冬酶抑制剂为代表的细胞凋亡抑制剂可能为本病提供新的治疗方案。

3.与不同地区、黑色人种、生活习惯、社会经济、营养因素可能有关

非洲冈比亚、尼日利亚、塞内加尔国家的妇女有大量摄盐的习惯,以玉蜀黍为主粮或吃干的湖盐和胡椒制成的麦片粥均可增加血容量,增加心脏负荷,当地产妇尚有每天用热水沐浴后睡在炕上,炕下烧火使热气保持数小时的习惯,非洲天气本酷热,室温常超过 40 ℃以上,大量热负荷加重心脏的负担,而且当地妇女劳动强度大,既要带小孩,又要种地。

4.自身免疫因素

Warraich 及其同事将来自南非、莫桑比克和海地的 47 例围生期心肌病患者作为调查对象,主要研究围生期心肌病对体液免疫的影响并评价心肌球蛋白（G 类和子类的 G_1、G_2、G_3），对免疫球蛋白的临床意义,这三个地区免疫球蛋白相似,并呈明显的非选择性存在。

5.其他因素

（1）硒缺乏症:围生期心肌病的患者硒浓度显著低,缺硒可能易致病毒感染。冠心病、扩张型心肌病与缺硒同样有关。

（2）激素:仍有争议,有认为卵巢激素可能会引起心脏过度扩张,亦有报道不支持任何激素、孕激素、催乳素在围生期心肌的病因作用。

上述众多因素中尚没有任何明确病因,可能由于疾病的病因是多因素的,虽然发达国家拥有更充足的研究资金,但这一疾病在发达国家比较罕见也直接阻碍了对其病因的探索。

（二）病理

围生期心肌病的病理变化与扩张型心肌病相似,心脏扩大呈灰白色,心脏内常有附壁血栓形

成,心内膜增厚可见灰色斑块,镜检示间质性水肿,散在性的单核或淋巴细胞的浸润,弥散性灶性心肌病变和纤维化、组织化学检查有线粒体损害,氧化不足和脂质积累,冠状动脉、心瓣膜无病变,心包积液亦罕见。

（三）临床表现

围生期心肌病的临床表现最常见的是心脏收缩功能衰竭,妊娠可能会掩盖心力衰竭的早期症状,患者往往认为是妊娠的正常表现,患者逐渐出现气急、高血压、乏力、心悸、咳嗽、夜间阵发性呼吸困难或端坐呼吸偶有急性肺水肿,以后发展成右心衰竭而有颈静脉怒张,肝大,下肢水肿,也可同时出现左右心衰竭。可有胸闷,非典型的心绞痛,有心尖奔马样杂音、功能性二尖瓣关闭不全杂音,心律失常与栓塞并发症并不少见,发病距分娩越近患者临床表现越急剧,心电图常显示心动过速,心传导阻滞,房性或室性心律失常,左心室肥厚,非特异性 ST-T 改变。X 线检查示心影弥散性增大,以左右心室为主,心脏搏动较弱,超声心动图示心腔扩大,心脏附壁血栓,心室有血栓形成,继而可能在身体任何部位发生,如下肢动脉栓塞、脑栓塞、肠系膜动脉栓塞、冠状动脉栓塞继发急性心肌梗死,肺动脉栓塞。亦可出现急性肝衰竭及多功能衰竭致病情恶化。本病患者临床表现差异很大。

心内膜-心肌活检:镜检见心肌细胞肥大,肌核增大深染,心肌间质水肿,心肌细胞中均可见到结构均匀、染色弥漫,呈颗粒状散在性单核细胞浸润,是围生期心肌病患者所特有的体征。

据 Veille 综合 21 篇文献报道,90％以上的患者有呼吸困难,63％出现端坐呼吸,65％出现咳嗽,50％感心悸,1/3 的患者有咯血、腹痛、胸痛及肺栓塞等症状。

（四）诊断

围生期心肌病起病常在妊娠最后 3 个月或产后 6 个月内并有感染、高龄、多胎、多次妊娠、营养不良、贫血、地区、有色人种、生活习惯等因素。结合 X 线,超声心动图、心电图,而且病者既往无器质性心脏病,如高血压病、子痫前期及其他原因引起的心力衰竭,临床表现可诊断本病。

（五）鉴别诊断

急进型高血压、先兆子痫、克山病、肺栓塞、贫血、甲状腺功能亢进、慢性肾炎等疾病。

围生期心肌病同特发性扩张型心肌病不同之处是前者多发生于妊娠末期及产后 6 个月内,经积极治疗后心脏大小可能会恢复正常。

（六）治疗

治疗方法基本与其他心力衰竭治疗相似,目的在于减轻心脏的前后负荷,增加心脏收缩力,除严格卧床休息外,需低盐饮食,吸氧,控制输入量,待心力衰竭症状好转可适当活动以减少下肢深静脉血栓形成及肺栓塞。

1.地高辛和利尿剂

治疗是安全的,地高辛有增加心脏收缩力和减慢心率的作用,利尿剂可减轻心脏前负荷。

2.血管扩张剂

如硝酸甘油、酚妥拉明、硝普钠等配合正性肌力药物,多巴胺在围生期心肌病治疗中有显著疗效。

3.血管紧张素转换酶抑制剂或血管紧张素Ⅱ受体拮抗剂

能改善心室重构,降低血压、降低死亡率,但本类药物仅用于妊娠后期或产后不哺乳的患者,因本类药物有致畸作用及可从母乳中排出。

4.β 受体阻滞药

多个报道证实本类药物对孕妇无禁忌证,可安全使用,有利于控制心脏收缩和心率,目前使用较广泛的是选择性 $β_1$ 受体阻滞药,对胎儿无明显的不良反应,拉贝洛尔除阻滞 $β_1$、$β_2$ 受体外,还可拮抗 α 受体并有促胎成熟的作用,妊娠晚期应用较理想,但必须注意 β 受体阻滞药有减少脐带血流,引起胎儿生长受限的不良反应,于妊娠晚期应用较好,并尽可能以小剂量为宜。

5.抗凝治疗

对于左心室射血分数低于 35% 的病者,心房颤动、心脏血栓、肥胖和既往有栓塞的病者及长期卧床的患者,可根据不同情况选用华法林、肝素、低分子肝素,目前本疗法尚有争议。若使用此类药物应注意出血倾向,密切监测凝血指标。

6.抗心律失常药物

β 受体阻滞剂可用于室上性心律失常,地高辛可用于非洋地黄中毒引起室上性心律失常,肌苷类药物紧急情况下可应用。缓慢性心律失常、难治性心律失常可安装心脏起搏器,对危及生命的心律失常可除颤。

7.免疫抑制剂的治疗

对硫唑嘌呤和类固醇的研究较少,对这些药物的使用还待进一步评估,若心肌活检证实急性心肌炎的病者可试用免疫抑制剂的治疗。

8.免疫调节剂

已知免疫调制剂己酮可可碱可减少肿瘤坏死因子 TNFa、C 反应蛋白和表面 Fas/Apo-1 的产生,亦被证实可改善心功能分级。

此外结合临床患者的病情,可应用主动脉内囊反搏或心肺辅助装置。

对重症患者积极控制心力衰竭后考虑终止妊娠,产后不宜哺乳。

大多数学者认为对围生期心肌病的治疗应持续 1 年以上。

(七)预后

就围生期心肌病长期存活与康复效果研究,多数患者治疗后可以恢复,个别疗效不佳而死于心力衰竭或栓塞,部分患者治疗后心脏大小可能恢复。血压持续增高,这些患者再次妊娠可使病情恶化,起病后 4 个月心脏持续增大,预后不佳,6 年内约半数死亡。

(刘素霞)

第五节 妊娠合并病毒性肝炎

一、发病特点

病毒性肝炎为多种病毒引起的以肝脏病变为主的传染性疾病,致病病毒包括甲型肝炎病毒、乙型肝炎病毒、丙型肝炎病毒、丁型肝炎病毒及戊型肝炎病毒 5 种。

甲型肝炎病毒(HAV)是一种微小的 RNA 病毒,分类属小 RNA 肠道病毒属 72 型。甲肝经过消化道传播,一般不通过胎盘传给胎儿,故垂直传播的可能性极小。抗 HAV-IgM 阳性即可诊断。

乙型肝炎病毒(HBV)又称为 Dane 颗粒。人体感染 HBV 后血液中可出现一系列有关的血清学标志。e 抗原(HBeAg)是核心抗原的亚成分,其阳性提示体内病毒在复制,有传染性;持续阳性可发展为慢性肝炎。HBV 感染人体后可造成急性、慢性或无症状性携带者,少数可并发重症肝炎。乙型病毒性肝炎(简称"乙肝")孕产妇的流产、早产、死胎、死产、新生儿窒息率及新生儿死亡率明显增高,此与妊娠晚期患急性黄疸型肝炎特别是重症甚或急性重型肝炎有关。急性重型肝炎的死亡率孕妇较非孕妇为高。妊娠期特别是妊娠后期尤易发生急性重型肝炎。有人认为妊娠期易于产生非特异性超敏反应,且孕期是处于非特异性超敏反应的准备状态,所以在孕期发生重症肝炎或急性重型肝炎的概率显著增加。动物实验证明孕兔在产前和产后的急性重型肝炎更加严重,所以近年来主张在孕早期如 HBsAg 滴度高的同时 HBeAg 阳性者可行人工流产。在妊娠晚期由于肝脏血流量相对不足,而并发肝炎之后,肝脏血流量更相对降低,因而可使肝炎病情加剧甚至成为重症肝炎。

丙型肝炎病毒(HCV)为有包膜的单链 RNA 病毒。主要通过输血、血制品、母婴等途径传播。易转化为慢性肝炎。

丁型肝炎病毒(HDV)为一种有缺陷的嗜肝 RNA 病毒,必须依赖 HBV 的存在。传播途径与 HBV 基本相同。

戊型肝炎病毒(HEV)为正链单股的 RNA 病毒。HEV 主要传播途径是肠道感染。

二、诊断

(一)病史

与肝炎患者密切接触史,或有输血史等。

(二)临床表现

出现不能用妊娠反应或其他原因解释的消化道症状,如恶心、呕吐、腹胀和肝区疼痛及乏力等。

(三)实验室检查

1.血常规检查

急性期白细胞计数常常稍低或正常,淋巴细胞计数相对增多;慢性肝炎白细胞计数常常减少;急性重型肝炎白细胞计数和中性粒细胞百分比可以显著增加。

2.肝功能检查

主要是丙氨酸氨基转移酶、天门冬氨酸氨基转移酶等。

3.血清学检查

病毒学指标,如病毒的病原学和有关抗体。

(1)乙型肝炎表面抗原(HBsAg):为最常用的乙肝感染指标。在感染潜伏期,血清 ALT 升高之前 HBsAg 即可为阳性;当 HBsAg 为高滴度时,则 e 抗原(HBeAg)也同时为阳性。临床只以单项 HBsAg 作为感染指标是不够的,应与临床表现及其他指标结合判断。

(2)乙型肝炎表面抗体(抗-HBs):为有保护性的抗体。急性乙肝病毒感染时,经过一段时间,出现抗-HBs提示机体获得了免疫力。

(3)乙型肝炎 e 抗原(HBeAg):是 HBcAg 的降解产物,急性感染时 HBeAg 的出现稍晚于HBsAg。e 抗原的亚型 e_1、e_2 更反映了乙肝病毒复制的活性。

(4)乙型肝炎 e 抗体(抗-HBe):一般当 HBeAg 在血中消失,而后出现抗-HBe,提示病毒复制减少,传染性降低,病情多渐趋稳定。

(5)核心抗体(抗-HBc):在急性感染时,HBsAg出现后2~4周,临床症状出现之前即可检出。所以抗HBC-IgM多见于感染早期或慢性感染的活动期。

(6)乙型肝炎病毒DNA(HBV-DNA):HBV-DNA阳性是乙型肝炎病毒复制的直接证据及传染性指标。HBV-DNA与HBeAg和DNA-多聚酶呈平衡关系。凡是HBeAg阳性的血中,86%~100%可检测到HBV-DNA。

4.乙肝病毒胎内感染

(1)新生儿脐血清HBsAg阳性可为参考指标。

(2)新生儿脐血清HBcAb-IgM阳性即可确定宫内感染。

(3)如有条件,测脐血清乙肝病毒DNA阳性,更可确诊,但此项指标在国内尚不能推广应用。

(四)症状

以下症状有助于妊娠合并重症肝炎的诊断:①消化道症状严重,表现为食欲极度减退,频繁呕吐,腹胀,出现腹水;②黄疸迅速加深,血清总胆红素值>171 μmol/L;③出现肝臭气味,肝呈进行性缩小,肝功能明显异常,胆酶分离,清蛋白/球蛋白比例倒置;④凝血功能障碍,全身出血倾向;⑤迅速出现肝性脑病表现,烦躁不安、嗜睡、昏迷;⑥肝肾综合征出现,急性肾衰竭。

三、治疗

(一)轻症肝炎的处理

妊娠期处理原则与非孕期相同。应适当休息、避免过量活动。饮食以高营养、易消化的食物为主。避免服用可能损害肝的药物。

1.一般治疗

除应在肝炎急性期予以隔离和卧床休息外,并给予清淡及低脂肪饮食,每日应供给足够热量,如消化道症状较剧烈,则应给予葡萄糖液静脉滴注。

2.保肝药物的应用

每天需给大量维生素C、维生素K_1及维生素B_1、维生素B_6、维生素B_{12}等。因维生素C为机体参与氧化还原过程的重要物质,有增加抗感染能力、促进肝细胞再生与改善肝功能的作用;维生素K_1可促进凝血酶原、纤维蛋白原和某些凝血因子(凝血因子Ⅶ、Ⅹ)合成作用。一般采用维生素C 3 g,维生素K_1 40 mg加5%或10%葡萄糖液500 mL,静脉滴注,每日1次。同时给予能量合剂,如25%葡萄糖液250~500 mL加辅酶A 100 U及维生素C 3 g,同时肌内注射维生素E 50 mg,对防止肝细胞坏死有益。对ALT高者可用强力宁80 mL、门冬氨酸钾镁20 mL加入葡萄糖液,静脉滴注。如有贫血或低蛋白血症者,可予适量输鲜血、人血清蛋白或血浆。

3.中草药治疗

以清热利湿为主,常用茵陈汤加减。方剂:茵陈30 g,山栀子12~15 g,生黄芪15~20 g,黄芩12 g,川黄连6 g,茯苓15 g,当归12 g,败酱草12~15 g,柴胡9 g,陈皮9 g,每日一剂,煎服,对退黄疸、改善肝功能和临床症状有益。

(二)重症肝炎的处理要点

1.保肝治疗

如胰高糖素-胰岛素联合治疗,能改善肝脏对氨基酸和氨的异常代谢,使肝血流量增加

24%,有防止肝细胞变性坏死,促进肝细胞再生等作用。常用的剂量为胰高糖素 $1\sim2$ g/d,胰岛素 $6\sim12$ U 加入10%葡萄糖液 500 mL 中静脉滴注,$2\sim3$ 周为一个疗程。人血清蛋白注射液有促进肝细胞再生的作用,每周$2\sim3$ 次,每次 5 g,溶于 10%葡萄糖液中滴注。新鲜血浆也有促进肝细胞再生的作用,同时,新鲜血浆中含有凝血因子和免疫因子。对急性重型肝炎疗效尤其明显。国内研究认为血浆置换后 12 小时,患者的凝血功能恢复到正常的 50%。门冬氨酸钾镁注射液可促进肝细胞再生,可以降低高胆红素血症,能使黄疸消退,剂量为 40 mL/d,溶于 10%葡萄糖液 500 mL 缓慢滴注。本品含钾离子,在肝肾综合征伴有高钾患者慎用。

2.预防及治疗肝性脑病

为控制血氨,要注意饮食和排便,要求低蛋白、低脂肪、高糖饮食,充足的维生素和纤维素,保持大便通畅;口服新霉素和甲硝唑等,抑制肠道大肠埃希菌,减少肠道氨的形成和重吸收。复方氨基酸富含支链氨基酸,不含芳香氨基酸,可以用于治疗。肝性脑病者 6-氨基酸-520 每日 250 mL,加入等量的 10%葡萄糖,每日 2 次,静脉滴注。神志清醒后每日 1 次,直至完全清醒。疗程一般为 $5\sim7$ 天,以后改用 14 氨基酸,每日 500 mL 巩固疗效。

3.凝血功能障碍的防治

补充凝血因子,输新鲜血、凝血酶原复合物、纤维蛋白原、凝血酶Ⅲ和维生素 K_1 等。

4.晚期重症肝炎并发肾衰竭的处理

按急性肾衰竭处理,严格限制入液量,一般每日入液量为 500 mL 加前一日尿量。呋塞米 $60\sim80$ mg 静脉注射,必要时 $2\sim4$ 小时重复一次,$2\sim3$ 次无效后停用。多巴胺 $20\sim80$ mg 或消旋山莨菪碱 $40\sim60$ mg 静脉滴注,扩张肾血管,改善肾血流。监测血钾浓度,防止高钾血症,必要时予以肾透析。

(三)产科处理

1.妊娠早期

急性肝炎经保肝治疗后好转者,可继续妊娠。慢性肝炎妊娠后加重,可能是肝炎急性发作,对母儿均有危害,应及时终止妊娠。

2.中、晚期妊娠

尽量避免终止妊娠,因分娩过程或药物对肝脏会有影响,加重肝损伤。加强胎儿监护,积极防治子痫前期。

3.分娩期

分娩前数日肌内注射维生素 K_1,每日 $20\sim40$ mg;分娩前备血,备新鲜血、凝血因子、血小板等。经阴道分娩者,可阴道助产,缩短第二产程。胎盘娩出后,加强宫缩,减少产后出血。肝炎病情严重恶化,短时间内不能经阴道分娩者,可剖宫产终止妊娠。

4.产褥期

须继续随访肝功能,加强保肝治疗;产后使用广谱抗生素,预防产后出血。HBsAg/HBeAg 和HBcAb均阳性者,乳汁中可检测到 HBV DNA,不宜母乳喂养。

5.阻断母婴传播

目前公认的阻断乙肝母婴传播的有效方法已经写入了我国《慢性乙型肝炎防治指南》,具体如下。①出生后 24 小时内接种乙型肝炎疫苗,然后间隔 1 个月及 6 个月注射第二针及第三针疫苗,其保护率为87.8%;②注射乙型肝炎免疫球蛋白:对HBsAg阳性母亲的新生儿,应在出生后 24 小时内尽早注射乙型肝炎免疫球蛋白,最好在出生后 12 小时内,剂量≥100 U,同时在不同部位接种乙型肝炎疫苗,可显著提高阻断母婴传播的效果。也可在出生后 12 小时内先注射一针免疫球蛋白,1 个月后再注射第二针,并同时在不同部位接种一针乙型肝炎疫苗。后者不如前者方便,但保护率高于前者。新生儿如果在出生后 12 小时内注射了乙型肝炎免疫球蛋白和乙肝疫苗,可以接受母亲的哺乳。

(刘素霞)

第六节　妊娠期肝内胆汁淤积症

一、发病特点

妊娠期肝内胆汁淤积症(intrahepatic cholestasis of pregnancy,ICP)是一种在妊娠期所特有的肝内胆汁淤积。多发生于妊娠晚期,随妊娠终止而迅速恢复,再次妊娠又可复发,瘙痒及黄疸为其临床特征。胎儿易出现早产,胎儿低体重,出生后发育良好。产后出血较常见。对胎儿影响则更明显。早产发生率37.2%,死胎 8.5%,畸胎 4.2%,宫内窘迫 3.2%,低体重儿(<2 000 g)33.8%。

1883 年 Ahifeld 首次报道一种发生于妊娠中后期,有复发倾向的黄疸。1954 年 Svanborg 对该病进行了组织病理学、生物化学及症状学研究,并做了详细阐述,认为是独立的临床疾病。以后世界各地均有报道,但以北欧、北美、澳大利亚、智利等地为多。总的发病率占妊娠的 1%以下。

本病发病机制尚未充分阐明,可能与下列因素有关。①性激素的作用,目前认为雌激素的急剧增加为主要的致病因素;②遗传因素:本病可能对雌激素的促胆汁淤积作用具有易感性,而该易感性可能具遗传性。智利 Gonzalez(1989)随访 62 例双胎产妇,以单胎产妇为对照,前者本病发病率(20.9%)明显高于后者(4.7%),$P<0.001$;且前者尿中雌激素排出量亦明显高于后者。1996 年 Merla 采用 PCR 技术研究智利 26 名无血缘关系的多发性黄疸及 30 名无血缘关系的正常妊娠,发现在 *HLA-DPB1412* 等位基因上,ICP 组的出现频率(69%)高于正常妊娠组,尽管无统计学差异,也提示 ICP 与遗传有一定的关系。

病理变化。①光镜检查:肝结构完整,肝细胞无明显炎症或变性表现,仅在肝小叶中央区部分胆小管内可见胆栓,胆小管直径正常或有轻度扩张;小叶中央区的肝细胞含有色素,并可见嗜碱性的颗粒聚集。由于病变不明显有时可被忽略。②电镜检查:细胞一般结构完整,线粒体大小、电子密度及其分布均正常,粗面内质网、核糖体及糖原的外形和分布亦属正常;光滑内质网轻度扩张,其主要病理表现在肝细胞的胆管极,溶酶体数量轻度增加,围绕毛细胆管的外胞质区增宽,毛细胆管有不同程度的扩张,微绒毛扭曲、水肿或消失,管腔内充满颗粒状的致密电子物质。

二、诊断

ICP 在妊娠中、晚期出现瘙痒,或瘙痒与黄疸同时共存,分娩后迅速消失。

(一)瘙痒

往往是首先出现的症状,常起于 28～32 周,但亦有早至妊娠 12 周者。有学者报道的 250 例中,除去开始时间不详的 6.4%以外,瘙痒起始于早期妊娠(孕 12 周以前)、中期妊娠(13～27 周)

及晚期妊娠(28～40周)者各占 1.2%、23.2%及69.2%。瘙痒程度亦各有不同,可以从轻度偶然的瘙痒直到严重的全身瘙痒,个别甚至发展到无法入眠而需终止妊娠。手掌和脚掌是瘙痒的常见部位,瘙痒都持续至分娩,大多数在分娩后 2 天消失,少数 1 周左右消失,持续至 2 周以上者罕见。

(二)黄疸

瘙痒发生后的数日至数周内(平均为 2 周),部分患者出现黄疸,在文献中 ICP 的黄疸发生率在15%～60%,吴味辛报道为 55.4%,戴钟英报道为 15%。黄疸程度一般轻度,有时仅角膜轻度黄染,黄疸持续至分娩后数日内消退,个别可持续至产后 1 个月以上;在将发生黄疸的前后,患者尿色变深,粪便色变浅。

(三)其他症状

发生呕吐、乏力、胃纳不佳等症状者极少。

(四)实验室检查

(1)目前实验室甘胆酸的检测是诊断及治疗监测 ICP 的重要指标,胆汁中的胆酸主要是甘胆酸及牛磺酸,其比值为 3∶1,临床通过检测血清中甘胆酸值了解胆酸水平。血清胆酸升高是 ICP 最主要的特异性证据。在瘙痒症状出现前或转氨酶升高前数周血清胆酸已升高。

(2)血清胆红素增高者占 25%～100%,因病例选择标准不同而异。多数为轻、中度,<85 $\mu mol/L$(5 mg/dL)者占 95.6%,以直接胆红素为主,尿胆红素约半数为阳性。尿胆原常阳性,粪便颜色多数正常或略淡。

(3)血清转氨酶约半数升高,多属轻度,很少超过 10 倍以上。

(4)血清碱性磷酸酶、γ-谷氨酰转肽酶及 5'-核苷酸酶多数升高,严重者可达 10 倍以上,提示肝内胆汁排泄受阻。

(5)血清胆固醇总量半数以上有不同程度的升高,胆固醇值一般正常。

(6)血浆总蛋白、清蛋白/球蛋白比值及丙种球蛋白值多属正常。

以上肝功能改变多数于妊娠终止后 2 周内恢复正常,但须注意,有些改变在正常妊娠时亦可出现,必须加以鉴别。

三、治疗方法

治疗目的是缓解瘙痒症状,恢复肝功能,降低血胆酸水平,注意胎儿宫内状况的监护,及时发现胎儿缺氧并采取相应措施,以改善妊娠结局。

(一)一般处理

适当卧床休息,取左侧卧位以增加胎盘血流量,给予吸氧、高渗葡萄糖、维生素类及能量,既保肝又可提高胎儿对缺氧的耐受性。定期复查肝功能、血胆酸了解病情。

(二)药物治疗

能使孕妇临床症状减轻,胆汁淤积的生化指标和围生儿预后改善,常用药物有:

1.考来烯胺

能与肠道胆酸结合后形成不被吸收的复合物而经粪便排出,阻断胆酸的肝肠循环,降低血胆酸浓度,减轻瘙痒症状,但不能改善生化指标异常及胎儿预后。用量 4 g,每日 2～3 次,口服。由于考来烯胺影响脂溶性维生素 A、维生素 D、维生素 K 及脂肪吸收,可使凝血酶原时间延长及发生脂肪痢。用药同时应补充维生素 A、维生素 D、维生素 K。

2.苯巴比妥

此药可诱导酶活性和产生细胞素 P450,从而增加胆汁流量,改善瘙痒症状,但生化指标变化不明显,用量每次 0.03 g,每日 3 次,连用 2～3 周。

3.地塞米松

可诱导酶活性,能通过胎盘减少胎儿肾上腺脱氢表雄酮的分泌,降低雌激素的产生,减轻胆汁淤积;能促进胎肺成熟,避免早产儿发生呼吸窘迫综合征;可使瘙痒症状缓解甚至消失。一般用量为每日 12 mg,连用 7 天。1992 年 Hirvioja 报道 10 例 28～32 妊娠周的 ICP 患者,每日口服 12 mg 地塞米松,共 7 天,随后 3 天减量全停药,结果所有患者瘙痒都减轻或消失,用药后 1 天,血清雌三醇即明显减少,用药后 4 天,血清雌二醇、总胆汁酸均明显降低。

4.熊去氧胆酸(UDCA)

其作用机制尚不明确,可能是改变胆汁酸池的成分,替代肝细胞膜片对细胞毒性大的有流水性的内源性胆汁酸,并抑制肠道对疏水性胆酸的重吸收,降低血胆酸水平,改善胎儿环境。用量 15 mg/(kg·d),分 3 次口服,共 20 天。瘙痒症状和生化指标均有明显改善。1992 年 Palma 对第一组 5 名 ICP 患者给予每日口服 UDCA 1 g,共 20 天,第二组另外 3 名每日服 1 g,20 天后停药 14 天,后再服 20 天,患者的瘙痒症状、血中总胆盐及转氨酶水平均有明显好转,后一组在治疗期间,瘙痒症状及肝功能均有明显改善,停药后又有反复,但第二疗程时又有改善,该药对母、儿均无不良反应,产后 5 个月随访时,婴儿表现良好,疗效可以肯定。

5.S-腺苷蛋氨酸(S-adenosy-L-methionine,SAM)

实验已经证明可使小鼠对雌激素导致的肝脏胆汁淤积和结石生成有改善作用。对人类,SAM 可通过甲基化对雌激素的代谢物起激活作用,它刺激膜的磷脂合成,通过使肝浆膜磷脂成分的增加防止雌激素所引起的胆汁淤积。1988 年 Freez 等报道在志愿者人体试验中证实 SAM 可以保护雌激素敏感者的肝脏,并使胆固醇指数正常化。1990 年则 Masia 等以 SAM 800 mg/d 静脉注射,16 天为一个疗程,除减轻瘙痒、改善肝功能外,还可降低早产率。但 1991 年 RibanItk 用 SAM 并未获得理想效果,因此该药的效果尚待进一步评估。

(三)产科处理

1.产前监护

从孕 34 周开始每周行 NST,必要时行胎儿生物物理评分,以便及早发现胎儿缺氧。NST 基线胎心率变异消失可作为预测 ICP 胎儿宫内缺氧的指标。

2.适时终止妊娠

孕妇出现黄疸,胎龄已达 36 周;无黄疸、妊娠已足月或胎肺已成熟者;有胎盘功能明显减退或胎儿窘迫者应及时终止妊娠。应以剖宫产为宜,经阴道分娩会加重胎儿缺氧,甚至死亡。

（刘素霞）

第七节　妊娠合并急性阑尾炎

急性阑尾炎是妊娠期最常见的外科疾病,妊娠期急性阑尾炎的发病率与非妊娠期相同,国内资料为 0.5‰～1‰,国外文献报道为 1/1 500。妊娠各时期均可发生急性阑尾炎,妊娠晚期略下降,偶见于分娩期及产褥期。通常认为,妊娠与急性阑尾炎的发生无内在联系,但妊娠期母体生理功能和解剖发生变化,尤其妊娠中晚期阑尾炎的症状、体征与病变程度常常不符,容易造成漏诊或对病情严重性估计不足,延误治疗,一旦发生阑尾穿孔及弥散性腹膜炎,孕妇及胎儿的并发症和死亡率大大提高,因此妊娠期早诊断、及时处理对母儿预后有重要的影响。

一、病因和发病机制

急性阑尾炎的发病因素尚不肯定,多数意见认为是几种因素综合而发生。

(一)梗阻

阑尾为一细长的管道,起自盲肠顶端后部,仅一端与盲肠相通,通常为腹膜所包,其远端游离于右下腹腔。一般长 6～8 cm,直径 0.6～0.8 cm。一旦梗阻,可使管腔内分泌积存,内压增高,压迫阑尾壁,阻碍远侧血运,在此基础上,管腔内细菌侵入受损黏膜,易致感染。常见的梗阻原因:①粪石、粪块、蛔虫;②既往破坏所致管腔狭窄;③阑尾系膜过短所致阑尾扭曲;④阑尾管壁内淋巴组织增生或水肿引起管腔狭窄;⑤阑尾开口于盲肠部位的附近有病变,如炎症、结核、肿瘤,使阑尾开口受压,排空受阻。

(二)感染

未梗阻而发病者,其主要因素是阑尾腔内细菌所致直接感染。少数发生于上呼吸道感染后,因此也被认为感染可由血运传至阑尾。还有一部分感染起自邻近器官的化脓性感染,侵入阑尾。

(三)其他

胃肠道功能障碍(腹泻、便秘等)引起内脏神经反射,导致阑尾肌肉和血管痉挛,产生阑尾管腔狭窄。遗传因素和阑尾先天性畸形。

二、妊娠期阑尾炎特点

(一)妊娠期阑尾的位置发生变化

阑尾位置的变化使妊娠期阑尾炎的临床表现不典型。妊娠初期阑尾的位置多数在髂前上棘至脐连线中外 1/3 处,随着妊娠进展,子宫增大,盲肠和阑尾受压迫向上、向外、向后移位。妊娠3 个月末位于髂嵴下 2 横指,妊娠 5 个月末达髂嵴水平,妊娠 8 个月达髂嵴上 2 横指,妊娠足月可达胆囊区。盲肠和阑尾向上移位的同时,阑尾呈逆时针方向旋转,一部分被增大的子宫覆盖。因此,妊娠期阑尾炎压痛部位常不典型。

(二)妊娠期阑尾炎容易发生穿孔及弥散性腹膜炎

妊娠期盆腔充血,血运丰富,淋巴循环旺盛,毛细血管通透性及组织蛋白溶解能力增强;妊娠期类固醇类激素分泌增多,抑制孕妇的免疫机制,促进炎症的发展;增大的子宫不仅将腹部与阑尾分开,使腹壁防卫能力减弱,而且增大的子宫将网膜推向上腹部,妨碍大网膜游走,使大网膜不能到达感染部位发挥防卫作用,因此妊娠期阑尾容易发生穿孔,阑尾穿孔后炎症不易被包裹、局限,容易发展成弥散性腹膜炎。

妊娠期阑尾炎症可诱发宫缩,宫缩使粘连不易形成,炎症不易局限,容易导致弥散性腹膜炎。炎症刺激子宫浆膜时,可引起子宫收缩,诱发流产、早产或引起子宫强直性收缩,其毒素可能导致胎儿缺氧甚至死亡。宫缩可混淆诊断,认为是先兆流产或早产而延误治疗。

(三)妊娠期血象改变

不能反映病情的程度。

（四）妊娠期其他疾病

如肾盂肾炎、输尿管结石、胎盘早剥、子宫肌瘤变性等易与急性阑尾炎混淆，容易误诊，也造成治疗延误。

三、临床表现

妊娠的不同时期、急性阑尾炎发展的不同阶段，患者的临床表现有差别。

（一）症状与体征

1.妊娠早期阑尾炎

症状及体征与非妊娠期基本相同。腹痛是急性阑尾炎首发的、基本的症状，妊娠早期100%的孕妇有腹痛，最初多表现为上腹及脐周阵发性隐痛或绞痛，约数小时后转移并固定至右下腹，呈持续性疼痛。可有食欲缺乏、恶心、呕吐、便秘或腹泻等胃肠道症状。低位的阑尾炎可刺激直肠或膀胱，出现排便时里急后重感或尿频、尿急。急性阑尾炎早期体温可正常或轻度升高，右下腹麦氏点固定压痛，肛门指诊：直肠前壁右侧触痛。

2.妊娠中晚期阑尾炎

疼痛的位置与非妊娠期不同。随着阑尾位置的移动，腹痛及压痛的位置逐渐上移，甚至可达右肋下肝区；阑尾位于子宫背面时，疼痛可位于右侧腰部。文献报道妊娠中晚期约80%孕妇有右下腹痛，20%孕妇表现为右上腹痛。由于增大的子宫将壁腹膜向前顶起，右下腹痛及压痛、反跳痛不明显。

若体温明显升高（>39 ℃）或脉率明显增快，出现乏力、口渴、头痛等全身感染中毒症状，右下腹麦氏点压痛、反跳痛及腹肌紧张明显，血常规升高明显，提示阑尾穿孔或合并弥散性腹膜炎。

（二）辅助检查

1.血常规

妊娠期生理性白细胞升高，故白细胞计数对诊断并非重要，正常妊娠期白细胞在 $6×10^9$/L～$16×10^9$/L，分娩时可高达（20～30）×10^9/L，因此白细胞计数对诊断帮助不大。但白细胞计数若明显增加，持续≥$18×10^9$/L 或计数在正常范围但分类有核左移对诊断有意义。

2.尿常规

孕中晚期阑尾炎可累及附近输尿管及肾盂，尿液分析可见脓、血尿。

3.B超检查

妊娠期超声诊断阑尾炎的标准与非妊娠期相同，以早、中孕期效果更好。特征性的改变是：阑尾呈低回声管状结构，横断面呈同心圆似的靶状影像，直径≥7 mm，B超诊断急性阑尾炎的准确性90%～97%，特异性为80%～93%。如果发生坏疽性或穿孔性阑尾炎，阑尾局部积液较多或肠麻痹胀气，或孕晚期增大的子宫遮盖阑尾，影响阑尾显影，使超声诊断阑尾炎受限。

4.CT

CT 用于诊断阑尾的敏感性为92%，特异性为99%。可用于 B 超下阑尾不显影者。

5.MRI

有学者对51名孕期怀疑阑尾炎的孕妇行 MRI 检查，其诊断标准：如果阑尾腔内含气体和（或）造影剂，直径≤6 cm，则为正常阑尾。如果阑尾腔扩张，内含液体，直径>7 mm，被认为是异常阑尾。如果直径为6～7 cm，需进一步确诊。MRI 用于诊断阑尾炎的敏感性100%，特异性93.6%，修正后的阳性预测值1.4%，阴性预测值100%，准确性94%。MRI 对妊娠期急腹痛患者提供排除阑尾炎极好的形态学依据,尤其是超声检查未发现阑尾者。

四、诊断及鉴别诊断

文献报道妊娠期阑尾炎术前诊断率为 $50\%\sim85\%$,$14\%\sim30\%$ 在阑尾穿孔或并发弥散性腹膜炎时才确诊。妊娠期阑尾炎患者常有慢性阑尾炎史,妊娠早期阑尾炎诊断并不困难,妊娠中晚期由于症状及体征不典型,右下腹痛及压痛需与源于子宫、附件的病变相鉴别。可以先按压右侧腹部压痛点,然后嘱患者左侧卧位,如果压痛减轻或消失,提示压痛可能来自子宫及附件,如果压痛无变化,提示阑尾炎的可能性大。如果诊断有困难,可借助 B 超及 MRI,并与以下妊娠期急腹症鉴别后做出诊断。对腹膜炎症状明显,临床怀疑阑尾炎者可行腹腔镜检查,能提高孕 20 周以前急性阑尾炎诊断的准确性。

(一)与妇科急腹症相鉴别

1.卵巢囊肿扭转

卵巢囊肿扭转是妊娠期最常见的妇科急腹症,多发生于孕 8~15 周,子宫增大入腹腔,使囊肿位置变化所致。部分患者妊娠前有卵巢囊肿病史,表现为突发性一侧剧烈疼痛,常随体位发生改变,疼痛时可伴恶心、呕吐;腹部检查下腹部有局限性压痛,孕早期或肿块较大时可触及压痛包块,如果囊肿扭转坏死时,局部有肌紧张及反跳痛。B 超检查可见附件区包块。

2.异位妊娠破裂

可有盆腔炎病史,停经后有不规则阴道出血及下腹痛,查体:贫血面容,下腹有压痛、反跳痛、肌紧张。妇科检查:后穹隆饱满、触痛,宫颈举痛,一侧附件区增厚、有压痛。B 超检查:子宫内未见妊娠囊,右侧附件区可见囊性无回声区,有时可见胎芽、胎心。尿妊娠试验(+),血 β-HCG 测定可确诊。

(二)与其他外科疾病鉴别

1.消化系统疾病

上腹空腔或实质性脏器病变,如胃十二指肠溃疡穿孔、急性胆囊炎坏疽穿孔或肝肿瘤破裂出血等,因胃液、胆汁或血液沿结肠旁沟积聚在右下腹,可引起右下腹痛和压痛,但临床表现为突发右上腹剧痛后迅速延及右下腹,疼痛及压痛范围大。胃十二指肠穿孔者 X 线可见膈下游离气体,肝脏破裂者 B 超可见腹水。麦克尔憩室炎的临床表现与阑尾炎极为相似,常难以鉴别。憩室炎的腹痛和压痛偏脐部和中下腹部。有时憩室和脐之间有纤维束带,可并发小肠梗阻,或憩室出血而有黑粪或果酱样粪。另外,急性胃肠炎和克罗恩病的体征会有脐周或一次下腹痛症状,但一般无转移性右下腹痛,且常伴有明显的恶心、呕吐等胃肠道症状。

2.呼吸系统疾病

右下肺大叶性肺炎和右侧胸膜炎可出现牵涉性右侧腹疼痛,但定位不明确,并与呼吸关系密切,腹部通常无固定压痛点,更无肌紧张和反跳痛。腹痛发作前常有发热,呼吸道感染症状为主要表现,胸部 X 线片检查可见肺部病变。

3.泌尿系统疾病

右侧肾绞痛、肾盂积水、急性肾炎。

4.血液系统疾病

约半数变应性紫癜患者有脐周和下腹痛,但疼痛点不如急性阑尾炎确切和局限,有时皮肤紫癜为首发症状,伴有便血和血尿,该病常有过敏史,血管脆性试验阳性。

五、处理

妊娠期阑尾炎不主张保守治疗，一旦确诊，应在积极抗感染治疗的同时，立即行手术治疗。尤其妊娠中晚期，如果一时难以诊断明确，又高度怀疑阑尾炎时，应尽早剖腹探查，有产科指征时可同时行剖宫产。

（一）一般处理

1.抗感染治疗

应选择对胎儿影响小，敏感的抗肠道内菌群的广谱抗生素，如阑尾炎时厌氧菌感染占75％～90％，应选择针对厌氧菌的抗生素，甲硝唑，头孢类抗生素。化脓行阑尾炎术中做分泌物的细菌培养＋药敏试验，利于术后抗生素的选择。

2.支持治疗

补液、纠正水、电解质紊乱。

（二）手术治疗

目前手术方式有两种：开腹或腹腔镜下阑尾切除术。

1.开腹手术

妊娠早期阑尾切除手术同非妊娠期，一般取右下腹麦氏点。妊娠中晚期手术时或诊断不明确时取腹部壁压痛点最明显处，选择切口右侧旁正中切口或正中切口，晚期可取右侧腹直肌旁切口，高度相当于宫体上 1/3 部位。孕妇左侧卧位，一般选择连续硬膜外麻醉，病情危重伴休克者，以全麻安全。术中避开子宫找到阑尾，基底部结扎、切断阑尾，内翻缝合，尽量不放腹腔引流，以减少对子宫的刺激。若阑尾穿孔、盲肠壁水肿，应附近放置引流管，避免引流物直接与子宫壁接触。除非有产科指征，原则上仅处理阑尾炎而不同时做剖宫产。以下情况同时行剖宫产：妊娠已近预产期、术中不能暴露阑尾时，可先行腹膜外剖宫产术，随后再做阑尾切除；阑尾穿孔并发弥散性腹膜炎，盆腔感染严重，子宫及胎盘有感染迹象，估计胎儿基本成熟。

2.腹腔镜阑尾切除术

随着麻醉技术及腹腔镜手术技术的完善，腹腔镜切除阑尾以其安全、有效、创伤小、恢复快等优势，被越来越多的医师接受，并开始应用于妊娠期阑尾切除。多数文献报道腹腔镜用于妊娠期是安全的，但应掌握手术适应证和具备熟练的手术技巧。妊娠期腹腔镜下成功切除阑尾，孕周应限制在 26～28 周内。术中人工气腹时 CO_2 压力应控制在 1.60 kPa（12 mmHg）以下，监测母亲血氧饱和度。用开腹的方法进 TRoCar，尽量使用小口径 TRoCar，可避免子宫损伤。但 Carver（AmSurg 2005）比较了孕早中期开腹与腹腔镜阑尾切除术对孕妇、胎儿及妊娠结局的影响，认为：两组的外科及产科并发症、住院时间、出生体重无明显差别，腹腔镜组中有两例胎儿死亡，尽管无统计学差异，但他认为腹腔镜组胎儿的丢失应引起关注，主张妊娠期更适合选择开腹手术。

腹腔镜用于妊娠期的另一优势是其诊断价值，对术中发现为卵巢囊肿扭转等急腹症时，还可同时行治疗。

（三）保守治疗

妊娠期阑尾炎一旦确诊，大多数学者主张及早手术治疗。也有人认为，妊娠早期单纯性阑尾炎可保守治疗，选择对胎儿影响小的有效抗生素。由于妊娠中晚期阑尾炎可复发，因此孕期要密切监测病情，一旦复发应尽早手术。

（四）产科处理

术后若妊娠继续,应于黄体酮、抑制宫缩等保胎治疗同时镇痛治疗,严密观测有无宫缩及胎心变化。

六、预后

妊娠期阑尾炎并非常见,但可造成不良妊娠结局。阑尾炎增加流产和早产的可能性,胎儿的丢失率是增加的,尤其是阑尾穿孔并发弥散性腹膜炎时母儿的预后不良。胎儿总的丢失率为15%,单纯性阑尾炎的妊娠丢失率为 3%～5%,而一旦阑尾穿孔胎儿的自然丢失率为可达20%～30%,围生儿死亡率为 1.8%～14.3%。另外,由于顾虑疾病及手术对妊娠胎儿的影响,很多患者选择中止妊娠,增加胎儿的丢失率。

（刘素霞）

第八节　妊娠合并糖尿病

妊娠期间的糖尿病包括糖尿病合并妊娠和妊娠期糖尿病（gestational diabetes mellitus, GDM）。前者为妊娠前已有糖尿病的患者,后者为妊娠后才出现或发现的糖尿病患者。糖尿病孕妇中 80%以上为 GDM。由于诊断标准不一致,GDM 发生率世界范围内为 1%～14%。大多数 GDM 患者糖代谢于产后能恢复正常,20%～50%将来发展为 2 型糖尿病。GDM 孕妇再次妊娠时,复发率高达 33%～69%。

一、妊娠对糖代谢的影响

在妊娠早中期,孕妇血浆葡萄糖水平随妊娠进展而降低,空腹血糖降低约 10%。这也是孕妇长时间空腹易发生低血糖及饥饿性酮症酸中毒的病理基础。造成血糖降低的主要原因:①胎儿从母体获取葡萄糖增加。②肾血流量及肾小球滤过率增加,但肾小管对糖的再吸收率没有相应增加,导致部分孕妇排糖量增加。③雌激素和孕激素增加母体对葡萄糖的利用。

妊娠中晚期胎盘生乳素、黄体酮、雌激素、皮质醇和胎盘胰岛素酶等抗胰岛素样物质增加,使孕妇组织对胰岛素的敏感性下降,出现胰岛素分泌相对不足而使血糖升高,加重原有糖尿病或出现 GDM。

二、糖尿病对妊娠的影响

取决于血糖控制情况、糖尿病病情严重程度及并发症。

（一）对孕妇的影响

1.孕早期自然流产率增加

孕早期自然流产率可达 15%～30%。高血糖可使胚胎发育异常甚至死亡,因此糖尿病患者宜在血糖控制正常后再妊娠。

2.妊娠期高血压疾病的发病率升高

妊娠期高血压疾病的发病率比非糖尿病孕妇高 2～4 倍。糖尿病可导致广泛血管病变,使小血管内皮细胞增厚及管腔变窄,组织供血不足,血压升高。

3.增加感染风险

血糖控制欠佳的孕妇易发生感染。以泌尿道和生殖道感染多见。

4.羊水过多发生率增加

较正常孕妇升高 10 倍。主要与胎儿高血糖、高渗性利尿致胎尿排出增多有关,与胎儿畸形无关。

5.巨大儿

增加难产、产道损伤、剖宫术概率。产程延长容易发生产后出血。

6.容易发生酮症酸中毒

由于妊娠期复杂的代谢变化,加之高血糖及胰岛素相对或绝对不足,代谢紊乱进一步发展到脂肪分解加速,血清酮体急剧升高,出现代谢性酸中毒。

(二)对胎儿的影响

1.巨大儿发生率增加

高达 25%～40%。胎儿长期处于高血糖环境,刺激胎儿胰岛 β 细胞增生,产生大量胰岛素,促进蛋白、脂肪合成和抑制脂解作用,导致胎儿过度生长。

2.胎儿生长受限(FGR)发生率增加

妊娠早期高血糖有抑制胚胎发育的作用,导致孕早期胚胎发育落后。糖尿病合并微血管病变者,胎盘血管出现异常;对 GDM 进行医学营养治疗,饮食过度控制等都会影响胎儿发育。

3.增加早产发生率

早产发生率为 10%～25%。羊水过多、妊娠期高血压疾病、感染、胎膜早破、胎儿宫内窘迫等是早产增加的常见原因。

4.胎儿畸形率增加

胎儿畸形率为正常妊娠的 7～10 倍,与妊娠早期高血糖水平有关。酮症、低血糖、缺氧等也与胎儿畸形有关。

(三)对新生儿的影响

(1)新生儿呼吸窘迫综合征发生率增高:孕妇高血糖通过胎盘刺激胎儿胰岛素分泌增加,形成高胰岛素血症,后者具有拮抗糖皮质激素促进胎儿肺泡Ⅱ型细胞表面活性物质合成及释放的作用,使胎肺成熟延迟。

(2)新生儿低血糖:新生儿脱离母体高血糖环境后,高胰岛素血症仍存在,若不及时补充糖,容易发生低血糖,严重时危及新生儿生命。

(3)新生儿血液异常:低钙血症、低镁血症、高胆红素血症和红细胞增多症均高于正常新生儿。

三、临床表现及诊断

孕前糖尿病已经确诊或有明显的三多症状(多饮、多食、多尿)的患者比较容易诊断,而大部分GDM 孕妇没有明显的症状,有时空腹血糖正常,容易漏诊和延误治疗。

(一)GDM 的诊断

1.糖尿病高危因素

年龄在 30 岁以上、肥胖、糖尿病家族史、多囊卵巢综合征患者;早孕期空腹尿糖反复阳性、巨

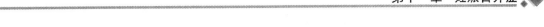

大儿分娩史、GDM 史、无明显原因的多次自然流产史、胎儿畸形史、死胎史以及足月新生儿呼吸窘迫综合征分娩史等。

2.口服葡萄糖耐量试验(OGTT)

在妊娠 24～28 周,对所有未被诊断为糖尿病的孕妇进行 75 g 葡萄糖耐量试验。OGTT 前一日晚餐后禁食 8～14 小时至次日晨(最迟不超过上午 9 时),检查时,5 分钟内口服含 75 g 葡萄糖的液体 300 mL,分别抽取服糖前、服糖后 1 小时和 2 小时的静脉血。诊断标准依据 2010 年国际妊娠合并糖尿病研究组推荐的标准。空腹、服葡萄糖后 1 小时和 2 小时三项血糖值分别为5.1 mmol/L、10.0 mmol/L、8.5 mmol/L。任何一项血糖达到或超过上述标准即诊断为 GDM。

(二)糖尿病合并妊娠的诊断

(1)妊娠前已确诊为糖尿病患者。

(2)妊娠前未进行过血糖检查的孕妇,首次产前检查时进行空腹血糖或者随机血糖检查,如空腹血糖(FPG)≥7.0 mmol/L;或孕期出现多饮、多食、多尿,体重不升或下降,甚至并发酮症酸中毒,伴血糖明显升高,随机血糖≥11.1 mmol/L,应诊断为孕前糖尿病,而非 GDM。

四、处理

首先进行孕前的咨询与管理,处理原则为控制血糖,减少母儿并发症,主要治疗包括医学营养治疗、运动疗法和胰岛素治疗。

(一)孕前咨询与管理

所有糖尿病女性及以前曾患过 GDM 的女性计划怀孕前应进行一次专业的健康咨询,包括了解糖尿病与妊娠的相互影响、眼底检查、糖尿病肾病及其他并发症评估、合理用药及血糖控制情况。

(二)妊娠期及分娩期处理

此期处理包括血糖控制、母儿监护、分娩时机及分娩方式的选择。

1.血糖控制

多数 GDM 患者经合理饮食控制和适当运动治疗,均能控制血糖在满意范围。

(1)妊娠期血糖控制目标:孕妇无明显饥饿感,空腹/餐前血糖＜5.3 mmol/L;餐后 2 小时＜6.7 mmol/L;夜间＞3.3 mmol/L,糖化血红蛋白＜5.5％。

(2)医学营养治疗(MNT):亦称饮食治疗,目的是使糖尿病孕妇的血糖控制在正常范围,保证母亲和胎儿的合理营养摄入,减少母儿并发症的发生。每日总能量摄入应基于孕前体重和孕期体重增长速度确定。其中碳水化合物占50％～60％,蛋白质占15％～20％,脂肪占25％～30％,膳食纤维每日 25～30 g,适量补充维生素及矿物质。少量多餐,定时定量进餐对血糖控制非常重要。早、中、晚三餐的能量应分别控制在10％～15％、30％、30％,加餐点心或水果的能量可以在5％～10％,有助于预防餐前的过度饥饿感。避免能量限制过度而导致酮症的发生,造成对母儿的不利影响。

(3)运动疗法:每餐后 30 分钟进行低至中等强度的有氧运动,运动的频率为 3～4 次/周,可降低妊娠期基础的胰岛素抵抗。

(4)药物治疗:口服降糖药在妊娠期应用的安全性、有效性尚未得到足够证实,在孕期应谨慎使用。对饮食治疗不能控制的糖尿病,胰岛素是主要的治疗药物。胰岛素用量应个体化,一般从小剂量开始,并根据病情、孕期进展及血糖值加以调整。中效胰岛素和超短效/短效胰岛素联合是目前应用最普遍的一种方法,即三餐前注射短效胰岛素,睡前注射中效胰岛素。

妊娠早期因早孕反应进食量减少,需减少胰岛素用量。妊娠中后期的胰岛素用量常有不同程度增加,妊娠 32～36 周达高峰,36 周后稍下降。产程中,血糖波动很大,由于体力消耗大,进食少。容易发生低血糖,因此应停用一切皮下胰岛素,并严密监测血糖。

糖尿病酮症酸中毒时,主张应用小剂量胰岛素。血糖>13.9 mmol/L,将胰岛素加入 0.9％氯化钠注射液内,0.1 U/(kg·h)或 4～6 U/h 静脉滴注。每小时监测一次血糖。当血糖≤13.9 mmol/L,将0.9％氯化钠注射液改为 5％葡萄糖液或葡萄糖氯化钠注射液,直至血糖降至11.1 mmol/L 或酮体转阴后可改为皮下注射。

2.母儿监护

定期监测血压、水肿、尿蛋白、肾功能、眼底和血脂。孕期可采用彩色多普勒 B 超和血清学检查胎儿畸形及发育情况。妊娠晚期采用 NST、计数胎动、B 超检测羊水量及脐动脉血流监测胎儿宫内安危。

3.分娩时机

原则上血糖控制良好的孕妇,在严密监测下尽量在妊娠 38 周以后终止妊娠。如果有死胎、死产史,或并发子痫前期、羊水过多、胎盘功能不全,糖尿病伴微血管病变者确定胎肺成熟后及时终止妊娠。若胎肺不成熟,则促胎儿肺成熟后及时终止妊娠。

4.分娩方式

糖尿病本身不是剖宫产的指征。决定阴道分娩者。应制订产程中的分娩计划,产程中密切监测孕妇血糖、宫缩、胎心变化,避免产程过长。

选择剖宫产手术指征:糖尿病伴微血管病变、合并重度子痫前期或胎儿生长受限、胎儿窘迫、胎位异常、剖宫产史、既往死胎、死产史。孕期血糖控制不好,胎儿偏大者尤其胎儿腹围偏大,应放宽剖宫产指征。

(三)产后处理

胎盘排出后,体内抗胰岛素物质迅速减少,大部分 GDM 产妇在分娩后不再需要使用胰岛素。胰岛素用量较孕期减少 1/2～2/3。产后空腹血糖反复≥7.0 mmol/L,应视为糖尿病合并妊娠。产后6～12周行 75 g OGTT 检查,明确有无糖代谢异常及种类,并进行相应治疗。鼓励母乳喂养。

(四)新生儿处理

出生后 30 分钟内进行末梢血糖测定,根据血糖情况,适当喂糖水,必要时 10％的葡萄糖缓慢静脉滴注。常规检查血红蛋白、血钾、血钙及镁、胆红素,注意保暖和吸氧等。密切注意新生儿呼吸窘迫综合征的发生。

(秦丽莉)

第十二章

分娩期并发症

第一节 产后出血

产后出血是指胎儿娩出后 24 小时内失血量超过 500 mL,是分娩期常见的严重并发症,居我国产妇死亡原因首位。其发病率占分娩总数 2%～3%。产后出血可发生在三个时期即胎儿娩出后至胎盘娩出前,胎盘娩出至产后 2 小时及产后 2 小时至 24 小时,多发生在前两期。产后 2 小时内失血量占产后 24 小时内失血量的 74.7%。由于分娩时测量和收集失血量存在一定的困难,估计失血量偏少,实际发病率更高。引起产后出血的主要原因为子宫收缩乏力、胎盘因素、软产道损伤及凝血功能障碍。在诊断中应予高度重视,值得注意的是近年来在抢救产科大量汹涌出血时,如果在彻底止血前只补充晶体及红细胞,还会引起稀释性凝集病。

一、子宫收缩乏力

宫缩乏力性出血依然是产后出血的主要原因,占 70%～90%,及时有效地处理宫缩乏力性产后出血,对降低孕产妇死亡率十分关键。

(一)病因与发病机制

引起子宫收缩乏力性产后出血的原因有多种,凡是影响子宫收缩和缩复功能的因素都可引起子宫乏力性产后出血,常见的有:全身因素、子宫局部因素、产程因素、产科并发症、内分泌及药物因素等。

1.全身因素

孕妇的体质虚弱,妊娠合并心脏病,高血压、肝脏疾病、血液病等慢性全身性疾病均可致产后宫缩乏力。另外,产妇可因产程中对分娩的恐惧及精神紧张和产后胎儿性别不理想等精神因素使大脑皮质功能紊乱,加上产程中进食不足及体力消耗,水电解质平衡紊乱,均可导致宫缩乏力。

2.子宫局部因素

(1)子宫肌纤维过度伸展:如多胎妊娠、巨大儿、羊水过多等,使子宫肌纤维失去正常收缩能力。

(2)子宫肌壁损伤:经产妇使子宫肌纤维变性,结缔组织增生影响子宫收缩。急产、剖宫产和子宫肌瘤剥除术后,都可因子宫肌壁的损伤影响宫缩。

(3)子宫病变:子宫畸形(如双角子宫、残角子宫、双子宫等)、子宫肌瘤、子宫腺肌病等,均能引起产后宫缩乏力。

3.产程因素

产程延长、滞产、头盆不称或胎位异常试产失败等,都可引起继发性宫缩乏力,导致产后出血。

4.产科并发症

妊娠期高血压疾病、宫腔感染、胎盘早剥、前置胎盘等可因子宫肌纤维水肿,子宫胎盘卒中,胎盘剥离面渗血,子宫下段收缩不良等引起宫缩乏力性产后出血。

5.内分泌失调

产时和产后,产妇体内雌激素、缩宫素及前列腺素合成与释放减少,使缩宫素受体数量减少,肌细胞间隙连接蛋白数量减少。子宫平滑肌细胞 Ca^{2+} 浓度降低,肌浆蛋白轻链激酶及 ATP 酶不足,均可影响肌细胞收缩,导致宫缩乏力。

6.药物影响

产前及产时使用大剂量镇静剂、镇痛剂及麻醉药,如吗啡、氯丙嗪、硫酸镁、哌替啶、苯巴比妥钠等,都可以使宫缩受到抑制而发生宫缩乏力性产后出血。

(二)临床表现

子宫收缩乏力性产后出血可发生在胎盘娩出前也可以在胎盘娩出后,胎盘娩出后阴道多量流血及失血性休克等相应症状,是产后出血的主要临床表现。主要表现为胎盘娩出后阴道流血较多,按压宫底有血块挤出。也可以没有突然大量的出血,但有持续的中等量出血,直到出现严重的血容量不足,产妇可出现烦躁、皮肤苍白湿冷、脉搏细弱、脉压缩小等休克症状。

(三)诊断

1.估计失血量

胎盘娩出后 24 小时超过 500 mL 可诊断产后出血。估计失血量的方法如下。①称重法:失血量(mL)=[胎儿娩出后的接血敷料湿重(g)-接血前敷料干重(g)]/1.05(血液比重 g/mL)。②容积法:用产后接血容器收集血液后,放入量杯测量失血量。③面积法:可按接血纱块血湿面积粗略估计失血量。④监测生命体征、尿量和精神状态。⑤休克指数法,休克指数=心率/收缩压(mmHg)。⑥血红蛋白含量测定,血红蛋白每下降 10 g/L,失血 400~500 mL。但是产后出血早期,由于血液浓缩,血红蛋白值常不能准确反映实际出血量。

2.确诊条件

(1)出血发生于胎盘娩出后。

(2)出血为暗红色或鲜红色,伴有血块。

(3)宫底升高,子宫质软、轮廓不清,阴道流血多或剖宫产时,可以直接接触到子宫呈疲软状。按摩子宫及应用缩宫剂后,子宫变硬,阴道流血可减少或停止。

(4)除外产道裂伤、胎盘因素和凝血功能障碍因素所致产后出血。

(四)处理

宫缩乏力性产后出血的处理原则为:正确估计失血量和动态监护、针对病因加强宫缩、止血、补充血容量、纠正失血性休克、预防多器官功能衰竭及感染。

1.正确估计出血量和动态监护

准确估计失血量是判断病情和选择实施抢救措施的关键。估计失血量≥500 mL 时,则须及时采取必要的动态监护措施,如:凝血功能、水电解质平衡,持续心电监护,持续监测血压、脉搏等生命体征;必要时可以连续检测血红蛋白浓度及凝血功能。

2.处理方法

(1)子宫按摩或压迫法:可采用经腹按摩或经腹经阴道联合按压。经腹按摩方法为,胎盘娩出后,术者一手的拇指在前、其余四指在后,在下腹部按摩并压迫宫底,挤出宫腔内积血,促进子宫收缩;经腹经阴道联合按压法为,术者一手戴无菌手套伸入阴道握拳置于阴道前穹隆,顶住子宫前壁,另一只手在腹部按压子宫后壁,使宫体前屈,两手相对紧压并均匀有节律地按摩子宫;剖宫产时可以手入腹腔,直接按摩宫底,增强子宫收缩。按摩时间以子宫恢复正常收缩并能保持收缩状态为止,同时要配合应用宫缩剂。

(2)宫缩剂的应用:①缩宫素:为预防和治疗产后出血的一线药物。治疗产后出血方法为:缩宫素10 U肌内注射、子宫肌层或宫颈注射,以后10~20 U加入500 mL晶体液中静脉滴注,给药速度根据患者的反应调整,常规速度250 mL/h,约 80 mU/min。静脉滴注能立即起效,但半衰期短(1~6分钟),故需持续静脉滴注。缩宫素应用相对安全,大剂量应用时可引起高血压、水钠潴留和心血管系统不良反应;一次大剂量静脉注射未稀释的缩宫素,可导致低血压、心动过速和(或)心律失常,甚至心搏骤停,虽然合成催产素制剂不含抗利尿激素,但仍有一定的抗利尿作用,大剂色应用特别是持续长时间静脉滴注可引起水中毒。因缩宫素有受体饱和现象,无限制加大用量反而效果不佳,并可出现不良反应,故24 小时总量应控制在60 U内。②卡前列素氨丁三醇(为前列腺素 F2α 衍生物(15-甲基 PGF2α),引起全子宫协调有力的收缩。用法为 250 μg(1 支)深部肌内注射或子宫肌层注射,3 分钟起作用,30 分钟达作用高峰,可维持 2 小时;必要时可重复使用,总量不超过 8 个剂量。此药可引起肺气道和血管痉挛外,另外的不良反应有腹泻、高血压、呕吐、高热、颜面潮红和心动过速。哮喘、心脏病和青光眼患者禁用,高血压患者慎用。③米索前列醇:系前列腺素 E1 的衍生物,可引起全子宫有力收缩,应用方法:米索前列醇200~600 μg 顿服或舌下给药,口服 10 分钟达高峰,2 小时后可重复应用,米索前列醇不良反应者恶心、呕吐、腹泻、寒战和体温升高较常见;高血压、活动性心、肝、肾脏病及肾上腺皮质功能不全者慎用,青光眼、哮喘及过敏体质者禁用。

(3)手术治疗:在上述处理效果不佳时,可根据患者情况和医师的熟练程度选用下列手术方法。

宫腔填塞:有宫腔水囊压迫和宫腔纱条填塞两种方法,阴道分娩后宜选用水囊压迫,剖宫产术中选用纱条填塞。宫腔填塞后应密切观察出血量、子宫底高度、生命体征变化等,动态监测血红蛋白、凝血功能的状况,以避免宫腔积血,水囊或纱条放置 24~48 小时后取出,要注意预防感染。

B-Lynch 缝合:适用于子宫缩乏力性产后出血,子宫按摩和宫缩剂无效并有可能切除子宫的患者。方法:将子宫托出腹腔,先试用两手加压观察出血量是否减少以估计 B-Lynch 缝合成功止血的可能性,加压后出血基本停止,则成功可能性大,可行 B-Lynch 缝合术。下推膀胱腹膜返折进一步暴露子宫下段。应用可吸收线缝合,先从右侧子宫切口下缘 2~3 cm、子宫内侧 3 cm处进针,经宫腔至距切口上缘 2~3 cm,子宫内侧 4 cm 出针;然后经距宫角 3~4 cm 宫底将缝线垂直绕向子宫后壁,于前壁相应位置进针进入宫腔横向至左侧后壁与右侧相应位置进针,出针后将缝线垂直通过宫底至子宫前壁,与右侧相应位置分别于左侧子宫切口上、下缘缝合。收紧两根缝线,检查无出血即打结。然后再关闭子宫切口。子宫放回腹腔观察 10 分钟,注意下段切口有无渗血,阴道有无出血及子宫颜色,若正常即逐层关腹。B-Lynch缝合术后并发症的报道较为罕见,但有感染和组织坏死的可能,应掌握手术适应证。

盆腔血管结扎:包括子宫动脉结扎和髂内动脉结扎。子宫血管结扎适用于难治性产后出血,尤其是剖宫产术中宫缩乏力性出血,经宫缩剂和按摩子宫无效,或子宫切口撕裂而局部止血困难者。推荐五步血管结扎法:单侧子宫动脉上行支结扎;双侧子宫动脉上行支结扎;子宫动脉下行支结扎;单侧卵巢子宫血管吻合支结扎;双侧卵巢子宫血管吻合支结扎。髂内动脉结扎术手术操作困难,需要由盆底手术熟练的妇产科医师操作。适用于宫颈或盆底渗血、宫颈或阔韧带出血、腹膜后血肿、保守治疗无效的产后出血,结扎前后需准确辨认髂外动脉和股动脉,必须小心勿损伤髂内静脉,否则可导致严重的盆底出血。

经导管动脉栓塞(transcatheter arterial embolization,TAE):适应证:经保守治疗无效的各种难治性产后出血,生命体征稳定。禁忌证:生命体征不稳定、不宜搬动的患者;合并有其他脏器出血的DIC;严重的心、肝、肾和凝血功能障碍;对造影剂过敏者。方法:局麻下行一侧腹股沟韧带中点股动脉搏动最强点穿刺,以Seldinger技术完成股动脉插管。先行盆腔造影,再行双侧髂内动脉及子宫动脉造影,显示出血部位及出血侧子宫动脉,大量造影剂外溢区即为出血处。迅速将导管插入出血侧的髂内动脉前干,行髂内动脉栓塞术(ⅡAE)或子宫动脉栓塞术(uterial artery embolization,UAE),二者均属经导管动脉栓塞术(transcatheter arterial embolization,TAE)的范畴。固定导管,向该动脉注入带抗生素的明胶海绵颗粒或明胶海绵条或明胶海绵弹簧钢圈后,直至确认出血停止,行数字减影成像技术(DSA)造影证实已止血成功即可,不要过度栓塞。同法栓塞对侧。因子宫供血呈明显的双侧性,仅栓塞一侧子宫动脉或髂内动脉前干将导致栓塞失败。临床研究结果表明术中发生的难治性产后出血以髂内动脉结扎术和子宫切除术为宜。而术后或顺产后发生的顽固性出血可选择髂内动脉栓塞术。对于复发出血者,尚可再次接受血管栓塞治疗。

子宫切除术:适用于各种保守性治疗方法无效者。一般为次全子宫切除术,如前置胎盘或部分胎盘植入宫颈时行子宫全切除术。操作注意事项:由于子宫切除时仍有活动性出血,故需以最快的速度"钳夹、切断、下移",直至钳夹至子宫动脉水平以下,然后缝合打结,注意避免损伤输尿管。对子宫切除术后盆腔广泛渗血者,用大纱条填塞压迫止血并积极纠正凝血功能障碍。

3.补充血容量纠正休克

产妇可因出血量多,血容量急剧下降发生低血容量性休克。在针对病因加强宫缩和止血的同时,应积极纠正休克。建立有效静脉通道,监测中心静脉压、血气、尿量,补充晶体平衡液及血液、新鲜冰冻血浆等,有效扩容纠正低血容量性休克。对于难治性休克,在补足血容量后可给予血管活性药物升压。另外可短期大量使用肾上腺皮质激素,有利于休克的纠正。在积极抢救,治疗病因之后,达到以下状况时,可以认为休克纠正良好:出血停止;收缩压>12.00 kPa(90 mmHg);中心静脉压回升至正常;脉压>4.00 kPa(30 mmHg);脉搏<100次/分钟;尿量>30 mL/h;血气分析恢复正常;一般情况良好,皮肤温暖、红润、静脉充盈、脉搏有力。

4.预防多器官功能障碍

严重的宫缩乏力性产后出血可发生凝血功能障碍,并发DIC,继而发生多脏器功能衰竭。休克和多脏器功能衰竭是产后出血的主要死因,因此治疗宫缩乏力性产后出血时需注意主要脏器的功能保护。明显的器官功能障碍应当采用适当的人工辅助装置,如血液透析、人工心肺机等。

5.预防感染

产妇由于大量出血而机体抵抗力降低,且抢救过程中难以做到完全无菌操作,因此,有效止血和控制病情同时还需应用足量的抗生素预防感染。

(五)预防

重视产前保健、积极治疗引起产后宫缩乏力的疾病、正确处理产程、加强产后观察,可有效降低宫缩乏力性产后出血的发生率。

(1)加强孕期保健,定期产检,发现有引起宫缩乏力性产后出血的高危因素及时入院诊治。

(2)积极预防和治疗产科并发症及妊娠合并症。

(3)正确处理产程,重视产妇休息及饮食,防止疲劳及产程延长;合理使用子宫收缩剂及镇静剂;对孕妇进行精神疏导,减少精神紧张情绪。对有发生宫缩乏力性产后出血可能者适时给予宫缩剂加强宫缩。

(4)加强产后观察,产后产妇应在产房中观察 2 小时,仔细观察产妇的生命体征、宫缩及阴道流血情况,发生异常及时处理。离开产房前鼓励产妇排空膀胱,鼓励产妇与新生儿早接触、早吸吮,能反射性引起子宫收缩,减少出血量。

二、胎盘因素所致出血

(一)概述

胎盘因素是导致产后出血的第二大原因,仅次于子宫收缩乏力,文献报道占产后出血总数的 7%～24%。近年来由于剖宫产及宫腔操作增加,胎盘因素所致产后出血的比例有明显上升趋势,成为严重产后出血且必须切除子宫的最常见原因。主要包括胎盘剥离不全、胎盘剥离后滞留、胎盘嵌顿、胎盘粘连、胎盘植入、胎盘和(或)胎膜残留以及前置胎盘等。

(二)分类

1.胎盘剥离不全

胎盘剥离不全多见于宫缩乏力或第三产程处理不当,如胎盘未剥离而过早牵拉脐带或刺激子宫,使胎盘部分自宫壁剥离,影响宫缩,剥离面血窦开放引起出血不止。

2.胎盘剥离后滞留

胎盘剥离后滞留多由宫缩乏力或膀胱充盈等因素影响胎盘下降,导致胎盘从宫壁完全剥离后未能排出而潴留在宫腔内影响子宫收缩。

3.胎盘嵌顿

由于使用宫缩剂不当或第三产程过早及粗暴按摩子宫等,引起宫颈内口附近子宫肌呈痉挛性收缩,形成狭窄环,使已全部剥离的胎盘嵌顿于宫腔内,影响子宫收缩致出血。

4.胎盘粘连

在引起产后出血的胎盘因素中胎盘粘连最常见,胎儿娩出后胎盘全部或部分粘连于子宫壁上,不能自行剥离,称为胎盘粘连,易引起产后出血。胎盘粘连包括所有胎盘小叶的异常粘连(全部胎盘粘连),累及几个胎盘小叶(部分胎盘粘连),或累及一个胎盘小叶(灶性胎盘粘连)。

5.胎盘植入

胎盘植入指胎盘绒毛因子宫蜕膜发育不良等原因而植入子宫肌层,临床上较少见。根据胎盘植入面积又可分为完全性与部分性两类。其发生与既往有过宫内膜损伤及感染有关,绒毛可侵入深肌层达浆膜层甚至穿透浆膜层形成穿透性胎盘,可引起子宫自发破裂。

6.胎盘小叶、副胎盘和(或)胎膜残留

部分胎盘小叶、副胎盘或部分胎膜残留于宫腔内,影响子宫收缩而出血。常因过早牵拉脐带、过早用力揉挤子宫所致。

7.胎盘剥离出血活跃

胎盘剥离过程中出血过多。

8.胎盘早剥

子宫卒中子宫肌纤维水肿弹性下降,易引起宫缩乏力而致产后出血。

9.前置胎盘

在引起剖宫产产后出血的胎盘因素中,最常见的即前置胎盘。前置胎盘易并发产后出血原因主要有以下三点:首先在胎盘前置时,胎盘附着于子宫下段或覆盖于子宫颈中,其附着部位肌肉薄弱或缺乏,胎盘剥离后,不能有效收缩关闭血管,从而导致出血不止,引起产后出血;其次前置胎盘易发生胎盘粘连及植入肌层,胎盘剥离时出血较多;第三点是当胎盘附着于子宫前壁时,切开子宫很容易损伤胎盘而出血。

(三)高危因素

在蜕膜形成缺陷的情况下胎盘粘连比较常见,许多临床资料显示发生胎盘粘连、植入、滞留、前置胎盘与多胎、多产、炎症、化学药物刺激、机械损伤等因素造成子宫内膜损伤有密切关系。随着人工流产次数的增多,胎盘因素所引起的产后出血也逐渐增多,多次吸宫或刮宫过深损伤子宫内膜及其浅肌层可造成再次妊娠时子宫蜕膜发育不良,因代偿性扩大胎盘面积或增加覆着深度以摄取足够营养,使胎盘粘连甚至植入发生率增加。另外,子宫内膜面积减少可引起胎盘面积增加或发生异位形成前置胎盘造成产后大出血。部分患者由于人工流产术中无菌技术操作不严或过早性生活引起子宫内膜炎。

(四)临床特点

胎盘因素导致的产后出血一般表现为胎盘娩出前阴道多量流血,常伴有宫缩乏力,子宫不呈球状收缩,宫底上升,脐带不下移。胎盘娩出、宫缩改善后出血停止。出血的特点为间歇性,血色暗红,有凝血块。胎盘小叶或副胎盘残留是在胎儿娩出后胎盘自然娩出,但阴道流血较多,似子宫收缩不良,应仔细检查胎盘是否完整和胎膜近胎盘周围有无血管分支或有无胎盘小叶缺如的粗糙面。完全性胎盘粘连或植入在手取胎盘前往往出血极少或不出血,而在试图娩出胎盘时可出现大量出血,甚至有时牵拉脐带可导致子宫内翻。胎盘嵌顿时在子宫下段可发现狭窄环。胎盘嵌顿引起的产后出血比较隐匿,出血量与血流动力学的改变不相符。

B超声像特征:正常产后子宫声像图为子宫体积明显增大,宫壁均匀增厚,内膜显示清晰。单纯胎盘残留与胎盘粘连均表现为宫腔内光点密集及边缘轮廓较清晰的光团,提示胎盘胎膜瘤。胎盘植入则表现为宫腔内见胎盘组织样回声,其与部分子宫肌壁关系密切,局部子宫肌壁明显薄于对侧。

(五)治疗措施

(1)胎盘剥离不全及粘连绝大多数可徒手剥离取出。手取胎盘的方法为在适当的镇痛或麻醉下,一手在腹壁按压固定宫底,另一手沿着脐带通过阴道进入子宫。触到胎盘后,即用手掌尺侧进入胎盘边缘与宫壁之间逐步将胎盘与子宫分离,部分残留用手不能取出者,用大号刮匙刮取残留物,最好在B超引导下刮宫。若徒手剥离胎盘时,手感分不清附着界限则切忌以手指用力分离胎盘,因很可能是完全性胎盘粘连或胎盘植入。

(2)完全性胎盘粘连或胎盘植入以子宫切除为宜。若出血不多需保留子宫者可保守治疗,子宫动脉栓塞术或药物(甲氨蝶呤或米非司酮)治疗都有较好效果。

药物治疗。①米非司酮:是一种受体水平抗孕激素药物,它能抑制滋养细胞增殖,诱导和促进其凋亡,能引起胎盘绒毛膜滋养层细胞周期动力学发生明显变化,阻断细胞周期的运转,从而抑制滋养层细胞的增殖过程,引起蜕膜和绒毛组织的变性。用法:米非司酮 50 mg 口服,3 次/天,共服用 12 天。②MTX:MTX 用法 10 mg 肌内注射,1 次/天,共 7 天;或 MTX 1 mg/kg 单次肌内注射。如血 β-HCG 下降不满意一周后可重复一次用药。

盆腔血管栓塞术由经验丰富的放射介入医师进行,其栓塞成功率可达 95%。对还有生育要求的产妇,可避免子宫切除。介入栓塞的方法是局部麻醉下将一导管置入腹主动脉内,应用荧光显影技术确定出血血管,并放入可吸收的明胶海绵栓塞出血血管,达到止血目的。若出血部位不明确,可将明胶海绵置入髂内血管。此法对多数宫腔出血有效。

(3)胎盘剥离后滞留:首先导尿排空膀胱,用手按摩宫底使子宫收缩,另一手轻轻牵脐带协助胎盘娩出。

(4)胎盘嵌顿在子宫狭窄环以上者,可使用静脉全身麻醉下,待子宫狭窄环松解后,用手取出胎盘当无困难。

(5)胎盘剥离出血活跃胎盘剥离过程中出现阴道大量流血需立即徒手剥离胎盘娩出,并给予按摩子宫及应用宫缩制剂。

(6)前置胎盘剥离面出血者,可"8"字缝合剥离面止血。或用垂体后叶素 6 U 稀释于 20 mL 生理盐水中,于子宫内膜下多点注射,显效快,可重复使用,无明显不良反应。B-lynch 缝合术也是治疗前置胎盘产后出血较好的保守治疗手段。胎盘早剥子宫卒中并有凝血功能障碍者,要输新鲜血浆,补充凝血因子。Fg<1.5 g/L 时,输纤维蛋白原,输 2~4 g,可升高 1 g/L,BPC<50×10⁹/L,输 BPC 悬液。

(7)宫腔填塞术:前置胎盘或胎盘粘连所导致的产后出血,填塞可以控制出血。宫腔填塞主要有两类方法,填塞球囊或填塞纱布。可供填塞的球囊有专为宫腔填塞而设计的,能更好地适应宫腔形状,如 Bakri 紧急填塞球囊导管;原用于其他部位止血的球囊,但并不十分适合宫腔形状,如森-布管、Rusch 泌尿外科静压球囊导管;利用产房现有条件的自制球囊,如手套或避孕套。宫腔填塞纱布是一种传统的方法,其缺点是不易填紧,且因纱布吸血而发生隐匿性出血,建议统一使用规格为 10 cm×460 cm 长的纱布,所填入纱布应于 24 小时内取出,宫腔填塞期间须予抗生素预防感染;取出纱条前应先使用缩宫素,促进子宫收缩,减少出血。

(六)预防措施

加强婚前宣教,做好计划生育,减少非意愿妊娠,减少人工流产次数,以降低产后出血的发生率。为了预防产后出血,重视第三产程的观察和处理,胎儿娩出后配合手法按摩子宫,正确及时使用缩宫药物,以利胎盘剥离排出,密切观察出血量,仔细检查胎盘、胎膜娩出是否完整,胎膜边缘有无断裂的血管残痕,如有,应在当时取出。胎盘未娩出前有较多阴道流血或胎儿娩出后10 分钟未见胎盘自然剥离征象时要及时实施宫腔探查及人工剥离胎盘术可以减少产后出血。有文献报道第三产程用米索前列醇 400 μg＋NS 5 mL 灌肠,能减少产后出血量。

对于前置胎盘者,尤其是中央型及部分型前置胎盘,需做好产后出血抢救的各项准备工作,应由有经验的高年资医师上台参与手术,手术者术前要亲自参与 B 超检查,了解胎盘的位置及胎盘下缘与子宫颈内口的关系,选择合适的手术切口,从而有效降低产后出血的发生率,术中要仔细检查子宫颈内口是否有活动性出血,因为有可能发生阴道出血但宫腔无出血而掩盖了出血现象。

三、凝血功能障碍

凝血功能障碍指任何原发或继发的凝血功能异常,均能导致产后出血。其抢救失败,是导致孕产妇死亡的主要原因。

(一)病因与发病机制

特发性血小板减少性紫癜、再生障碍性贫血、白血病、血友病、维生素 K 缺乏症、人工心脏瓣膜置换术后抗凝治疗、严重肝病等产科合并症可引起原发性凝血功能异常。胎盘早剥、死胎、羊水栓塞、重度子痫前期、子痫、HELLP 综合征等产科并发症,均可引起弥散性血管内凝血(DIC)而导致继发性凝血功能障碍。

正常凝血功能的维持依赖于凝血与抗凝血、纤溶与抗纤溶、血小板功能和血管内皮细胞功能四大系统的相互协调。正常妊娠时,若出现明显的血管内皮损伤、血小板活化增强、凝血酶原活性增加、高凝状态导致继发性纤溶亢进和抗纤溶活性增强,而这四个方面相互影响相互渗透,从而维持正常妊娠处于凝血与抗凝血、纤溶与抗纤溶的动态平衡中,即所谓的生理性高凝状态。当存在产科合并症或并发症时打破了这种平衡而出现凝血功能障碍。其主要机制如下。

1.血管内皮细胞损伤、激活凝血因子Ⅻ

启动内源性凝血系统。

2.组织严重破坏

使大量组织因子进入血液,启动外源性凝血系统:创伤性分娩、胎盘早期剥离、死胎等情况下均有严重的组织损伤或坏死,大量促凝物质入血,其中尤以组织凝血活酶(即凝血因子Ⅲ,或称组织因子)为多。

3.促凝物质进入血液

羊水栓塞时一定量的羊水或其他异物颗粒进入血液可以通过表面接触使因子Ⅻ活化,从而激活内源性凝血系统。急性胰腺炎时,蛋白酶进入血液能促使凝血酶原变成凝血酶。抗原抗体复合物能激活因子Ⅻ或损伤血小板引起血小板聚集并释放促凝物质(如血小板因子等)。补体的激活在 DIC 的发生发展中也起着重要的作用。

4.血细胞大量破坏

正常的中性粒细胞和单核细胞内有促凝物质,在大量内毒素或败血症时中性粒细胞合成并释放组织因子;在急性早幼粒细胞性白血病患者,此类白血病细胞胞质中含有凝血活酶样物质,当白血病细胞大量坏死时,这些物质就大量释放入血,通过外源性凝血系统的启动而引起 DIC。内毒素、免疫复合物、颗粒物质、凝血酶等都可直接损伤血小板,促进它的聚集。微血管内皮细胞的损伤,内皮下胶原的暴露是引起局部血小板黏附、聚集、释放反应的主要原因。血小板发生黏附、释放和聚集后,除有血小板凝集物形成,堵塞微血管外,还能进一步激活血小板的凝血活性,促进 DIC 的形成。

5.凝血因子合成和代谢异常

重症肝炎、妊娠脂肪肝、HELLP 综合征等疾病可导致凝血因子在肝脏的合成障碍,致使凝血因子缺乏,进而导致凝血功能障碍。

6.血小板的减少

特发性血小板减少性紫癜和再生障碍性贫血,循环中血小板的减少,是导致凝血功能障碍的主要原因。

(二)临床表现

凝血功能障碍的主要临床表现为出血以及出血引起的休克和多器官功能衰竭。出血的发生时间随病因和病情进展情况而异,可在胎盘娩出前,亦可在胎盘娩出后。大多发现时已处于消耗性低凝或继发性纤溶亢进阶段,临床上可出现全身不同部位的出血,最多见的是子宫大量出血或少量持续不断的出血。开始还可见到血凝块,但血块很快又溶解,最后表现为血不凝。此外,常有皮下、静脉穿刺部位、伤口、齿龈、胃肠道出血或血尿。大量出血时呈现面色苍白、脉搏细弱、血压下降等休克的表现,呼吸困难、少尿、无尿、恶心、呕吐、腹部或背部疼痛、发热、黄疸、低血压、意识障碍(严重者发生昏迷)及各种精神神经症状等多器官功能衰竭的表现。

(三)诊断及实验室检查

凝血功能障碍,主要依靠临床表现结合病因及各种实验室检查来确诊。

1.特发性血小板减少性紫癜

特发性血小板减少性紫癜多见于成年女性,主要表现为皮肤黏膜出血。轻者仅有四肢及躯干皮肤的出血点、紫癜及瘀斑、鼻出血、牙龈出血,严重者可出现消化道、生殖道、视网膜及颅内出血。实验室检查,通常血小板$<100\times10^9$/L,骨髓检查,巨核细胞正常或增多,成熟型血小板减少,血小板相关抗体及血小板相关补体(PAC_3)阳性,血小板生存时间明显缩短。

2.再生障碍性贫血

主要表现为骨髓造血功能低下,全血细胞减少和贫血、出血、感染综合征。呈现全血细胞减少,正细胞正色素性贫血,网织红细胞百分数<0.01,淋巴细胞比例增高。骨髓多部位增生低下,幼粒细胞、幼红细胞、巨核细胞均减少,非造血细胞比例增高,骨髓小粒空虚。

3.血友病

血友病是一组因遗传性凝血活酶生成障碍引起的出血性疾病。分为血友病 A、血友病 B 及遗传性因子Ⅺ缺乏症。其中血友病 A 最常见。血友病 A 发病基础是由于 FⅧ:C 缺乏,导致内源性途径凝血障碍。血友病 B 是由于缺乏 FⅨ,引起内源性途径凝血功能障碍。实验室检查,凝血时间(CT)通常正常或延长,活化部分凝血活酶时间(APTT)延长,简易凝血活酶生成实验(STGT)异常;凝血酶原生成实验(TGT)异常。可通过 TGT 纠正实验、FⅧ:C、FⅨ活性及抗原测定进行分型。也可以行基因诊断确诊。

4.维生素 K 缺乏症

一般情况下,维生素 K 缺乏症的发生率极低,其和长期摄入不足、吸收障碍、严重肝病及服用维生素 K 拮抗剂有关。由于人体内的凝血因子 FⅩ、FⅨ、FⅦ、凝血酶原及其调节蛋白 PC、PS 等的生成,都需要维生素 K 参与。实验室检查,PT 延长、APTT 延长;FⅩ、FⅨ、FⅦ、凝血酶原活性低下。

5.重度肝病

肝脏是除 Ca^{2+} 和组织因子外,其他凝血因子合成的场所,重度肝病时,实验室检查多表现为肝损害的一系列生化改变、凝血酶原时间(PT)、 APTT 延长和多种凝血因子的异常,甚至出现 DIC。

（四）治疗

凝血功能障碍的处理原则为：早期诊断和动态监测，积极处理原发病，同时改善微循环，纠正休克，补充耗损的凝血因子，保护和维持重要脏器的功能。

1.早期诊断和动态监测

及早诊断和早期合理治疗是提高凝血功能障碍所致产后出血救治成功率的根本保证。临床有凝血功能障碍高发的产科并发症和合并症或发生各种原因所致的产后出血，都应该及时进行相关出凝血指标的测定。同时在治疗过程中动态监测血小板、纤维蛋白原、纤维蛋白降解物、D-二聚体、PT、APTT、凝血酶时间（TT）的变化，可以监控病情的演变情况指导临床治疗。

2.积极治疗原发病

病因治疗是首要治疗原则，只有去除诱发因素，才有可能治愈凝血功能障碍所致的产后出血。

3.纠正休克

出血隐匿时休克症状可能为首发症状。

4.补充凝血因子

各种病因引起的凝血功能障碍中，大都有凝血因子的异常。因此积极补充凝血因子和血小板是治疗的一项重要措施。可通过输注新鲜冰冻血浆、凝血酶原复合物、纤维蛋白原、冷沉淀（含Ⅷ因子和纤维蛋白原）、单采血小板、红细胞等血制品来解决。

（1）血小板：血小板低于$(20\sim50)\times10^9$/L或血小板降低出现不可控制的渗血时使用。可输注血小板10 U，有效时间为48小时。

（2）新鲜冰冻血浆：是新鲜抗凝全血于6～8小时内分离血浆并快速冰冻，几乎保存了血液中所有的凝血因子、血浆蛋白、纤维蛋白原。使用剂量10～15 mL/kg。

（3）冷沉淀：输注冷沉淀主要为纠正纤维蛋白原的缺乏，如纤维蛋白原浓度高于1.5 g/L不必输注冷沉淀。冷沉淀常用剂量1～1.5 U/10 kg。

（4）纤维蛋白原：输入纤维蛋白原1 g可提升血液中纤维蛋白原25 mg/dL，1次可输入纤维蛋白原2～4 g。

（5）凝血酶原复合物，含因子Ⅴ、Ⅶ、Ⅸ、Ⅹ，可输注400～800 U/d。

（6）近年研究发现，重组活化凝血因子Ⅶa（rFⅦa）可用于治疗常规处理无效的难治性妇产科出血性疾病，并取得了满意疗效。产后出血患者应用rFⅦa的先决条件如下。①血液指标：血红蛋白>70 g/L，国际标准化比率（INR）<1.5，纤维蛋白原≥1 g/L，血小板≥50×10^9/L。②建议用碳酸氢钠提升血液pH至≥7.2（pH≤7.1时，rFⅦa有效性降低）。③尽可能恢复体温至生理范围。rFⅦa应用的时机是：①无血可输或拒绝输血时。②在代谢并发症或器官损伤出现之前。③在子宫切除或侵入性操作前。推荐的用药方案是：初始剂量是40～60 μg/kg，静脉注射；初次用药15～30分钟后仍然出血，考虑追加40～60 μg/kg的剂量；如果继续有出血，可间隔15～30分钟重复给药3～4次；如果总剂量超过200 μg/kg后效果仍然不理想，必须重新检查使用rFⅦa的先决条件，只有实施纠正措施后，才能继续给100 μg/kg。

5.肝素的应用

在DIC高凝阶段主张及早应用肝素，禁止在有显著出血倾向或纤溶亢进阶段应用肝素。

6.抗纤溶药物的应用

在 DIC 患者中,可以在肝素化和补充凝血因子的基础上应用抗纤溶药物,如:氨基己酸、氨甲环酸、氨甲苯酸等。

总之,凝血功能障碍性产后出血是产后出血处理中最难治的特殊类型,除了按常规的产后出血处理步骤和方法进行外,更要注重原发病因素的去除和 DIC 的纠正,同时要注重重要脏器功能的保护,才能提高抢救的成功率,降低孕产妇死亡率。

四、稀释性凝集病所致的产科出血

(一)概述

稀释性凝集病是指大失血时由于只补充晶体及红细胞导致血小板缺失及可溶性凝集因子的不足,引起的功能性凝集异常。在妊娠期(如胎盘早剥时),更常见于产后期(如子宫收缩乏力性继发性出血),可由于大量汹涌出血,输血、输液不能止血反而造成稀释性凝集病,其原因是储存的血液和红细胞制品缺乏Ⅴ、Ⅷ、Ⅺ因子、血小板和全部可溶液凝固因子,故严重的出血不输注必要的血液成分止血因子,将会导致低蛋白血症、凝血酶原和凝血激酶时间延长。

(二)临床特点

一般认为,失血时输入不含凝血因子的液体和红细胞达 1 个循环血量时,血浆中凝血因子和血小板浓度会下降至开始值的 37%,在交换 2 个循环血量之后会降低至基础浓度的 14%,便发生稀释性凝集病。在这种情况下第一个下降的凝血因子是纤维蛋白原(FIB),因此,稀释性凝集病的严重程度可以从纤维蛋白原浓度估计,但要除外纤维蛋白原下降的其他原因(如弥漫性血管内凝血,DIC)。研究显示,大量输血使凝血酶原标准单位(INR)和部分凝血活酶时间比率(APTT 比率)增高到 1.5~1.8 时,血浆因子 V 和Ⅷ通常降低到 30%以下。故有人将 INR 和 APTT 比率增加到对照值 1.5~1.8 成为稀释性凝血障碍的诊断和实施治疗干预的临界值。由于对大量输血所致稀释性凝血障碍一直未有一致的诊断标准,目前多以 INR 和 APTT 比率增加到 1.5~1.8、FIB<1 g/L,同时伴创面出血明显增加作为诊断依据。

如果失血量超过 1 个血容量以上就可以发生消耗性凝血障碍如 DIC 或稀释性凝集病,但 DIC 并不常见。DIC 的诊断依据是全部凝血参数均明显异常。DIC 可出现低纤维蛋白血症,血小板减少症和部分凝血活酶时间(APTT)、凝血酶原时间(PT)延长。由于 DIC 继发产生纤溶,可以检出纤维蛋白崩解后散落的亚单位——D-二聚体,对 DIC 最特异的试验是 D-二聚体,稀释性凝集病虽也表现血小板减少症,低纤维蛋白血症及 APTT、PT 延长,但 D-二聚体试验阴性。DIC 的纤维蛋白原降解产物(FDP)比稀释性凝集病高,对 DIC 也较敏感,但不如 D-二聚体特异。

(三)处理

纠正稀释性凝集病主要是补充新鲜冰冻血浆(FFP)、冷沉蛋白、新鲜血或浓缩血小板。目前临床上最容易得到的是 FFP,当凝血障碍伴 APTT 和 PT 显著延长或 FIB 明显减少时应首选 FFP。因为 FFP 含有生理浓度的所有凝血因子,70 kg 成人输入 1 U FFP(250 mL)通常可改善 PT 5%~6%和 APTT 1%,按 15 mL/kg 输入 FFP 可使血浆凝血因子活性增加 8%~10%。为了获得和维持临界水平以上的凝血因子,推荐短期内快速输入足够剂量的 FFP 如 5~20 mL/kg。发生稀释性凝集病时第一个下降的凝血因子是纤维蛋白原,如果单独输入 FFP 不足以提供所需纤维蛋白原时应考虑采用浓缩纤维蛋白原 2~4 g,或含有纤维蛋白原、因子Ⅷ和

Avon Willebrand 因子的冷沉淀。在治疗稀释性凝集病的过程中，血细胞比容(Hct)下降会增加出血危险，尤其是有血小板减少症时，因此不要推迟红细胞的输注，有建议稀释性凝血障碍时应设法提高 Hct 到高于 $70\sim80$ g/L 的氧供临界水平。多数大出血患者在交换了 2 个血容量之后会出现血小板减少症，故血小板计数如果低于 50×10^9/L，应当输用血小板治疗。输 1 个单位血小板一般可升高血小板 $(5\sim10)\times10^9$/L。重组的 Ⅶ 激活因子(rⅦa,诺七)与组织因子(TF)相互作用能直接激活凝血，产生大量的凝血酶，因为 TF 全部表达在破损血管的内皮，促凝作用不会影响全身循环。因此在严重稀释性凝集病中，应早期给予 rⅦa。

综上所述，妊娠期(如胎盘早剥时)及产后期(如子宫收缩乏力性继发性出血)大量汹涌出血的患者，要防止稀释性凝集病的发生。如果 FIB<1 g/L，INR 和 APTT 比率>$1.5\sim1.8$ 及创面出血增加，应考虑稀释性凝血障碍。处理首选 FFP，必要时给予 FIB、血小板或其他凝血因子制品。

(王朝娜)

第二节　弥散性血管内凝血

一、病因与发病机制

(一)概述

播散性血管内凝血或弥散性血管内凝血(DIC)不是一种独立的疾病，而是临床已明确诊断的疾病伴有的、以广泛血管内凝血和出血倾向为特征的中间发病环节或并发症。其基本病理是指在某些致病因子作用下凝血因子和血小板被激活，大量凝血物质进入血液循环，引起血管内微血栓形成，同时或继发纤溶亢进出现器官功能障碍、出血、贫血甚至休克的病理过程。病理产科易并发 DIC，是导致产妇死亡的主要原因之一。产科 DIC 可发生于正常或异常的妊娠后期、分娩期或产后某一短暂的时期，主要诱发原因是胎盘早剥、死胎稽留、感染性流产、过期流产、子痫前期和子痫及羊水栓塞等并发症，死亡率较高，为产科危急症。日本产科 DIC 的发生率为 0.92%，病死亡率为 38.9%；国内产科 DIC 的发生率为 0.1%，占总 DIC 病例中 20%，病理产科占 24.81% 左右。感染性疾病是 DIC 最主要最常见的病因，占 DIC 发病数 30%；其次是恶性肿瘤，占 DIC 患者的 24%～34%；手术和外伤占 DIC 的 1%～5%。

(二)病因

妊娠期的妇女体内多种凝血因子含量及活性增加，抗凝物质减少，纤溶活性降低，表现为高凝状态；随着孕期的延长，其程度逐渐增强，至产后才恢复正常。妊娠期纤维蛋白原、因子Ⅶ、因子Ⅷ、因子Ⅸ、因子Ⅹ 等的增加较为明显。纤维蛋白原含量可达到 $4\sim8$ g/L，为正常非妊娠者的 $2\sim3$ 倍。因子Ⅷ 的增加也较明显，可增至正常人的 120%～180%。凝血因子的升高有利于正常生产后的及时止血，但也成为妊娠期 DIC 多发的基础条件。此外，妊娠妇女的动、静脉与胎盘附着处相互沟通，并在子宫壁与胎盘之间形成绒毛间隙，分娩时胎盘绒毛、子宫蜕膜组织中所含的凝血活酶，易于从胎盘经子宫进入母体血循环，从而促进 DIC 的发生。常见病因如下。

1.围生期严重感染

产科重症感染多见于感染性流产、分娩期及产后感染等。重症感染时对凝血系统的影响因素：①细菌产生的毒素和具有促凝活性酶类物质增加；②细菌及细菌形成的抗原抗体复合物增加；③感染引起的中毒、休克等病理改变。细菌内毒素可直接激活Ⅸ因子启动内凝血系统，也可以作用于血小板促进其聚集，进而损伤血管内皮，致使血管胶原暴露，引起因子Ⅻ被激活；同时抑制巨噬细胞功能，使巨噬细胞不能及时有效地去除循环中被激活的凝血因子及促凝物质。妊娠期及分娩期体内表现出的高凝状态，加上上述诱因的作用，使感染时极易发生DIC。流产可分自然流产和人工流产，两者均有并发DIC的可能性，尤其是感染性流产易诱发DIC。感染性流产使细菌内毒素直接激活FⅨ和血小板，损伤血管内皮细胞，抑制单核吞噬细胞系统引起休克或酸中毒等导致溶血，使血液中含有磷脂的红细胞素增加，此时胎盘迅速广泛地发生严重变性、坏死，妊娠胎盘、蜕膜和子宫肌层分泌的组织因子（TF）进入母血循环诱发DIC，尤其是大月份的人工流产更易并发DIC。刮宫时所致的组织凝血活酶，通过创面进入母体血循环，其他各种方法的大月份人工流产如高渗盐水引产、高渗尿素液引产，均有可能发生亚急性DIC。以天花粉进行中期妊娠引产，由于天花粉可致胎盘迅速广泛地发生严重的变性坏死，胎盘及子宫蜕膜含有凝血活酶活性物质，进入母体血循环可激活凝血因子，以致母体血小板数与纤维蛋白原含量减少，部分患者可发生DIC。

2.稽留流产或胎死宫内

胚胎及胎儿死亡后如不能自然排出则为死胎滞留。死胎滞留宫内可出现纤维蛋白原减少性凝血功能改变与DIC。死胎滞留并发DIC的原因主要是：①妊娠后体内处于高凝状态；②变性或坏死的胎盘发生自溶，与羊水一道释放大量的组织因子（TF）或TF样物质，进入母体血循环，通过外源性凝血系统激活凝血过程，发生血管内溶血；③死胎组织坏死、自溶，释放一些蛋白分解酶进入母体血液，激活体内凝血系统。死胎引起凝血功能障碍的发生过程大多较为缓慢，一般在胎儿死亡后2~3周即可出现纤维蛋白原的减少，随着滞留时间的延长，纤维蛋白原的消耗程度逐渐加重，因子Ⅴ、Ⅶ含量下降，血小板数减少，纤维蛋白降解产物（FDP）增加，同时，继发性纤溶加重体内凝血因子的消耗。死胎滞留并发DIC的发生率为1%~2%。如滞留时间超过4周，发病率明显增加，胎死宫内4周以上者，约有25%孕妇发生低纤维蛋白原血症，至第5周时可达50%，因为死胎宫内存留可释放组织凝血酶引发DIC。DIC的发病较为缓慢，开始多为代偿性，后为慢性或亚急性DIC，暴发型较为少见。

3.胎盘早期剥离

妊娠20周以后，正常位置的胎盘在胎儿娩出前从子宫壁剥离则称为胎盘早剥。胎盘早期剥离是危及母儿生命的产科急症，我国发生率0.46%~2.1%，美国南部发生率0.46%~1.3%，因诊断标准不同而有差异。胎盘早剥的原因不明，多发生于高血压患者，因螺旋小动脉痉挛性收缩、蜕膜缺血缺氧损伤坏死，释放凝血活酶；胎盘后血肿消耗纤维蛋白原，纤维蛋白原<1~1.5 g/L即有出血倾向，导致脏器栓塞引发DIC。胎盘早剥可引起出血，分为显性出血和隐性出血。隐性出血可导致子宫腔内压力增高，血液易渗入子宫肌层，引起肌纤维分离、断裂或变性，影响凝血功能。胎盘早剥时对母体凝血系统的影响有两方面：①胎盘剥离处滋养叶细胞和损伤的蜕膜含有丰富的TF凝血活酶，释放后进入母体血循环，激活外源性凝血系统，促使凝血酶原激活，纤溶蛋白原转变成纤维蛋白，导致DIC发生。这一过程中凝血因子大量被消耗，血小板及纤溶蛋白原消耗为主，导致出血不止；②纤维蛋白沉积，激活纤溶系统导致继发性纤溶亢进，一方面

致使机体产生大量FDP,另一方面继续消耗大量的凝血因子。FDP具有抑制纤维蛋白聚合和血小板功能的作用。因此,纤溶亢进加重了凝血障碍导致的出血。应注意临床出血程度与体内凝血功能障碍程度可能不相平行,因为胎盘早剥的部位及程度不同临床表现不同,注意实时监测凝血功能以了解体内凝血功能障碍的程度。如血小板及纤维蛋白原大量被消耗,血液FDP可大量增加,提示体内凝血功能严重障碍。

4.羊水栓塞

羊水栓塞是产科的一种严重并发症,每8 000~30 000次分娩过程中发生1例,死亡率高达60%~80%,是产科死亡的主要原因之一。瑞典统计资料显示占产妇死亡的22%,如患者能侥幸存活,约一半的人有神经损伤后遗症。正常孕期几乎无羊水进入母体循环,羊水进入母体的途径尚未确定,主要有两种可能性:一是子宫收缩,子宫腔内压力增高,驱使羊水经子宫颈的小静脉进入母体血流;二是在胎盘早剥、子宫破裂等病理情况下,羊水由开放的子宫血管进入母体血循环。羊水穿刺检查及宫腔注射等临床操作也可引起羊水栓塞甚或发生DIC。羊水内含有上皮细胞、角化物、胎脂、毳毛、胎粪等物质,这些物质与羊水本身均具有促凝作用,羊水内含有因子Ⅷ活性物质、因子Ⅹ激活物质、肺表面活性物质及胰蛋白酶样作用物质等。羊水进入母体循环后对母体凝血系统的影响:①启动凝血过程。羊水及羊水内所含物质如白三烯,直接促进凝血酶原转变成凝血酶,凝血酶大量生成后,导致机体广泛微小血栓形成,加上因子Ⅷ活性物质诱发DIC;②促进血小板聚集及活化。羊水内颗粒状物质具有促进血小板聚集和血小板破坏的作用,血小板聚集增加促进微血栓形成。广泛的微血栓形成导致血小板大量消耗,诱发DIC;③激活纤溶系统。羊水还具有较强的纤维蛋白溶解活性,促进广泛微血栓形成,引起继发性纤溶亢进,使羊水栓塞的早期产生大量FDP,FDP大量产生加重纤溶过程,导致机体很快出现凝血功能障碍,血液从高凝状态急转为低凝高溶、不凝状态,导致DIC发生,病情凶险,发展迅速,甚至数分钟内死亡;④羊水的机械性栓塞作用。羊水微粒物质造成微小血管内机械性栓塞与反射性收缩血管,同时刺激机体产生PGF2、5-羟色胺等血管活性物质,使小血管发生痉挛,致使肺血管高压,右心排血受阻,导致循环呼吸的衰竭,出现急性右心衰竭和急性呼吸衰竭,严重时可多系统器官衰竭,这些病理改变诱发或加重DIC的发生;⑤变态反应。母体对羊水内的抗原性物质发生变态反应,引起变应性休克导致DIC发生。绝大多数羊水栓塞DIC发生在分娩期间或分娩瞬间,仅20%出现在分娩过程前或破膜前,部分患者在发病前可能无任何先兆,羊水栓塞发展极为迅速,突然发生呛咳、呼吸急促与循环衰竭,并很快发生大量阴道出血与全身性出血。25%患者在发病1小时内不治身亡。

5.休克

休克晚期微循环淤血,血流缓慢,血液浓缩黏滞性增高,红细胞易于聚集,严重缺血导致大量酸性代谢产物的聚积,使血管内皮细胞受损激活内源性凝血,同时组织损伤激活外源性凝血系统导致DIC,如产科大出血导致的失血性休克。

6.妊娠期高血压疾病

妊娠期高血压疾病多发生于妊娠晚期,我国发病率为5%~8%,常并发DIC。妊娠高血压疾病循环血流量改变,血管痉挛,血液黏稠增加等导致全身组织器官发生缺氧,凝血因子明显改变,主要是凝血酶及抗凝血酶复合物(TAT)增高、血小板、纤维蛋白原减少及抗凝血酶Ⅲ减少。上述因素导致妊娠高血压疾病常有慢性DIC发生;妊娠高血压疾病造成胎盘血供不足,胎盘发生缺氧及胎盘滋养叶细胞被破坏,影响凝血功能。近年研究表明,大量滋养叶碎片进入妊娠高血压疾病患者体内,滋养叶内含有较多组织凝血活酶,极易激活外源性凝血系统,诱发 DIC;同时,胎盘滋养叶异体抗原进入母体后,发生抗原抗体反应,激活凝血系统诱发 DIC。妊娠高血压疾病患者体内可溶纤维蛋白单体、D-二聚体、FDP 及纤维蛋白肽 A(FPA)增高,且其增高程度与妊娠高血压疾病病情呈正相关,提示妊娠高血压疾病患者体内存在凝血过程的激活及纤维蛋白的溶解。子痫患者也常并发 DIC,以慢性 DIC 为主,因为子痫患者胎盘血管及肾小球中有纤维蛋白沉积,胎盘血液供应受到影响,导致胎盘受损,损伤的胎盘可释放大量组织凝血活酶物质进入母体血循环,诱发程度不等的血管内凝血过程,诱发伴有严重临床出血的 DIC。约 10% 的严重妊娠高血压疾病患者并发溶血、肝酶升高、血小板减少综合征(HELLP),病死率高达 28.6%。其发病原因可能与胎盘血管减少、供血不足有关,导致大量血栓、内皮素、血管紧张素与 TNFα 释放至母体血循环。另外重度妊娠期高血压疾病导致血管内皮细胞损伤,引起依前列醇(前列环素)合成酶减少,血栓素(TXA2)合成酶相对增加,PGI2/TXA2 比例下降,胶原增多,引发血小板黏附和聚集,释放二磷腺苷(ADP)、 5-羟色胺(5-HT)、儿茶酚胺使血小板进一步聚集,血小板减少,激活内源性凝血系统,诱发 DIC。

7.妊娠滋养细胞疾病

滋养细胞肿瘤可分为良性葡萄胎、恶性葡萄胎和绒毛膜癌。恶性葡萄胎则可侵入子宫肌层或转移至其他器官,绒毛膜癌是发生恶变的滋养细胞。发生变性的绒毛易于坏死、脱落,产生大量 TF 进入母血,是诱发 DIC 的直接因素;肿瘤细胞侵犯子宫肌层及血管,破坏血管壁的完整性,使血管内胶原纤维暴露,激活血中凝血因子,是诱发 DIC 的另一因素。

8.手术创伤

妊娠期妇女呈高凝血状态,具有发生 DIC 的基础,手术则是一种诱因。手术造成创面组织损伤,血管破坏及出血,组织凝血活酶及 TF 释放增多,激活凝血系统,加重各种病理产科诱发 DIC 的危险。

9.产科大出血

产科大出血的关键时刻是分娩期,也是诱发 DIC 的重要环节。首先,分娩时凝血机制变化,胎盘剥离导致大量组织凝血活酶释放,局部形成短暂性血管内凝血,有利于胎盘剥离面的止血;分娩时胎盘绒毛、子宫蜕膜中的组织因子(TF)从胎盘经子宫进入母体血液;分娩时子宫收缩使子宫下段和宫颈被动扩张,小血管破裂及负压形成,导致绒毛、羊水和蜕膜等进入母体循环。其次,分娩时纤溶系统的变化,分娩引起纤溶功能亢进,正常分娩时有短暂的纤溶亢进;子宫、胎盘、绒毛、羊水、胎粪等都含有大量的纤溶酶原激活物(PA),当 PA 进入体循环血液时,激活纤溶酶原诱发纤溶;纤溶蛋白沉积于血管壁诱发 PA 的激活形成纤溶酶;缺氧激活纤溶系统,上述因素是引起分娩大出血的病理基础,也是导致产时 DIC 的关键因素。正常分娩时母体肝脏和单核吞噬细胞系统能够吞噬颗粒状物质,清除循环中的纤维蛋白,清除被激活的凝血因子及其他促凝物质,因此,较少发生 DIC。异常分娩时激活大量促凝物质,单核吞噬细胞系统的功能受抑制,易发生急性 DIC。

(三)发病机制

近年研究证明,组织因子是凝血系统激活最重要的生理性启动因子,单核细胞或巨噬细胞和内皮细胞一样,当受到致病因子或介质刺激后,组织因子在细胞表面表达,它对凝血过程的启动具有重要作用。因此,以往认为凝血系统启动主要依靠表面接触促使 FⅫ 活化的理论已被更正,凝血系统激活的机制如下。

1.组织损伤

组织因子(TF)又称凝血因子Ⅲ或组织凝血活酶(TTP),由263个氨基酸残基构成的跨膜糖蛋白,广泛分布于各部位组织细胞,以脑、肺、胎盘等组织含量最丰富。当严重创伤、大面积烧伤、外科手术、产科意外、癌组织坏死、白血病放疗或病变器官组织大量坏死时,均使 TF 大量释放入血。同时,在各种感染或炎症介质的作用下,一些与血液接触且通常不表达 TF 的内皮细胞、单核细胞、中性粒细胞及巨噬细胞也可迅速诱导出 TF,参与凝血反应。凝血因子Ⅶ在血液中以蛋白酶原形式存在,其分子中所含的 γ-羧基谷氨酸带有负电荷,可结合数个 Ca^{2+},FⅦ通过 Ca^{2+} 与 TF 形成复合物,自身激活为Ⅶa。Ⅻa,Ⅹa 凝血酶使Ⅶ激活为Ⅶa,启动外源性凝血系统。Ⅶa-TF复合物既可按传统通路激活因子Ⅹ,也可按选择通路激活因子Ⅸ,使凝血酶原激活为凝血酶,通过一系列顺序性连锁反应,最终使微循环内大量微血栓形成和DIC发生。

2.血管内皮损伤

当相关致病因子(细菌、病毒、缺氧、酸中毒、抗原-抗体复合物等)损伤血管内皮细胞(VEC),尤其是微血管 VEC 时,一方面带负电荷的胶原暴露,引起血小板黏附、聚集和释放,加剧凝血反应;激活单核-吞噬细胞和 T 淋巴细胞,释放 TNF、IL-1、IFN,补体成分 C3a、C5a 及 O_2 等,加重 VEC 损伤和促使 TF 释放。另一方面 VEC 损伤,暴露和表达 TF,直接发挥激活凝血系统作用。VEC 损伤和凝血系统激活是 VEC 和多种血细胞共同作用的结果。病理情况下,VEC 损伤,内膜下胶原暴露,凝血因子Ⅻ与胶原或与内毒素接触,其精氨酸上的胍基构型发生改变,活性部位丝氨酸残基暴露而被激活。同时,因子Ⅻ和活化因子Ⅻa在激肽释放酶、纤溶酶或胰蛋白酶等可溶性蚓激酶(蛋白水解酶)的作用下生成碎片Ⅻf,这一过程称酶性激活。进而启动内源性凝血系统,促进凝血反应。如一些恶性肿瘤并发 DIC 的患者,其Ⅻa、KK(激肽释放酶)较无 DIC 并发症者明显降低。

3.血小板激活

近期研究表明,在促发 DIC 的过程中,血小板的作用甚为重要。当致病因素(如外伤、缺氧、酸中毒、细菌等)损伤 VEC 并暴露胶原后,血小板膜糖蛋白Ⅱb~Ⅲa复合物作为纤维蛋白原受体功能表达,与纤维蛋白原结合,促使血小板聚集,另外血小板膜糖蛋白借助血管性假血友病因子(vWF)或直接与血小板膜糖蛋白Ⅰb 结合,产生血小板黏附。同时,胶原可作为激活剂,在G 蛋白介导作用下,结合血小板膜相应受体,纤维蛋白原受体活化,激活的血小板释放二磷腺苷(ADP)、 5-羟色胺(5-HT)、血栓素 A2(tromboxane,TXA_2)进一步激活血小板,形成微聚体。纤维蛋白原是二聚体,可同时结合两个相邻的血小板膜上的受体,以"搭桥方式"促使血小板聚集,进一步造成血小板骨架蛋白再构筑,以致血小板扁平、伸展或聚集,表面表达带负电荷的磷脂,结果使与之结合的多种凝血因子(Ⅶ,Ⅸ,Ⅹ,凝血酶原等)在磷脂表面被局限和浓缩,产生大量凝血酶,促进纤维蛋白网形成,血小板进一步激活聚集,使膜磷脂发生改变,带负电荷的磷脂从膜内层转到外层,通过 Ca^{2+} 与因子Ⅺ、Ⅹa、Ⅻ相互作用,在辅助因子Ⅴ和Ⅷ的参与下促使凝血酶形成和 VEC 表达 TF,直至发生 DIC。

4.红细胞破坏

如急性溶血时,血液中红细胞大量破坏,释放大量对血小板具有较强激活作用的ADP,促使血小板黏附、聚集。同时,红细胞膜磷脂可浓缩局限多种凝血因子(Ⅶ、Ⅸ、Ⅹ及凝血酶原),导致凝血酶大量生成,从不同侧面促发DIC产生。

5.白细胞损伤

急性早幼粒细胞性白血病时,患者在化疗、放疗的作用下,可使大量白细胞破坏并释放 TF 样物质入血,有利于 DIC 的形成。另外,机体在内毒素、IL-1、TNFα 等刺激下,血液中的单核细胞及中性粒细胞均可诱导表达 TF,参与启动凝血反应,诱发 DIC。

6.双向作用

生理情况下,血管内皮细胞(VEC)与血管张力、凝血和纤溶三方面皆有双向相互作用;致病因素(细菌、病毒、真菌、原虫、螺旋体或立克次体)作用下,如严重感染性流产时,血管内皮细胞受损,其生理平衡失调,内毒素可直接作用 VEC,或通过单核巨噬细胞和中性粒细胞释放肿瘤坏死因子(TNF)作用于 VEC。内毒素通过白细胞介素 1(IL-1)、血小板活化因子(PAF)和补体(C5a)为介导损害 VEC。TNF 和 IL-1 改变 VEC 表面特性,促使中性粒细胞、单核细胞和 T 细胞在表面黏附。PAF 引起血小板聚集、释放;促使中性粒细胞和单核细胞趋化、颗粒分泌,导致内皮细胞与中性粒细胞相互反应。C3a 和 C5a 促使单核细胞释放 IL-1,同时,C5a 增强活化的中性粒细胞产生氧自由基,损伤内皮细胞,促使 DIC 发生。

7.其他促凝物质入血

病理情况下,可通过其他凝血系统激活途径促发 DIC。①被激活的单核-吞噬细胞和白细胞可表达 TF,破裂时释放溶酶体酶溶解多种凝血因子(如 V、Ⅷ、Ⅺ 等)促发 DIC;②急性坏死性胰腺炎时,释放大量胰蛋白酶入血,直接激活凝血酶原,生成大量凝血酶;③一些外源性毒素(如某些蜂毒和蛇毒)可直接激活因子 X、凝血酶原或促使纤维蛋白溶解,有利于 DIC 形成。总之,DIC 的发生发展是不同病因通过多种机制综合作用的结果。

二、病理生理

产科 DIC 的病理生理及影响因素是复杂的,目前认为 DIC 的发生发展大致经历了如下病理过程。

(一)单核吞噬细胞系统功能损害

正常状态下,单核吞噬细胞系统以其分布广、吞噬功能强为特点,可吞噬清除血液中凝血酶、纤维蛋白原、纤溶酶、FDP、激活的凝血因子及内毒素等。当一些致病因素(如细菌,坏死组织等)使该系统功能受到抑制或损害时,破坏了正常凝血、抗凝、纤溶系统的平衡,体内出现止血、凝血和纤溶的异常,病理性凝血酶及纤溶酶过度生成导致 DIC。90%DIC 尸解病例中,均发现微血管内有微血栓形成及纤维蛋白沉着,微血栓形成是 DIC 的基本和特异性病理变化,以肺、肾、胃肠道、肾上腺等器官较多见,主要为纤维蛋白血栓及纤维蛋白-血小板血栓。

(二)肝功能严重障碍

导致肝脏病变的一些病因(如肝炎病毒,抗原-抗体复合物等)可激活凝血系统。急性肝坏死时,肝细胞弥漫性破坏,可释放大量 TF 入血。晚期肝硬化时因肝内组织结构破坏,肝血流障碍及侧支循环开放,部分肠源性毒性物质(含内毒素)绕过肝脏直接进入体循环促进凝血反应。除此之外,肝脏是大多数凝血物质生成和灭活的主要器官,当肝功能严重障碍时,肝细胞生成凝血因子(如 V、Ⅶ、Ⅸ、X 及凝血酶原)和抗凝因子(如 ATⅢ、PC)的能力降低,灭活活化型凝血因子(如 Ⅸa、Xa、Ⅺa)的功能减弱,促凝物质进入体内,极易造成血栓形成或出血倾向,促进 DIC 的发生与发展。

（三）微循环障碍

休克时血管紧张性改变可导致微循环障碍，表现为微循环血流缓慢、血液黏度增高、血流淤滞，甚至呈"泥化"状态。严重缺氧酸中毒和白细胞介质作用使 VEC 损伤，激活凝血系统。活化型凝血因子和纤溶产物清除不足，血管舒缩反应障碍加速 Fbn 沉着和微血栓形成，有利于 DIC 发生。

（四）血液高凝状态

血液高凝状态是指在一些生理或病理条件下，所形成的一种血液凝固性增高，有利于血栓形成的状态。妊娠末期妇女因胎盘产生的纤溶酶原激活物抑制物（PAI）活性增高，血小板、凝血因子（如 V、Ⅶ、Ⅸ、Ⅹ、凝血酶原）及血浆 Fbg 增多，AT-Ⅲ 及纤溶酶原（PLg）降低而呈生理性高凝状态，故一旦发生产科意外（如宫内死胎、胎盘早剥和羊水栓塞等）易导致 DIC。遗传性 AT-Ⅲ 及蛋白 C 缺乏症所致的原发性高凝状态，以及因肾病综合征、白血病、转移的恶性肿瘤和妊娠高血压疾病引起的继发性高凝状态，均可造成血液凝固性增高促发 DIC。

（五）机体纤溶系统功能降低

研究表明，DIC 的发生发展与纤溶系统功能降低有关。将凝血酶和 6-氨基己酸（EACA，一种纤溶抑制剂）同时应用于实验动物，可使其体内的微血栓长期存在，容易造成 DIC。

三、分期

根据 DIC 的发生发展过程和病理生理特点，一般可分为以下三期。

（一）高凝期

主要表现为血液呈高凝状态，在各种病因作用下，机体凝血系统被激活，促使凝血酶生成明显增多，各脏器微循环内微血栓大量形成。急性 DIC 者临床症状不明显，实验室检查发现凝血时间缩短，血小板黏附性增高等。

（二）消耗性低凝期

以血液继发性转为低凝状态为主要表现。大量凝血酶产生和微循环内广泛微血栓形成，凝血因子大量消耗，血小板明显减少。加上继发性纤溶系统激活，血液处于低凝状态易发生不同程度的出血。实验室检查血小板和血浆 Fbg 含量明显减少，凝血时间显著延长。

（三）继发性纤溶功能亢进期

此阶段凝血酶及活化的凝血因子Ⅻa、Ⅺa 等激活纤溶系统，造成大量纤溶酶产生，纤维蛋白降解，FDP 大量生成，患者大多表现为严重出血。实验室检查除原有的异常外，还可见反映继发性纤溶功能亢进的指标异常变化，如凝血酶时间延长，凝血块或优球蛋白溶解时间缩短及血浆鱼精蛋白副凝固试验（3P 试验）阳性等。

四、分型

（一）依照 DIC 的原因、发生速度及表现形式

可分为以下几种类型。

1.急性 DIC

以严重感染，休克，羊水栓塞，异型输血，急性移植物反应等为常见，可在数小时或 1～2 天发生，主要临床表现是出血和休克，但分期不明显，病情恶化快。

2.亚急性 DIC

亚急性 DIC 可在数天内逐渐发生,临床表现介于急性和慢性 DIC 之间,常见于恶性肿瘤转移、宫内死胎等。

3.慢性 DIC

发病缓慢,病程较长,临床表现不明显,常以某些实验室检查异常或某脏器功能不全为主要表现,有的病例甚至只在尸检中才被发现有慢性 DIC。

(二)按照发生 DIC 时机体的代偿情况

可分为如下类型。

1.失代偿型

急性 DIC 常见,凝血因子和血小板过度消耗,机体难以充分代偿,表现为明显的出血和休克症状,实验室检查血小板、纤维蛋白原减少。

2.代偿型

轻症 DIC 多见,此时凝血因子和血小板消耗与代偿处于动态平衡状态,临床表现不明显或仅有轻度出血,实验室检查常无明显异常,临床诊断较困难,可向失代偿型 DIC 转变。

3.过度代偿型

多见慢性 DIC 或 DIC 恢复期,患者过度代偿,凝血因子和血小板生成超过消耗,临床表现不明显,实验室检查纤维蛋白原短暂性升高。

五、临床表现

DIC 的临床表现相当复杂,多样,但主要的表现有以下几种。

(一)出血

出血是大多数 DIC 患者(70%～80%)的初发症状,形式多样,涉及广泛。如皮肤瘀点瘀斑、紫癜、呕血、黑便、咯血、血尿、牙龈出血、鼻出血等。轻者创口(手术创面或采血部位)渗血不止;重者多部位大量出血。目前认为出血机制如下。

1.凝血物质大量消耗

DIC 发生发展过程中,微循环内微血栓广泛形成,大量消耗凝血因子(Fbg、Ⅴ、Ⅷ、Ⅸ、Ⅹ)和血小板,当机体代偿不足时,血液因凝血物质的锐减而呈低凝状态,导致凝血功能障碍及出血现象。

2.继发性纤溶亢进

DIC 促进激肽释放酶生成增多,导致受损组织纤溶酶原激活物大量释放,激活纤溶系统,纤溶酶生成剧增且活性增强,迅速降解纤维蛋白并产生大量 FDP。同时,各种凝血因子(Ⅴ、Ⅷ、Ⅻa、凝血酶等)被水解,凝血因子减少,加剧凝血功能障碍致出血。

3.纤维蛋白(原)降解产物的形成

纤溶酶水解纤维蛋白原(Fbg)和纤维蛋白(Fbn)生成各种片段(X,Y,D,E 等)称为纤维蛋白(原)降解产物(FDP/FgDP)。其中 Y、E 片段具有抗凝血酶作用;X、Y 片段可使纤维蛋白单体(FM)形成可溶性 FM 复合物,抑制其交连聚合成大分子纤维蛋白;大部分碎片能抑制血小板黏附和聚集。所以,通过上述 FDP/FgDP 各种成分所产生的强大抗凝和抗血小板聚集作用,造成凝血功能明显降低,病理性抗凝作用显著增强,是 DIC 出血至关重要的机制。

4.血管损伤

血管损伤是 DIC 发生出血的机制之一,往往为 DIC 的各种原始病因所致的缺氧、酸中毒、细胞因子和自由基等对微小血管管壁损害性作用的结果。

(二)休克

急性 DIC 常伴发休克,其发生机制如下:①广泛微血栓形成和多部位出血,导致回心血量急剧减少;②肾上腺素能神经兴奋,激活激肽及补体系统生成血管活性介质(如激肽、组胺等),一方面扩张血管,降低外周阻力,导致血压降低;另一方面与 FDP 小片段成分(A、B、C)协同作用,促使微血管壁通透性升高,血浆大量外渗;③DIC 时组织酸中毒直接抑制心肌舒缩功能、肺内微血栓形成导致肺动脉高压,加大右心后负荷;心内微血栓形成使心肌缺血,减弱心泵功能导致心功能障碍;④血液浓缩,血浆黏稠度增加;低凝状态引起出血,血容量进一步减少发生休克。

(三)多系统器官功能障碍

多系统器官功能障碍与 DIC 发生的范围、病程及严重程度密切相关。轻症者造成个别器官部分功能障碍,重症者则可引起多系统器官功能衰竭,甚至死亡。其原因主要是微血管中微血栓形成,阻塞受累器官的微循环,致组织缺氧,局灶性变性坏死,逐步导致功能障碍,临床表现依受累器官不同而不同。肺受损可损害呼吸膜,引发呼吸困难、肺出血、甚至呼吸衰竭。若在肾脏可导致双侧肾皮质出血性坏死和急性肾衰竭,引起少尿、蛋白尿、血尿等。若在肝致肝功能衰竭,若累及中枢神经系统出现神志模糊、嗜睡、昏迷、惊厥等症状。上述脏器功能衰竭的临床表现,常以综合表现的形式存在。

(四)贫血

DIC 患者通常伴有的一种特殊类型的贫血,称微血管病性溶血性贫血,其特征在于外周血涂片中可见裂体细胞(即为一些形态各异的红细胞碎片),外形呈盔形、星形、新月形等。由于表面张力改变,碎片容易发生溶血。目前认为红细胞碎片生成是因为微血管内广泛微血栓形成,红细胞随血流流经纤维蛋白网孔或 VEC 裂隙时,受到血流冲击、挤压和扭曲作用,发生机械性损伤变形所致。

(五)DIC 特殊体征

DIC 特殊体征包括皮肤出血点;外伤伤口出血;血疱;周围性紫癜;静脉穿刺部位出血;暴发性坏疽;皮下血肿;动脉层渗血等。DIC 微血栓终末器官功能紊乱可见于皮肤(瘀斑)、肺、肾、肝脏、垂体后叶、肾上腺及心脏可见由于微血栓栓塞所致的功能紊乱。作者曾治疗一例由于羊水栓塞 DIC 所致上肢暴发性坏疽,经溶栓、抗感染、外科清创治疗无效,最后截肢才得以挽救生命。

六、辅助检查

DIC 的常规检查包括六项:血小板计数、纤维蛋白原含量、PT、aPTT、FDP、D-二聚体。血小板和纤维蛋白原同时减少,说明发生 DIC 时消耗过度,仅血小板减少是血液稀释的结果,PT、APTT 延长说明凝血因子缺乏,FDP 增加说明凝血同时具有纤溶,D-二聚体出现是纤溶的依据,TEG(血栓弹力图)说明整个凝血过程,包括凝血启动、高凝状态、血小板功能以及纤溶功能等。

(一)血小板计数

血小板计数 $<100\times10^9/L$ 有诊断价值,如进行性降低且病情加重,下降达 $50\times10^9/L$,提示血凝因子过度消耗。临床上以血小板计数 $<150\times10^9/L$ 为血小板计数少,有发生 DIC 可能。

（二）血纤维蛋白原测定

DIC 的发展是血浆纤维蛋白原经内外促凝物质作用转变为纤维蛋白的过程，血液不断发生凝固。DIC 时血纤维蛋白原<1.6 g/L，重症<1 g/L。

（三）凝血酶原时间测定

凝血酶原时间测定为外源性凝血系统初筛试验，由于Ⅰ、Ⅱ、Ⅴ、Ⅶ、Ⅹ因子消耗，纤维蛋白溶酶活性增强，FDP 增多。正常为 13 秒，如延长 3 秒以上有意义。

（四）部分凝血活酶时间测定（APTT）

APTT 是内源性凝血途径过筛试验。除因子Ⅶ和 A，任何一个凝血因子缺乏均可使 APTT 延长。正常 35～45 秒，超过正常对照 10 秒以上有意义。DIC 高凝期 KPTT 缩短，消耗性低凝血期 APTT 延长。

（五）凝血酶时间（TT）

是凝血第三阶段试验，正常 16～18 秒，比正常对照延长 3 秒以上有诊断价值。DIC 时纤维蛋白原减少及 FDP 增加，所以 TT 延长。

（六）优球蛋白溶解时间（ELT）

血凝块溶解速度可反映纤溶酶活力（优球蛋白凝块中含有纤溶酶原及纤溶酶活化素），正常为 60～120 分钟，<70 分钟，提示纤溶亢进。

（七）血浆鱼精蛋白副凝固试验（3P 试验）

正常时血浆内可溶性纤维蛋白单体复合物含量极少，3P 试验阴性。DIC 时可溶性纤维蛋白单体增多，鱼精蛋白使之分解，单体复合物自行聚合成不溶性的纤维蛋白凝块成胶冻状，此过程称之为副凝固现象，即 3P 试验阳性。纤溶亢进时纤溶酶作用增强，纤维蛋白被降解为 D、E 碎片，3P 试验为阴性，故 3P 试验可预测 DIC 不同阶段。

（八）纤维蛋白降解产物（FDP）测定

在消耗性低凝血期和继发纤溶期，因血小板、凝血因子消耗、纤维蛋白降解产物过多。正常 40～80 μg/mL，DIC>40～80 μg/mL。

（九）全血凝块试验

若无纤维蛋白原检查条件，可参照全血凝块试管法：取患者血 2～5 mL 放于小试管中，将其置于倾斜位，观察血凝固的时间。血凝固标准是血凝块经摇动不松散，可推测血纤维蛋白原含量。

（十）血液凝固时间

采集不抗凝全血放入玻管中，每 30 秒倾斜一次，至 15 分钟观察有无凝块形成和有无溶解现象。超过 15 分钟为血液凝固时间延长，有发生 DIC 可能。

（十一）纤维蛋白溶解试验

将正常人已凝固的血 2 mL 加入患者 2 mL 血中，30～40 分钟，血凝块破碎表示纤溶活性亢进，常用方法如下。

1.放免法测定

纤维蛋白肽（FP）A/B 在凝血酶作用下最早从纤维蛋白原释放出来，作为凝血亢进的早期指标。正常人 FPA 含量<9 g/L，DIC 早期升高达 10～100 倍；正常人 FPB 含量<2，DIC 时增高，FPB-β 15～42，41～42 肽段是纤溶亢进灵敏指标。

2.D-二聚体测定

D-二聚体是交联蛋白在纤溶酶作用下,产生的特异性纤维蛋白降解物,既可反映凝血酶生成,又可表示纤溶酶活化,是高凝状态和纤溶亢进的分子指标之一。研究显示 D-二聚体试验敏感性94%,特异性80%,在诊断预测 DIC 时阳性预测值100%。

3.AT-Ⅲ测定

抗凝血酶-Ⅲ(AT-Ⅲ)是机体内最重要的凝血酶抑制剂。DIC 时,由于凝血和活化的中性粒细胞所释放弹性蛋白酶降解,同时 AT-Ⅲ生成减少,因此,AT-Ⅲ减少可作为抗凝血疗效的指标。

七、诊断

应具有引起 DIC 的基础疾病;符合 DIC 的临床表现,有实验室诊断依据。

(一)临床表现

1.产科 DIC 的临床表现主要有如下特点

(1)以急性型为多见,发展甚为迅猛,亚急性型及慢性 DIC 病例临床上漏诊较多。

(2)常有阴道倾倒性大出血,亦可见注射部位及手术创口渗血不止,其他部位出血相对少见。

(3)临床发现 DIC 时,其外溢血液多已不易凝固,提示患者已进入消耗性低凝血期。

(4)病因较为明确并易于去除,如病因及时得到处理,DIC 可迅速控制,预后相对较好。

(5)羊水栓塞、胎盘早剥并发 DIC 时出血多为子宫大出血。

(6)羊水栓塞并发 DIC 时,出血症状尚不明显即有呼吸窘迫、休克发生,成为患者突出的或首发的症状,严重病例因重要脏器功能衰竭而早期死亡,此类患者的临床出血常被掩盖。

2.产科 DIC 有下列一项以上临床表现

(1)皮肤、黏膜栓塞、灶性缺血性坏死、脱落及溃疡形成。

(2)原发病不易解释的微循环障碍,如皮肤苍白、湿冷及发绀等。

(3)不明原因的肺、肾、脑等轻度或可逆性脏器功能障碍。

(4)抗凝治疗有效。

(二)实验室检测有下列三项以上异常

1.血小板计数

血小板数低于 $100 \times 10^9/L$ 或呈进行性下降(肝病 DIC 时血小板数低于 $50 \times 10^9/L$)。

2.纤维蛋白原含量

血浆纤维蛋白原含量<1.5 g/L 或呈进行性下降或>4 g/L(肝病 DIC 时<1 g/L 以下)。

3.3P 试验

3P 试验阳性或血浆 FDP>20 mg/L(肝病 DIC 时超过 60 mg/L)。

4.凝血酶原时间

凝血酶原时间缩短或延长 3 秒以上,或呈动态变化;或活化的部分凝血活酶时间(APTT)缩短或延长 10 秒以上。

5.纤溶酶原

优球蛋白溶解时间缩短,或纤溶酶原减低。

(三)疑难、特殊病例应有下列实验室检查中的 1 项以上异常

1.纤溶酶原

纤溶酶原含量及活性降低。

2.AT

AT 含量、活性及 vWF 水平降低(不适用于肝病)。

3.TAT

血浆凝血酶-抗凝血酶复合物(TAT)或凝血酶原碎片 1+2(F1+2)水平升高。

4.PIC

血浆纤溶酶-纤溶酶抑制物复合物(PIC)浓度升高。

5.尿化验

血尿,蛋白尿。

(四)1995 年中华医学会血液学会对 DIC 的临床表现诊断标准

(1)存在易引起 DIC 的基础疾病。

(2)有下列两项以上的临床表现:①多发性出血倾向;②不易用原发病解释的微循环衰竭或休克;③多发性微血管栓塞的症状、体征,如皮肤、皮下、黏膜栓塞性坏死及早期出现的肺、肾、脑等脏器功能衰竭;④抗凝治疗有效。

(3)实验检查指标:同时具有下列三项以上异常。①血小板 $<100\times10^9/L$ 或进行性下降。②纤维蛋白原 <1.5 g/L 或进行性下降 3P 试验阳性、血浆 $FDP>20$ mg/L 或 D-二聚体试验阳性。③PT 延长或缩短 3 秒以上或呈动态变化 APTT 缩短或延长 10 秒以上。④外周血破碎红细胞 $>10\%$。⑤AT-Ⅲ测定含量及活性降低。⑥血浆因子 V:C 活性 $<50\%$。

根据有导致 DIC 的原发病的存在,有出血症状和多系统脏器功能障碍(MOF),实验室指标有血小板进行性减少、Fbg 减少、PT 延长、D-D 阳性这种典型 DIC 的诊断并不困难,但这时 DIC 已经发展到了中晚期,即血小板、凝血因子消耗期或纤溶亢进阶段,这时往往失去治疗的最佳时机,使治疗变得困难和复杂,治愈率也明显降低。因此,建立前 DIC(Pre-DIC)诊断,在治疗基础疾病、抑制由基础疾病产生的 DIC 诱发物质的同时、早期发现、预防和控制 DIC 向严重阶段进展、对预后直接起着非常重要的作用。

(五)前 DIC 诊断标准

1999 年全国第六届血栓与止血会议制订的前 DIC 诊断标准。

(1)存在易致 DIC 的疾病基础。

(2)有下列一项以上的临床表现:①皮肤、黏膜栓塞,灶性缺血性坏死及溃疡形成等;②原发病的微循环障碍,如皮肤苍白、湿冷、发绀等;③不明原因的肺、肾、脑等轻度或可逆性脏器功能障碍;④抗凝治疗有效。

产科 DIC 实验室检查应注意下面几个问题:①对无明显 DIC 表现,但存在发生 DIC 的高危因素如妊娠高血压疾病、死胎滞留等患者体内多种凝血因子水平增高,常会掩盖发生 DIC 后的消耗程度,故前后对照进行动态观察,有利于诊断;②对病情危急又高度怀疑 DIC 的患者,如羊水栓塞等,实验室结果出来前应开始 DIC 治疗;③妇产科 DIC 大多为急性或暴发性,对实验室条件不具备或来不及进行常规 DIC 检查者,应以临床表现为主,结合快速简便的实验室检查进行诊断。如外周血涂片细胞形态学检查,发现破碎红细胞或异型红细胞达到 10% 或以上,血沉与发病前相比变为正常或减慢,即可诊断;④妊娠期虽有凝血功能异常改变,分娩后很快恢复到正常。

八、鉴别诊断

急性 DIC 应与血栓性血小板减少性紫癜(TTP)、原发纤溶和重型肝病相鉴别。在鉴别诊断中,病理产科的检查、血液沉淀或涂片检查,可找到羊水的有形成分。产科 DIC 往往以产后大出血为突出表现,但非 DIC 性产后大出血更为常见,如产程过长或药物(硫酸镁与阿司匹林)导致的子宫收缩乏力,胎盘潴留,宫颈撕裂,子宫破裂等,这些因素与产科 DIC 的原因可互为因果或相互影响。此外,产妇有各种出血性疾病(血小板减少、血小板无力症、血管性血友病、无纤维蛋白原血症以及其他凝血因子缺乏)时亦可发生产后大出血,应特别引起注意。

九、治疗

产科 DIC 往往来势凶险,早期诊断与早期治疗极为重要。妊娠并发 DIC 常有较明确的诱因,及时去除诱因可有效改变 DIC 发展过程。因此,特别强调原发疾病的治疗。机体内环境也是诱发和影响 DIC 的重要因素,应积极加强支持辅助治疗,改善缺氧休克等病理状况。

(一)积极治疗原发病及时去除诱因

应综合判断发生 DIC 的可能诱发因素,确定正确的治疗方案,积极去除病因是治疗 DIC 的首要原则。产科 DIC 患者应密切监测凝血功能的变化,根据凝血功能改变,选择合适的产科处理措施及时去除病因。对产前合并 DIC 的患者,病情发展迅速且短期内难以结束分娩者应积极手术终止妊娠;对死胎患者,应尽快采取清宫或引产术排出死胎,死胎排出后,病情即可得到缓解,不必使用抗凝疗法;对胎盘早剥患者,可根据具体情况选择引产或剖宫产术及时终止妊娠。产科 DIC 患者术前应予人工破膜,尽可能使羊水流出以降低子宫容积,减少组织凝血活酶继续进入母体循环,如出血严重,立即子宫切除。羊水栓塞起病急,来势凶猛,除积极进行全身抢救外,应采取果断的产科处理措施,发生于胎儿娩出前者,在改善机体内环境的同时,可行剖宫产术或产钳吸引术迅速结束分娩;发生于术中或术后有严重子宫出血者,应及时考虑做子宫切除术或双侧子宫动脉栓塞术。

(二)改善微循环(早期)

DIC 早期处于高凝血状态,应积极改善微循环,解除血管痉挛,可有效早期预防 DIC 的发生。右旋糖酐可降低红细胞和血小板的黏附性,减少血小板聚集,有利于受损内皮的修复,具有抗凝血酶作用。以右旋糖酐 500 mL+丹参 20 mL 输注,可有效降低血黏度,促进血液循环,改善组织血供。

(三)抗凝治疗

急性羊水栓塞时 DIC 发生较急,多在数分钟内出现严重症状,如急性呼吸衰竭、低血压、子宫强烈收缩及昏迷等,应及时给予肝素治疗。低分子质量肝素(LMWH)与普通肝素相比较具有较多优点,近年来已普遍应用于临床,但是否影响胎儿尚待探讨。

1.肝素

肝素可抑制凝血活酶和凝血酶的形成,是 DIC 时常用的抗凝剂,剂量应个体化。

适应证:①严重出血且 DIC 诱因不能迅速去除者;②DIC 高凝期或不能确定分期者,可先给肝素后用抗纤溶药物及补充凝血因子,或同时应用上述几种制剂;③慢性及亚急性 DIC 者。

禁忌证:①颅内或脊髓内出血;②伴有血管损伤及新鲜创面,如消化性溃疡;③肝病并 DIC;④DIC 后期,以纤溶为主者。

2.肝素用量与用法

用法:首次剂量 1 mg/kg 静脉推注,以后 0.5 mg/kg,每 6 小时静脉滴注 1 次,1 小时内滴完,疗程宜短,一般 1～2 天。预防 DIC 时剂量宜小,0.25～0.5 mg/kg,每 12 小时皮下注射一次。治疗期间一般以试管法对凝血时间进行监测,凝血时间以 20 分钟为宜,如>30 分钟,提示肝素过量,应停用。如出血加重,以鱼精蛋白静脉注射中和肝素,一般按 1∶1 用药,每次不超过 50 mg。有人不主张使用,有人主张在应用纤溶抑制剂基础上使用。

肝素用量的分级:中山医科大学第一附属医院血液科温春光教授提出应用肝素的分级标准及方法。微剂量 10～25 mg/d,小剂量 50～120 mg/d,中剂量 121～300 mg/d,大剂量>300 mg/d,超大剂量>500 mg/d。

(1)间歇滴注法:肝素 0.5～1 mg/(kg·次)(1 mg=125 U),首次用量为 4 000～6 000 U(32～50 mg),加入 5%葡萄糖液 250 mL,静脉滴注,在 30～60 分钟内滴完。每 4～6 小时静脉滴注一次,用试管法凝血时间来监测肝素用量。紧急时可稀释后静推。

(2)持续滴注法:首剂用肝素 50 mg,以后每 24 小时用肝素 100～200 mg,加入 5%葡萄糖中持续缓慢滴注,仍用试管法凝血时间来监测肝素用量。

(3)小剂量肝素治疗:目前治疗 DIC 新观点。间歇静脉给药或持续静脉滴注。主张肝素剂量 6 000～12 000 单位(50～100 mg)/d。也有人提出每 2 小时 1 次,每次用 500 单位静脉给药。小剂量肝素治疗的优点多数人认为有以下几点:①可较长时间用药;②可防止输液过多和出血的不良反应;③小剂量肝素对内、外科疾病并发的 DIC 有良效。

(4)微量肝素的治疗:近年有人采用每次静脉注射 500 U(250～750 U 即 4～6.25 mg),每 6 小时 1 次。用前测试管法凝血时间,若凝血时间 12～15 分钟,肝素可减至 250 U;若>20 分钟,则停止注射 1 次。或皮下小剂量肝素来治疗 DIC,当患者持续出血时给予肝素钙 80 U/kg 体重,每 6 小时 1 次,有时可发现低剂量肝素钙皮下注射在治疗 DIC 表现出的疗效可能好于大剂量肝素静脉注射。小剂量肝素皮下注射优于静脉注射,具有最小的出血性;与大剂量一样有效。

(5)低分子肝素治疗 DIC 作用特点:分子量<10 000(平均分子量 4 000)具有抗凝作用较弱,而抗栓作用较强的特点。其药理作用特点:①抗因子Ⅹa 活性强,而抗凝血酶活性弱;②有促进纤溶的作用;③增强血管内皮细胞的抗血栓作用。常用剂量为低分子肝素(75～150)AXa U/(kg·d),一次或分两次皮下注射,连用 3～5 天。

(6)肝素治疗注意事项。禁忌证:①既往有严重遗传性或获得性出血性疾病如血友病等;②有明显的出血倾向或潜在性出血性疾病;③近期有咯血、呕血、脑出血或可疑脑出血或高血压病等;④手术后短期内或有巨大的出血创面而未完全止血者;⑤严重肝病、多种凝血因子合成障碍者。

注意事项:①肝素监护最常用指标 APTT,正常值为 40±5 秒。②肝素治疗使其延迟60%～100%为最佳剂量变。③经常性查血生化,及时纠正酸中毒,必要时补充叶酸及维生素 K。④严密观察肝素出血的不良反应,最早出血常为肾脏和消化道出血,剂量应尽可能个体化。

(7)肝素过量的处理:若肝素仅是轻度过度,不一定需要处理,通过加大输注凝血因子或新鲜血的用量和速度,就可以逐步纠正,因为肝素的半衰期较短,仅 9 小时。若是明显的肝素过量所致的出血,则可以用鱼精蛋白中和。剂量:1 mg 鱼精蛋白中和 1 mg 肝素。必须指出鱼精蛋白是促凝物质,在急性 DIC 时主要用于中和过量的肝素,决不能作为一般的止血药。而使用不当,可导致凝血加重,血栓(包括较大血管)广泛形成,加重 DIC 患者脏器功能障碍而死亡。

3.产科 DIC 肝素剂量及用法

我们归纳广州地区在产科 DIC 治疗中的体会,归纳有以下几点:①活动的 DIC 与不能直接去除原因的 DIC 是使用肝素的适应证,如 DIC 已非活动性、继发性纤溶已成为主要矛盾时,使用肝素要慎重。②产科引起 DIC 的疾病中,病因大都能及时去除,为治疗 DIC 的有利条件。③在 DIC 早期,导致出血原因的主要因素是血小板减少和 FDP 增加,故肝素的应用必须及时,特别是在起病急骤的羊水栓塞患者,及时应用肝素是必要的。

肝素首次剂量一般用 25～50 mg,加入葡萄糖液 100～250 mL,静脉滴注,30～60 分钟滴完,总量为 75～100 mg。栓塞患者早期用肝素或许能为以后的抢救争得时机和主动。在应用肝素过程中每 2～4 小时应测凝血时间(试管法)。凝血时间延长至 15～30 分钟最为合时,如凝血时间<12 分钟、>30 分钟则提示肝素用量不足或过量。

胎死宫内,有凝血功能障碍的患者,在采取排空子宫措施之前设法使凝血功能恢复正常,在血管床完整的条件下,DIC 所耗损的凝血因子(特别是纤维蛋白原)有恢复的机会,可给少量的肝素(25 mg/d)经 48 小时的处理,消耗的凝血因子可恢复至有效的止血水平,应停用肝素开始引产。

理论上胎盘早剥高凝期可应用小剂量肝素,但临床上所见胎盘早剥多以凝血因子消耗特别是纤维蛋白原减少明显,一般不需用肝素而是补充凝血因子,终止妊娠阻断 DIC 多能奏效。且胎盘早剥发生后,即时终止妊娠常可避免、阻断 DIC 的发生。一般认为胎盘早剥发生后 6 小时可发生 DIC。

妊娠期高血压疾病、感染性休克、重症肝炎并发 DIC 等非急性 DIC,以积极治疗原发病、输新鲜血、新鲜冰冻血浆、补充凝血因子等措施、去除病因,则可阻断 DIC 发展、发生,常不需使用肝素。产科 DIC 肝素应用参考意见。

(1)急性 DIC 羊水栓塞,肝素 25～50 mg 加入生理盐水 100 mL 静脉滴注,以后,根据血凝功能观察再给 15～20 mg,每日总量不超过 75 mg。

(2)去除病因后 DIC 无发展,肝素应迅速减少或停用严防过度出血。

(3)肝功能障碍肝素不能被灭活、排泄,改用 25 mg 肝素加新鲜血 200 mL 或新鲜冰冻血浆。

(4)慢性 DIC、预防 DIC 或不肯定 DIC 肝素用 15～20 mg/d 或 12.5 mg/d,量要少。

(5)酸中毒抑制肝素活性、肝素耐受量增加。

(6)监护肝素指标如下:①凝血时间(试管法)25～30 分钟为适量,<12 分钟肝素用量不足,>30 分钟肝素过量,以 20%鱼精蛋白对抗;②PT(凝血酶时间)延长一倍为适量,APTT 延长 60%～100%,CT(凝血时间)不宜超过 30 分钟。

(7)低分子右旋糖酐:低分子右旋糖酐 500～1 000 mL/d,可解除红细胞和血小板聚集,并可疏通微循环,扩充血容量,用于早期 DIC 及轻症患者。

(8)AT-Ⅲ:可加强肝素的抗凝效果,文献报道可按 AT-Ⅲ 30 U/(kg·d),1～2 次/天用药,连用 3～5 天。日本学者采用静脉输注抗凝血酶治疗急性 DIC 取得了明显效果。

(9)阿司匹林:阿司匹林通常用量是 1.2～1.5 g/d。

(10)抗血小板药物:DIC 时均有血小板凝集活化,使用肝素联合抗血小板药有利于阻断 DIC 的进展。常用的药物有噻氯匹定 250 mg,2 次/天。双嘧达莫 400～600 mg/d 分 4～6 次静脉滴注。

(四)补充凝血因子及血小板

DIC 时大量凝血因子被消耗,造成消耗性出血,及时补充凝血因子是治疗 DIC 的重要措施。经验证明,补充凝血因子不会加重体内凝血过程。多数学者认为在抗凝治疗的基础上给予适当的凝血因子补充较为适宜,目前多用成分输血,凝血因子的补充此项治疗措施几乎所有急性 DIC

患者均需要。

新近的观点认为在活动性未控制的 DIC 患者,输下列成分是安全的。

1.血小板浓缩液(血小板悬液)

血小板计数低于(30~50)×10⁹/L 时补充血小板,24 小时 12 U(单采),使血小板迅速达到安全水平。剂量至少 1 IU/10 kg 体重。

2.新鲜全血、新鲜血浆或新鲜冷冻血浆

有补充血容量的作用,还可补充被消耗的凝血因子,新鲜的冰冻血浆不但含有纤维蛋白原,更含有所有的凝血因子,天然的抗凝血物质(如蛋白 C 及抗凝血酶),剂量至少 15 mL/kg 体重。最好在有中心静脉压监护下进行补充,以达到有效补给量而又不致发生心肺并发症。

3.纤维蛋白原及冷沉淀物

当纤维蛋白原<1.5 g/L,可输注纤维蛋白原或冷沉淀,可在肝素化的前提下使用。纤维蛋白原首次剂量 2.0~4.0 g,静脉滴注,24 小时内给予 8.0~12.0 g,每输入 1 g 可使血中纤维蛋白原浓度升高 0.5 g/L,纤维蛋白原的半衰期较长,一般每 3 天用药一次;冷沉淀物含有纤维蛋白原和因子Ⅷ,可有效提高血中纤维蛋白原水平,每单位冷沉淀包括 200 mg 的纤维蛋白原。若输注新鲜血浆不能维持纤维蛋白原超过1.5 g/L,则应加输冷沉淀。

4.AT-Ⅲ

有学者强调早期补充 AT-Ⅲ 的必要性,特别是在肝素治疗开始时,它既可以提高肝素疗效,又可以恢复正常的凝血与抗凝的平衡。国外有单独 AT-Ⅲ 制剂,国内已有产品,亦可用正常人血浆或全血代替。

补充凝血因子应在成功抗凝治疗及 DIC 过程停止后仍有持续出血(DIC 过程停止的指征是观察 AT-Ⅲ 水平被纠正),则凝血因子缺乏具有高度可能性,此时补充凝血因子既必要又安全,凝血因子补充的量的指标应视病情而定,一般认为成功抗凝治疗以后,输注血小板及凝血因子剂量,应使血小板计数>80×10⁹/L,凝血酶原时间<20 秒,纤维蛋白原>1.5 g/L。若未达到上述标准,应继续补充凝血因子和输注血小板。

(五)注射维生素 K

注射维生素 K 140 mg/d,有利于维生素 K 依赖凝血因子合成。如 DIC 病因未去除,可与小量肝素及凝血酶原复合物并用。

(六)纤溶抑制剂

应用于 DIC 晚期,如不能确定血管内凝血过程是否已中止,可同时应用小剂量肝素。抗纤溶疗法不提倡给产科 DIC 患者单独使用抗纤维蛋白溶解药物,除非有客观证据表明体内凝血过程完全停止,同时纤溶仍有亢进。常用纤溶抑制剂如下。

1.6-氨基己酸

首剂 4~6 g 溶于 100 mL 生理盐水或葡萄糖液中 15~30 分钟内滴完,以后每小时 1 g,可持续 12~24 小时。口服每次 2 g,3~4/d,可连续服用数日。

2.对羧基苄胺(止血芳酸)

每次 100~200 mg,加 5%葡萄糖或生理盐水,每日最大剂量 600~800 mg。口服每次250~500 mg,一日 2~3 次。每天最大剂量为 2 g。

3.氨甲环酸

静脉注射或静脉滴注,每次 250～500 mg,每日 1～2 次,每日总量 1～2 g。口服 0.25 g,每日 3～4 次。

(七)肾上腺皮质激素

DIC 时无常规应用指征,应视原发病情况而定。对各种变态反应性疾病或合并有肾上腺皮质功能不全者可应用。疗效标准如下。痊愈:①基础疾病及诱因消除或控制;②DIC 的症状与体征消失;③实验室指标恢复正常。好转:上述指标中一项未达标准或两项未能完全达到标准者。无效:上述指标均未能达标或患者因 DIC 死亡。

十、预后与预防

DIC 的治愈率为 50%～80%,好转率为 20%～30%,病死率为 20%～40%。积极预防和迅速去除导致 DIC 的致病因素,是防治 DIC,提高治愈率的一项重要措施,可针对 DIC 的不同病因进行防治。积极改善微循环,疏通被微血栓阻塞的微循环,增加、改善其血液灌注量。可采用扩充血容量,解除血管痉挛;应用阿司匹林等抗血小板药,以稳定血小板膜,抑制血小板黏附和聚集等措施,有效地改善微循环,提高 DIC 的治愈率。合理应用抗凝疗法即在 DIC 的高凝期和消耗性低凝期,适当应用肝素、AT-Ⅲ 及其他新型抗凝剂来及时阻断高凝血状态的恶性循环。紧密配合抗凝治疗,及时应用新鲜全血或血浆、浓缩血小板血浆或凝血因子制剂,力求尽快建立凝血与纤溶之间新的动态平衡,积极有效地控制感染及早清宫等,提高 DIC 患者的治愈率。

(王朝娜)

第三节　子宫破裂

子宫破裂是妊娠期和分娩期极其严重的并发症之一,直接威胁母儿生命,导致灾难性的后果,其中出血、休克、感染是患者死亡的主要原因。子宫破裂的发病率和病因构成比在社会经济发展不同的国家和地区报道中差别很大,美国0.04%～0.1%,中国 0.1%～0.55%,非洲部分国家地区高达 1%～1.2%。发达国家导致子宫破裂的主要原因是既往剖宫产瘢痕,经济欠发达地区和落后地区的主要原因是梗阻性难产和不当助产。近年来随着剖宫产后再次妊娠病例的增多和前列腺素类药物在催引产领域的广泛应用,子宫破裂的发病率较以前有上升的趋势。

一、病因

子宫破裂的病因主要有瘢痕子宫(包括剖宫产术后和其他子宫手术后)、梗阻性难产、宫缩剂应用不当和助产手术损伤。

(一)瘢痕子宫

狭义的瘢痕子宫主要是指既往有剖宫产手术史或子宫肌瘤剔除病史的病例,特别是古典式的子宫体部剖宫产术和剥除时穿透子宫内膜达宫腔的子宫肌瘤手术,对子宫肌壁的损伤较大,形成的瘢痕范围宽,不能承受妊娠子宫胀大和宫缩时的张力,更容易在妊娠晚期和分娩时发生子宫破裂。

广义的瘢痕子宫包括子宫畸形矫形术、子宫角部切除术、子宫破裂修补、子宫穿孔等所有手术操作对子宫造成的损伤。随着外科和妇科微创手术的迅速发展和广泛开展,高频电刀、超声刀等能量器械在手术中的应用给子宫带来了一系列热损伤的问题。甚至常见的腹腔镜下输卵管峡部或间质部妊娠手术时,能量器械操作不当造成子宫角部过度的灼伤,引起中晚孕子宫自发性破裂也时有发生。

（二）梗阻性难产

梗阻性难产是子宫破裂常见的原因之一,该类型子宫破裂好发于伴随有子宫肌壁原发和继发病理性改变者,如多产、畸形子宫肌层发育不良、胎盘植入病史等导致子宫肌壁延展性和抗张能力下降的因素。这些患者如果同时伴有明显的骨盆狭窄、头盆不称、软产道畸形、盆腔肿瘤、胎位异常和胎儿畸形等因素阻碍胎先露下降时,子宫为克服阻力,体部肌肉强烈收缩,子宫下段被迫拉长、变薄,最终破裂。这也是子宫破裂中最常见类型,破裂处多发生于子宫下段。严重的可以延伸到宫体、宫颈、阴道甚至撕裂膀胱。

（三）宫缩剂应用不当

使用前列腺素药物以及缩宫素等宫缩剂引产、催产,时机把握不当,或超剂量用药都可能会造成子宫平滑肌强烈的痉挛性收缩。值得注意的是在胎膜自然破裂和人工破膜等存在内源性前列腺素释放的情况下,一定要严格控制宫缩剂使用的指征和时机,避免造成子宫收缩效应叠加,导致宫缩过强、子宫破裂。

（四）助产手术损伤

分娩时实施助产手术导致的子宫破裂损伤,多是由不适当或粗暴的手术操作所导致。宫口未开全,强行产钳术或臀牵引术导致子宫颈严重裂伤并上延到子宫下段;臀牵引手法粗暴,未按照分娩机转引起胎儿手臂上举,出头困难,后出头暴力牵拉;忽略性横位内倒转术,毁胎术以及部分人工剥离胎盘术等由于操作不当,均可以造成子宫破裂。第二产程中暴力按压宫底,增加腹压,促使胎儿娩出也是导致子宫破裂的高危因素之一。

二、分类

子宫破裂按照发生时间可以分为妊娠期破裂和分娩期破裂;按照原因可以分为自发性破裂和损伤性破裂;按照程度可分为完全破裂和不完全破裂。

三、临床表现

子宫破裂发生在瘢痕子宫和非瘢痕子宫病例时表现不尽相同,因此对两类患者的临床表现都要有明确的认识。

（一）非瘢痕子宫破裂

非瘢痕子宫破裂即传统意义上的子宫破裂,几乎均发生于分娩过程中,根据其病程进展可以分为先兆子宫破裂和子宫破裂两个阶段。

1.先兆子宫破裂

多见于产程长、有梗阻性难产高危因素的患者。典型的表现为腹痛、病理性缩复环、胎心改变和血尿的"四联征"。

（1）腹痛:由于宫缩过强,子宫呈现强直性或痉挛性收缩,产妇因剧烈的腹痛而烦躁不安、呼吸心率增快、下腹部拒按。

（2）病理性缩复环：因为梗阻的存在，子宫平滑肌反应性的强直收缩，导致子宫体部肌层增厚，同时下段肌层在强力拉伸作用下延展、菲薄，从腹壁上观察，宫体部和子宫下段之间形成一个明显的凹陷，称之为"病理性缩复环"，随着宫缩的进展，子宫下段进一步拉伸，病理性缩复环会逐渐上移达到脐平面或以上，如果此时不能得到及时处理，子宫下段最终会因为张力过高而断裂，进展成为子宫破裂。

（3）胎心改变：先兆子宫破裂发生时，子宫平滑肌痉挛，强直性收缩，由于没有充分的平滑肌舒张期，影响有效的胎盘血流灌注和氧气交换，胎儿会因急性缺氧出现胎动频繁，电子胎心监护可能出现胎儿心动过速、心动过缓、重度变异减速以及晚期减速等一系列胎儿宫内窘迫的表现。

（4）血尿：梗阻性难产发生时，胎先露部位对膀胱持续性压迫，膀胱壁水肿、黏膜充血，会导致血尿和排尿困难。

2.子宫破裂

子宫破裂往往在先兆子宫破裂的进展过程中骤然发生，表现如下所述。

（1）在先兆子宫破裂基础上突然发生。患者感到下腹部"撕裂样"剧烈疼痛。随后强烈的宫缩短暂停止。孕妇自觉腹痛症状会出现一过性的缓解和"轻松感"，但是紧接着，由于羊水、胎儿、血液充盈整个腹腔，患者很快出现全腹疼痛及腹膜刺激征。

（2）产妇呼吸急促、浅快，出现心率增快、脉搏细弱、血压下降等失血性休克的表现。

（3）全腹部肌紧张，压痛、反跳痛明显，移动性浊音阳性。从腹部可触及明显的胎儿肢体等部位，胎动停止、胎心消失，在胎儿旁有时可扪及收缩的子宫体。经阴道检查可以发现胎先露上移，宫颈口可见鲜血流出，有时可以经宫颈向上扪及子宫下段前壁缺损。

（4）不完全子宫破裂：不完全子宫破裂是指子宫肌层部分或完全断裂，浆膜完整，此时胎儿及胎盘、脐带等附属物仍然在宫腔内。发生子宫不完全破裂时，宫缩疼痛并不明显，可以有少量的阴道流血，胎儿仍然存活，但会出现严重的晚期减速、基线变异消失等缺氧表现。此时破裂的肌层如果累及血管，也会发生严重的腹腔内出血或阔韧带血肿、后腹膜血肿等，并出现失血性休克症状。

（二）瘢痕子宫破裂

发生于既往有子宫手术史或子宫损伤病史的患者，和非瘢痕子宫破裂相比，瘢痕子宫破裂可以发生在妊娠晚期和分娩期。甚至部分严重的病例，如能量器械造成的子宫角部、子宫体部烧灼伤，会发生中孕期自发性子宫破裂，导致腹腔内出血、急腹症。子宫下段剖宫产术后的瘢痕子宫破裂往往缺乏先兆子宫破裂的表现，部分患者仅有下腹部针刺样疼痛或压痛，伴或不伴血尿，临床上还有部分病例无任何阳性表现，只是剖宫产术中意外发现。

四、诊断和鉴别诊断

（一）诊断

根据典型的病史、症状、体征，典型的子宫破裂诊断并不困难，关键在于根据病史及时筛查和识别子宫破裂的高危因素，并对其重点监测。在临产时能够及时识别先兆子宫破裂的表现，分辨子宫强直性收缩、腹痛和正常产程中的宫缩痛。当产程中出现宫缩突然消失、胎心消失、产妇心率增快、血压下降等表现时一定要警惕子宫破裂的发生。

对可疑的高危孕产妇建议产程中持续电子胎心监护，及时发现胎儿心动过速、心动过缓、严重变异减速或晚期减速、延长减速等异常。

腹腔穿刺可以明确诊断腹腔内出血,急诊床旁 B 型超声检查可以协助诊断腹腔内出血、死胎等。

（二）鉴别诊断

1.胎盘早剥

Ⅱ级以上的胎盘早剥会出现子宫强直收缩、宫体压痛、阴道出血、胎儿窘迫或死亡、孕妇失血性休克等表现,同子宫破裂的临床表现有诸多类似。但是严重的胎盘早剥一般都存在子痫前期、子痫、严重腹部外伤等病史,腹部检查无病理性缩复环。超声检查见子宫完整,部分病例可见到胎盘后血肿等典型的胎盘剥离征象。

2.难产伴发绒毛膜羊膜炎

部分病例特别是合并胎膜早破者,由于产程长、多次行阴道检查、胎头旋转等操作可以导致绒毛膜羊膜炎,出现子宫体压痛、激惹等类似先兆子宫破裂的表现。因为感染的存在,绒毛膜羊膜炎患者可伴有羊水异味、白细胞计数和分类升高,C 反应蛋白及降钙素原增高等表现。结合病理缩复环、血尿等症状的有无及 B 型超声检查,鉴别并不困难。

五、治疗

一般治疗:开放静脉通道、吸氧、输液,做好输血的准备,大剂量应用广谱抗生素预防感染。

（一）先兆子宫破裂

一旦诊断先兆子宫破裂,立即予以抑制宫缩药物输注,肌内注射或静脉输注镇静剂,如盐酸哌替啶 100 mg 肌内注射,吸入麻醉或静脉全身麻醉,尽快行剖宫产术,抢救胎儿生命。

（二）子宫破裂

确诊子宫破裂,无论胎儿存活与否都应当在积极抗休克治疗的同时急诊剖腹探查,尽量快找到出血位置,止血。新鲜、整齐、无感染的子宫破裂如果有生育要求可以行创面修补缝合。破口不规则或伴感染者考虑子宫次全切除术。如果子宫破裂口向下延伸至宫颈者建议子宫全切。术中发现有阔韧带巨大血肿时,要打开阔韧带,充分下推膀胱及游离输尿管后再钳夹切断组织。子宫破裂已发生失血性休克的患者尽量就地抢救,避免因搬运加重休克与出血。如果限于当地条件必须转院时,一定要同时大量输血、输液抗休克治疗,腹部加压包扎后,依就近原则转运至有救治能力的医疗机构。

（三）预防

子宫破裂是严重的产科并发症,根据国内报道,围生儿死亡率高达 90%,孕产妇死亡率为12%,一旦发生后果严重,因此子宫破裂重在预防。而且通过系统化的管理和严密观察,绝大多数子宫破裂是可以避免的。

1.健全妇幼保健制度

加强围生期保健管理,及时发现高危患者进行追踪管理和适时转诊,按照病情制订适宜的分娩计划。特别强调,对有子宫手术操作史的患者尽量取得前次手术操作的原始资料,根据手术记录情况综合评估。

2.强化医务人员的理论实践技能培训

严密观察产程,能够及时识别并正确处理病理缩复环、强直性子宫收缩等异常情况。

3.严格掌握宫缩剂的应用原则

原则包括缩宫素、前列腺素制剂在促宫颈成熟、催引产的应用规范。对宫缩药物使用的间隔时间、剂量、叠加效应等要熟练掌握,使用时专人看守、做好相关记录。

4.掌握手术助产的适应证和禁忌证

避免因不恰当的粗暴操作造成医源性子宫破裂。对操作困难的产钳助产、内倒转术、毁胎术等,常规在术后探查宫颈、宫腔,必要时可以利用B型超声协助检查。

5.严格掌握剖宫产指征

减少不必要的瘢痕子宫。

6.实施剖宫产后阴道分娩

要稳步有序地开展,做到制度先行、规范先行,严格掌握指征,切忌盲目跟风,给医患双方带来不必要的风险和危害。

（王朝娜）

第四节　下生殖道损伤

胎儿经阴道分娩时,宫颈、阴道、会阴都极度扩张,整个下生殖道和邻近器官(膀胱、尿道、直肠)都可能发生损伤。常见的有宫颈裂伤、阴道裂伤、会阴裂伤和阴道、会阴深部血肿形成。产道机械性梗阻、巨大胎儿、胎儿异常、宫缩过强等都是生殖道损伤的高危因素。临床上更多的损伤多发生在协助胎儿娩出所采用的各种阴道助产手术过程中,如产钳术、胎头吸引、臀位牵引术及助产术等。操作者努力提高诊疗操作水平,掌握各种手术指征及正确实施方法,下生殖道损伤是可以被有效控制的。

一、分类及临床表现

(一)会阴阴道裂伤

会阴裂伤和阴道裂伤常常伴发,会阴的裂伤根据范围不同分为以下4度:①Ⅰ度裂伤,阴蒂、尿道口周围、大小阴唇皮肤黏膜的裂伤,处女膜环断裂,会阴皮肤裂伤;②Ⅱ度裂伤,裂伤达会阴深浅横肌,或深达肛提肌及其筋膜,常沿两侧阴道沟向上延长,严重的可达阴道后穹隆;③Ⅲ度裂伤,在Ⅱ度裂伤基础上深度累及肛门括约肌;④Ⅳ度裂伤,Ⅲ度裂伤并发直肠黏膜裂伤。

阴道裂伤包括表浅的黏膜裂伤、深及盆底组织的裂伤和大面积的阴道壁裂伤。常见的会阴侧切部位的顶点向上纵行裂伤,甚至可以延伸至阴道顶端,其深度也各有不同,个别深度裂伤可达耻骨下支,有时可有数个裂口,直到穹隆。阴道裂伤还可以向外、向内延伸,甚至累及小阴唇,或尿道旁组织。形成阴道裂伤的主要原因包括胎儿过大、急产、阴道壁充血水肿等。但产钳使用不当是最重要的原因,胎头旋转不完全,而产钳勉强交合,牵引时,又未沿产道、产轴进行。

(二)宫颈裂伤

常见的是纵行裂伤。撕裂位置多位于三点或九点,裂伤有时可深达阴道穹隆部。子宫颈环形撕裂较少见,上唇或下唇的内面因暴力而发生环形撕裂和翻出。宫颈撕裂常发生在胎儿过大、急产,以及产钳助产不当,或臀位牵引术后出头用暴力牵拉胎头时,如撕裂过大过深,或累及血管,均可导致大量出血。

(三)外阴阴道血肿

外阴阴道血肿分两种,一种是开放性血肿,见于会阴阴道裂伤或会阴切开术后切口裂伤。缝合修复时止血不彻底、残留死腔导致血液局部积聚形成。另一种是闭合性血肿,可发生于产程活跃期、分娩期和产褥期。尽管分娩过程中胎儿始终试图以最小径线通过产道的最大径线,但是产妇阴道会阴软组织仍然会极度扩张,黏膜以下部位血管因牵拉断裂就会导致自发性的闭合血肿形成,如果孕妇合并妊娠期高血压疾病、营养不良、低蛋白血症等情况就更容易出现。急产、产钳助产会因为产道扩张不充分而导致血肿发生。血肿多位于外阴深部及阴道下段侧壁,表现为会阴、阴道局部逐渐加重的胀痛、肿块、瘀斑,触痛明显。由于盆底组织的疏松结构,阴道血肿可以沿阴道侧壁扩散形成巨大血肿,甚至压迫直肠、尿道引起肛门坠胀和排尿障碍,阴道检查有助于明确血肿的存在、位置、范围大小。在妊娠期高血压疾病的情况下,外阴、阴道、甚至阔韧带内可都以有自发性血肿,有时血肿巨大,腹部可以扪及包块,而子宫可被推向一侧。

（四）膀胱破裂

阴道壁以及相邻的膀胱弹性均较大,如在术前常规导尿,则在阴道的一般助产术时,不易发生破裂,但如因胎位异常等情况行毁胎术,胎儿锐利的骨片,或术者器械操作不当,均可能刺破阴道前壁及膀胱,以上各种损伤都可导致出血,特别是妊娠期盆底组织血供丰富,如损伤严重,可发生大量出血。

二、治疗

下生殖道组织血管丰富,容易愈合,但是妊娠和分娩期的生理性改变使得组织充血、水肿,并且容易发生累及宫颈、阴道、会阴的复合性损伤,手术修补要求严格止血、分层对合。组织之间对合牢固但无张力,否则容易因为继发性肿胀导致张力过大,局部缺血坏死而影响预后。阴道、宫颈的损伤往往较深,适当的麻醉后摆好体位,充分暴露手术视野。良好的照明和熟练的助手也是做好修补手术不可或缺的重要因素。

（一）会阴阴道裂伤

会阴裂伤和阴道裂伤常常同时发生,对于新鲜的裂伤,只要注意消毒止血,正确辨认其解剖结构,并及时正确修补缝合恢复原有解剖结构,即使Ⅲ度裂伤的修补,成功率也可达到99%。

Ⅰ度会阴阴道裂伤可能伴有阴蒂及尿道口周围、大小阴唇皮肤黏膜损伤、处女膜环断裂。可选用2-0可吸收线间断缝合止血,恢复组织结构。Ⅰ度会阴裂伤会阴体皮肤损伤较小,组织缝合对合良好后皮肤可以自然贴合,一般不需单独缝合。

Ⅱ度裂伤会导致会阴浅横肌、深横肌甚至肛提肌及其筋膜断裂,向内沿两侧阴道沟上延形成阴道后壁舌形撕裂。缝合中要注意充分暴露阴道裂伤的顶端,必要时可用纱布填塞阴道后穹隆协助暴露。2-0可吸收线缝合阴道壁黏膜,部位要超过裂口顶端0.5 cm以上;2-0可吸收线间断缝合撕裂的会阴体肌层,缝合会阴皮下组织;3-0可吸收线行会阴皮内缝合,丝线外缝合定期拆线亦可。术后取出填塞的阴道纱布,先后行阴道和直肠指检,检查有无血肿、直肠黏膜有无损伤或贯穿缝合。

Ⅲ度和Ⅳ度裂伤因为涉及肛门括约肌功能恢复,重点在于恢复正常解剖层次和结构,应当由高年资医师实施修补手术。首先在阴道穹隆部填塞纱布,阻挡宫腔内出血,以免影响手术视野;充分清洁冲洗创面,严格消毒;直肠内塞入纱条防止肠内容物污染,3-0可吸收线由直肠裂口顶端上0.5 cm开始间断内翻缝合黏膜下层,不能穿透黏膜,边缝边退出纱条,再间断内翻缝合直肠肌层和筋膜。Allis钳夹两侧挛缩的肛门括约肌断端,可用剪刀锐性游离部分断端以便于缝合,7号丝线端端缝合或重叠缝合两针,嘱患者做缩肛运动,证实肛门括约肌收缩力。缝合两侧肛提肌覆盖直肠壁。余步骤同Ⅱ度裂伤。术后无渣流质饮食3天,外阴部用0.5%碘伏溶液冲洗,术后第4天开始,每天口服乳果糖20～30 mL,保持大便软化通畅。

对于创面较深的阴道裂伤可以采取分层缝合,注意不留死腔。出血多的部位可以置橡皮引流条。弥漫性渗血的创面缝合后可以用碘伏纱布阴道填塞压迫24小时后取出。

(二)宫颈裂伤

阴道分娩和助产后要常规用无齿卵圆钳交替从12点部位开始检查宫颈一周,发现累及穹隆的裂伤还要经阴道探查子宫下段完整性。宫颈最常见的裂伤部位是3点和9点处。如果裂伤超过1 cm,或伴活动性出血就应及时缝合。

用无齿卵圆钳分别钳夹两侧裂缘下端并向下牵拉,必要时阴道拉钩配合能充分暴露裂伤部位。2-0可吸收线在裂伤顶端上0.5 cm做"8"字缝合,然后间断全层缝合宫颈至游离边缘0.5 cm。有环形裂伤者横行间断缝合。累及阴道穹隆的宫颈裂伤或宫颈裂伤向上超过宫颈阴道部不能完全暴露者,须剖腹探查,经腹修补,同时仔细探查子宫下段裂伤情况。

(三)外阴阴道血肿

外阴和阴道小的血肿,无继续增大的趋势,没有感染征象者可以采取冰敷、加压包扎、阴道纱布填塞压迫等保守治疗方法处理。如果血肿持续增大,必须及时切开引流,寻找活动性出血点缝扎止血。若未发现明确的活动性出血灶,则清除积血、缝合关闭血肿腔隙、置引流条,术后加压包扎。

阴道血肿可以是闭合性,也可以是阴道裂伤及会阴切开后小血管回缩止血不彻底导致的继发血肿。两者处理原则相同,都是要充分清除积血、止血、缝合关闭死腔。但阴道壁组织疏松,很容易形成疏松结缔组织内无法彻底清除的积血,此时充分引流就特别重要,缝合后可以用碘伏纱布填塞阴道压迫,24小时后取出。此外,阴道血肿要特别警惕向盆腔方向蔓延至阔韧带和后腹膜,患者会出现腹痛、腰痛以及难以用显性出血解释的血红蛋白进行性下降。这种情况就必须开腹手术清除血肿。

(四)膀胱损伤

行毁胎术等操作后要常规检查阴道各个壁的完整性,当发生前壁损伤时需要观察尿液性状,必要时可以采取膀胱亚甲蓝溶液灌注了解是否存在膀胱壁缺损。新鲜的膀胱损伤及时修补预后良好。但是如果术中未及时发现而形成陈旧性损伤,即膀胱阴道瘘,手术就相对复杂很多。

阴道分娩或助产术发生的下生殖道损伤,往往伴有较多的出血、长时间的操作,术中、术后应根据产妇的具体情况予以补液、输血,术后常规予以抗生素预防感染。

三、预防

分娩期下生殖道损伤当以预防为主,尽量降低其发生率,防止严重并发症发生,这也是评判产科质量的标准之一。

(一)掌握阴道分娩产程的要点

掌握阴道分娩产程正确处理方法,及各种阴道助产术的适应证、禁忌证,这是防止各种下生殖道损伤关键。例如宫颈口未开全禁止用产钳术,禁用高位产钳助产;禁止滥用宫缩剂,人为造成急产等。

(二)全面地了解产妇全身及产科情况

在试产和实施助产前,系统全面地了解产妇全身及产科情况,详细内容如下所述。

（1）产妇有无妊娠合并症及并发症及其严重程度，以便做出分娩方式的选择和术前准备。

（2）了解产妇的骨产道、软产道情况，孕妇宫高腹围，超声下胎儿径线，综合评估是否存在显著头盆不称。

（3）阴道助产前需要充分的、适宜的麻醉，保持会阴和盆底软组织的松弛。

（4）开放静脉通道，以备必要时静脉给药、输血。

（5）阴道助产术前导尿，保持膀胱空虚。

（6）阴道分娩，特别是手术助产后常规检查宫颈、阴道、外阴及会阴部情况，有无撕裂血肿等检查应仔细完全，避免遗漏。

（王朝娜）

第十三章

产褥期疾病

第一节　产褥期感染

产褥感染是指分娩时及产褥期生殖道受病原体感染,引起局部和全身的炎性变化。发病率为1%～7.2%,是产妇死亡的四大原因之一。产褥病率是指分娩 24 小时以后的 10 日内用口表每天测量4 次,体温有 2 次达到或超过 38 ℃。可见产褥感染与产褥病率的含义不同。虽然造成产褥病率的原因以产褥感染为主,但也包括产后生殖道以外的其他感染与发热,如泌尿系感染、乳腺炎、上呼吸道感染等。

一、病因

(一)感染来源

1.自身感染

正常孕妇生殖道或其他部位的病原体,当出现感染诱因时使机体抵抗力低下而致病。孕妇生殖道病原体不仅可以导致产褥感染,而且在孕期即可通过胎盘、胎膜、羊水间接感染胎儿,并导致流产、早产、死胎、IUGR、胎膜早破等。有些病原体造成的感染,在孕期只表现出阴道炎、宫颈炎等局部症状,常常不被患者重视,而在产后机体抵抗力低下时发病。

2.外来感染

由被污染的衣物、用具、各种手术器械、物品等接触患者后引起感染,常常与无菌操作不严格有关。产后住院期间探视者、陪伴者的不洁护理和接触,是引起产褥感染极其重要的来源,也是极容易被疏忽的感染因素,应引起产科医师、医院管理者的高度重视。

(二)感染病原体

引起产褥感染的病原体种类较多,较常见者有链球菌、大肠埃希菌、厌氧菌等,其中内源性需氧菌和厌氧菌混合感染的发生有逐渐增高的趋势。需氧性链球菌是外源性感染的主要致病菌,有极强的致病力、毒力和播散力,可致严重的产褥感染。大肠埃希菌属包括大肠埃希菌及其相关的革兰氏阴性杆菌、变形杆菌等,亦为外源性感染的主要致病菌之一,也是菌血症和感染性休克最常见的病原体。在阴道、尿道、会阴周围均有寄生,平常不致病,产褥期机体抵抗力低下时可迅速增生而发病。厌氧性链球菌存在于正常阴道中,当产道损伤、机体抵抗力下降,可迅速大量繁殖,并与大肠埃希菌混合感染,其分泌物异常恶臭。

(三)感染诱因

1.一般诱因

机体对入侵的病原体的反应,取决于病原体的种类、数量、毒力以及机体自身的免疫力。女性生殖器官具有一定的防御功能,任何削弱产妇生殖道和全身防御功能的因素均有利于病原体的入侵与繁殖,如贫血、营养不良,和各种慢性疾病,如肝功能不良、妊娠合并心脏病、糖尿病等,以及临近预产期前性交、羊膜腔感染。

2.与分娩相关的诱因

(1)胎膜早破:完整的胎膜对病原体的入侵起着有效的屏障作用,胎膜破裂导致阴道内病原体上行性感染。是病原体进入宫腔并进一步入侵输卵管、盆腔、腹腔的主要原因。

(2)产程延长、滞产、多次反复的肛查和阴道检查增加了病原体入侵机会。

(3)剖宫产操作中无菌措施不严格、子宫切口缝合不当,导致子宫内膜炎的发生率为阴道分娩的20倍,并伴随严重的腹壁切口感染,尤以分枝杆菌所致者为甚。

(4)产程中宫内仪器使用不当或使用次数过多、使用时间过长,如宫内胎儿心电监护、胎儿头皮血采集等,将阴道及宫颈的病原体直接带入宫腔而感染。宫内监护超过 8 小时者,产褥病率可达 71%。

(5)各种产科手术操作(产钳助产、胎头吸引术、臀牵引等),以及产道损伤、产前产后出血、宫腔填塞纱布、产道异物、胎盘残留等,均为产褥感染的诱因。

二、分型及临床表现

发热、腹痛和异常恶露是最主要的临床表现。由于机体抵抗力不同,炎症反应程度、范围和部位的不同,临床表现有所不同。根据感染发生的部位可将产褥感染分为以下几种类型。

(一)急性外阴、阴道、宫颈炎

此常由于分娩时会阴损伤或手术产、孕前有外阴阴道炎者而诱发,表现为局部灼热、坠痛、肿胀,炎性分泌物刺激尿道可出现尿痛、尿频、尿急。会阴切口或裂伤处缝线嵌入肿胀组织内,针孔流脓。阴道与宫颈感染者其黏膜充血、水肿、溃疡、化脓,日久可致阴道粘连甚至闭锁。病变局限者,一般体温不超过 38 ℃,病情发展可向上或宫旁组织,导致盆腔结缔组织炎。

(二)剖宫产腹部切口、子宫切口感染

剖宫产术后腹部切口的感染多发生于术后 3～5 天,局部红肿、触痛。组织侵入有明显硬结,并有浑浊液体渗出,伴有脂肪液化者其渗出液可呈黄色浮油状,严重患者组织坏死,切口部分或全层裂开,伴有体温明显升高,超过 38 ℃。Soper 报道剖宫产术后的持续发热主要为腹部切口的感染,尤其是普通抗生素治疗无效者。

据报道,3.97%的剖宫产术患者有切口感染、愈合不良,常见的原因有合并糖尿病、妊娠期高血压疾病、贫血等。剖宫产术后子宫切口感染者则表现为持续发热,早期低热多见,伴有阴道出血增多,甚至晚期产后大出血,子宫切口缝合过紧过密是其因素之一。妇检子宫复旧不良,子宫切口处压痛明显,B超检查显示子宫切口处隆起呈混合性包块,边界模糊,可伴有宫腔积液(血),彩色多普勒超声检查显示有子宫动脉血流阻力异常。

(三)急性子宫内膜炎、子宫肌炎

此为产褥感染最常见的类型,由病原体经胎盘剥离而侵犯至蜕膜所致者为子宫内膜炎,侵及子宫肌层者为子宫肌炎，两者常互相伴随。临床表现为产后 3～4 天开始出现低热，下腹疼痛及压痛，恶露增多且有异味，如早期不能控制，病情加重，出现寒战、高热、头痛、心率加快、白细胞及中性粒细胞增高，有时因下腹部压痛不明显及恶露不一定多而容易误诊。Figucroa 报道急性子宫内膜炎的患者 100% 有发热，61.6% 其恶露有恶臭，60% 患者子宫压痛明显。最常培养分离出的病原体主要有溶血性葡萄球菌、大肠埃希菌、链球菌等。当炎症波及子宫肌壁时，恶露反而减少，异味亦明显减轻，容易误认为病情好转。感染逐渐发展可于肌壁间形成多发性小脓肿，B 超检查显示子宫增大复旧不良、肌层回声不均，并可见小液性暗区，边界不清。如继续发展。可导致败血症甚至死亡。

（四）急性盆腔结缔组织炎、急性输卵管炎

此多继发于子宫内膜炎或宫颈深度裂伤，病原体通过淋巴道或血行侵及宫旁组织，并延及输卵管及其系膜。临床表现主要为一侧或双侧下腹持续性剧痛，妇检或肛查可触及宫旁组织增厚或有边界不清的实质性包块，压痛明显，常常伴有寒战和高热。炎症可在子宫直肠聚积聚形成盆腔脓肿，如脓肿破溃则向上播散至腹腔。如侵及整个盆腔，使整个盆腔增厚呈巨大包块状，不能辨别其内各器官，整个盆腔似乎被冻结，称为"冰冻骨盆"。

（五）急性盆腔腹膜炎、弥散性腹膜炎

炎症扩散至子宫浆膜层。形成盆腔腹膜炎，继续发展为弥散性腹膜炎，出现全身中毒症状：高热、寒战、恶心、呕吐、腹胀、下腹剧痛，体检时下腹明显压痛、反跳痛。产妇因产后腹壁松弛，腹肌紧张多不明显。腹膜炎性渗出及纤维素沉积可引起肠粘连，常在直肠子宫陷凹形成局限性脓肿，刺激肠管和膀胱导致腹泻、里急后重及排尿异常。病情不能彻底控制者可发展为慢性盆腔炎。

（六）血栓性静脉炎

细菌分泌肝素酶分解肝素导致高凝状态，加之炎症造成的血流淤滞静脉脉壁损伤，尤其是厌氧菌和类杆菌造成的感染极易导致血栓性静脉炎。可累及卵巢静脉、子宫静脉、髂内静脉、髂总静脉及下腔静脉，病变常为单侧性，患者多在产后 1～2 周，继子宫内膜炎之后出现寒战、高热、反复发作，持续数周，不易与盆腔结缔组织炎鉴别。下肢血栓性静脉炎者：病变多位于一侧股静脉和腘静脉及大隐静脉，表现为弛张热、下肢持续性疼痛、局部静脉压痛或触及硬索状包块，血液循环受阻，下肢水肿，皮肤发白，称为股白肿。可通过彩色多普勒超声血流显像检测确诊。

（七）脓毒血症及败血症

病情加剧则细菌进入血液循环引起脓毒血症、败血症，尤其是当感染血栓脱落时，可致肺、脑、肾脓肿或栓塞死亡。

三、处理原则

治疗原则是抗感染。辅以整体护理、局部病灶处理、手术治疗。

（一）支持疗法

纠正贫血与电解质紊乱，增强免疫力。半卧位以利脓液流于陶氏腔，使之局限化。进食高蛋白、易消化的食物，多饮水，补充维生素，纠正贫血和水、电解质紊乱。发热者以物理退热方法为主，高热者酌情给予 50～100 mg 双氯芬酸栓塞肛门退热，一般不使用安替比林退热，以免体温不升。重症患者应少量多次输新鲜血或血浆、清蛋白，以提高机体免疫力。

（二）清除宫腔残留物

有宫腔残留者应予以清宫,对外阴或腹壁切口感染者可采用物理治疗,如红外线或超短波局部照射,有脓肿者应切开引流,盆腔脓肿者行阴道后穹隆穿刺或切肿引流,并取分泌物培养及药物敏感试验。严重的子宫感染,经积极的抗感染治疗无效,病情继续扩展恶化者,尤其是出现败血症、脓毒血症者,应果断及时地行子宫全切术或子宫次全切除术,以清除感染源,拯救患者的生命。

（三）抗生素的应用

应注意需氧菌与厌氧菌以及耐药菌株的问题。感染严重者。首选广谱高效抗生素,如青霉素、氨苄阿林、头孢类或喹诺酮类抗生素等,必要时进行细菌培养及药物敏感试验,并应用相应的有效抗生素。可短期加用肾上腺糖皮质激素,提高机体应激能力。

（四）活血化瘀

血栓性静脉炎者产后在抗感染同时,加用肝素 48～72 小时,即肝素 50 mg 加 5％葡萄糖溶液静脉滴注,6～8 小时一次,体温下降后改为每天 2 次,维持 4～7 日,并口服双香豆素、双嘧达莫(潘生丁)等。

（王朝娜）

第二节 产褥期抑郁症

产褥期抑郁症又称产后抑郁症,是指产妇在分娩后出现抑郁症状,是产褥期精神综合征中最常见的一种类型。易激惹、恐怖、焦虑、沮丧和对自身及婴儿健康过度担忧,常失去生活自理及照料婴儿的能力,有时还会陷入错乱或嗜睡状态。多于产后 2 周发病,于产后 4～6 周症状明显,既往无精神障碍史。有关其发生率,国内研究资料多为 10％～18％,国外资料高达 30％以上。

一、病因

与生理、心理及社会因素密切相关。其中,B 型血性格、年龄偏小、独生子女、不良妊娠结局对产妇的抑郁情绪影响很大。此外,与缺乏妊娠、分娩及小儿喂养常识也有一定关系。

（一）社会因素

家庭对婴儿性别的敏感,以及孕期发生不良生活事件越多,越容易患产褥期抑郁症。孕期、分娩前后诸如孕期工作压力大、失业、夫妻分离、亲人病丧等生活事件的发生,以及产后体形改变,都是患病的重要诱因。产后遭到家庭和社会的冷漠,缺乏帮助与支持,也是致病的危险因素。

（二）遗传因素

遗传因素是精神障碍的潜在因素。有精神病家族史,特别是有家族抑郁症病史的产妇。产褥期抑郁症的发病率高。在过去有情感性障碍的病史、经前抑郁症史等均可引起该病。

（三）心理因素

由于分娩带来的疼痛与不适使产妇感到紧张恐惧,出现滞产、难产时,产妇的心理准备不充分,紧张、恐惧的程度增加,导致躯体和心理的应激增强,从而诱发产褥期抑郁症的发生。

二、临床表现

心情沮丧、情绪低落,易激惹、恐怖、焦虑,对自身及婴儿健康过度担忧,失去生活自理及照料婴儿能力,有时还会出现嗜睡、思维障碍、迫害妄想,甚至伤婴或出现自杀行为。

三、诊断标准

产褥期抑郁症至今尚无统一的诊断标准。美国精神病学会在《精神疾病的诊断与统计手册》一书中,制定了产褥期抑郁症的诊断标准。在产后 2 周内出现下列 5 条或 5 条以上的症状,必须具备①②两条:①情绪抑郁;②对全部或多数活动明显缺乏兴趣或愉悦;③体重显著下降或增加;④失眠或睡眠过度;⑤精神运动性兴奋或阻滞;⑥疲劳或乏力;⑦遇事皆感毫无意义或自责感;⑧思维力减退或注意力涣散;⑨反复出现死亡想法。

四、处理原则

产褥期抑郁症通常需要治疗,包括心理治疗和药物治疗。

(一)心理治疗

通过心理咨询,以解除致病的心理因素(如婚姻关系不良、想生男孩却生女孩、既往有精神障碍史等)。对产褥妇多加关心和无微不至的照顾,尽量调整好家庭中的各种关系,指导其养成良好睡眠习惯。

(二)药物治疗

应用抗抑郁症药,主要是选择 5-羟色胺再吸收抑制剂、三环类抗抑郁药等,例如帕罗西汀以 20 mg/d 为开始剂量,逐渐增至 50 mg/d 口服;舍曲林以 50 mg/d 为开始剂量,逐渐增至 200 mg/d口服;氟西汀以 20 mg/d 为开始剂量,逐渐增至 80 mg/d 口服;5 mg/d 阿米替林以 50 mg/d为开始剂量,逐渐增至150 mg/d口服等。这类药物优点为不进入乳汁中,故可用于产褥期抑郁症。

(三)BN-脑神经平衡疗法

世界精神病学协会(WPA)、亚洲睡眠研究会(ASRS)、抑郁症防治国际委员会(PTD)、中国红十字会全国精神障碍疾病预防协会、广州海军医院精神病治疗中心宣布,治疗精神疾病技术的新突破:BN-脑神经介入平衡疗法为精神科领域治疗权威技术正式在广州海军医院启动。BN-脑神经介入平衡疗法引进当今世界最为先进的脑神经递质检测技术,打破了传统的诊疗手段,采用全球最尖端测量设备,结合BN-脑神经介入平衡疗法开创精神科领域检测治疗新标准。

五、预防

(一)加强对孕妇的精神关怀

利用孕妇学校等多种渠道普及有关妊娠、分娩常识,减轻孕妇妊娠、分娩的紧张、恐惧心情,完善自我保健。

(二)运用医学心理学、社会学知识

对孕妇在分娩过程中,多关心和爱护,对于预防产褥期抑郁症行积极意义。

(王朝娜)

第三节 产褥期中暑

中暑是一组在高温环境中发生的急性疾病,它包括热射病、热痉挛及热衰竭三型。其中以热射病最为常见。产妇在高温闷热环境下体内积热不能散发引起中枢性体温调节功能障碍的急性热病,表现为高热、水和电解质紊乱、循环衰竭和神经系统功能损害等而发生中暑表现者为产褥期中暑。

一、病因及发病机制

产后,产妇在妊娠期内积存的大量液体需排出,部分通过尿液,部分通过汗腺排出;在产褥期,体内的代谢旺盛,必然产热,汗的排出及挥发也是一种散热方式,因此,产妇在产后的数天内都有多尿、多汗的表现。夏日里产妇更是大汗淋漓,衣服常为汗液浸湿。所以在产褥期,对产妇的科学调养方式应该是将产妇安置在房间宽大,通风良好的环境中,衣着短而薄,以利汗液的挥发。当外界气温超过35 ℃时,机体靠汗液蒸发散热。而汗液蒸发需要空气流通才能实现。但旧风俗习惯怕产妇"受风"而要求关门闭窗,妇女在分娩后,即将头部缠上白布,身着长袖、长裤衣服,并全身覆以棉被,门窗紧闭,俗称"避风寒",以免以后留下风湿疾病,如时值夏日,高温季节,湿度大,而住房狭小,室内气温极高,则产妇体表汗液无由散发,体温急骤升高,体温调节中枢失控,心功能减退,心排血量减少,中心静脉压升高,汗腺功能衰竭,水和电解质紊乱,体温更进一步升高,而成为恶性循环,当体液高达42 ℃以上时可使蛋白变性,时间一长病变常趋于不可逆性,即使经抢救存活,常留有神经系统的后遗症。

二、临床表现

(一)先驱症状
全身软弱、疲乏、头昏、头痛、恶心、胸闷、心悸、出汗较多。

(二)典型症状
面色潮红、剧烈头痛、恶心、呕吐、胸闷加重、脉搏细数、血压下降。严重者体温继续上升常在40 ℃以上,有时高达42 ℃,甚至超越常规体温表的最高水平。继而谵妄、昏迷,抽搐。皮肤温度极高,但干燥无汗。如不及时抢救,数小时即可因呼吸循环衰竭死亡。

(三)诊断
发病时间常在极端高温季节,患者家庭环境及衣着情况均有助于诊断,其高热、谵妄及昏迷、无汗为产褥期中暑的典型表现。本病须与产后子痫、产褥感染作鉴别诊断,而且产褥感染的产妇可以发生产褥中暑,产褥中暑的患者又可以并发产褥感染。

(四)预防及治疗
预防产前宣教时应告诉孕妇,产后的居室宜宽大、通风良好,有一定的降温设备,其衣着宜宽松,气温高时要多饮水,产褥期中暑是完全可以预防的。

三、治疗

产褥期中暑治疗原则是迅速降温、纠正水、电解质与酸碱紊乱、积极防治休克。

（一）先兆及轻症

如有头昏、头痛、口渴、多汗、疲乏、面色潮红、脉率快、出汗多、体温升高至 38 ℃，首先应迅速降温，置患者于室温 25 ℃或以下的房间中，同时采用物理降温，在额部、二侧颈、腋窝、腹股沟、腘窝部有浅表大血管经过处置冰袋，全身可用酒精擦浴、散风，同时注意水和电解质的平衡，适时补液及给予镇静剂。

（二）重症

1.物理降温

体温 40 ℃或以上，出现痉挛、谵妄、昏迷、无汗的患者，为达到迅速降温的目的，可将患者躺在恒温毯上，按摩四肢皮肤、使皮肤血管扩张、加速血液循环以散热，降温过程中以肛表测体温，为肛温已降至 38.5 ℃，即将患者置于室温 25 ℃的房间内，用冰袋置于前面以述的颈、腋窝、腹股沟部继续降温。

2.药物降温

氯丙嗪是首选的良药，它有调节体温中枢、扩张血管、加速散热、松弛肌肉、减少震颤、降低器官的代谢和氧消耗量的功能，防止身体产热过多。剂量为 25～50 mg 加入生理盐水 500 mL 补液中静脉滴注 1～2 小时，用药时需动态观察血压，情况紧急时可将氯丙嗪 25 mg 或异丙嗪 25 mg 溶于 5％生理盐水 100～200 mL 中于 10～20 分钟滴入。若在 2 小时内体温并无下降趋势，可重复用药。降温过程中应加强护理，注意体温、血压、心脏情况，一待肛温降至 38 ℃左右时，应即停止降温。

3.对症治疗

（1）积极纠正水、电解质紊乱，24 小时补液量控制在 2 000～3 000 mL，并注意补充钾、钠盐。

（2）抽搐者可用安定。

（3）血压下降者用升压药物，一般用多巴胺及间羟胺。

（4）疑有脑水肿者，用甘露醇脱水。

（5）有心力衰竭者，可用快速洋地黄类药物，如毛花苷 C。

（6）有急性肾衰竭者，在适度时机用血透。

（7）肾上腺皮质激素有助于治疗脑水肿及肺水肿，并可减轻热辐射对机体的应激和组织反应，但用量不宜过大。

（8）预防感染：患者在产褥期易有产褥感染，同时易并发肺部其他感染，可用抗生素预防。

（8）重症产褥期中暑抢救时间可以长达 1～2 个月或更多，有时需用辅助呼吸，故需有长期抢救的思想准备。

4.预后

有先兆症状及轻症者、预后良好，重症者则有可能死亡，特别是体温达 42 ℃以上伴有昏迷者，存活后亦可能伴有神经系统损害的后遗症。

（王朝娜）

参 考 文 献

[1] 崔静.妇产科症状鉴别诊断与处理[M].开封:河南大学出版社,2020.

[2] 闫懋莎.妇产科临床诊治[M].武汉:湖北科学技术出版社,2018.

[3] 刘红霞.妇产科疾病诊治理论与实践[M].昆明:云南科学技术出版社,2020.

[4] 胡相娟.妇产科疾病诊断与治疗方案[M].昆明:云南科学技术出版社,2020.

[5] 王江鱼.妇产科常见病诊断与治疗[M].长春:吉林科学技术出版社,2019.

[6] 赵瑞华.妇产科基础与临床精要[M].北京:中国纺织出版社,2020.

[7] 樊明英.临床妇产科诊疗[M].北京:科学技术文献出版社,2020.

[8] 张海亮.妇产科常见病诊疗[M].长春:吉林科学技术出版社,2019.

[9] 贾正玉.妇产科临床常见疾病[M].北京:科学技术文献出版社,2020.

[10] 孙丽丽.妇产科诊断与治疗精要[M].昆明:云南科技出版社,2020.

[11] 郭历琛.妇产科诊断与治疗[M].天津:天津科学技术出版社,2020.

[12] 王艳萍.实用妇产科疾病诊疗[M].北京:中国人口出版社,2020.

[13] 郭晶.临床妇产科诊断学[M].长春:吉林科学技术出版社,2019.

[14] 王玲.妇产科诊疗实践[M].福州:福建科学技术出版社,2020.

[15] 马永静.临床妇产科诊疗精粹[M].北京:科学技术文献出版社,2020.

[16] 付晓丽.妇产科临床诊疗经验[M].天津:天津科学技术出版社,2020.

[17] 张秋香.妇产科疾病诊疗思维[M].沈阳:沈阳出版社,2020.

[18] 李建华,陈晓娟,徐成娟.现代妇产科诊治处理[M].北京:科学技术文献出版社,2019.

[19] 魏广琴.妇产科疾病诊疗与保健[M].北京:科学技术文献出版社,2020.

[20] 王春芳.妇产科疾病诊断与治疗[M].长春:吉林科学技术出版社,2020.

[21] 孙梅玲.妇产科疾病诊断与思维[M].北京:科学技术文献出版社,2020.

[22] 牛夕华.妇产科临床技术与实践[M].长春:吉林科学技术出版社,2020.

[23] 焦杰.临床妇产科诊治[M].长春:吉林科学技术出版社,2019.

[24] 张茜.临床妇产科诊疗实践[M].北京:科学技术文献出版社,2020.

[25] 郑洋洋.妇产科疾病临床诊治[M].长春:吉林科学技术出版社,2020.

[26] 张勇华.临床妇产科诊治技术[M].天津:天津科学技术出版社,2020.

[27] 陈艳.现代妇产科诊疗[M].北京:中国纺织出版社,2019.

［28］张凤.临床妇产科诊疗学［M］.昆明:云南科技出版社,2020.

［29］赵楠楠.临床妇产科疾病综合诊治［M］.天津:天津科学技术出版社,2020.

［30］丁丽.临床妇产科诊疗实践［M］.北京:科学技术文献出版社,2020.

［31］胡静.妇产科疾病临床应用与进展［M］.天津:天津科学技术出版社,2020.

［32］马丽.现代妇产科疾病诊治［M］.沈阳:沈阳出版社,2020.

［33］黄亚哲.现代妇产科疾病基础与临床［M］.郑州:郑州大学出版社,2020.

［34］白伶俐.妇产科常见疾病临床诊治精要［M］.西安:西安交通大学出版社,2020.

［35］刘萍.现代妇产科疾病诊疗学［M］.开封:河南大学出版社,2020.

［36］白志杰.黄体酮胶囊治疗闭经与无排卵型功能失调性子宫出血的效果探讨［J］.基层医学论坛,2021,25(8):1070-1071.

［37］张春芳,杨师琪,刘先保.产后出血临床病例分析［J］.中国妇幼健康研究,2021,32(2):242-246.

［38］陈娇,陈蓉,夏敏.多囊卵巢综合征研究进展［J］.世界最新医学信息文摘,2021,21(15):64-65,69.

［39］郝伟,程玉梅.初产妇早产的产程时限及其妊娠结局分析［J］.医学综述,2021,27(1):194-198.

［40］方静,肖珊珊,赵晓晓,等.产妇产褥期感染影响因素分析［J］.中国妇幼保健,2021,36(6):1351-1354.